早产儿营养学

主　编｜陈　超　韩树萍　林新祝
副主编｜张　蓉　陈小慧　朱　丽　沈　蔚

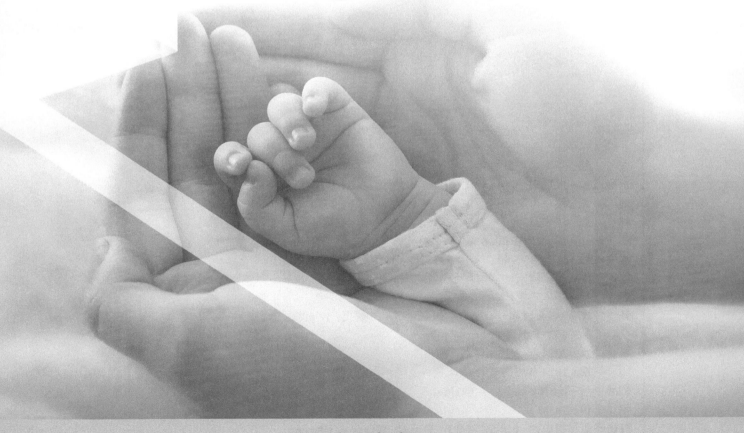

人民卫生出版社
·北京·

图书在版编目（CIP）数据

早产儿营养学 / 陈超，韩树萍，林新祝主编 . —北京：人民卫生出版社，2024.2（2024.9重印）
ISBN 978-7-117-36036-4

I.①早… Ⅱ.①陈…②韩…③林… Ⅲ.①早产儿—营养卫生 Ⅳ.①R153.1

中国国家版本馆 CIP 数据核字（2024）第 037395 号

人卫智网	www.ipmph.com	医学教育、学术、考试、健康，购书智慧智能综合服务平台
人卫官网	www.pmph.com	人卫官方资讯发布平台

早产儿营养学
Zaochan'er Yingyangxue

主　　编：陈　超　韩树萍　林新祝
出版发行：人民卫生出版社（中继线 010-59780011）
地　　址：北京市朝阳区潘家园南里 19 号
邮　　编：100021
E - mail：pmph @ pmph.com
购书热线：010-59787592　010-59787584　010-65264830
印　　刷：北京建宏印刷有限公司
经　　销：新华书店
开　　本：889×1194　1/16　　印张：23　　插页：1
字　　数：442 千字
版　　次：2024 年 2 月第 1 版
印　　次：2024 年 9 月第 2 次印刷
标准书号：ISBN 978-7-117-36036-4
定　　价：98.00 元
打击盗版举报电话：010-59787491　E-mail：WQ @ pmph.com
质量问题联系电话：010-59787234　E-mail：zhiliang @ pmph.com
数字融合服务电话：4001118166　E-mail：zengzhi @ pmph.com

编者名单

编　者（按姓氏汉语拼音排序）

陈　超　复旦大学附属儿科医院新生儿科

陈冬梅　泉州市妇幼保健院新生儿科

陈小慧　南京医科大学附属妇产医院新生儿科

韩树萍　南京医科大学附属妇产医院新生儿科

黄雪蓉　厦门大学附属妇女儿童医院新生儿科

林　榕　厦门大学附属妇女儿童医院新生儿科

林新祝　厦门大学附属妇女儿童医院新生儿科

毛玮莹　复旦大学附属儿科医院新生儿科

钱　甜　复旦大学附属儿科医院临床营养科

沈　蔚　厦门大学附属妇女儿童医院新生儿科

唐丽霞　厦门大学附属妇女儿童医院新生儿科

王　瑾　复旦大学附属儿科医院新生儿科

许丽萍　福建省漳州市医院新生儿科

颜夏琳　泉州市妇幼保健院新生儿科

余章斌　深圳市人民医院新生儿科

张　俊　南京医科大学附属妇产医院新生儿科

张　敏　南京医科大学附属妇产医院儿童保健科

张　蓉　复旦大学附属儿科医院新生儿科

郑　直　厦门大学附属妇女儿童医院新生儿科

朱　丽　复旦大学附属儿科医院新生儿科

朱　燕　复旦大学附属儿科医院新生儿科

朱庆龄　泉州市妇幼保健院新生儿科

前言

2012 年,世界卫生组织发布《全球早产儿报告》,统计了全世界 184 个国家和地区的早产儿状况,报告显示全世界早产发生率平均为 10%,早产已成为全球 5 岁以下儿童中排名第一位的死亡原因。我国早产发生率约为 7%,在新生儿死亡中早产儿死亡占 60%。在早产儿中,小胎龄早产儿比例呈增高趋势,其中胎龄 28~32 周的早产儿占 11%,胎龄 <28 周的超早产儿占 5.5%。

胎儿从母体获取营养物质,主要在妊娠晚期,此过程使胎儿快速生长发育,但早产中断了这一正常生理过程,从而引发许多营养问题。在早产儿救治技术中,营养支持是最基本的临床技术,许多危重早产儿和超早产儿能够存活,营养支持技术非常关键。合理的早产儿营养管理对提高早产儿存活率、改善生存质量、促进早产儿正常生长发育至关重要,近年来,国内外对早产儿营养进行了许多基础和临床研究,取得了许多成果。但是,对不同胎龄早产儿的营养需求、各种营养物质的作用、营养支持方法等仍然没有完全清楚,尤其是胎龄 <28 周的超早产儿的营养支持尚存在许多有待解决的问题。

本书主要内容包括:①早产儿营养基础知识,早产儿胃肠功能发育特点,能量代谢特点;②早产儿营养需求;③早产儿营养策略和技术,早产儿常见喂养问题;④早产儿母乳喂养,母乳库建设和管理规范;⑤早产儿配方乳喂养和肠外营养;⑥早产儿营养相关疾病,早产儿特殊临床问题的营养支持;⑦早产儿营养评估,早产儿宫外生长发育迟缓和追赶生长;⑧早产儿出院后营养管理和随访等。

本书注重临床应用,尽可能反映国内外早产儿营养的指南和最新研究进展。在许多章节前部附上病史摘要和营养策略,使读者更好地理解早产儿病例的营养管理。在每节后部附上小结,简明扼要地说明早产儿临床营养的推荐意见。

虽然编写者尽了最大的努力,但书中有某些不足和缺陷在所难免。本书出版之际,恳切希望广大读者在阅读过程中不吝赐教,欢迎发送邮件至邮箱 renweifuer@pmph.com,或扫描封底二维码,关注"人卫儿科学",对我们的工作予以批评指正,以期再版修订时进一步完善,更好地为大家服务。

主编

2024 年 2 月 20 日

目录

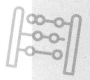

第一章

总论

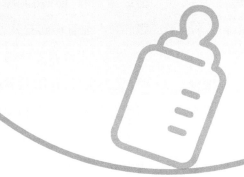

2012 年,世界卫生组织发布《全球早产儿报告》,统计了全世界 184 个国家和地区的早产儿状况,报告显示全世界早产发生率平均为 10%,较以前明显升高,每年约有 1 500 万早产儿出生。目前早产已成为全球 5 岁以下儿童的第一位死亡原因。我国早产发生率约 7%,在新生儿死亡中早产儿死亡占 60%。同时,在早产儿中,小胎龄早产儿比例呈增高趋势,世界卫生组织报告在早产儿中,胎龄 28~32 周的早产儿占 11%,胎龄 <28 周的超早产儿占 5.5%。在新生儿死亡中超早产儿死亡占 20%。这些事实表明,新生儿医学已进入"早产儿时代"。

随着早产儿数量,尤其是胎龄 <32 周的早产儿数量增多,早产儿营养问题日益突出,如何做好早产儿营养支持已成为新生儿营养的主要问题。在早产儿救治技术中,营养支持技术是最基础、最根本的关键技术,许多危重超早产儿是否能够存活,营养支持技术非常关键。

但是,目前对早产儿的生长发育规律、病理生理特点的认识很有限,对不同胎龄早产儿的营养需求、各种营养物质的作用、营养支持方法等仍然没有完全清楚,存在许多问题。因此,必须加强对早产儿营养的深入研究,使早产儿营养支持更加合理、更加有效。

第一节 早产儿营养研究进展

近年来,国内外对早产儿营养进行了许多研究,包括临床研究和基础研究,取得许多研究成果,本节主要阐述早产儿营养的研究进展。

一、早产儿营养的意义和目标

胎儿从母体获取所需的营养物质,妊娠晚期胎儿处于快速生长阶段,早产中断了这一正常生理过程。早产儿出生后接触的环境发生剧变,与母体子宫环境存在显著差异。合理的早产儿营养管理对提高早产儿存活率、改善生存质量、促进早产儿正常生长发育起到至关重要的作用。越来越多的研究证据显示,早期营养支持对早产儿的神经发育结局及远期健康均有重要意义。大脑是能量和营养物质需求最高的器官,营养缺乏可导致其结构和功能成熟障碍,如突触形成减少、神经递质水平改变、睡眠 - 觉醒周期紊乱等,造成运动和认知功能障碍。而营养过剩与远期肥胖和心血管疾病有关。

早产儿营养支持的主要目标是满足营养需要,促进生长,预防营养缺乏和营养过剩。足月新生儿的营养需求和生长参考的金标准是纯母乳喂养儿。早产儿通常以模拟宫内生长速率作为营养支持的目标。根据对流产胎儿身体成分的化学分析及不同胎龄早产儿的出生体重,估算各种营养素在宫内的增加速率和妊娠晚期胎儿生长速度。然而,在临床实践中,尽管采取积极的营养策略,许多早产儿出生后仍难以达到相同胎龄正常胎儿的理想预期水平。因此,有研究者认为将早产儿与同胎龄胎儿相比是不恰当的,而建议将健康早产儿队列作为评估早产儿生长的参考对象。这种监测早产儿生长速率的新方法可能更有利于建立"合适"而非"激进"的早产儿营养策略,但仍需更大样本研究进一步验证。

二、早产儿营养策略

早产儿出生后应立即给予积极的营养支持。神经系统对早期营养不良非常敏感,早期充足的营养可预防宫外生长受限引起的神经发育障碍,并降低早产儿坏死性小肠结肠炎、败血症、支气管肺发育不良和早产儿视网膜病变等疾病的发生率。

早产儿营养支持可分为3个阶段,不同阶段应采取不同营养策略。

1. 早期过渡阶段 此阶段早产儿处于分解代谢状态,表现为体重丢失和头围不增,营养摄入几乎完全通过肠外途径,目标是维持营养和代谢平衡,以避免糖原、肌肉和脂肪进一步分解。

2. 稳定生长阶段 随着早产儿胃肠道功能逐渐发育成熟,肠内营养逐渐推进,肠外营养减少直至撤离,最终实现全肠内营养,早产儿进入稳定生长期,目标是达到满意的生长速率。

3. 出院后阶段 出院后早产儿仍有特殊的营养需求,目前仍缺乏一个适用于所有早产儿的出院后喂养循证指南。由于早产儿在出生胎龄、宫内生长状况、住院期间营养策略、并发症严重程度和遗传因素等方面存在显著差异,因此出院后应个体化选择喂养方案并通过定期随访进行调整,以完成追赶生长并维持适宜的生长速率。

三、早产儿营养方法和技术

肠内营养应在早产儿临床稳定的情况下尽早开始。对于严重围产期窒息、血流动力学不稳定的早产儿,可考虑适当延迟开始肠内喂养的时间。早期开始微量肠内营养是促进早产儿胃肠道成熟最安全、有效的方法,有助于更早建立全肠内营养,缩短住院时间,且不会增加病死率和坏死性小肠结肠炎发生率。肠内营养量应在喂养耐受的情况下逐步增加,尽量避免因存在胃潴留或担心坏死性小肠结肠炎的发生而延迟或停止肠内营养。研究显示缓慢加奶和快速加奶对早产儿坏死性小肠结肠炎发生率和病死率无明显影响,而快速加奶可更早实现全肠内营养,并缩短住院时间,但最佳加奶速率仍需进一步研究。

肠外营养是通过静脉输入碳水化合物、蛋白质、脂肪、电解质、维生素和微量元素等各种营养素以满足机体代谢及生长发育所需,是早产儿不能耐受肠内营养时的重要辅助手段。肠外营养的输送途径包括周围静脉和中心静脉,预计肠外营养时间较长时中心静脉途径优于周围静脉途径。长期肠外营养可能导致导管移位、导管相关感染、血栓形成、肠外营养相关性肝脏疾病、肠道菌群失调等置管相关或代谢并发症。

四、早产儿母乳喂养

母乳喂养是早产儿肠内营养支持的首选。母乳不仅富含早产儿生长发育所必需的营养物质,还能提供乳铁蛋白、低聚糖、分泌型 IgA、外泌体、干细胞、抗氧化酶和神经营养因子等多种生物活性物质，有利于建立正常肠道菌群，提高喂养耐受性，降低新生儿坏死性小肠结肠炎等疾病的发生率，还可促进免疫功能成熟和神经系统发育，改善早产儿近期和远期预后。此外，与配方乳相比，母乳还具有经济、便利的优点。

为满足早产儿快速生长发育的营养需求，母乳需要强化。传统的标准化强化为向母乳中添加固定含量的宏量和微量营养素，没有考虑到母乳成分和新生儿个体代谢的差异。随着人们对母乳成分分析和早产儿营养需求的深入了解，个体化强化成为一种新兴的临床实践，包括可调性和目标性母乳强化两种方式。研究显示个体化强化可提供更稳定的营养支持，改善早产儿体格和神经发育结局，但受到成本、检测设备及准确性等多种因素限制，推广仍存在一定困难。

对于无法获得亲母母乳的早产儿，推荐使用捐赠人乳。尽管捐赠人乳经过巴氏消毒等加工处理后营养成分和生物活性物质会受到不同程度的损失，但与配方乳相比还是具有优势的。母乳库是捐赠者与接受者之间的桥梁，负责收集、加工和分配捐赠人乳，确保捐赠人乳的质量和安全，是早产儿营养管理的重要组成部分。

五、早产儿营养评估

早产儿营养状况的监测和评估包括体格发育测量指标和生化指标等。

定期测量体重、身长、头围等基础体格指标，并在生长曲线上描绘个体生长轨迹，有助于及时识别生长不足或生长过度，优化营养策略，以避免相关并发症。另一方面，生长的"质"与"量"

同样重要。研究显示，早产儿身体组成成分如脂肪含量、去脂肪体重等与生长和神经发育结局密切相关，也是重要的营养监测指标。然而，无论是通过皮褶厚度、上臂围 / 大腿围、生物电阻抗分析、空气置换体积描记法等间接评估身体成分，还是同位素稀释法、双能 X 线吸收测定法、磁共振成像等直接测量方法，都存在明显缺陷，如准确性欠佳、不能床旁操作、需要特定测量仪器、成本高昂等，尚不能常规应用于临床。

生化指标作为体格测量的补充，有助于在临床表现出现之前早期发现营养缺乏。接受肠外营养的早产儿应密切监测酸碱平衡、电解质、葡萄糖和肝功能等，以便早期发现相关的代谢并发症。稳定生长、接受肠内营养的早产儿可适当延长监测间隔时间。常用的蛋白质营养状态评价指标包括血尿素氮、前白蛋白和视黄醇结合蛋白。低尿素氮与蛋白质摄入不足有关；前白蛋白和视黄醇结合蛋白的半衰期短，可反映近期蛋白质营养状态。血清钙、磷酸盐、碱性磷酸酶和甲状旁腺激素水平是评估骨骼矿化的常用指标。血清铁蛋白常用于评估早产儿铁储备情况，但作为一种急性期蛋白易受应激、感染等影响，因此，常联合其他参数如血红蛋白、血清铁和总铁结合力等进行评估。此外，营养缺乏高风险的早产儿还应监测维生素和微量元素水平。

未来需要更多研究进一步明确早产儿的最佳营养状况及评估方法，从而指导制订合适的营养支持策略，以达到改善早产儿神经发育结局、降低远期慢性疾病风险的目的。

（陈 超 毛玮莹）

第二节 早产儿消化系统发育和功能特点

原始消化管由卵黄囊顶部卷折形成的原始肠管演化而来,其头侧为前肠,演化成咽、食管、胃、十二指肠的前 2/3;中间与卵黄囊相通部分为中肠,演化成十二指肠的后 1/3、空肠、回肠、盲肠、阑尾、升结肠和横结肠的前 2/3;尾端为后肠,演化为横结肠的后 1/3、降结肠、乙状结肠、直肠和肛管齿状线以上的部分。

一、消化系统的解剖发育

胚胎早期,肠是一个简单的直管状结构。胚胎第 5 周时,由于肠管增长迅速,肠的中段弯向腹侧,形成一个袢,使整个肠管形成位于矢状平面的"C"形肠袢,"C"形肠袢的顶点连接于卵黄囊蒂,使肠袢分为 2 支,即头端支和尾端支。第 5 周末,在肠袢尾端支上发生一个囊状膨大,称为盲肠突,此为盲肠和阑尾的原基,同时又是大、小肠分界的标志。此后,由于十二指肠固定在右侧,肠袢以肠系膜上动脉为轴做逆时针方向旋转,肠袢头端支从头侧转向右下,尾端支从尾侧转向右上。第 6 周时,由于肠管的迅速增长和肝、肾的迅速发育,肠袢突入脐带中的脐腔。第 10 周时,腹腔增大,肠管退回腹腔,小肠在先,结肠随后。小肠退回后,盘曲在腹腔中部,原居腹腔中的结肠被推向腹腔左侧,成为降结肠。盲肠退入腹腔后,从右上方降至右髂窝处,逐步发育为升结肠和横结肠。降结肠尾端向中线移动,形成乙状结肠。盲肠突的

远端发育慢,演化为细小蚓状的阑尾;近端发育快,形成较膨大的盲肠,与结肠粗细相仿(图 1-1)。

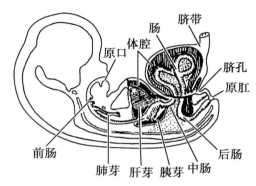

图 1-1 胚胎消化系统发育示意图

肠道上皮细胞由内胚层发育而来,并进一步分化为消化吸收所需的其他细胞类型;肌层细胞和固有层细胞来自中胚层;神经嵴细胞由外胚层迁移而来,形成肠神经系统。

胎儿期肠管增长迅速,从第 5 周到第 40 周,可扩大约 1 000 倍。小肠的平均长度在 20 周时约为 125cm,30 周时约 200cm,足月时约 275cm。这种快速生长持续至出生之后,到 20 岁时可达 575cm。大肠在足月时约 60cm,成人约 150cm。新生儿肠管较长,约为身长的 8 倍(婴幼儿约为 6 倍,成人仅 4.5 倍);大肠与小肠长度的比例为 1∶6(婴幼儿为 1∶5,成人为 1∶4)。

二、消化系统的功能发育

1. 胃肠道运动功能 胃肠道平滑肌收缩产生的运动可对摄入的食物进行机械消化和转运,

包括通过蠕动将食糜向前推进、摆动使食物混合、分节运动使食糜与消化液充分搅拌以促进化学消化。

小肠具有 2 种基本的运动模式：进食状态和空腹状态。

（1）进食状态下，肠道肌层无序收缩，使食物充分混合和搅拌，形成食糜向远端传输并促进消化吸收。足月儿进食后的肠道运动模式与成人相仿，但这种模式仅见于部分早产儿。

（2）空腹状态下，肠道运动分为 4 个阶段：第一阶段为静止状态。随着时间的推移，单独或成组不协调的收缩波形簇出现在肠道的不同水平，其数量和强度逐渐增加（第二阶段）。随后，收缩波形簇持续 2~10 分钟，并依次向肠道远端移动，即出现移行性复合运动（migrating motor complex，MMC）（第三阶段，图 1-2）。最后，在第四阶段，这种强有力、有序的运动逐渐减弱，逐渐被无序的收缩替代，并过渡至静止状态。肠道内大部分食物向前推进都依赖 MMC 的作用。

肠道运动受肠神经系统、自主神经系统和中枢神经系统的调节。间质卡哈尔细胞（interstitial Cajal cell）是一种主要位于十二指肠和小肠上部的特殊细胞，与肠神经系统关系密切，在肠道的协调收缩中发挥作用。胃肠道激素通过内分泌、旁分泌或神经分泌途径，对肠道运动功能发挥抑制性或兴奋性调节作用。

肠道运动发育与肌肉、神经发育密切相关。胚胎第 6~8 周肠道环肌、纵肌形成，第 8~12 周肌间神经丛和黏膜下神经丛相继建立，开始有短暂的肠蠕动，30 周前空肠收缩仍比较紊乱。34 周时由于 MMC 的出现，十二指肠和空肠的收缩得以协调，出现有规律的向前推进的蠕动波，将食糜送到小肠末端。尽管所有肠道运动相关的肌肉和神经结构都在胎儿 32 周前出现，但直到胎儿晚期才实现充分的神经内分泌整合。与足月儿相比，早产儿由于缺少 MMC，整体肠道运输速度较慢。早产儿肠道运动功能障碍可导致营养物质在肠腔内停留过长的时间，甚至引发炎症级联反应。

2. 消化道吸收功能 肠道将摄入的大分子营养物质分解为小分子物质，经肠黏膜上皮细胞吸收进入血液循环。新生儿小肠相对较长，分泌及吸收面积大，故可适应较大量的流质食品。但早产儿胃肠道发育不成熟，对糖、蛋白质、脂肪的消化吸收能力均弱于足月儿。

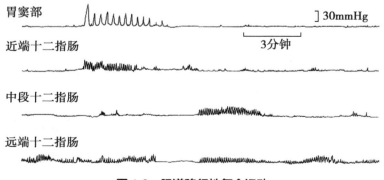

图 1-2　肠道移行性复合运动

在胎儿第12周时小肠内分泌细胞已形成，12~18周含有胃泌素、分泌素、血清复合胺、生长抑素和P物质等的颗粒已存在。葡萄糖淀粉酶于胎儿2个月末出现，其活性大约是足月时的一半。蔗糖酶、麦芽糖酶于第9周出现，4~6个月末活性达足月儿的75%。乳糖酶在胎儿13~20周已存在，其活性从24周开始逐渐增加，到40周时达到最大值。早产儿的葡萄糖淀粉酶、蔗糖酶、麦芽糖酶活性与足月儿相仿，但乳糖酶活性较低。乳糖酶活性不足会影响早产儿对母乳中低聚糖的消化吸收。

小肠上皮刷状缘所有肽酶和羧肽酶于胎儿4~6个月出现。虽然大多数乳源性蛋白酶的活性不受胎龄的影响，但早产儿有限的胃酸分泌和较低的肠激酶活性阻碍了正常的蛋白质水解过程，所以早产儿对蛋白质的消化程度低于足月儿。

此外，受到十二指肠胆汁酸浓度的影响，早产儿对脂肪的吸收消化也低于足月儿。胆汁酸由肝脏合成并通过胆道系统分泌至十二指肠，对脂肪正常的吸收消化至关重要。由于未成熟肝细胞胆汁酸合成不足，回肠重吸收胆汁酸的能力也较弱，因此早产儿十二指肠胆汁酸浓度明显低于足月儿。

3. 消化道免疫功能 肠黏膜直接与食物和各种抗原物质接触，进行有效的免疫应答。肠道相关淋巴组织（gut-associated lymphoid tissue，GALT）是人体免疫系统的重要组成部分，包括诱导位点（派尔集合淋巴结）和效应位点（肠道固有层和上皮细胞）。肠黏膜固有层含有丰富的淋巴组织，除含有大量淋巴细胞外，还有许多孤立的淋巴小结。胎儿第8周肠黏膜出现淋巴细胞，12周时出现增殖反应。16~18周时集合淋巴结表面的M细胞形成。M细胞可摄取肠腔内大分子抗原呈递给B细胞，B细胞分化为浆细胞，分泌IgA，IgA通过黏膜上皮时与细胞表面的糖蛋白载体形成分泌型IgA，被覆于小肠上皮表面，可阻止细菌及抗原附着，保护肠黏膜，并可抑制病毒的复制，中和毒素和变应原。GALT通过分泌IgA阻止外源性、未经加工、潜在致病的抗原穿过肠道屏障，并通过调节特定细胞因子和特殊细胞群维持免疫稳态，包括对肠道内食物抗原的耐受（即口服耐受），以避免食物蛋白质诱发的炎症反应和免疫系统对宿主自身肠道菌群的攻击。

（张 蓉 毛玮莹）

第三节 早产儿营养需求

随着围产医学技术的进步，早产儿存活率显著增加。早产儿营养储备少、需求高，若营养摄取不足极易发生营养不良，影响关键时期重要脏器的发育，因此营养支持治疗是早产儿救治中不可或缺的重要组成部分。早产儿营养不良与神经系统不良预后相关，如持续的小头围，精神运动发育迟缓，脑性瘫痪和孤独症的发病率增高。著名的Barker假说提出低出生体重儿成年后罹患冠心病、高血压和 2 型糖尿病的风险增加。优化的营养支持对提高早产儿的生存率、降低患病率和改善预后有着举足轻重的影响，其意义并不仅限于短期预后的改善，还会对儿童期乃至成年后的代谢产生深远的影响。

恰当的营养支持的前提是对早产儿营养需求的了解。营养需求的定义是在不干扰其他营养素代谢的情况下，支持正常健康、生长和发育所需营养素的数量和化学构成。营养物质摄入推荐量是基于人群的估计平均需要量（estimated average requirement，EAR），数据来源大多是基于基本"健康"的群体。新生儿包括早产儿的营养需求大部分来源于对胎儿和动物的体成分及母乳的分析，但早产儿不是一个同质的健康的群体，差异巨大，因此早产儿营养需求需要根据其生理特点、临床状况和发育阶段等进行个性化调整。早产儿的代谢特点包括高蛋白质周转率、高代谢率和高葡萄糖利用率，他们对能量平衡和生长有着独一无二的高营养需求。与同胎龄的胎儿相比，宫外的应激又进一步增加了他们的营养需求。肠内营养和肠外营养的摄入应满足早产儿生长和发育需求，不仅需要预防营养不良和宫外发育迟缓，也要避免营养过剩所带来的代谢性疾病风险。

一、能量需求

能量是机体运作的基础。能量消耗包括基础或静息代谢、体温调节、活动和食物特殊动力作用，其需求受到诸多因素影响，如基因、胎龄、日龄、体温、疾病、性别、营养状态和营养途径（肠外或肠内）等。最小代谢率[g/(kg·d)]与非蛋白能量（g/kg）储备的比率代表了能量储备的天数，足月儿 20 天，成人 100 天，但胎龄 28 周的早产儿仅为 2 天。极低出生体重（very low birth weight，VLBW）儿内源性能量储存仅为 200~400kcal，若没有外源性能量供给，自身仅能维持 3~4 天的能量平衡。欧洲儿科胃肠病学、肝病学和营养学协会（the European Society for Paediatric Gastroenterology Hepatology and Nutrition，ESPGHAN）推荐早产儿生后第一天至少提供 45~55kcal/(kg·d) 的能量以满足最低的能量需求，减少因此导致的营养缺乏。稳定期早产儿的能量需求中还包括追赶生长需要，如果要达到宫内 17~20g/(kg·d) 的生长速率，肠内营养的能量需求约为 110~135kcal/(kg·d)，远高于儿童和成人。相比肠内营养，肠外营养时内脏组织代谢和粪便丢失的能量较低，VLBW 儿的能量需求约为 90~120kcal/(kg·d)。

二、宏量营养素需求

1. **蛋白质** 蛋白质是人体所有细胞的主要结构和功能成分。胎龄 24 周时胎儿蛋白质的储积约为 2g/(kg·d)，但由于尿液、粪便和分泌物中不可避免的氮质损失以及代谢的"低效"，要在宫外实现类似的蛋白沉积需要摄入约 3.5g/(kg·d) 的蛋白质。基于现有文献，生后氨基酸摄入应在出生后第一天内尽早开始，以避免因宫内持续营养中断而引起的"代谢休克"。早产儿早期摄入氨基酸可增加蛋白质合成，促进正氮平衡。

2. **碳水化合物** 是机体细胞、组织和器官主要的能量来源,也是生后大脑能量的唯一来源。孕晚期葡萄糖通过胎盘传送的速率约为 5mg/(kg·min)。超早产儿由于糖原储存有限和糖异生能力不足,容易发生低血糖,因此生后应立即开始输注葡萄糖以维持血糖的稳定和保护内源性碳水化合物的储存。理论上超早产儿葡萄糖利用率是足月儿的约 2 倍高,因此需要更高的糖速以跟上内生葡萄糖的速率。但在临床实践中,超低出生体重(extremely low birth weight,ELBW)儿由于胰岛细胞功能相对不足以及肝脏和外周组织对胰岛素相对不敏感,生后早期更易发生高血糖。葡萄糖代谢受到胎龄、日龄、疾病、营养状态和其他宏量营养素的影响,低血糖和高血糖都会导致不良预后,因此营养支持所提供的葡萄糖应在满足能量需求的同时避免葡萄糖超载风险。

3. 脂肪　脂肪不仅是能量的主要来源,还能防止必需脂肪酸缺乏及保证脂溶性维生素吸收,影响早产儿的体格增长和智力发育。荟萃分析证实 VLBW 儿生后 2 天内开始应用脂肪乳剂是安全的、可耐受的,不会增加呼吸支持、慢性肺病、败血症、动脉导管未闭、新生儿坏死性小肠结肠炎、脑室内出血和早产儿视网膜病变的发生概率。如果不及时补充脂肪,早产儿在生后 72 小时内就出现必需脂肪酸的缺乏。虽然脂肪的能量密度较高(9kcal/g),但由其提供的非蛋白能量应为 30%~40%,不宜超过 60%,否则将增加机体代谢负担,增加脂肪异常沉积,从而导致日后肥胖及相关代谢性疾病发生的风险增加。由于脂肪的代谢产物游离脂肪酸会与胆红素竞争与白蛋白结合,从而可能会潜在地增加胆红素脑病的

危险性,所以对于给高胆红素血症的患儿补充静脉脂肪乳剂时存在顾虑。有研究检测了胎龄<33 周的早产儿静脉使用脂肪乳剂时的游离胆红素水平,结果发现胎龄<29 周的早产儿使用高剂量脂肪乳剂时体内游离胆红素水平增加,但较大胎龄早产儿无类似发现。目前建议 ELBW 儿有明显高胆红素血症时,应适当减少脂肪乳剂剂量,但无须停用脂肪乳剂。

三、微量营养素需求

1. 维生素　充足的维生素对生长和发育非常重要。与足月儿相比,早产儿对于维生素的需求增高是因为体内储存量少,尤其是在孕晚期才开始积累的脂溶性维生素。除了储存不足以外,体内蛋白和脂蛋白转运水平低也增加了超早产儿脂溶性维生素缺乏的风险。维生素 A 缺乏在早产儿呼吸系统感染和支气管肺发育不良中起到一定作用,研究证实 ELBW 儿生后一个月内肌内注射补充大剂量维生素 A 可以减少支气管肺发育不良(bronchopulmonary dysplasia,BPD)发生。维生素 D 主要作用于骨骼矿物化,同时与呼吸道疾病也存在关联。肠外营养中维生素 D 的最佳摄入量尚不明确,肠内摄入维生素 D 的剂量不同指南推荐各异,目标血清 25- 羟维生素 D 水平建议维持在 50nmol/L 以上。水溶性维生素在体内无法储存,多余的通过肾脏被排出体外,VLBW 儿调节能力较足月儿低,生后第一天即应开始补充。

2. 矿物质　早产儿的生长是决定矿物质需求的主要因素。宫内胎儿体重增加和体成分呈

线性关系,因此可以估算出胎龄<35周的胎儿若体重增加 17g/(kg·d),则钙沉积率为 3.4mmol/(kg·d),磷沉积率为 2.6mmol/(kg·d),该数值也通常被作为稳定生长早产儿钙磷需求的参考值。钙磷沉积主要发生在孕晚期,ELBW 儿和 VLBW 儿出生时体内钙、磷含量显著低下,此外他们生后追赶生长需求高,所以是发生早产儿代谢性骨病的高危人群,无论是肠外还是肠内营养均需要补充足够的钙、磷。需要注意的是,钙、磷摄入需要根据生长情况、营养及疾病状态、血生化和影像学检查等进行个体化调节,避免缺乏或过量。

3. 微量元素 微量元素是必需营养素,体内无法合成。和大多数微量营养素类似,几乎所有微量元素的累积都发生在孕晚期,因此早产儿出生时储备即不足。除此之外,出生后的快速增长、尚未明确的需求量、胃肠道不成熟、高内源性丢失和微量矿物质摄入的变化差异也进一步增加了早产儿微量元素缺乏发生的风险。早产的程度和疾病的严重程度也会影响有限储备被耗尽的速度。目前还没有公认的计算微量元素"追赶"需求的方法,因此早产儿出生后若不能顺利建立肠内营养,在肠外营养中应尽早开始加入微量元素制剂。

(张 蓉)

第四节 早产儿肠道微生态

胎儿期肠道内无细菌,出生后细菌很快从口、鼻和肛门上下两端进入,其种类和数量迅速增加,至生后第 3 天已近高峰。经阴道分娩、纯母乳喂养新生儿的肠道菌群通常被认为是健康新生儿肠道菌群的金标准。由于肠道的氧含量低,新生儿肠道菌群中兼性厌氧菌的比例高于成人,包括肠杆菌、肠球菌、葡萄球菌和链球菌等。如兼性厌氧菌大量繁殖,肠道内残留的氧气被消耗,使专性厌氧菌如双歧杆菌、类杆菌和梭菌属等得以增殖,并成为生命早期肠道内的主要菌属。

一、早产儿肠道微生态的形成及影响因素

早产儿肠道微生态(preterm infant gut microbiome)的进一步发展受宿主和环境因素影响。早产儿由于胎龄小、肠道功能发育不成熟及出生后接触的独特环境条件,包括医院环境、新生儿护理和喂养方案等,导致其肠道菌群与足月儿存在显著差异。

1. 胎龄 胎龄是对肠道菌群发育影响最大的因素之一。与足月儿相比,早产儿的肠道菌群定植时间延迟,微生物多样性有限。此外,早产儿肠道内共生菌和专性厌氧菌普遍较少,而机会致病菌和兼性厌氧菌的比例较高,如肠杆菌、肠球菌、大肠埃希菌和克雷伯菌等。

2. 分娩方式 经阴道分娩的新生儿肠道菌群与母亲粪便和阴道菌群相似,主要是乳酸杆菌等。而剖宫产分娩的新生儿肠道菌群以常见的

皮肤和环境定植菌为主,包括葡萄球菌、丙酸杆菌和棒状杆菌等。这种肠道菌群的丰度和多样性差异可以持续 12~24 个月。与足月儿相比,早产儿通过剖宫产出生的比例更高。

3. 医院环境 大多数早产儿在出生后的最初几周内暴露于医院环境中,胎龄越小和出生体重越低,住院时间越长。研究发现,同一家医院内极低出生体重儿的肠道菌群的个体间差异随着住院时间的延长而逐渐变小,主要由肠杆菌科(尤其是克雷伯菌和大肠埃希菌)和肠球菌科组成,与核心菌群为双歧杆菌、类杆菌和梭菌的健康足月儿明显不同。另有研究报道了不同医院间早产儿肠道菌群组成和演替的差异,进一步反映了医院环境对肠道菌群组成的影响。这些影响还与抗生素的使用、患儿与医护人员之间的细菌传播有关。

4. 抗生素应用 抗生素是新生儿重症监护室最常用的药物之一。早产儿使用抗生素会破坏肠道菌群的发育,尤其是广谱抗生素,可导致正常菌群定植延迟、菌群多样性降低、耐药菌增加。抗生素的疗程对肠道菌群有显著影响,研究显示,与接受短疗程(≤3 天)抗生素的早产儿相比,抗生素治疗 ≥5 天的早产儿肠道双歧杆菌的丰度恢复时间更长,且抗生素的影响可持续至终止治疗后 2 个月。

5. 呼吸支持 需要长时间呼吸支持的早产儿肠道优势菌群由专性厌氧菌向需氧菌和兼性厌氧菌转变,提示气道正压通气可能会向肠道的缺氧环境中引入氧气。这种氧化作用会阻碍专性厌氧菌存活,而使需氧菌和兼性厌氧细菌大量繁殖,早产儿院内感染最常见的是兼性厌氧菌。专性厌氧菌可通过黏附肠道黏膜、加强肠道黏膜屏障,阻止病原体入侵,防止细菌移位。因此,对于肠道上皮通透性相对较高的早产儿,专性厌氧菌的缺乏增加了兼性厌氧菌越过肠道屏障的风险,使肠道对致病菌的防御功能受到损害。

6. 母乳喂养 肠道菌群在一定程度上受食物成分的影响。母乳含有独特的益生元和益生菌,具有调节肠道菌群的能力,是早产儿喂养的首选来源。纯母乳喂养者双歧杆菌占优势,而配方乳喂养者则是大肠埃希菌占优势。

母乳低聚糖(human milk oligosaccharides,HMOs)是一种益生元,早产儿 HMOs 组成较足月儿更为多变。研究发现,双歧杆菌和部分类杆菌的基因可编码 HMOs 分解所需的酶,且双歧杆菌在早产儿肠道内定植受 HMOs 影响。HMOs 还可以抑制肠道上皮表面细菌黏附,从而影响肠道菌群组成。HMOs 消化产生短链脂肪酸(short-chain fatty acid,SCFA)。SCFA 不仅可以作为早产儿的能量来源,同时降低了肠腔内的 pH 值,从而抑制潜在致病菌的定植。因此,SCFA 也参与了肠道菌群组成的调节。

除益生元之外,母乳也含有自己的菌群,主要由皮肤和肠道的相关细菌组成,如双歧杆菌、葡萄球菌、链球菌和假单胞菌等。早产儿与足月儿母乳菌群的组成相似,但早产儿母乳中细菌数量较少。初乳和成熟乳菌群组成略有不同,除初乳中包含的葡萄球菌、链球菌和乳酸杆菌之外,成熟乳中还发现了肠球菌和肠杆菌。

二、肠道微生态的作用

肠道菌群对早产儿营养、肠道发育和免疫系统发育具有重要意义。

1. 影响肠道结构和功能发育 肠道菌群在肠道结构和功能发育中发挥重要作用。研究发现,无菌小鼠肠道结构发育异常,表现为肠道表面积减少,绒毛、隐窝发育不全,派尔集合淋巴结缩小,GALT紊乱。肠道菌群参与维持肠道屏障功能,部分常见的肠道定植菌如双歧杆菌、乳酸杆菌等可通过抑制致病菌相关的上皮细胞促凋亡通路激活,提高肠道上皮细胞的存活率;通过紧密连接蛋白的易位和桥粒维持基因的上调,诱导上皮细胞增殖并增强肠道上皮的完整性。

2. 影响营养物质的吸收和消化 肠道菌群独特的代谢能力与人类消化酶的作用互补,可将宿主无法消化的能量和营养物质进行加工后提供给宿主。肠道菌群定植的延迟或异常可能影响营养物质的吸收和消化,延缓早产儿体重增长。

3. 影响肠道免疫调节能力 正常的肠道菌群在肠道上皮与GALT形成共生关系,GALT是免疫系统与环境抗原、共生菌群相互作用的主要部位。共生菌群及其代谢产物与GALT相互作用,刺激固有免疫细胞和固有层T、B淋巴细胞的增殖,形成免疫耐受,减少过度的炎症反应,增强上皮细胞抵抗炎症损伤的能力。肠道菌群作为口服耐受性的调节因子已在动物模型中得到证实。

4. 影响疾病发生 早产儿肠道菌群定植延迟或失调,会导致免疫系统难以区分潜在危险和无害抗原,影响肠道屏障功能的建立,从而导致肠道通透性增加,潜在致病菌大量繁殖和细菌移位,引起喂养不耐受、新生儿坏死性小肠结肠炎和败血症等。

5. 影响神经发育 越来越多的证据表明肠道菌群影响神经发育,包括认知、情绪和社交能力等。肠道和中枢神经系统之间存在着直接的"微生物 - 肠道 - 大脑"轴连接,这是一个复杂的双向通信系统,通过肠道菌群、免疫、内分泌和神经途径相互作用。

6. 远期影响 肠道菌群失调可能对早产儿产生远期不良影响,包括哮喘、过敏和肥胖等发生率增高,可能与早产儿菌群发育异常导致持久的耐受性偏差有关。

（张 蓉 毛玮莹）

参考文献

1. 中华儿科杂志编辑委员会, 中华医学会儿科学分会儿童保健学组, 中华医学会儿科学分会新生儿学组. 早产低出生体重儿出院后喂养建议. 中华儿科杂志, 2016, 54 (1): 6-12.

2. 中国医师协会新生儿科医师分会营养专业委员会. 早产儿代谢性骨病临床管理专家共识 (2021 年). 中国当代儿科杂志, 2020, 23 (8): 761-772.

3. SKINNER A M, NARCHI H. Preterm nutrition and neurodevelopmental outcomes. World J Methodol, 2021, 11 (6): 278-293.

4. ROGGERO P, LIOTTO N, MENIS C, et al. New insights in preterm nutrition. Nutrients, 2020, 12 (6): 1857.

5. ANDREWS E T, BEATTIE R M, JOHNSON M J.

Measuring body composition in the preterm infant: evidence base and practicalities. Clin Nutr, 2019, 38 (6): 2521-2530.

6. CORDOVA E G, BELFORT M B. Updates on assessment and monitoring of the postnatal growth of preterm infants. Neoreviews, 2020, 21 (2): e98-e108.

7. PEREIRA-DA-SILVA L, VIRELLA D, FUSCH C. Nutritional assessment in preterm infants: a practical approach in the NICU. Nutrients, 2019, 11 (9): 1999.

8. LENFESTEY M W, NEU J. Gastrointestinal development: implications for management of preterm and term infants. Gastroenterol Clin North Am, 2018, 47 (4): 773-791.

9. FINCH C W. Review of trace mineral requirements for preterm infants: what are the current recommendations for clinical practice？ Nutrition in Clinical Practice, 2015 (30): 44-58.

10. FABRIZIO V, TRZASKI J M, BROWNELL E A, et al. Individualized versus standard diet fortification for growth and development in preterm infants receiving human milk. Cochrane Database Syst Rev, 2020, 11 (11): CD013465.

11. BOLISETTY S, OSBORN D, SCHINDLER T, et al. Standardised neonatal parenteral nutrition formulations–Australasian neonatal parenteral nutrition consensus update 2017. BMC Pediatrics, 2020; 20 (1): 59-69.

12. TYEBALLY F M, GRUMMER-STRAWN L, MARYUNINGSIH Y, et al. Human Milk Banks: a need for further evidence and guidance. Lancet Glob Health, 2021, 9 (2): e104-e105.

13. HEALY D B, RYAN C A, ROSS R P, et al. Clinical implications of preterm infant gut microbiome development. Nat Microbiol, 2022; 7 (1): 22-33.

14. MODI N. Future research in preterm nutrition. World Rev Nutr Diet, 2021, 122: 357-366.

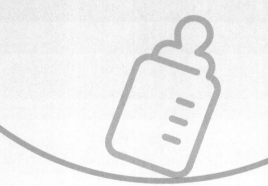

第二章

早产儿能量代谢

对于人体在分子、细胞、器官和系统水平的所有重要功能而言,能量都是必不可少的,能量和蛋白质都是维持身体正常生长所必需的。在出生数天至数周后出现脂质过氧化之前,碳水化合物(以葡萄糖为主)是脑和心脏的主要能量来源。大多数早产儿需要较高的蛋白能量比(protein-energy ratio)才能达到接近胎儿宫内的正常生长速度。健康的早产儿能量摄入达>80~90kcal/(kg·d)(1cal=4.185 5J)时,脂肪几乎呈线性增长。早产儿早期能量摄入不足不仅与生长迟缓有关,还与支气管肺发育不良、早产儿视网膜病变、败血症等不良结局有关,甚至影响远期神经系统发育。与此同时,越来越多的人意识到过多的能量摄入会导致脂肪迅速增加,日后可能引起肥胖症。目前,通常早产儿肠内营养推荐的能量摄入为110~130kcal/(kg·d),肠外营养约为90~120kcal/(kg·d),出生后第一天能量摄入至少达到45~55kcal/(kg·d)。对于特殊情况的早产儿的能量摄入,应根据胎龄、出生体重、临床并发症等情况具体分析。

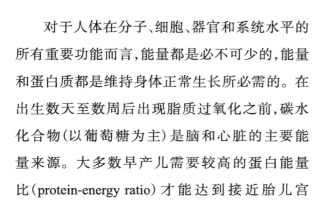

第一节 早产儿能量代谢特点

营养能量是饮食中碳水化合物、脂质和蛋白质的化学能,这种化学能是人类和动物的唯一能量来源。在膳食底物中,蛋白质提供的能量为4kcal/g,碳水化合物提供的能量为4kcal/g,脂肪提供的能量为9kcal/g。氧化反应所释放的化学能不能被身体直接利用,而是储备在化合物中,主要是三磷酸腺苷(adenosine triphosphate,ATP)。ATP水解为二磷酸腺苷(adenosine diphosphate,ADP),释放的能量为肌肉收缩和新组织合成等机体反应供能。

一、早产儿能量测定

能量消耗量可通过身体热能消耗直接测量,也可以通过测量O_2消耗量和CO_2生成量间接计算得出。直接测量热量需要在密闭房间中进行,身体通过辐射和对流丢失的热量可直接测出,而传到房间墙壁和蒸发所丢失的热量则需要通过进出房间的空气中水分含量得出。这种方法可以精确地测量消耗的能量,也曾用于新生儿,但是其设备复杂,且需长时间隔离患儿,难以实施。在2005年Tsang等撰写的《早产儿营养:基础与实践指南》一书中提到新生儿的能量消耗一般采用间接测量法。书中指出,开放式通路间接呼吸热量测量法是将患儿置于塑料头罩下,用呼吸泵匀速从头罩中抽出气体,通过测量气体流速、CO_2和O_2浓度的变化,计算出O_2消耗量(V_{O_2})和CO_2生成量(V_{CO_2})。这种无创方法可以长时间使用,同时可以对患儿做其他常规治疗。然而,这种方法需要持续精确测定O_2的浓度,当患儿需要氧疗时,O_2浓度测量的准确性会受到影响。另外,为了测量能量消耗,还需要测定用于氧化做功的营养物质的呼吸商(respiratory quotient,

RQ),RQ=V_{CO_2}/V_{O_2}。

另一种测量能量消耗的方法为水双标记法,该方法无创,并可长时间测量每天总的能量消耗。饮入含有微量稳定核素 ^2H 和 ^{18}O 标记的水,标记物可在短时间内分布于全身的体液中,然后逐渐从体内排出。这两种核素的清除速率不同,^2H 只以 ^2H_2O 的形式被清除,^{18}O 不仅以 $H_2^{18}O$ 的形式被清除,部分还以 $C^{18}O_2$ 的形式被清除(图2-1)。CO_2 的产生速度受这两种不同的清除途径的速度影响,提供测得的 CO_2 产生速度和RQ,可以计算出能量消耗量。这种方法最大的好处是可以在长时间内无创地获得个体总能量消耗量。但由于极早产儿体内含水量更高,其 H_2O 的代谢速度快于 CO_2 的产生速度,可能会影响结果的准确性。

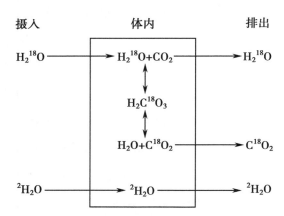

图2-1 水双标记法测量总能量消耗示意图

二、早产儿的能量需求特点

早产儿的能量需求不仅要弥补能量消耗,还要保证生长所需。早产儿的基础代谢和生长对能量的需求很少,但其影响能量消耗的特殊生理和代谢也对能量有需求,包括体型大小、日龄、活动、饮食摄入、环境温度、大小便中的能量损失、临床情况、疾病以及身体成分的变化。能量需求进一步受早产儿的年龄、体重和营养摄入量的影响。关于早产儿能量摄入的建议通常以胎儿宫内的生长和营养储存为参照标准,同时也必须考虑到子宫外环境、营养供应及代谢的差异。使用宫内生长情况作为参照标准之一,不仅应包括实现类似的体重增加,还应包括身体成分组成。确定正常生长的人类胎儿和相同胎龄的早产儿能量需要的方法之一是基于身体成分变化、营养沉积的标准能量需要和参照正常胎儿宫内体重增长。Ziegler 等参照该方法估算出胎龄在24~28周时达到能量沉积所需的能量约为 24kcal/(kg·d),之后需要逐渐增加至约 28kcal/(kg·d)。瘦体组织主要在孕早期产生,一直持续到足月。在妊娠后期,脂肪组织中脂肪的沉积大大增加了瘦体组织生长的能量需要。由于脂肪的能量密度比瘦体组织大,胎儿体重的增长速度从 24~28 周时的约 18g/(kg·d) 减少至 32~36 周时的约 15~16g/(kg·d)。至足月时,大量脂肪逐渐沉积在正常人类胎儿体内,这一现象在陆地哺乳动物中是独一无二的。据推测,独特的脂肪沉积有一定的进化优势,但从功能上讲,如此大量的脂肪对新生儿的作用和价值尚不清楚。虽然在正常胎儿中确实存在,但不证明早产儿也具有这样的胎儿发育模式。不过,Taroni 等发现,在纠正胎龄足月时,大多数早产儿确实会产生大量的身体脂肪,这类脂肪多存在于腹腔内,而非像胎儿一样产生在皮下。除了可能产生于胎儿时期,早产儿的脂肪更多来源于不同的脂质混合物。

早产儿这种不同的脂肪组成是否健康尚不清楚，因此，若营养供给使得早产儿的脂肪含量超过正常胎儿的脂肪含量时应谨慎。

在某种程度上，模拟宫内脂肪增长很重要。相比正常宫内胎儿的生长，适于胎龄和小于胎龄的早产儿摄入 100kcal/（kg·d）或更低能量时新形成的组织中脂肪沉积减少，早产儿要维持正常宫内胎儿的脂肪组织增长速度所需要的最低能量摄入量为 110kcal/（kg·d），稍高的能量可以促进接近宫内速度的生长。但多数关于早产儿在重症监护期间身体成分变化的研究显示，与同期宫内胎儿相比，其体脂增量更高。这些观察结果可能是近来提高早产儿膳食中蛋白能量比的原因，尤其是在母乳或捐赠人乳中额外添加蛋白质。摄入的能量（包括碳水化合物能量）若超过了确保所摄入蛋白质利用率的必须量，则并无益处。能量过度摄入只会导致相对于蛋白质沉积的脂肪过度沉积，这种脂肪的快速增加会导致日后发生肥胖症的可能性增加。

健康早产儿的能量需求取决于胎龄（如 24 周时每千克体重的能量需求高于 36 周龄），储存营养的量（如不足时引起产前和产后生长受限），身体成分的改变，以及静息能量消耗的差异。新组织的合成是能量密集型的，并受到蛋白质和其他营养物质摄入的强烈影响。获得足够的蛋白能量比与提供足够的能量摄入一样重要。Cauderay 等认为每克氨基酸需要 25~40kcal 的非蛋白质能量来促进瘦体组织的堆积。实际上，过量的能量摄入只会增加身体内脂肪组织的含量，而不是瘦体组织。当非蛋白质能量摄入超过

80~90kcal/（kg·d）时，即使进一步增加能量摄入，净蛋白质平衡也不会进一步增加。Micheli 等的研究表明，蛋白质的获得量主要取决于蛋白质的摄入量，而不受能量的摄入量影响。这一结果也被 Kashyap 等人通过营养平衡研究试验证实，虽然增加蛋白质摄入量会增加体重、身长和头围，但额外的脂质和更多的蛋白质摄入只会增加体重和皮下脂肪。但是，Alexandre 等最近的调查表明，目前临床上静脉营养的实践常常不符合当前推荐的膳食摄入量，尤其是在出生后第一天。Vasu 等的研究也发现，目前临床上的静脉营养方案更倾向于碳水化合物和脂质的摄入，而忽略了蛋白质的摄入，导致早产儿碳水化合物和脂质过剩和蛋白质缺乏的问题。Olsen 等的研究证实，这类营养摄入方案会使早产儿发育得更胖、身长更短、肌肉更弱，可能还会导致更长期的神经功能缺陷。

既往对于早产儿的能量摄入推荐多以出生体重来衡量，以 1 000g 或 1 500g 为界，推荐摄入的标准不同。现在，越来越多的专家共识开始强调胎龄的重要性，新生儿的成熟度取决于胎龄。早产儿提前出生，各组织、器官发育不完善，包括其结构和功能，胎龄越小成熟度越低。胎儿在宫内的能量储备也以胎龄为基础，大多营养素是在妊娠最后 3 个月转运至胎儿体内的，胎龄越小储备越少。而且不同胎龄的早产儿由于在宫内蛋白质储积率不同，出生后对能量／蛋白质的需求也不同。出生后早期蛋白质的需求较高，以满足其快速生长的需要；后期生长速度减慢时应减少蛋白质的供应量，因此在不同时期摄入的能

量组成也要根据胎龄的不同而有所区别。而目前常常在早产儿出生早期需求高时给予蛋白质过少,当在需求减少时却给予过多。为达到早产儿理想的生长发育标准,不仅应注意能量摄入的组成,还应在注重蛋白质"量"的同时注意蛋白质的"质"。例如,胎龄<30周的早产儿,甲硫氨酸转化为半胱氨酸和牛磺酸的过程受阻,因此半胱氨酸和牛磺酸对他们来说是必需氨基酸,但晚期早产儿和足月儿则能够自身合成甲硫氨酸转化所需的酶。目前,对于不同胎龄早产儿的肠内外营养中氨基酸的特殊需求仍在深入探讨之中,Micheli 等表明,应当针对不同个体和不同阶段的特点提供优质的蛋白质。

三、早产儿能量供给

根据总能量、蛋白质需求,以及个体成分如氨基酸、碳水化合物及脂肪等的水平,甚至是氧气的需求,来优化早产儿的营养供给是非常有必要的。

1. 能量与蛋白质 临床上如何为早产儿提供充足的能量和蛋白质一直面临着挑战。Kashyap 等有关早产儿肠内喂养的对照试验研究了蛋白质和能量摄入的绝对数量及相对比例发生独立和系统性变化对体重增长和代谢反应的影响。研究表明,当能量摄入量达到 115kcal/(kg·d)和蛋白质摄入量达 3.6g/(kg·d)时,代谢指标、能量平衡和体重增长的构成接近妊娠后期正常生长的人类胎儿。该研究还指出,能量摄入 115~120kcal/(kg·d)与蛋白质摄入 3.5~4g/(kg·d)匹配;能量越多,身体就会产生越多的脂

肪,且蛋白质摄入量>4g/(kg·d)时不会增加瘦体重。来自同一研究的数据也表明,以蛋白质和脂肪储存形式增加的体重的相对成分取决于膳食中的蛋白能量比。蛋白质摄入越多,越有利于生长中的瘦体组织合成和更多的蛋白质沉积;能量摄入越多,越有利于生长中的脂肪组织合成和更多的脂肪沉积。能量在低摄入时对促进蛋白质平衡尤为重要,因为当非蛋白质能量受限时,氨基酸被更多地用于氧化代谢。但是,无论是否有能量摄入,净蛋白平衡始终需要增加蛋白质的摄入。

2. 脂质 脂类为婴儿提供了主要的能量,储存的脂肪也是婴儿出生时的主要能量储备。但是,极低出生体重儿和超低出生体重儿的脂肪储存很有限,因此必须依赖肠内和肠外营养。儿科肠外营养学将脂肪乳剂作为低容量和低渗透压的非碳水化合物能量来源。Calder 等的研究表明,脂肪乳剂除了是能量和必需脂肪酸(essential fatty acid,EFA)的来源,也可影响很多病理生理过程,包括氧化应激、免疫反应和炎症。尽管资料有限,但脂肪乳剂潜在的副作用包括慢性肺部疾病、肺血管阻力增加、肺气体交换受损、胆红素毒性、败血症和自由基应激,仍引发了担忧。另外,脂肪乳剂对发生胆汁淤积的影响也尚存争议。一般认为,在极低出生体重儿出生后 2 天内开始补充脂肪乳剂是可以耐受的,这样可以减轻极低出生体重儿出生后早期因液体限制而导致的能量摄入不足。

3. 葡萄糖 体内大多数代谢过程所需的能量主要来源于葡萄糖,尤其是早产儿的大脑和心

脏。如果早产儿在出生后没有静脉输注葡萄糖，机体会立即从糖原分解中获得绝大多数的葡萄糖，糖原在接下来的几天又通过糖异生作用（主要是甘油，其次是乳酸和丙酮酸，也有氨基酸如丙氨酸和谷氨酰胺）得以补充。Parimi 等的研究表明，当所有营养素充足时，65%~70% 的葡萄糖主要在脑和心脏内被氧化成二氧化碳，进而产生能量供其使用。脑的葡萄糖利用率高于其他器官，因为需要足够的能量维持神经元跨膜电位、轴突电传导、突触传递、神经细胞复制和迁移所需蛋白的合成需求。由于早产儿的脑 - 体重比较大，所以对葡萄糖和能量的需求更高。直到出生数天至数周出现脂质过氧化之前，碳水化合物（以葡萄糖为主）是脑和心脏的主要能量来源。但是，Brown 等的研究指出，过多的葡萄糖输注也有很多副作用，包括能量消耗、氧消耗和 CO_2 产生量增加，CO_2 含量升高可引起呼吸性酸中毒进而导致呼吸急促（甚至呼吸窘迫）、心脏和肝脏的脂肪浸润（后者导致脂肪肝）和过度的脂肪沉积。

当早产儿摄入的能量为 120kcal/（kg·d）时，有 110kcal/（kg·d）的能量被净吸收，吸收率约为 91.7%［吸收率的变化范围相对较小（90%±3%，范围 84%~94%）］，能保证体重增长 16~20g/（kg·d），蛋白质储存 2g/（kg·d）。能量消耗量平均为 60kcal/（kg·d），净能量平衡为 50kcal/（kg·d）。必须注意的是，这种能量平衡远远超过人类胎儿所需的 25~30kcal/（kg·d）。这导致早产儿比对应胎龄胎儿的体重增长率略高，脂肪的沉积率明显更高（2 倍），蛋白质沉积率接近。虽然健康生长的早产儿能很好地吸收摄入的 120kcal/（kg·d）能量，但很明显，这导致的体重增加和身体成分变化与胎儿时期不同。这些能量摄入虽然满足了早产儿对"追赶"生长的潜在需要，但显然不能达到模仿胎儿生长所需的标准。因此，每个早产儿的摄入能量管理策略应当是个体化的，需要全面考虑其胎龄、出生体重、临床并发症等因素的综合影响，不仅要达到推荐的生理需要量，还要补充生后早期营养累积缺失的部分，即满足正常生长和追赶生长两方面的需求，同时优化能量来源的成分，尽量使宫外生长的机体组成成分接近胎儿机体组成成分。

（余章斌）

第二节　早产儿能量需求

早产儿能量代谢的最佳状态是达到总能量的摄入和需求的平衡（图 2-2），以保证早产儿宫外发育能达到同胎龄健康胎儿的正常生长速度。总能量摄入不足和摄入过多都是有害的，然而目前临床由于疾病限制等原因，很难为早产儿提供合适的能量摄入方案。

一、早产儿能量对疾病的影响

早产儿早期能量不足可能引起宫外生长发育迟缓（extrauterine growth restriction，EUGR），

总能量摄入=能量排出+能量消耗+能量储存

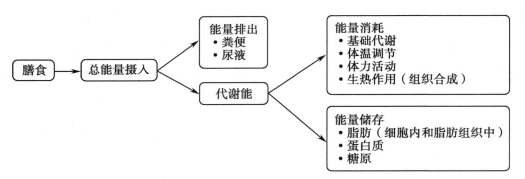

图 2-2 能量摄入、排泄、代谢和储存示意图

不仅影响生长发育及神经系统预后,也与支气管肺发育不良(BPD)、感染性疾病的发生增加,延长呼吸机使用时间等不良结果有关。Kari 等的临床研究表明,EUGR 的发生是由于早产儿在生后早期蛋白质和能量摄入不足所致。出生时胎龄越小,营养的累积缺失越明显,并由此造成其生长曲线的偏离。最近的报道也表明,从静脉营养中摄入足够的蛋白质和能量可以显著改善极早产儿出生后的生长发育情况。有研究对住院期间和婴儿期生长缓慢的早产儿随访至 1.5~2.0 岁甚至学龄期,发现与同龄儿相比,这些早产儿的发育商更低。Lucas 等的研究显示,给予 4 周充足剂量的蛋白质及能量的早产儿,在纠正胎龄 18 个月时生长发育及神经发育得到明显改善,7.5 岁时的认知能力高于对照组,16 岁时头颅 MRI 检查显示其头围和尾状核体积高于对照组,且智商(intelligence quotient,IQ)评分较高。方凌毓等的研究发现,早产儿尤其是极低出生体重儿,早期能量摄入不足除了会导致发育迟缓外,还与 BPD 的发生有关(图 2-3)。Lafeber 等证明,早产儿早期能量不足会导致免疫抑制,再加上早产儿自身免疫系统发育不成熟,更容易患感染性疾病。Bhatia 等发现,早产儿早期能量摄入不足会导致肌无力,尤其是患有呼吸窘迫的早产儿,进而加重呼吸困难的程度,延长呼吸支持使用时间。

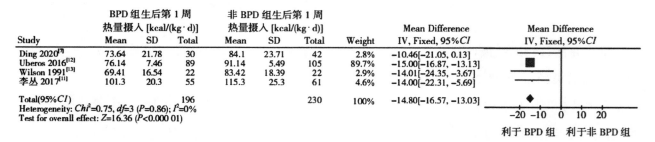

图 2-3 早产儿 BPD 组和非 BPD 组生后前 2 周热量摄入差异森林图

而低出生体重儿生后体重增长过快同样不利于早产儿的生长发育。Hay 等指出,早期能量过剩可能导致早产儿青春期后发生心血管疾病的危险性更高,且更容易发生高血压、高血脂、肥胖、胰岛素抵抗等代谢综合征。大多数研究显示,早产儿出生后直到 1 岁以内的体重增长与成年期血压并不相关,但与儿童后期和青春期的体重指数(body mass index,BMI)、体成分、心血管疾病的患病风险成正比。成年后胰岛素抵抗也与儿童期的体重增长关系密切,而与 18 个月以前的体重增长无关;极低出生体重儿到青少年期更容易发生胰岛素抵抗。故笔者认为,降低心血管疾病和代谢综合征的风险不在于控制婴儿期的追赶生长,而应注意青春期前后的因素。

二、早产儿能量平衡

总摄入能量是食物提供的全部能量,包括肠内营养及肠外营养。其中一部分未能被机体吸收的能量主要经粪便排泄,少数经尿液排泄。摄入能量与排泄能量之差为代谢能。储存能量是指储存于新合成的组织(主要是脂肪和蛋白质)中的能量。消耗能包括静息代谢、体温调节、运动和合成新组织所需要的能量。上述的每一项,在早产儿中均可使用间接热量测量法和营养平衡测量法获得。

1. 能量排泄 早产儿排泄能量主要为粪便中未被消化吸收的脂肪,也有少量碳水化合物和蛋白质,还有少部分能量以尿素形式从尿液排出。可消化能量是总摄入能量减粪便中损耗的能量,可代谢能量是总摄入能量减排出能量,二

者差别很小。William 等报道,通过粪便和尿液排泄的能量约为 10% 摄入能量,且与生后日龄和能量摄入量无关。但关于出生体重<1 000g 和生后 1~2 周的新生儿的资料很少。

2. 能量消耗 能量消耗随着出生后年龄的增加而增加。大多数婴儿出生后几天内的能量消耗约为 45~55kcal/(kg·d);发育中的胎龄 31 周左右的早产儿出生后 24 天左右的总能量消耗约为 60~65kcal/(kg·d),消耗的能量用于静息代谢、活动、体温调节和合成新组织。多数关于能量消耗的资料来源于间接测热法,即将婴儿置于中性温度的环境中,测量 8~12 小时,继而计算出全天的能量消耗量。

新生儿常使用静息能量消耗(rest energy expenditure,REE)或静息代谢率而非基础代谢率,这是由于测定基础代谢率至少需要 12 小时,不适用于早产儿。静息代谢率和基础代谢率的不同之处在于,前者除了包含后者外,还包含了一部分用于生长的能量。早产儿静息代谢率约为 45~60kcal/(kg·d),出生后一周内会低一些;出生 1 周后,随着年龄和能量摄入的增加而增加,这种变化在小于胎龄儿中更显著。Jacqueline 等报道,健康早产儿出生后年龄每增加一周,静息能量消耗平均增加 0.701kcal;体重每增加 1g,静息能量消耗平均增加 1.78kcal。Valentin 等报道,即使在消除能量摄入、性别和喂养类型的影响后,出生体重、出生后年龄和每日体重的增加量仍会显著影响静息代谢率。

短时间活动能使能量消耗[运动能量消耗(exercise energy expenditure,EEE)]增加 2~3 倍,

但全天活动所消耗的能量难以估算。早期的研究估计这一消耗占总能量消耗（total energy expenditure，TEE）的5%~17%，但最近的一项研究确定活动只占TEE的很小一部分（约3%）。Thureen等研究证明，胎龄约32周的早产儿在日龄约25天时的TEE和EEE分别是(69 ± 2)kcal/$(kg \cdot d)$和(2.0 ± 0.2)kcal/$(kg \cdot d)$。患病时婴儿活动消耗的能量可能比正常情况下有所减少，大多数极早产儿活动更少，活动能量消耗量也更少。能量消耗增加也与慢性肺部疾病有关，可能与呼吸做功增加有关，但是没有证据显示增加能量摄入对患慢性肺部疾病的婴儿有利。间接测热法在极早产儿和超低出生体重儿中使用更受限。

膳食营养素通过消化、吸收、营养基质跨膜运输、机械活动（心脏泵血、呼吸运动）、代谢（包括合成蛋白质）和存储（脂肪、糖原）等引起能量消耗，这种能量消耗被称为食物热效应（thermic effect of food，TEF）或食物特殊动力作用。在早产儿中，这一数值由基础（空腹）能量消耗与餐后一段时间内所测得的能量消耗的总和（曲线下面积）之间的差异决定。由于频繁喂养（甚至是持续喂养），早产儿几乎从未达到真正的空腹状态，因此其TEF有可能被低估。体型更大、发育更成熟的晚期早产儿的TEF通常会使静息能量消耗增加10%~15%。Rubecz等的研究证实，TEF与膳食能量摄入和体重增加直接相关。

冷热环境都会增加早产儿的能耗，早产儿在中性温度环境下用于体温调节的能量最少。环境温度的影响程度取决于影响活动和体表面积暴露的体位（仰卧、侧卧或俯卧）。然而Tzu-Hui等的研究证明，在日常护理和医疗操作中，早产儿常会出现体温波动，即使是非常小的体温波动也可使能量消耗增高7~8kcal/$(kg \cdot d)$。在患病早产儿频繁移动或正常婴儿沐浴时，热能消耗更多。值得注意的是，与其他形式的能量消耗不同，热能消耗更易受护理的影响。极早产儿产房复苏中使用塑料包裹纸、保暖毯、辐射式抢救台及NICU中护理、医疗或手术治疗期间用暖箱、恒温垫等措施，有助于减少传导和对流的温度能耗，减少婴儿通过增加营养供给和代谢来产生能量的需要。

生长所需的能量包括用于合成新组织的能量和新合成组织中储存的能量。关于早产儿合成新组织所需能量的报道差异很大，主要原因是早产儿体重增长的成分不同（增长1g蛋白质和增长1g脂肪所需的能量不同）。根据体重测得的能量消耗在早产儿和体型更大、生长更正常的婴儿之间有很大不同，影响因素包括体重-身长比、膳食（早产儿膳食摄入通常较少）、生长速度（早产儿通常较慢）和活动（年龄较大、体型较大的婴儿通常活动量更大）。早产儿的脑容量-体重比一般较大，这也增加了特定的体重能耗；脂肪含量过多的巨大儿则相反。但是，正常生长的巨大儿的肌肉量通常比早产儿更大。所以，体重增加本身并不能作为能量消耗的最佳指标，也不是不同婴儿群体参照代谢率的最佳要素。体重增加的能量成本估计在0.23~1.20kcal/g。早产儿生长的能量消耗率很高，平均值高达74kcal/$(kg \cdot d)$，约75%的生长能量消耗为身体蛋白质和脂肪内储存的能量，约25%为蛋白质与脂肪的合成和沉积消耗的能量。

3. 能量储存 在妊娠晚期,胎儿平均体重增长量为 15g/(kg·d),能量储存为 25~30kcal/(kg·d)。出生后,新生儿能量和蛋白质代谢与生长和生长质量密切相关。能量主要储存于脂肪(细胞内和脂肪组织内)和蛋白质(所有组织的结构性组成),还有少量糖原(从葡萄糖和其他碳水化合物衍生而来)。Kashysp 等的研究发现,蛋白质的增长与蛋白质的摄入直接相关,而脂肪累积则与能量摄入密切相关。因此,早产儿的能量和蛋白质摄入不同,其体重增长量和体重增长的成分会有明显差异。如果一个正常的早产儿能量摄入量>80~90kcal/(kg·d),其体内能量储存几乎呈线性增长。一旦摄入的蛋白质足以促进瘦体组织的沉积,额外的能量就主要用来产生更多的脂肪(如肱三头肌皮褶厚度增加)和体重,但不会增加头围或身长(主要由瘦体质构成)。能量和蛋白质摄入的轻度增加使能量和脂肪的增长量增加,只引起体重增长率的微小变化;如果能量摄入明显增加而蛋白质摄入不变,则会因为脂肪积累明显增加而导致体重增长率升高。

多数研究表明,经肠内喂养的早产儿比宫内胎儿的脂肪累积速率更高,然而,值得注意的是,这种脂肪累积速率是通过能量平衡计算,而非直接测得的。因此,这种高脂肪累积速率很容易引起对能量消耗的低估,而早产儿长期高脂肪累积速率对身体的影响并不明确。针对这一问题,有研究表明在新生儿期曾有过脂肪超重达 20% 的早产儿,在生后 2 年终会出现"正常状况"的肥胖;另外一个研究发现,出生时肥胖是 6 岁儿童肥胖的一种先兆因素。但早产儿过高的脂肪累积速率对较大儿童和成人是否有影响仍不清楚,需更多的研究证实。

蛋白质和组织合成的能量消耗无法直接确定。有关早产儿体重增长、营养素储存和能量消耗的研究得出的估计值显示,生长中的早产儿的能量消耗与体重增长有直接的线性关系,能量消耗率和体重增长可为组织沉积或合成所需的能量提供估计值,估算得出的体重增加所耗能量为 0.23~0.68kcal/g,但变异较大,取决于水平衡。早产儿的蛋白质和脂肪合成的能量消耗率分别约为 5~8kcal/g 和 1.5~1.6kcal/g,比体重增长的能耗率更高,因为体重测量中包含了水分。通过蛋白质和脂肪合成的数据,可以估算出生长的总能量消耗是能量储存、组织合成和沉积能量消耗的总和。

(余章斌)

第三节　早产儿能量干预

早产儿的营养管理策略应当是个体化的,需要全面考虑其胎龄、出生体重、有无宫内外生长受限及并发症的综合影响。不仅要达到推荐的生理需要量,还要补充生后早期营养累积缺失的部分,即满足正常生长和追赶生长两方面的需求。早产儿能量摄入量因个体而异,随着时间的推移而变化,应根据代谢能力和出生后稳定生长期的生长速率进行调整。早产儿蛋白质和能量的需要量与其体重相关,孕周最小以及体重最轻的早产儿其所需的蛋白质量最高,随着体重增长其所需的蛋白质量逐渐减少,但其对能量的需要随体重增长不断增加,这主要是因为能量以脂肪的形式不断累积。美国儿科学会(American Academy of Pediatric,AAP)营养学委员会指出,对于一个正常健康生长的早产儿,通常推荐肠内营养的能量摄入为110~130kcal/(kg·d),肠外营养约为90~120kcal/(kg·d),出生后第一天能量摄入至少达到45~55kcal/(kg·d)。考虑到早产儿累积能量不足的可能性和"追赶"生长的潜在需求,大多数医生为早产儿制订的目标是每天至少摄入120kcal/kg以最大程度地促进蛋白质累积。表2-1为母乳/配方奶喂养和静脉营养的早产儿的估计能量需求。据估算,静脉营养对能量的需要较低,因为这类早产儿活动少,暖箱可以保暖,肠道摄入少则不会通过粪便损失太多能量。

表 2-1　早产儿达到正常生长速度的能量需求

项目	能量需求 /(kcal·kg⁻¹·d⁻¹)
美国儿科学会营养委员会推荐	
肠内喂养	
静息能量消耗	50
活动(高于静息能量消耗 0~30%)	0~15
体温调节	5~10
食物的特殊动力作用	10
粪便能量损失	10
能量储存(生长)	25~35
总计	100~130
静脉营养	
静息能量消耗	50
活动	0~5
体温调节	0~5
食物的特殊动力作用	10
能量储存(生长)	25
总计	85~95
ESPGHAN 营养委员会推荐	
达到正常生长速度的早产儿	115~130

注:ESPCHAN.欧洲儿科胃肠病学、肝病学和营养学协会。

一、超低出生体重儿

超低出生体重（extremely low birth weight，ELBW）儿的能量特点是能量储备低，且由于伴随的疾病限制了能量供应，导致能量摄入不足。研究提示，ELBW 儿在无外源性营养供给的情况下，其体内的能量仅能满足出生后 2~3 天的需要。早期新生儿阶段接受完全静脉营养的婴儿经静脉获得的热量低于经口喂养的婴儿，其能量消耗也更低。因为 ELBW 儿出生早期对脂肪和葡萄糖摄入的承受量有限，所以至少应摄入蛋白质 1.5~2.0g/（kg·d），这样有助于减轻能量摄入不足。氨基酸和脂肪乳可以从 0.5~1.0g/（kg·d）开始使用，逐渐增加到 3.5g/（kg·d）；葡萄糖摄入也可逐渐增加到 16.0~17.5g/（kg·d），从而使总能量摄入达到 105~110kcal/（kg·d）。

ELBW 儿由于疾病等原因，其能量消耗不易测量，因此关于 ELBW 儿能量消耗的研究并不多。Carr 等的研究表明，患有轻微呼吸系统疾病但需要机械通气的 ELBW 儿在出生后早期有很高的能量消耗率，约为 85kcal/（kg·d），明显高于足月儿。Jacqueline 等报道，情况稳定的 ELBW 儿的能量消耗为 60~75kcal/（kg·d）；而有败血症或慢性肺部疾病的 ELBW 儿能量消耗更高，为 88~96kcal/（kg·d）。

出生早期 ELBW 儿由于对葡萄糖和脂肪的耐受性限制了其能量的摄入，因此即使早期静脉营养能量（包括蛋白质）摄入能尽早达到 80kcal/（kg·d），也只能够保证机体的能量储存。为了保证适宜的生长发育速度，静脉营养提供的能量应

达到 105~115kcal/（kg·d）。考虑到肠内喂养吸收率约为 90%，所以至少应摄入 130kcal/（kg·d）的能量才能保证 ELBW 儿生长所需的能量平衡。

ELBW 儿早期的能量摄入与短期和长期的结局有关。Susanna 等的研究证明，出生后前 4 周的能量和蛋白质的摄入可减少超早产儿出生后体重丢失、降低疾病发生的风险。Elisabeth 等的研究表明，出生后前 4 周能量摄入不足会增加发生严重早产儿视网膜病变的风险。早期营养与 ELBW 儿的疾病严重程度有关，在出生后 3 周内接受更多营养支持的疾病程度较轻的 ELBW 儿中，重度 BPD 的发生率较低，而且严重疾病所产生的不良后果与每日摄入的总能量有关。

二、小于胎龄儿

出生时，只有 17% 的 ELBW 儿是小于胎龄儿（small for gestational age，SGA）。但在 NICU 中经过几个月的临床治疗后，大多数 ELBW 儿会发生出生后生长不良（体格测量指标低于同胎龄的第 10 百分位数）。为了预防生长缓慢，临床医生需要在早产儿出生后最初的几周内确保其摄入充足的蛋白质和能量。

目前的营养推荐量在小于胎龄和适于胎龄的早产儿中没有差异。Andrea 等研究报道，小于胎龄和适于胎龄的早产儿静息代谢率差异无统计学意义，且从生后的第 1 周到第 4 周有所增加（适于胎龄儿为 26.3%，小于胎龄儿为 21.8%）。但 Jacqueline 等报道，SGA 的静息代谢率明显高于适于胎龄儿（appropriate for gestational age infant，AGA）。尽管相关研究结果有所差异，但是目前

通常认为小于胎龄的早产儿的能量需求与适于胎龄的早产儿相同或略高。Kinnala 则认为，小于胎龄的早产儿易发生低血糖，为纠正低血糖而使用足量的葡萄糖溶液静脉输注可增加耗氧量和呼吸商，进而增加能量消耗，这种氧气消耗增加和呼吸商增加的高代谢状态可一直持续到低血糖纠正后。对于肠内喂养的早产儿而言，出生后 SGA 的喂养策略与 AGA 不同，更需要权衡利弊，既要促进适度生长，尤其是线性生长，以保证良好的神经系统结局，又要避免过度喂养，减少脂肪储积，降低远期代谢综合征的风险，这就需要新生儿科医生在保证适量能量摄入的同时，还要关注能量的来源成分，优化喂养策略。

三、支气管肺发育不良患儿

以往认为，支气管肺发育不良（bronchopulmonary dysplasia，BPD）患儿能量消耗增加的原因是呼吸运动增加，然而研究表明，呼吸运动的能量消耗非常少，不太可能是导致 BPD 患儿能量消耗明显增加的原因。目前认为，由于呼吸功增加和炎症反应等原因，BPD 患儿能量消耗较正常健康早产儿有所增加。发生 BPD 的早产儿出生后每日的能量摄入总量以及肠内喂养量都低于 BPD 患病风险小的早产儿，出生 10 天内液体摄入量较多、体重下降较少与 BPD 发生风险增加有关。为防止高危新生儿发生 BPD，进行早期营养管理时，在出生后最初几天应避免过多液体量，每日最少提供 50~60kcal/（kg·d）热量，并在随后的时间里逐渐增加能量。已发生 BPD 的早产儿应特别注意继续适当限制液体量，同时还要

供给满足其生长需求，应该将其能量摄入量增加至 >120~130kcal/（kg·d）。Dani 等的研究证明，患有 BPD 的早产儿比没有 BPD 的早产儿多需要 15%~25% 的能量。Gustavo 等认为，对于有 BPD 高危因素的早产儿，生后第 1 周能量摄入应为 80~100kcal/（kg·d），生后第 2 周至第 4 周应为 120~150kcal/（kg·d）。然而，为避免渗透压过高及其他营养素过量，应优先采用易消化的能量来源，而非进一步加浓配方。

有研究结果显示，对于需要糖皮质激素治疗的 BPD 患儿，地塞米松可降低早产儿的生长速率，因为地塞米松增加了早产儿的能量消耗。Leitch 等的研究显示，使用地塞米松的患儿体重增长率下降 70%，但其能量消耗没有变化，且能量平衡与对照组几乎一致，提示地塞米松改变了新合成组织中的脂肪含量并使蛋白质分解。由此可见，在接受地塞米松治疗期间，简单的热量增加并不能保证慢性肺部疾病患儿的正常生长，明确总能量消耗和身体成分也十分重要。

四、静脉营养期间

英国国家卫生与临床优化研究所（National Institute for Health and Care Excellence，NICE）指南建议，所有胎龄<31 周的早产儿从出生开始到转为肠内喂养，都应接受肠外营养。尽管没有具体的证据证明这一点，但 NICE 认为，如果胎龄<31 周的早产儿从出生起没有肠外营养的支持，会存在重大营养缺陷、短期和长期不良结局的风险。无论是肠内还是肠外营养，早产儿的能量消耗并不会改变。然而，由于肠外营养时能量

几乎完全吸收且基本无能量排泄（通过粪便、尿液等排泄的能量可忽略不计），因此静脉营养时提供的能量只需保持在能量消耗的低限就能保证机体的能量储存，摄入约 60kcal/(kg·d) 即可保证胎龄 30~34 周的早产儿出生后 1 周内的能量储存。同期的 ELBW 儿需要的能量为 80~85kcal/(kg·d)（包括蛋白质），为了保证正常生长，必须维持 25~30kcal/(kg·d) 的正能量平衡。因此，对于无需机械通气的出生 1 周内的早产儿，合理的静脉营养能量为 80~85kcal/(kg·d)，包括蛋白质 3g/(kg·d)；而 ELBW 儿的静脉营养摄入能量约为 105~115kcal/(kg·d)，包括蛋白质 3~3.5g/(kg·d)。

NICE 指南建议对于出生后 4 天内开始静脉营养的早产儿，起始能量摄入为 40~60kcal/(kg·d)，逐渐增加到稳定维持期的 75~120kcal/(kg·d)，而生后 4 天后才开始的静脉营养，起始能量摄入应为 75~120kcal/(kg·d)。对于同时接受肠外营养和肠内喂养的早产儿，随着肠内喂养的增加，需逐渐减少肠外营养的能量；而对于严重疾病或手术后的早产儿，一般建议起始静脉营养即给予推荐范围的上限。2018 年欧洲儿科胃肠病学、肝病学和营养学协会（ESPGHAN）、欧洲临床营养和代谢学会（ESPEN）、欧洲儿科研究学会（ESPR）、中华医学会肠外肠内营养学分会（CSPEN）联合发布的指南指出，早产儿静脉营养推荐总能量摄入在生后 1 天达到 45~55kcal/(kg·d)，病情稳定期维持在 90~120kcal/(kg·d)，同时应保证蛋白质的摄入。Ziegler 等的研究证明，在生后几天内为 VLBW 儿提供 90~100kcal/(kg·d)、为 ELBW 儿提供 105~115kcal/(kg·d) 的

能量摄入即可保证机体的能量储存。通过静脉营养及时为早产儿提供大于基础能量消耗的热量可防止宫外生长发育迟缓。

静脉营养中的非蛋白能量为葡萄糖或葡萄糖加脂肪。研究表明，仅以葡萄糖作为非蛋白能量的新生儿比以葡萄糖加脂肪作为非蛋白质能量的新生儿能量消耗更高。目前多数学者推荐葡萄糖和脂肪联用来提供非蛋白能量，这样有利于营养的积累；另外，一些学者也提出给予平衡的葡萄糖/脂肪作为非蛋白能量可促进蛋白质的贮存。

五、经肠内喂养的健康极低出生体重儿

因为肠内喂养能量吸收率约为 90%，所以全肠内喂养的 VLBW 儿的能量摄入推荐量为 110~130kcal/(kg·d)。肠内喂养的能量摄入来源取决于喂养的数量和成分，母乳是早产儿肠内营养的推荐来源。母乳喂养可降低早产儿败血症、坏死性小肠结肠炎的发生率，同时可以降低其出院后因病再住院的风险。母乳喂养也可改善喂养耐受性，减少早产儿对肠外营养的需要。肠内营养则应在出生后尽早开始，首选母亲的初乳，其次为捐赠人乳，肠内营养应根据能量需要开始建立，并在能耐受的范围内快速增加，保持营养摄入在推荐速率的同时相应地减少静脉营养摄入量。

不同类型的奶源提供的能量含量不同。早产乳的初乳、过渡乳、成熟乳及足月成熟乳的营养素构成有差异。就能量来说，初乳约为

65kcal/100ml,过渡乳约为 73kcal/100ml,成熟乳约为 75kcal/100ml。因此,对于全肠内喂养的早产儿来说,为达到 110~130kcal/(kg·d) 的能量摄入量,每日的母乳需要量约为 145~185ml/(kg·d)。捐赠人乳经过采集、储存、消毒等处理后,脂肪含量有所降低,能量密度减少,但目前普遍仍将其作为新鲜母乳来计算能量摄入。

尽管母乳中的蛋白质含量和能量较高,但是早产儿母亲的母乳中所含的营养成分可能不能满足极低出生体重的早产儿的高营养需要。近期的研究显示,一些使用标准强化母乳喂养的早产儿也可发生出生后生长受限,蛋白质和能量摄入不足是主要原因。因此,在检测母乳中的宏量和微量营养素含量后,根据早产儿需要加入相应的母乳添加剂,这种个体化的母乳强化方法可明显促进 VLBW 儿的体重增长。添加母乳强化剂主要为了提高母乳中与能量相关的营养素的含量,使其能够满足早产儿的营养素需要。现在已有商业化的母乳强化剂可以为早产儿提供足够的能量和大部分营养素,但蛋白质例外。母乳中蛋白质含量变化较大,大部分母乳强化剂不能为早产儿提供足够的蛋白质。一些液态的母乳强化剂中蛋白质含量较粉状的母乳强化剂高,可以满足早产儿的需要。

在肠外营养向肠内营养过渡期间,由于营养摄入量的暂时性下降,蛋白质和能量的摄入可能随之下降。解决这一问题的办法是尽快增加肠内营养和应用母乳强化剂。母乳强化剂可在肠内喂养量达到 50ml/(kg·d) 时就开始添加。也有研究表明,极低出生体重儿肠内喂养量达 100ml/(kg·d) 与达到 20ml/(kg·d) 时开始添加母乳强化剂相比,后者可以使早产儿第 1 周龄、第 2 周龄、第 3 周龄的每日蛋白质及能量摄入量更高,在第 4 周龄的累计蛋白质及能量摄入量也更高,但两组在达到完全喂养量所需的天数、喂养耐受和坏死性小肠结肠炎发生率方面没有差异。

对于无法获取亲母母乳或捐赠人乳的 VLBW 儿,早产儿配方奶也能满足 VLBW 儿的能量需要。早产儿配方奶是为满足早产儿营养需求而设计的特殊配方,但对于极不成熟的早产儿仍不能满足其生长和代谢所需。一般早产儿配方奶提供的蛋白能量比为 2.7~3.0g/100kcal,也有少数国家研发应用 3.2~3.6g/100kcal 的早产儿配方奶,以满足小胎龄早产儿的生长需要。ESPGHAN 的最新推荐为 <1 000g 的早产儿给予 3.2~4.1g/100kcal,1 000~1 800g 早产儿 3.2~3.6g/100kcal。

六、坏死性小肠结肠炎和败血症患儿

关于坏死性小肠结肠炎(necrotizing enterocolitis,NEC)和败血症对早产儿能量消耗影响的研究并不多。Powis 等的研究证明,NEC 患儿无论是急性期[43kcal/(kg·d)]还是恢复期[51kcal/(kg·d)],其蛋白质和能量代谢率都与稳定新生儿相当,推测 NEC 患儿可能将本该用于生长的能量转化用于组织修复。对于 NEC 患儿早期禁食期静脉营养的管理,除了保证能量摄入外,还需保证有足够的蛋白质量[3.0~4.0g/(kg·d)],以维持正氮平衡和修复受损组织。NEC 患儿开始肠内喂养时首选母乳喂养,其次是捐赠人乳。考虑到肠道的耐受性,建议喂养应该"谨慎"地增加,但针对个体婴儿的最佳加奶量尚不清楚,同时应放缓添加母乳强化剂。在逐渐过渡为全肠内喂养的过程中,减少静脉营养的能量摄入。

患败血症的足月儿和早产儿的能量消耗增加 20%~50%,但也有不同或相反的研究结果。Ilana 等的研究认为,败血症导致的能量消耗增加继发于全身炎症反应。患有败血症的胎龄<29 周的 VLBW 儿与同年龄对照组的 VLBW 儿相比,其总能量消耗在脓毒症期明显升高 [96kcal/(kg·d) *vs.* 55kcal/(kg·d)],但在恢复期与对照组相比无明显差异。因此,在脓毒症期,需为早产儿提供更高的热量,来保证其正常的生长发育。因考虑到败血症和 NEC 之间的关系,大部分新生儿科医生会在败血症急性期对早产儿,尤其是极早产儿和超早产儿,进行禁食处理。此时早产儿的能量摄入来源于静脉营养,但静脉营养中的脂肪乳制剂有潜在的副作用,包括慢性肺部疾病、肺血管阻力增加、肺气体交换受损、胆红素毒性、败血症和自由基应激等。因此,败血症急性期早产儿的能量摄入,应减少脂肪乳剂占比,使摄入能量的主要来源为蛋白质和葡萄糖。

七、需机械通气的呼吸窘迫患儿

早期,DeMarie 等的研究认为,需机械通气的呼吸窘迫早产儿在生后 1 周内的能量消耗约为 38~45kcal/(kg·d),与不需要机械通气的早产儿相近。然而,Wilson 等的研究发现,需要机械通气的早产儿能量消耗在生后第 1 周会提高到 58~74kcal/(kg·d)。但是由于机械通气时气管插管存在漏气,并且在额外供氧的情况下很难对呼吸疾病患儿进行能量消耗的精准测量,因此,具体的能量消耗需要进一步研究。需机械通气的呼吸窘迫患儿的能量可同时来源于肠内和肠外营养,因此在计算能量摄入时,应二者兼顾。

八、出院后的早产儿

VLBW 儿出生后的特征是体重和身长低于其在宫内生长时所能达到的百分位数。由于大多数 NICU 开展肠外营养,并能提供早产儿配方乳或强化母乳,VLBW 儿出生后生长百分位数下降可能是由于总能量摄入太少,而不是任何单个营养素摄入过少。出院后的能量摄入推荐量应根据出院时的营养状况给予个体化的建议,并根据年龄动态调节。早产儿在出生胎龄、宫内生长状况、住院期间营养策略、并发症严重程度和可能的遗传因素等方面存在个体差异,出院时的营养状况差异很大,因此国内外尚没有统一的标准化营养指南涵盖所有出院后早产儿的需要。鉴于大多数胎龄小的早产儿出院时还未到预产期(胎龄 40 周),生后早期在能量和各种营养素方面已有较大的累积缺失。因此,早产儿出院后的喂养指导是出院后医学管理的重要内容,需要密切监测喂养过程、继续强化营养已成为共识。

出院后喂养量在个体间差异很大,如果婴儿是按需喂养,喂养量可达 200ml/(kg·d)甚至更多。不同能量密度的喂养制剂也会影响摄入量,喂养低热量配方奶的婴儿与喂养高热量配方奶的婴儿相比,前者摄奶量更多(多 22% 以上)。因此,食物的能量密度在一定程度上决定了其他营养素包括蛋白质和宏量营养素的摄入量。ESPGHAN 营养学委员会近期指出，出院回家的早产儿如果体重相对孕周属于正常，则远期生长不良的风险不会增加，可按纠正年龄采取与同胎龄足月儿类似的方式喂养；相反，体重相对其孕周低于正常值的早产儿，发生远期生长不良的风险增加，需要特别关注和随访。应提倡母乳喂养和使用强化母乳剂，如果用配方奶喂养，建议使用早产儿配方奶或特殊的出院后配方奶，其蛋白质、矿物质、微量元素以及长链脂肪酸的含量较常规配方奶高。上述喂养方案可使用到至少纠正胎龄 40 周，也可到 52 周。

（余章斌）

参考文献

1. TSANG R C, UAUY R, KOLETZKO B, et al. Nutrition of the preterm infants: scientific and practical guidelines. Cincinnati, OH: Digital Education Publishing Inc, 2005.

2. LAPILLONNE A, KERMORVANT-DUCHEMIN E. A systematic review of practice surveys on parenteral nutrition for preterm infants. J Nutr, 2013, 143 (12 Suppl): 2061S-2065S.

3. BROWN L D, HAY W W J R. Nutritional dilemma in the preterm infant: how to promote neurocognitive development and linear growth, but reduce the risk of obesity. J Pediatr, 2013, 163: 1543-1545.

4. BONNAR K, FRASER D. Extrauterine growth restriction in low birth weight infants. Neonatal Netw, 2019, 38 (1): 27-33.

5. 方凌毓, 陈冬梅, 韩树萍. 早期营养不足与支气管肺发育不良风险的 Meta 分析. 中国当代儿科杂志, 2021, 23 (4): 390-396.

6. DARMAUN D, LAPILLONNE A, SIMEONI U, et al. Parenteral nutrition for preterm infants: Issues and strategy. Arch Pediatr, 2018, 25 (4): 286-294.

7. MOLTU S J, BLAKSTAD E W, STRØMMEN K, et al. Enhanced feeding and diminished postnatal growth failure in very-low-birthweight infants. J Pediatr Gastroenterol Nutr, 2014, 58 (3): 344-351.

8. HAY W W JR, BROWN L D, DENNE S C. Energy requirements, protein-energy metabolism and balance, and carbohydrates in preterm infants. World Rev Nutr Diet, 2014, 110: 64-81.

9. LEI T H, LIEN R, HSU J F, et al. Effect of body weight on temperature control and energy expenditure in preterm infants. Pediatr Neonatol, 2010, 51 (3): 178-181.

10. JOOSTEN K, EMBLETON N, YAN W, et al. ESPGHAN/ESPEN/ESPR guidelines on pediatric parenteral nutrition: energy. Clin Nutr, 2018, 37 (6 Pt B): 2309-2314.

11. TUDEHOPE D, FEWTRELL M, KASHYAP S, et al. Nutritional needs of the micropreterm infant. J Pediatr, 2013, 162 (3 Suppl): S72-S80.

12. MIHATSCH W A, BRAEGGER C, BRONSKY J, et al. ESPGHAN/ESPEN/ESPR/CSPEN guidelines on pediatric parenteral nutrition. Clin. Nutr, 2018, 37 (6 Pt B): 2303-2305.

13. ARSLANOGLU S, MORO G E, ZIEGLER E E. The WAPM working group on nutrition: optimization of human milk fortification for preterm infants: new concepts and recommendations. J Perinat Med, 2010, 38 (3): 233-238.

14. SHAH S D, DEREDDY N, JONES T L, et al. Early versus delayed human milk fortification in very low birth weight infants-a randomized controlled trial. J Pediatr, 2016, 174: 126-131.

15. AGOSTONI C, BUONOCORE G, CARNIELLIEN-TERAL V P, et al. ESPGHAN committee on nutrition,

nutrient supply for preterm infants: commentary from the European society for pediatric gastroenterology, hepatology and nutrition committee on nutrition. J Pediatr Gastroenterol Nutr, 2010, 50 (1): 85-91.

16. LAPILLONNE A, O'CONNOR D L, WANG D H, et al. Nutritional recommendations for the late-preterm infant and the preterm infant after hospital discharge. J Pediatr, 2013, 162 (3 Suppl): S90-S100.

第三章

早产儿宏量营养素

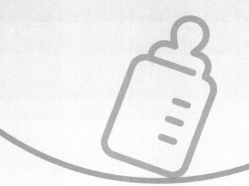

随着围产医学技术的进步，早产儿的生存率大大提高，积极的营养支持是重症新生儿救治的一项重要措施，对提高早产儿和危重新生儿的存活率及生存质量均有很大作用。既往新生儿营养的目的仅是满足能量需求、预防营养缺乏和促进生长，近年来的证据显示早期营养支持对神经系统发育以及远期的健康也有重要影响。因此，早产儿营养目标已经转变为既要满足需求和促进生长，又要预防营养过剩，有利于远期健康，使早产儿体重增长速度和体质成分接近相同胎龄的正常胎儿，并维持血液和组织中营养素的正常浓度，以获得理想的功能发育。

早产儿错过了宫内体重快速增长的阶段，出生后早期充足的营养供给是影响神经发育和后期认知能力发育的重要因素。应使宫外生存的早产儿按照宫内的生长速率（15~20g/d）追赶生长，使各功能达到成熟以适应生存环境。2010年版ESPGAN营养指南提出相应的早产儿肠内、肠外营养支持建议，其中宏量营养素需求部分见表3-1。

表 3-1　早产儿宏量营养素需求量

营养素	需求量
能量 /(kcal·kg^{-1}·d^{-1})	110~135
蛋白质(出生体重<1.0kg)/(g·kg^{-1}·d^{-1})	4.0~4.5
蛋白质(出生体重 1.0~1.8kg)/(g·kg^{-1}·d^{-1})	3.5~4.0
脂肪 /(g·kg^{-1}·d^{-1})	4.8~6.6
碳水化合物 /(g·kg^{-1}·d^{-1})	11.6~13.2

疾病对于早产儿营养需求量有较大影响，加拿大儿科学会据此提出 3 个阶段（过渡阶段、稳定阶段和出院后阶段）的营养方案，详细见表3-2。

表 3-2　早产儿三阶段营养方案

三个阶段	特点	营养策略
过渡阶段	1. 早产儿生后 10 天内 2. 生理学不稳定 3. 处于分解代谢状态（与相对的胰岛素抵抗，循环中糖皮质激素和胰高血糖素等激素水平增高，多巴胺、多巴酚丁胺或肾上腺素的应用所致内源性激素效应有关）	1. 维持营养和代谢的平衡；营养通常由肠外营养和微量肠内喂养提供 2. 保证静息能量消耗 60kcal/(kg·d)，以预防糖原、肌肉和脂肪分解，但不主张过多能量供给（过多能量会增加细胞的代谢速度，产生更多的二氧化碳） 3. 保证蛋白质的供给，减少负氮平衡
稳定阶段	1. 出院前临床情况平稳的生长阶段 2. 生理学稳定 3. 处于合成代谢状态	1. 达到宫内的生长速率和矿物质增加的需要 2. 此期主张选用强化的早产儿人乳或早产儿配方乳 3. 静息能量满足后，多余的能量可用于生长；每 2.5kcal 能量可增加 1g 蛋白质
出院后阶段	1. 从出院至 1 岁的早产儿 2. 处于正生长状态 3. 处于合成代谢状态	1. 目标是完成追赶性生长 2. 主张选用出院后配方乳或强化母乳

病例应用

病史摘要：患儿，男，生后 1 小时。G_2P_1，胎龄 25^{+3} 周经阴道顺产。患儿出生体重 930g。产前足疗程地塞米松促胎肺成熟。羊水、胎盘及脐带无异常，Apgar 评分 6 分，生后因气促、发绀于气管插管机械通气下外院转入。

住院经过：入院诊断为：①新生儿呼吸窘迫综合征；②超低出生体重儿；③超早产儿；④新生儿窒息。入院后给予机械通气，使用肺表面活性物质、咖啡因等治疗。

营养策略：入院第 1 天禁食，脐静脉导管（umbilical venous catheter，UVC）置管，使用肠外营养支持。第 2 天开始捐赠人乳微量喂养。生后第 10 天体重恢复至出生体重，拔除 UVC，置入经外周静脉穿刺的中心静脉导管（peripherally inserted central venous catheter，PICC），肠内营养量增加至 10ml/kg。因喂养不耐受肠内喂养量增加缓慢，加奶速度为 5～20ml/（kg·d）。生后第 40 天（纠正胎龄 31^{+1} 周），母乳喂养量达 80ml/kg，开始添加母乳强化剂，由半量强化开始，配合肠外营养，生后第 47 天，母乳喂养量达 160ml/kg，母乳全量强化，停用肠外营养。具体宏量营养素支持的推进（分为过渡期与稳定期）及患儿营养监测见表 3-3～表 3-5。该患儿住院治疗期间，营养支持较为合理，生长速度接近宫内生长速率，出院前实现了追赶生长。

表 3-3　生后 1 周内（过渡阶段）宏量营养素

出生日龄	肠外营养			
	蛋白质 /（g·kg⁻¹）	脂肪 /（g·kg⁻¹）	碳水化合物 /（mg·kg⁻¹·min⁻¹）	热量 /（kcal·kg⁻¹）
第 1 天	2	0	4.5	30
第 2 天	3	1	5.5	52
第 7 天	4	3	7.0	80

注：生后第 1 周微量喂养，奶量 5~10ml/kg；肠外营养葡萄糖递增速度为 1~2mg/（kg·min）［最大值不超过 11~14mg/（kg·min）］，蛋白质和脂肪递增速度为 0.5~1.0g/（kg·d），增至 3~4g/（kg·d）维持。

表 3-4　1 周后（稳定阶段）宏量营养素

出生日龄	宏量营养素总量			热量 /（kcal·kg⁻¹）
	蛋白质 /（g·kg⁻¹）	脂肪 /（g·kg⁻¹）	碳水化合物 /（g·kg⁻¹）	
第 1~40 天	4.0~4.5	5.0~6.0	10~14	100~138
第 40~47 天	4.0~4.5	5.0~6.0	10~14	130~138
第 47~79 天	4.0	6.4	16	134

注：生后第 40 天，母乳量达 80ml/kg，开始添加母乳强化剂，由半量强化起始，配合肠外营养；生后第 47 天，母乳量达 160ml/kg，母乳全量强化，停用肠外营养。

表 3-5　生后营养监测结果

出生日龄	头围 /cm	体重 /kg	Feton 生长曲线百分位数
第 1 天	24.8	0.90	P_{45}
第 40 天	28.0	1.49	P_{47}
第 47 天	29.0	1.68	P_{47}
第 79 天	32.0	2.72	P_{46}

第一节　蛋　白　质

蛋白质是早产儿生长的关键宏量营养素。在整个生命周期中，新生儿期摄入量最高，以满足较快的生长需求。同时，蛋白质具有信号分子和神经递质功能。蛋白质的需要量取决于蛋白质的质和量、输送的能量和婴儿的蛋白质营养状态。后者又受营养不良程度、追赶生长速率和潜在疾病的影响。足量的蛋白质摄入可以避免生后早期的营养不良，实现追赶生长，改善早产儿的远期预后。

一、蛋白质的结构与分类

蛋白质是身体所有细胞主要的功能性和结构性组成部分，是由氨基酸单元通过肽键连接组成的长链大分子物质。蛋白质的一个重要特征是其复杂的物理结构，蛋白质分子的形状取决于其功能。哺乳动物蛋白中的氨基酸是 α- 氨基酸，即该氨基酸有一个羧基、一个氨基及一个连接在 α- 碳原子上的侧链。其中，脯氨酸是唯一的

例外，它在构成蛋白质的 20 种氨基酸中是独一无二的，其氨基不是与一个烷基，而是与两个烷基连接，因此形成了 α- 亚氨基酸。不同氨基酸之间功能上的差异取决于其侧链结构。根据氨基酸在维持氮平衡中的作用，将 20 种氨基酸分为必需氨基酸、条件必需氨基酸和非必需氨基酸（表 3-6）。

表 3-6　人体 3 种类型的氨基酸

必需氨基酸	条件必需氨基酸	非必需氨基酸
组氨酸	精氨酸	丙氨酸
异亮氨酸	半胱氨酸	天冬氨酸
亮氨酸	谷氨酸	天冬酰胺
赖氨酸	氨基乙酸	谷氨酰胺
甲硫氨酸	脯氨酸	丝氨酸
苯丙氨酸	酪氨酸	
苏氨酸		
色氨酸		
缬氨酸		

二、蛋白质代谢和分布

体内大部分蛋白质不断由氨基酸合成而来，又被降解成氨基酸。新生儿的蛋白质周转率较成人高3倍，使得婴儿每千克体重需要的能量比成人更高。蛋白质在体内是一种动态形式，有些被降解，而同时有些氨基酸合成新的蛋白质。蛋白质在不同器官中的分布随着发育年龄而改变。根据含量比例，婴儿内脏（肝、肾、脑、心脏和肺）中的蛋白质比骨骼肌中更多。

三、蛋白质的消化和吸收

蛋白质在胃内通过十二指肠和空肠内的盐酸和蛋白酶分解为短肽链、多肽和游离氨基酸，在小肠上部的肠上皮细胞被吸收，相当一部分氨基酸在肠道中被利用，因此，氨基酸的全身利用度达不到100%。但是母乳蛋白在肠腔几乎完全吸收。

四、早产儿的蛋白质需求

营养需求未得到满足不仅会导致生长受限，还会影响远期神经认知功能。早产儿出生时的胎龄越小，其成熟度越低，对蛋白质及其他营养素的需求越高。生后早期，早产儿通常无法建立有效的经口或肠内营养途径，完全肠内营养的建立延迟、肠道发育不成熟及基础疾病和并发症等因素导致喂养不耐受或营养素透支，逐渐积累产生"营养债"。在临床上，早产儿接受的"实际"蛋白质摄入量少于"处方"摄入量，导致早产儿不能实现追赶生长。

早产儿不仅需要蛋白质，还需要足够的必需氨基酸。组氨酸、赖氨酸、亮氨酸、异亮氨酸、缬氨酸、甲硫氨酸、苯丙氨酸、苏氨酸和色氨酸9种氨基酸在早产儿营养中是必需氨基酸。因早产儿缺乏将甲硫氨酸转变为胱氨酸，再转变为牛磺酸的酶，在苯丙氨酸合成酪氨酸、酪氨酸降解和尿素产生中所涉及的酶发育也不成熟，所以早产儿对某些氨基酸需求增加（如半胱氨酸和牛磺酸），而有些氨基酸存在有害堆积的风险（如苯丙氨酸、酪氨酸和甲硫氨酸）。乳清蛋白比酪蛋白有更低的酪氨酸和苯丙氨酸浓度，以及更高的半胱氨酸浓度，因此大多数婴儿配方乳以乳清蛋白为主。乳清蛋白也含有早产儿需求较多的半胱氨酸和牛磺酸，所以虽然随着哺乳期的延长，母乳中蛋白质含量下降，出生2周后母乳喂养不能完全满足低出生体重儿对蛋白质的需要，但母乳喂养的婴儿有较高的血和尿牛磺酸浓度，亦能有更好地吸收脂肪。

早产儿蛋白质需求的目标是提供足够的优质蛋白质以达到最佳的氮储存而不增加肾脏和代谢的负担。肠道中的蛋白质必须经过消化、吸收，通过肠道、肝脏进入全身。重新合成蛋白质有助于生长，但是相当一部分氨基酸在肠道中被利用，并没有100%到达循环系统，也不会立即用于其他组织的生长。喂养不耐受的早产儿，特别是超早产儿，因长期无法达到全肠内喂养，容易发生蛋白质营养不良。因此，必须通过肠外摄入相对高剂量的氨基酸来弥补肠内摄入的不足。早产儿蛋白质需要估计量如表3-7所示。而促进最佳生长的能量与蛋白质需要适当的比例，若能量摄入不足,蛋白质合成受抑制,氨基酸氧化增加,摄入的高蛋白不能被充分利用,反而增加代谢和肾脏负担;而能量摄入过多,蛋白质输入不足,过剩的能量会转化为脂肪沉积。因此,适当比例的能量摄入对于促进最佳的蛋白质利用十分重要,在早产儿中二者最佳的比值建议为3.2~4.1g/100kcal(约 1g:30kcal)。

表 3-7 早产儿蛋白质估计需要量

蛋白质去向	需要量估计
宫内蛋白质沉积净值 /$(g \cdot kg^{-1} \cdot d^{-1})$	1.8~2.2
尿中丢失 /$(g \cdot kg^{-1} \cdot d^{-1})$	1.0
皮肤丢失 /$(g \cdot kg^{-1} \cdot d^{-1})$	0.2
净吸收率 /%	85.0
总计 /$(g \cdot kg^{-1} \cdot d^{-1})$	3.5~4.0

五、肠内喂养蛋白质的摄入

肠道中的蛋白质经过消化、吸收,通过肠道、肝脏,到达循环系统才能成为有助于生长的物质,不同氨基酸的首过利用率不等。很大一部分肠道摄入的蛋白质没有到达全身循环,不会被立即用于其他组织的生长,因此对于肠内喂养耐受较差的婴儿,特别是早产儿,因长期处于部分肠内营养状态,发生蛋白质营养不良的风险很高。生后开始建立肠内喂养的早产儿经常被给予较低的奶量和较慢的加奶速度,使其可能处于相对的蛋白质缺乏状态。目前的喂养指南提出,在肠内营养未达到 75ml/$(kg \cdot d)$ 之前不建议降低肠外氨基酸摄入量,如果在此之前未出现生长迟缓,建议 ELBW 儿和 VLBW 儿的蛋白质总摄入量为3.5~4.0g/$(kg \cdot d)$,如需追赶生长,建议摄入量提高至 4.5g/$(kg \cdot d)$。

母乳是新生儿最天然、优质的食物,含有丰富的营养成分和免疫活性物质,可促进婴幼儿体格生长和智力发育,减少感染性疾病和过敏性疾病的发生,降低超重、肥胖和代谢综合征的风险。母乳中含有丰富的蛋白质,其氨基酸模式与新生儿代谢特点相适应,使婴儿对氨基酸的利用率更高。母乳中的蛋白质分为乳清蛋白、酪蛋白和黏蛋白。乳清蛋白具有可溶性,包括 α- 乳白蛋白、乳铁蛋白和表面免疫球蛋白 A(surface immunoglobulin A,sIgA)等。酪蛋白以微粒形式悬浮,主要为 β- 酪蛋白和 κ- 酪蛋白。黏蛋白含量不多,又称乳脂肪球膜蛋白。乳清蛋白中的 α- 乳白蛋白含量丰富,占总蛋白的 28%,是色氨酸和半胱氨酸的重要来源。乳铁蛋白含量仅次于 α-乳白蛋白,能与铁离子可逆性结合,利于铁元素的吸收。酪蛋白可被消化、降解产生磷酸肽,直接作用于肠道,促进钙、锌等矿物质的吸收。人初乳中乳清蛋白和酪蛋白比可达 9:1,成熟乳这一比例降为 5:5。

母乳中大部分蛋白质被消化、吸收后转化为平衡氨基酸,其中谷氨酸和谷氨酰胺含量最高,其次为亮氨酸、天冬氨酸和脯氨酸,含硫氨基酸如半胱氨酸和甲硫氨酸的含量很少。母乳中还含有一些游离氨基酸,补偿新生儿对蛋白质消化能力的不足,随泌乳期延长,这些游离氨基酸的绝对含量下降但相对含量升高。其中谷氨酸和谷氨酰胺含量随泌乳期延长而迅速升高,是过渡乳和成熟乳中含量最丰富的游离氨基酸,牛磺酸含量仅次于谷氨酸和谷氨酰胺。谷氨酰胺有利于促进蛋白质合成及维持新生儿正常和应激状态下的肠道结构。牛磺酸虽不能直接用于蛋白质合成，但有研究发现，牛磺酸能够促进正氮平衡、加强营养支持、促进脂肪与钙的吸收，还是大脑和视觉功能发育完善所需的重要物质，婴幼儿生长发育至关重要的营养素。

母乳中的蛋白质不仅有重要的营养学价值，还具有生物活性，如酶活性，能提高营养吸收率、促进生长、调节免疫系统和抵抗病原体，如乳铁蛋白、溶菌酶、sIgA、过氧化物酶和胆盐刺激性脂酶等。

牛乳蛋白中氨基酸的成分与母乳不同，故在婴儿配方乳的制造过程中，会在牛乳中添加乳清蛋白，使乳清蛋白与酪蛋白的比例达 6:4，更接近母乳的蛋白质比例。以乳清蛋白为主的配方乳产生的血浆游离氨基酸浓度比以酪蛋白为主的配方乳更接近母乳。水解蛋白配方乳的主要适应证是治疗和预防过敏性疾病，其中 90% 的蛋白质分子量低于 1 250Da，其抗原性比牛乳蛋白更低。早产儿配方乳含有较高的蛋白质、能量以及蛋白能量比，当喂养奶量达到 150ml/（kg·d）时，可获得多达 120kcal/kg 的能量和 3.6g/（kg·d）的蛋白质，与宫内的氮质增加速率相当。为了满足婴儿的蛋白质需求，母乳喂养的婴儿可加用母乳强化剂（human milk fortifier，HMF）。不同乳类的蛋白质含量如下：早产儿母乳为 1.6g/100ml；强化后母乳为 2.5~2.8g/100ml；早产儿配方乳为 2.2~3.5g/100ml；早产儿出院后配方乳为 1.9~2.2g/100ml；婴儿配方乳为 1.4~1.6g/100ml。豆基配方乳不宜作为新生儿营养的常规选择。

六、肠外营养氨基酸的摄入

肠外营养的初始目的是尽可能减少丢失和保存体内的存储，如果没有外源性蛋白质的输入，新生儿体内的蛋白质会迅速分解以满足代谢的需求，如足月儿每天丢失 0.7g/kg，胎龄 26 周的早产儿每天的丢失速度可达 1.5g/kg。早期积极的肠外营养联合早期肠内喂养可使蛋白质的丢失降至最低，并改善生长结局。近年来更多的研究表明，尽早开始给予 1.0~3.5g/（kg·d）的肠外氨基酸可以逆转负氮平衡，进而实现蛋白质合成，促进个体成长，即使在低能量摄入下也是如此。早期摄入较高剂量的氨基酸也对合成特定蛋白质有益，如可提高作为细胞内抗氧化剂的谷胱甘肽的浓度和绝对合成率。目前推荐生后第 1 天即可开始应用亲母母乳微量肠内喂养，同时联合肠外营养静脉输送蛋白质，其他所有预计不能经肠内喂养 3 天以上的患儿也是肠外营养的适应证。

氨基酸溶液应当在生后 24 小时之内就开始应用，几乎没有早期氨基酸输注的禁忌证。建议初始剂量为 1.5~2.0g/（kg·d），然后以 0.5~1.0g/（kg·d）的速度增加，最大达 4g/（kg·d）。生命体征极不稳定的早产儿、正在应用吲哚美辛治疗的动脉导管未闭（patent ductus arteriosus，PDA）患儿、外科手术和休克导致肾功能不全的新生儿可能需要比较缓慢的增加速度。血尿素氮（blood urea nitrogen，BUN）增高是婴儿不能有效清除含氮废物的指标，监测 BUN 可以帮助临床医生调节氨基酸的输送速度。但生后早期 BUN 水平主要与液体的摄入状态有关，BUN 水平升高不一定是氨基酸摄入过多的指征。早期摄入较高剂量氨基酸可能导致血清间接胆红素的平均峰值升高、低BE值、碳酸氢盐浓度降低及血清尿素氮升高等，但无临床意义。

小儿专用氨基酸的特点是氨基酸种类多，必需氨基酸含量高，支链氨基酸含量丰富，特别是添加了一定量的早产儿必需氨基酸如半胱氨酸、酪氨酸和牛磺酸，减少了潜在的毒性氨基酸如苯丙氨酸、甘氨酸。近年来的研究显示，应用小儿专用氨基酸的婴儿常伴有较正常的血浆氨基酸谱、较高的氮质潴留和体重增加。

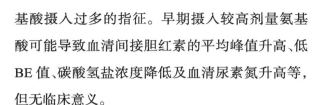 **小结：早产儿蛋白质临床使用建议**

1. 早产儿蛋白质摄入量为 3.5~4.5g/（kg·d）[出生体重<1 000g：4.0~4.5g/（kg·d）；出生体重1 000~1 800g：3.5~4.0g/（kg·d）]。

足月儿蛋白能量比为（1.8~2.7g）：100kcal；早产儿蛋白能量比为（3.2~4.1g）：100kcal。

2. 如果母乳喂养量达到 50~100ml/（kg·d），推荐体重<2 000g的早产儿使用HMF。开始先半量强化，根据耐受情况增加至全量强化。出院时仍生长迟缓的早产儿应使用经强化的母乳喂养，至少持续到矫正胎龄40周或根据生长情况持续到胎龄52周。

3. 出生时有高度过敏风险的新生儿若无法母乳喂养，首选适度水解蛋白配方；出生后已经发生牛奶蛋白过敏的新生儿，推荐使用深度水解蛋白配方或游离氨基酸配方。游离氨基酸配方由于其渗透压高，不适用于早产儿。不耐受整蛋白配方乳喂养的肠道功能不全（如短肠、小肠造瘘等）患儿，可选择不同蛋白水解程度配方。虽然水解蛋白配方的营养成分不适合早产儿喂养，但当发生喂养不耐受或内外科并发症时可以考虑短期应用。

4. 推荐选用小儿专用氨基酸。生后24小时内即可应用（肾功能不全者除外），从1.5~2.0g/（kg·d）开始，足月儿可至3.0g/（kg·d），早产儿可增至3.5~4.0g/（kg·d）；氮：非蛋白氮能量比为1g：（100~200kcal）。

（颜夏琳　陈冬梅　朱庆龄）

第二节　脂　肪

脂肪是早产儿能量的主要来源，早产儿利用肠内和肠外营养中提供的脂肪来满足其对能量和必需脂肪酸的需求。肠内营养中的脂肪可以干扰其他物质如钙的吸收，提供的能量占比应在30%左右。由于早产导致内源性脂肪的储备很有限，从胎龄25周开始，宫内胎儿脂肪的累积约为1~3g/（kg·d），在胎龄35~40周时达到高峰，体重1 000g的早产儿身体仅有20g脂肪。与同胎龄胎儿相比，早产儿的生长发育需要更多的体内脂肪沉积以维持体温、适应生存环境的变化，并使机体免受机械损伤。体内稍多的脂肪积累还可以在因基础疾病引发的摄入不足时提供能量,因此脂肪的质和量对低出生体重儿和极低出生体重儿都特别重要,这必须依赖肠内、肠外的营养供给。

一、脂肪的种类和作用

肠内营养中脂肪的质量由脂肪的种类(如甘油三酯、磷脂、胆固醇)和合成为酰化脂肪的脂肪酸决定。人体内大多数脂肪由脂肪酸以甘油三酯的形式储存,磷脂和非酯化胆固醇是所有细胞膜脂质双分子层的主要成分。磷脂和胆固醇也合成脂蛋白的表面,与脱辅基蛋白结合,从而实现非极性脂质(甘油三酯和胆固醇酯)在血浆中的运输。

母乳中脂肪的主要形式为甘油三酯,占人乳脂肪总重量的98%,磷脂占0.7%,胆固醇和胆固醇酯占0.5%。母乳仅含少量的脂解产物、游离脂肪酸、单甘油酯及甘油二酯,这些成分会随着母乳储存的时间延长而增加。

脂肪酸可以是饱和的(如硬脂酸)、单不饱和的(如油酸)或者多不饱和的[如必需脂肪酸亚油酸(linoleic acid,LA)和 α- 亚麻酸(α-linolenic acid,ALA)]。脂肪酸是磷脂的重要组成成分,磷脂是组成所有细胞和亚细胞膜的结构基础。LA和ALA是脑发育和前列腺素合成所必需的脂肪酸,其衍生物分别为花生四烯酸(arachidonic acid,ARA)和二十二碳六烯酸(docosahexoenoic acid,DHA),又称长链多不饱和脂肪酸(long-chain polyunsaturated fatty acid,LCPUFA)。

膜的脂质成分如LCPUFA直接参与细胞膜的功能,包括膜结合酶和受体、转运蛋白的活性、离子通道的激活以及信号转导。某些LCPUFA参与基因表达的调节并作为前体合成激素的底物,从而调节组织功能,如血小板聚集、炎症反应及生后免疫表型的发育。低出生体重儿的脑灰质和视网膜都富含LCPUFA,肠内补充LCPUFA可以促进神经和视觉发育,以及调节免疫功能。

LCPUFA对中枢神经系统的发育具有至关重要的作用。近年来,LCPUFA中的DHA被认为在大脑中起到特殊配体和类视色素X受体(retinoid X receptor,RXR)激活剂的作用,DHA可能通过RXR信号转导通路影响基因表达和神经功能。视网膜和大脑DHA累积不足会导致视网膜生理功能异常、视力减弱以及刻板行为和自发活动的增加。在大脑DHA水平严重下降的动物膳食中添加DHA后,上述现象得以改善。早产儿配方乳添加DHA,在6~18个月时,视网膜电流图显示视网膜敏感度更高、视力水平更好、近期整体发育结局更好,表明补充DHA可能对视网膜和认知发育有益。研究表明补充大量的DHA与更好的神经认知结局相关,也与呼吸系统发育较好的结局相关。研究还表明,体重越轻的早产儿越容易受到DHA缺乏的影响,也越有可能通过补充高剂量DHA改善。研究显示,动物早期大脑发育过程中,如缺乏LA或ALA将导致学习能力和视觉功能的长期损害,并且即使以后摄取足够的脂肪酸,其损害也是不可逆的。另外,基本脂肪酸缺乏也与皮肤损害和生长迟缓有关。

二、脂肪的消化、吸收和代谢

脂肪的消化和吸收过程对于早产儿喂养所需

脂肪的选择非常重要,过程包括以下 3 个阶段。

1. 脂肪溶解和水解的肠腔内阶段　母乳或配方乳中甘油三酯占所有膳食脂肪的 98% 以上,甘油三酯在上消化道中被辅酶依赖性脂肪酶水解,产生 2 个游离脂肪酸和 1 个 sn 单甘油酯。

2. 肠黏膜阶段　脂肪酸重新酯化,形成乳糜微粒,进入淋巴系统。非酯化脂肪酸进入门静脉系统。

3. 非酯化脂肪酸或乳糜甘油三酯被组织摄取　早产儿肠道对脂肪的消化和吸收能力不足,约 20%~30% 的膳食脂质经粪便排出。可能原因包括消化酶分泌减少(胃、胰脂肪酶依赖性甘油三酯脂肪酶,胆盐刺激性脂酶,磷脂酶 A₂)和肠腔胆盐浓度低。

脂肪酸在甘油三酯中的位置会影响消化和代谢。母乳中甘油三酯的 sn-1 和 sn-3 位主要是不饱和脂肪酸(如油酸)。sn-2 位有很大部分是长链饱和脂肪酸(如棕榈酸和豆蔻酸等)。消化期间,在近端小肠、胃、胰的脂肪酶更倾向分解 sn-1 和 sn-3 位的脂肪酸,位于 sn-2 位的脂肪酸留存于 1 个单甘油酯内,更易于被吸收。另外,脂肪酸的链长增加,脂肪吸收系数降低,脂肪酸碳双键数量增加,脂肪吸收系数增加。一些早产儿配方乳中添加高浓度的中链甘油三酯(medium-chain triglyceride,MCT)可提高早产儿脂肪吸收系数,即使在肠腔内胆汁盐和胰脂肪酶含量低的情况下亦可良好地吸收。

三、脂肪的摄入

脂肪是母乳最主要的能量来源,母乳脂肪平均含量约为 3.8~3.9g/100ml。母乳脂肪含量的变化大于蛋白质和乳糖,在大多数母乳样本中,由脂肪提供的能量占比波动在 40%~55%。母乳脂肪酸含量亦具有很高的变动性,脂肪酸的成分因不同国家、不同妇女人群、孕期长短、泌乳期的不同阶段、一天的不同时间、膳食差异而不同。ALA 和 DHA 的变异度比 LA 和 ARA 更大。早产儿母乳 DHA 含量略高于足月儿母乳。人乳库中母乳的 LCPUFA 含量与成熟乳的含量相似。

孕妇膳食的变化可影响母乳成分,孕妇补充 LCPUFA 可提高母乳中 DHA 的含量。母乳 DHA 含量大于脂肪酸的 0.8%[约 45mg/(kg·d)]时,所有婴儿矫正胎龄 40 周时的红细胞 DHA 含量都高于 6%;母乳 DHA 含量占脂肪酸的 1%[约 55mg/(kg·d)]时,红细胞 DHA 含量在 6.5%~9%,是足月儿出生时的水平。研究表明,使用添加 DHA 的早产儿配方乳的婴儿在 6~18 个月时,视网膜电流图显示视网膜敏感度更高、视力水平更好,近期整体发育结局更好。早期发育中,DHA 和 ARA 为条件必需营养素,两者都应在早产儿肠内营养中补充。通过给哺乳期的母亲补充鱼油来增加早产儿 DHA 摄入的策略非常有效,可以使母乳中 DHA 含量发生较大变化(0.3%~2.5%)。

目前,早产儿配方乳常规添加 LCPUFA,DHA 推荐量为 11~27mg/100kcal,ARA 为 16~39mg/100kcal,近似母乳成分比例。大多数添加到婴儿配方乳中的 LCPUFA 来源于微生物(主要为单细胞藻类),还有一部分来源于低二十碳五烯酸(eicosapentaenoic acid,EPA)鱼油和微生物油的组合,其中低 EPA 鱼油是 DHA 的来源,微生物油是 ARA 的来源。常规性早产儿配方乳的 DHA 含量是总脂肪酸的 0.2%~0.4%,但是采用这些配方乳喂养的早产儿在出院时或者纠正胎龄 40 周时,仍会持续出现 DHA 浓度下降的现象。因此,喂养时直接添加 DHA 和 ARA 可能是给早产儿补充足够的 LCPUFA 最可靠的方法。

脂肪乳剂为肠外营养的能量来源,是低容量和低渗透压的非碳水化合物,可提供大量非蛋白热量、保证神经组织和生长所需的必需脂肪酸(essential fatty acid,EFA)。很多证据表明,脂肪乳剂除了是能量和必需脂肪酸的营养来源外,也可影响很多病理生理过程,包括氧化应激、免疫反应和炎症反应。早产儿在出生后早期对营养有特殊的需要,大量证据表明,在这个阶段摄入脂质可影响近远期结局,包括体格生长和智力发育。

脂肪乳剂含有各种油脂,其中蛋黄卵磷脂为乳化剂,甘油使乳剂维持等渗状态。建议早产儿采用 20% 脂肪乳剂,因其即使在甘油三酯高摄入的情况下,也可以更有效地清除甘油三酯。中长链混合型脂肪乳剂优于长链脂肪乳剂,橄榄油脂肪乳剂在短期内具有减轻脂质过氧化的作用。非纯大豆基质的脂肪乳剂可降低患败血症的风险,比以大豆或大豆/葵花籽为基质的脂肪乳剂更好。含有鱼油的脂肪乳剂对改善 DHA 水平和各种临床结局有潜在益处。

肠内营养的脂肪摄入为 5~7g/(kg·d) 时,所提供的热量应占总热量的 40%~50%,而肠外营养罕见大于 4g/(kg·d)。接受母乳特别是早产儿母乳的婴儿,可接受多达 7g/(kg·d) 的脂肪。而必需脂肪酸的需求建议有以下 4 点。

(1)LA 需要量:385~1 540mg/(kg·d) 或 350~1 400mg/100kcal。

(2)ALA 需要量:55mg/(kg·d) 或 50mg/100kcal。

(3)DHA(22:6n3)需要量:12~30mg/(kg·d) 或 11~27mg/100kcal。

(4)ARA(20:4n6)需要量:18~42mg/(kg·d) 或 16~39mg/100kcal。

早产儿肠内营养中脂肪的主要副作用是脂肪泻。低出生体重儿脂肪吸收能力下降与以下因素有关:胰脂肪酶和羧酸酯水解酶活性低;胆汁酸池体积和分泌率低;因形成微粒,十二指肠胆汁酸浓缩可能在临界水平以下,口腔中的舌脂酶活性或排泄能力可能降低。

关于肠外营养脂肪乳剂的潜在副作用的资料有限,目前已知包括慢性肺部疾病、肺血管阻力增加、肺气体交换受损、胆红素毒性、胆汁淤积、败血症和自由基应激等。因此,有关副作用或特殊疾病下使用的指南仍须谨慎解读,建议避免高剂量脂肪乳剂的供给,并根据血浆甘油三酯的浓度调节用量。血浆甘油三酯>3.4mmol/L 时暂停使用脂肪乳剂,血浆甘油三酯>2.26mmol/L 时脂肪乳剂减量。败血症发生时应减少静脉补充脂肪乳剂,但为防止必需脂肪酸缺乏,可给予最低含 0.25g/(kg·d)LA 的脂肪乳剂。血清胆红素>8~10mg/dl 和白蛋白水平在 2.5~3.0mg/dl 时,脂肪乳剂的输注速度不超过 0.5~1.0g/(kg·d)。另外脂肪乳剂暴露于光照射下会导致过氧化氢产生过多,特别是光疗时和输注时应避光。

小结：早产儿脂肪乳剂临床使用建议

1. 脂肪乳剂在生后 24 小时内即可开始应用，推荐剂量从 1.0g/(kg·d) 开始，按 0.5~1.0g/(kg·d) 的速度增加，总量不超过 3.0g/(kg·d)。

2. 早产儿建议采用 20% 脂肪乳剂。中长链混合型脂肪乳剂优于长链脂肪乳剂，橄榄油脂肪乳剂在短期内具有减轻脂质过氧化的作用，含鱼油的多种油脂肪乳剂中脂肪酸较为均衡，具有抗氧化作用，接受较长时间的肠外营养应作为首选。

（颜夏琳　陈冬梅　朱庆龄）

第三节　碳水化合物

碳水化合物以乳糖、葡萄糖或葡萄糖聚合物的形式提供，是主要的供能物质。其中葡萄糖是体内最主要的循环糖类和最主要的能量来源，尤其是早产儿的大脑和心脏的能量供应。葡萄糖不仅是大脑最重要的能量来源，还是脂肪酸和许多非必需氨基酸合成所需碳的重要来源。为了满足大脑的能量需求和最低程度的糖异生，葡萄糖的最低需求量为 4mg/(kg·min)，占总能量的 40%~50%。由于早产儿糖异生能力和糖原储存能力比足月儿差，容易发生低血糖，因此推荐的摄入量比足月儿高。

一、葡萄糖

葡萄糖是肠外营养中碳水化合物的来源，早产儿，特别是极早产儿不能耐受肠道喂养，生后需立即开始肠外营养。如果早产儿在生后没有静脉注射葡萄糖，会立即从糖原分解中获得绝大多数的葡萄糖，糖原在接下来的数天又通过糖异生作用（主要是甘油，其次是乳酸和丙酮酸；也有氨基酸异生，如丙氨酸和谷氨酰胺）得以补充平衡。当所有营养素充足时，65%~70% 代谢的葡萄糖在大脑和心脏内被氧化成二氧化碳。极早产儿的葡萄糖利用率约为足月儿的 2 倍，与宫内胎儿一致。随着胎龄增加，全身体重 - 特定葡萄糖代谢比率下降，大脑和心脏占体重的比例逐渐减少，其他相对较低葡萄糖代谢率的器官如肠、肌肉、脂肪、骨骼和皮肤等占体重比例逐渐增大。

研究表明，由于早产儿出生后最初几天接受了静脉葡萄糖输注，极早产儿比足月儿有更高和更恒定的体重特异性的葡萄糖转换率。大多数早产儿出生后就能通过糖原分解和糖异生作用稳定地产生葡萄糖，数值与足月儿［4~5mg/(kg·min)］一样高。新生儿葡萄糖的利用速度为 4~8mg/(kg·min)，此速度也被用于肠外营养的初始葡萄糖输注速度。尽管较高的葡萄糖输注速度可以达到较快的体重增加，但代谢速度和呼吸商也较高，从而导致较高的耗氧量、较多的 CO_2 产生及对辅助通气的需要增加。另外，提高葡萄糖输注速度会增加脂肪累积，而不是加快线性生长和大脑的生长。高糖摄入能潜在地增加脂肪生成和易感者肥胖,所以没有理由给早产儿补充过多的葡萄糖。常规使用胰岛素来预防高血糖或促进生长也是无益的,甚至可能是有害的。

二、乳糖

人乳中的碳水化合物几乎都是乳糖,乳糖提供约 40% 的能量。乳糖增加肠道对钙、镁的吸收,并可促进适宜的肠道菌群生长;过量摄入乳糖则可引起腹泻和代谢性酸中毒。

肠乳糖酶分解乳糖,释放等量的葡萄糖和半乳糖。乳糖酶于孕 24 周开始出现,但浓度低,要到足月时才相当缓慢地升高,极早产儿的乳糖酶活性只有足月儿正常水平的 30%。早产儿轻度的乳糖不耐受可通过结肠细菌发酵途径来补救,肠乳糖酶活性可以通过肠内喂养尤其是人乳喂养来诱导。

三、其他碳水化合物

其他碳水化合物如蔗糖、麦芽糖糊精可被蔗糖酶、麦芽糖酶和异麦芽糖酶水解,即使是早产儿,淀粉和葡萄糖聚合物也均可被唾液和胰腺淀粉酶、人乳中的淀粉酶和小肠黏液水解酶消化。母乳含有非葡萄糖碳水化合物,如半乳糖、肌醇和甘露醇,也含有大量的其他寡糖和糖醇化合物,如益生元、二唾液酸乳 -N- 四糖、N- 乙酰葡糖胺和 N- 乙酰神经氨酸等,在胎儿和新生儿的营养和发育中起到特殊的作用。

早产儿配方乳考虑到早产儿乳糖利用能力较差,采用乳糖作为基本碳水化合物的来源,并按照 5 : 5 的比例与葡萄糖聚合物配比,而葡萄糖

聚合物能够被早产儿的唾液淀粉酶很好地水解和吸收。

慢性肺病早产儿用低碳水化合物、高脂肪配方乳喂养,可以减少呼吸商,减少 CO_2 产生。这种配方乳已被证实对早产儿的生长发育极有帮助,但其作用仍需进一步明确。

小结:早产儿葡萄糖临床使用建议

1. 葡萄糖起始输注速度为 4~8mg/(kg·min),按 1~2mg/(kg·min) 的速度逐渐增加,最大剂量不超过 11~14mg/(kg·min)。

2. 当支气管肺发育不良合并高碳酸血症时,葡萄糖输注速度不宜超过 10~12mg/(kg·min);在支气管肺发育不良的进展和确诊期,葡萄糖输注速度不宜超过 12mg/(kg·min)。

3. 注意监测血糖,新生儿肠外营养时建议血糖<8.33mmol/L。

4. 不推荐常规使用胰岛素预防高血糖的发生,如发生高血糖(8.33~10.00mmol/L),葡萄糖输注速度按 1~2mg/(kg·min) 逐渐递减至 4mg/(kg·min),若血糖仍>14mmol/L,可考虑短期使用外源性胰岛素,剂量开始于 0.05IU/(kg·h),当血糖<8mmol/L 时停用。

(颜夏琳 陈冬梅 朱庆龄)

参考文献

1. 中华医学会肠外肠内营养学分会儿科学组, 中华医学会儿科学分会新生儿学组, 中华医学会小儿外科学分会新生儿外科学组, 等. 中国新生儿营养支持临床应用指南. 中华小儿外科杂志, 2013, 34 (10): 782-787.

2. VAN GOUDOEVER J B, CARNIELLI V, DARMAUN D, et al. ESPGHAN/ESPEN/ESPR/CSPEN working group on pediatric parenteral nutrition. ESPGHAN/ESPEN/ESPR/CSPEN guidelines on pediatric parenteral nutrition: amino acids. Clin Nutr, 2018, 37 (6 Pt B): 2315-2323.

3. LAPILLONNE A, FIDLER MIS N, GOULET O, et al. ESPGHAN/ESPEN/ESPR/CSPEN guidelines on pediatric parenteral nutrition: lipids. Clin Nutr, 2018, 37 (6 Pt B): 2324-2336.

4. MESOTTEN D, JOOSTEN K, VAN KEMPEN A, et al. ESPGHAN/ESPEN/ESPR/CSPEN working group on pediatric parenteral nutrition. ESPGHAN/ESPEN/ESPR/CSPEN guidelines on pediatric parenteral nutrition: carbohydrates. Clin Nutr, 2018, 37 (6 Pt B): 2337-2343.

5. KOMINIAREK M A, RAJAN P. Nutrition recommendations in pregnancy and lactation. Med Clin North Am, 2016, 100 (6): 1199-1215.

6. VAN DER SCHOOR S R, SCHIERBEEK H, BET P M, et al. Majority of dietary glutamine is utilized in first pass in preterm infants. Pediatr Res, 2010, 67 (2): 194-199.

7. CORPELEIJN W E, RIEDIJK M A, ZHOU Y, et al. Almost all enteral aspartate is taken up in first-pass metabolism in enterally fed preterm infants. Clin Nutr, 2010, 29: 341-346.

8. LAPILLONNE A, O'CONNOR D L, WANG D, et al. Nutritional recommendations for the late-preterm infant and the preterm infant after hospital discharge. J Pediatr, 2013, 162 (suppl): S90-100.

9. AGOSTONI C, BUONOCORE G, CAMIELLI V P, et al. Enteral nutrient supply for preterm infants: commentary from the European Society of Pediatric Gastroenterology, Hepatology and Nutrition Committee on Nutrition. Pediatr Gastroenterol Nutr, 2010, 50 (1): 85-91.

10. 张蓉, 林新祝, 常艳美, 等. 早产儿支气管肺发育不良营养管理专家共识. 中国当代儿科杂志, 2020, 22 (8): 805-814.

11. THORN S R, ROZANCE P J, BROWN L D, et al. The intrauterine growth restriction phenotype: fetal adaptations and potential implications for later life insulin resistance and diabetes. Semin Reprod Med, 2011, 29 (3): 225-236.

12. CHACKO S K, ORDONEZ J. SAUER P J, et al. Gluconeogenesis is not regulated by either glucose or insulin in extremely low birth weight infants receiving total parenteral nutrition. J Pediatr, 2011, 158 (6): 891-896.

13. CHACKO S K, SUNEHAG A L. Gluconeogenesis continues in premature infants receiving total parenteral nutrition. Arch Dis Child Fetal Neonatal Ed, 2010, 95 (6): F413-F418.

第四章

早产儿微量营养素

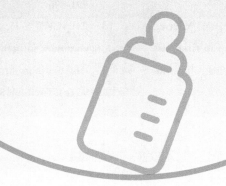

早产儿微量营养素(micronutrient)包括维生素、矿物质及微量元素等。尽管宏量营养素对早产儿生长发育的贡献更大,但微量营养素对宏量营养素的利用以及目标器官和细胞功能均有显著影响。微量营养素在宫内的累积主要发生在妊娠最后3个月,这使需要快速生长的早产儿储存有限,微量营养素缺乏的风险增加,常规补充是必要的。与其他治疗方案一样,微量营养素的补充应个体化并进行适当的监测。本章就早产儿微量营养素的围产期代谢、临床表现、诊断及防治方法进行阐述。

 病例应用

病史摘要: 患儿出生胎龄为 28 周,出生体重为 835g,生后有创机械通气 11 天,第 8 天给予地塞米松预防支气管肺发育不良 1 个疗程。

营养策略: 生后第 2 天开始使用静脉营养,补充甘油磷酸钠及葡萄糖酸钙。第 2 天使用捐赠人乳开奶,序贯为亲母母乳喂养,达 80ml/kg 时添加母乳强化剂,生后 4 周加用维生素 D 800IU/d。患儿出现喂养不耐受,生后 32 天发生新生儿坏死性小肠结肠炎,并行手术治疗。术后 10 天监测生化水平,提示血钙 2.17mmol/L,血磷 0.94mol/L,碱性磷酸酶 545U/L,25- 羟维生素 D_3 30.78nmol/L。血磷偏低,25- 羟维生素 D_3 水平低于 50nmol/L,提高钙磷补充量,至每日钙摄入量达 100~160mg/kg,每日磷摄入量达 60~90mg/kg,钙磷比为 1.6:1~1.8:1;并常规监测尿钙、磷及血钙、磷、碱性磷酸酶、25- 羟维生素 D_3 水平,同时适当被动运动,监测四肢长骨 X 线片。

纠正胎龄 36 周时,奶量 40ml,每 3 小时 1 次,热量为 120kcal/(kg·d),体重 2 130g、身长 42cm、头围 29.5cm(在 Fenton 曲线上分别位于第 8 百分位数、第 2 百分位数和第 2 百分位数),为宫外发育迟缓,且骨矿化不全。出院后加强营养管理和钙、磷、维生素 D 的补充。

第一节 水溶性维生素

水溶性维生素可经胎盘转运,胎儿、新生儿甚至早产儿出生时体内仍有较高水平的水溶性维生素。母亲在孕期的维生素补充可有效预防水溶性维生素缺乏。但水溶性维生素在体内无法储存,生后如没有及时补充,血浆的水溶性维生素水平会很快下降,早产儿应常规补充。

现有水溶性维生素制剂为粉针剂,无菌注射用水 10ml 溶解后,每天 1ml/kg 可以满足早产儿的需要量(表 4-1)。

表 4-1　早产儿水溶性维生素推荐摄入量

水溶性维生素	中国 2013[a] 肠外营养	欧洲 2018[b] 肠外营养	Uptodate[c] 肠外营养	Uptodate[c] 肠内营养
维生素 B_1/($mg \cdot kg^{-1} \cdot d^{-1}$)	0.35~0.50	0.35~0.50	0.35	104~300
维生素 B_2/($mg \cdot kg^{-1} \cdot d^{-1}$)	0.15~0.20	0.15~0.20	0.15	200~400
维生素 B_6/($mg \cdot kg^{-1} \cdot d^{-1}$)	0.15~0.20	0.15~0.20	0.18	50~300
维生素 B_{12}/($\mu g \cdot kg^{-1} \cdot d^{-1}$)	0.3	0.3	0.3	0.1~0.8
维生素 C/($mg \cdot kg^{-1} \cdot d^{-1}$)	15~25	15~25	25	20~55
烟酸 /($mg \cdot kg^{-1} \cdot d^{-1}$)	4.0~6.8	4.0~6.8	6.8	1.0~5.5
叶酸 /($\mu g \cdot kg^{-1} \cdot d^{-1}$)	56	56	56	35~100
泛酸 /($\mu g \cdot kg^{-1} \cdot d^{-1}$)	1.0~2.0	2.5	2	—
生物素 /($\mu g \cdot kg^{-1} \cdot d^{-1}$)	5.0~8.0	5~8	6	—

资料来源：[a] 蔡威,汤庆娅,王莹,等 . 中国新生儿营养支持临床应用指南 . 中国循证临床儿科杂志,2013,2（4）: 282-291；[b] BRONSKY J,CAMPOY C,BRAEGGER C,et al. ESPGHAN/ESPEN/ESPR/CSPEN guidelines on pediatric parenteral nutrition: vitamins. Clinical Nutrition,2018,37（6 Pt B）: 2366-2378；[c] GRIFFIN I J,CHB M B. Parenteral nutrition in premature infants. UpToDate,2023.

一、维生素 B_1

硫胺素焦磷酸（thiamine pyrophosphate,TPP）是维生素 B_1（又称硫胺素）的功能形式,参与碳水化合物代谢和脂质代谢,作为辅酶有催化功能。同时存在于周围神经膜上,起到加速神经传导的作用。

1. 代谢特点　维生素 B_1 通过主动与被动方式在近端小肠重吸收。维生素 B_1 的生物半衰期为 10~20 天,由于组织储存有限,需持续摄入以维持维生素 B_1 水平正常。维生素 B_1 及其代谢产物主要通过尿液排泄,小部分通过胆汁排泄。

2. 缺乏的原因　极低出生体重儿很少出现维生素 B_1 缺乏,当碳水化合物负荷增加导致丙酮酸盐和乳酸盐蓄积,可发生维生素 B_1 缺乏。维生素 B_1 缺乏易发生在膳食中大米和面粉含量不丰富的地区。加热（巴氏消毒、蒸煮）和碱化可使维生素 B_1 被破坏或失活。

3. 检测　维生素 B_1 缺乏时可直接测定血浆维生素 B_1 水平,其正常范围为 3.0~7.7μg/dl。也可通过红细胞转酮醇酶活性进行间接测定：TPP 存在于红细胞内,并作为转酮醇酶的辅酶而发挥作用。维生素 B_1 缺乏时,TPP 含量不足,转酮醇酶因缺乏辅基 TPP 而活性降低。转酮醇酶活性检测为体外试验,即加 TPP 与不加 TPP 时红细胞转酮醇酶的活性之差占基础活性的百分数,称为 TPP 效应。严重维生素 B_1 缺乏：TPP 效应>25%；中度缺乏：TPP 效应 15%~25%；维生素 B_1 含量足够：TPP 效应<15%。

4. 临床表现　维生素 B_1 缺乏可呈急性或慢性过程。首先可表现为急性心肌损伤的症状,如厌食、淡漠、呕吐、烦躁不安,以及由于心脏增大、心力衰竭所导致的苍白、呼吸困难,常在 24~48 小时内死亡。维生素 B_1 摄入不足的母亲,母乳喂养 1~4 个月的婴儿可能发生脚气病，症状可表现为吞咽减弱、颈强直、呼吸暂停、痉挛、眼肌麻痹或体温不升、昏迷等，也可出现前囟膨隆、抽搐等表现。

5. **诊断** 出现维生素 B_1 缺乏的临床表现，且监测血浆维生素 B_1 水平<3.0μg/dl 或 TPP 效应>15%。

6. **治疗** 目前推荐的肠外营养中维生素 B_1 摄入量（每天 200~350μg/kg）相对较低。Friel 等对这一推荐量提出了质疑，他们的研究显示平均每天 510μg/kg 的肠外和肠内维生素 B_1 摄入量才能维持正常的功能状态，水平略低于脐带血浓度。因此早产儿每天 200~350μg/kg 的静脉注射推荐剂量可能不足，每天 500μg/kg 可能更合适。2013 年《中国新生儿营养支持临床应用指南》推荐维生素 B_1 肠外摄入量为每天 350~500μg/kg，肠内摄入量为每天 104~300mg/kg。

二、维生素 B_2

维生素 B_2 有 2 种辅酶——黄素单核苷酸和黄素腺嘌呤二核苷酸，主要在一些酶反应中影响糖、脂肪酸和氨基酸代谢。

1. **代谢特点** 维生素 B_2 在近端小肠被动吸收，部分在胆盐促进下进入肝肠循环。维生素 B_2 在胆道梗阻及肠道转运时间缩短的情况下吸收减少，主要经肾脏排泄。

2. **缺乏的原因** 维生素 B_2 缺乏通常与全身营养不良及其他维生素缺乏同时发生。高胆红素血症光疗可引起维生素 B_2 缺乏。

3. **检测** 维生素 B_2 水平可通过测定血浆浓度和红细胞谷胱甘肽还原酶活性系数（erythrocyte glutathione reductase activity coefficient，EGRAC）来评估。红细胞谷胱甘肽还原酶活性系数测定是在使用维生素 B_2 前、后测定红细胞谷胱甘肽还原酶活性，若酶活性提高 20%，则提示维生素 B_2 缺乏。

4. **临床表现** 口角炎、舌炎、唇干裂、鼻周和口周皮炎、泪腺分泌减少、畏光、角膜血管形成及白内障。高胆红素血症光疗和患有慢性心脏疾病的儿童有维生素 B_2 缺乏的亚临床表现。

5. **诊断** 使用维生素 B_2 前后测定红细胞谷胱甘肽还原酶活性系数显示酶活性提高>20%，提示维生素 B_2 缺乏。

6. **治疗** 早产儿维生素 B_2 肠外摄入量为每天 0.15~0.20mg/kg，肠内摄入量为每天 200~400mg/kg。维生素 B_2 的光降解损失可以非常高（65%），在脂质溶液中加入水溶性维生素溶液可减少一半的降解，并通过使用深色管输注进一步减少降解。维生素 B_2 的光降解产物可造成细胞氧化损伤，故应避免过多的光降解，光疗时应额外补充。

三、维生素 B_6

维生素 B_6 是指 3 种自然产生的吡啶 - 吡哆醇、吡哆胺和吡哆醛。在神经递质合成和代谢、糖代谢、免疫系统发育及血红蛋白和前列腺素生物合成等代谢中起重要作用。维生素 B_6 与蛋白质代谢有关，因此评估维生素需要量时通常会考虑维生素 B_6 与蛋白质的比值，通常为 15μg/g。其 2 个标准差低限为 11μg/g。

1. 缺乏的原因　研究表明,配方乳加热不当的人工喂养婴儿可出现以抽搐为表现的维生素 B_6 缺乏症,因为加热不当破坏了维生素 B_6。一些药物也可干扰吡哆醇的代谢,包括异烟肼、左旋多巴和青霉胺等。

2. 检测　通过测定血浆吡哆醛 -5- 磷酸的浓度来检测维生素 B_6 水平。通常认为其浓度处于 20~30nmol/L 为临界水平,>30nmol/L 为维生素 B_6 水平充足。

3. 临床表现　维生素 B_6 缺乏表现为小细胞低色素性贫血、呕吐、腹泻、生长不良、乏力、易激惹及惊厥。

4. 诊断　血浆吡哆醛 -5- 磷酸的浓度 <20nmol/L 提示维生素 B_6 缺乏。

5. 治疗　早产儿维生素 B_6 肠外摄入量为每天 0.15~0.20mg/kg,肠内摄入量为每天 50~300mg/kg。若存在维生素 B_6 代谢异常,需增加维生素 B_6 的剂量,如维生素 B_6 依赖综合征,表现为吡哆醇依赖性新生儿抽搐、吡哆醇相关性小细胞低色素性贫血、黄尿酸尿、胱硫醚尿及高胱氨酸尿,必须经静脉给予每天 15~30mg/kg 的大剂量维生素 B_6。

四、维生素 B_{12}

维生素 B_{12} 也称钴胺素,包含 2 种参与丙酸酯代谢和甲硫氨酸合成的辅酶。维生素 B_{12} 的另一项作用是维持叶酸在核分裂时的作用。

1. 缺乏的原因　导致维生素 B_{12} 缺乏的因素包括内因子缺乏(恶性贫血、胃切除术后、胃黏膜破坏)、小肠细菌过度繁殖、回肠切除、先天性代谢性疾病、药物干扰等。维生素 B_{12} 缺乏可发生于母亲严格素食且未补充维生素的母乳喂养婴儿。

2. 检测　检测血清维生素 B_{12} 浓度是最常用的方法,其水平>300pg/ml(>221pmol/L)提示正常;200~300pg/ml(148~221pmol/L)为临界值,提示可能缺乏;<200pg/ml(<148pmol/L)为低下,符合缺乏诊断。

3. 临床表现　维生素 B_{12} 缺乏主要导致为巨幼红细胞贫血和因甲硫氨酸缺乏导致髓鞘障碍引起的神经性病变,表现为发育迟缓、昏迷及血液学改变(巨幼红细胞贫血、中性粒细胞减少、血小板减少)。

4. 诊断　根据典型的临床症状,血清维生素 B_{12} 水平<200pg/ml(<148pmol/L),可诊断维生素 B_{12} 缺乏。

5. 治疗　早产儿维生素 B_{12} 肠外摄入量为每天 0.3μg/kg,肠内摄入量为每天 0.1~0.8μg/kg。

五、维生素 C

维生素 C(又称抗坏血酸)是许多酶的辅助因子和强抗氧化剂,参与多种代谢途径,包括多巴胺羟基化生成去甲肾上腺素、肉毒碱合成、神经肽激活和酪氨酸分解等,也是胶原蛋白合成中脯氨酸和赖氨酸羟基化的必需营养素。维生素 C 通过能量依赖性主动运输过程在远端小肠被吸收,其血液浓度受到肾脏排泄的调节。过量的维生素 C 会被肾小球滤过,并经肾小管重吸收至预定的阈值。维生素 C 在垂体、肾上腺、脑、眼和白细胞中的浓度最高。

1. 缺乏的原因　维生素 C 主要在小肠吸

收,但不能储存太久。目前只有在饥饿和极端节食的情况下才会出现维生素 C 缺乏症的典型表现,如疲劳和肌无力。存在炎症性疾病的早产儿对维生素 C 的需求增加。

2. 检测 目前主要检测血浆和白细胞中维生素 C 的水平。血浆维生素 C 水平高于 0.6mg/dl 是比较充足的水平,低于 0.2mg/dl 可出现维生素 C 缺乏的症状。白细胞中维生素 C 水平低于 100μg/g,可能发生亚临床型维生素 C 缺乏症。

3. 临床表现 维生素 C 缺乏可导致维生素 C 缺乏症,表现为明显的皮肤症状,出现瘀点、毛囊周围出血及瘀斑、伤口愈合不良。

4. 诊断 根据维生素 C 摄入不足史和典型的临床症状可做出诊断。维生素 C 的血浆浓度 <0.2mg/dl(1μmol/L)可诊断维生素 C 缺乏,会出现维生素 C 缺乏症的症状。近期摄入维生素 C 可使血浆维生素 C 浓度恢复正常,但此时组织维生素 C 水平可能仍然不足。

5. 治疗 早产儿维生素 C 肠外摄入量为每天 15~25mg/kg,肠内为每天 20~55mg/kg。

六、烟酸

烟酸是指尼克酸及其酰胺形式尼克酰胺的复合物,在多种代谢过程中发挥重要作用,包括脂肪合成、细胞内呼吸代谢和糖酵解。

1. 代谢特点 烟酸通过肠道酶水解及肠道菌群转化后释放入血,继而被肝脏、肾脏、红细胞吸收,一部分食物中的色氨酸在肝脏中转化为烟酸,这种转化有个体差异,如果这种转化因药物等因素中断,可能引起烟酸缺乏。烟酸的需要量需考虑食物中色氨酸的含量,1 当量烟酸对应 60mg 色氨酸或 1mg 烟酸。

2. 缺乏的原因 整个泌乳期母乳中的烟酸含量比较恒定。如母亲营养不良,应适当增加烟酸的补充量。玉米中的烟酸难以吸收,且色氨酸含量低,若母亲以玉米为主食,则早产儿烟酸缺乏的风险增高。一些药物也可导致烟酸缺乏,如长期使用异烟肼、氟尿嘧啶、吡嗪酰胺、苯巴比妥等。

3. 检测 烟酸水平可通过测量尿液 N- 甲基烟酰胺来评估,但目前该检测手段尚未普及。

4. 临床表现 烟酸缺乏可引起糙皮病,临床表现为软弱、乏力、皮炎、黏膜炎、腹泻、呕吐、吞咽困难,严重时可出现痴呆或死亡。

目前没有关于烟酰胺毒性的报道,但高剂量(3~9g/d)烟酸可引起潮红、恶心、呕吐、肝毒性、视力模糊和糖耐量受损。

5. 诊断 目前主要通过存在的高危因素及临床表现来诊断。

6. 治疗 早产儿烟酸肠外摄入量为每天 4.0~6.8mg/kg,肠内摄入量为每天 1.0~5.5mg/kg。

七、叶酸

叶酸对人类是必需的,作为辅助因子参与嘌呤和嘧啶的生物合成、细胞的有丝分裂和组氨酸的分解代谢。叶酸还参与一碳代谢的调控;为 DNA 和组蛋白的生物合成过程的甲基化提供甲基供体,影响基因表达、神经递质合成和 DNA 修复。叶酸在帮助细胞快速分裂和生长方面尤其重要,是胎儿发育和生长的必要营养物质。

1. 代谢特点 叶酸在小肠吸收,主要储存于红细胞中,少量储存于肝脏,可通过肠肝循环再吸收。叶酸对人体无毒,然而,较高的药物剂量可能掩盖恶性贫血的神经学表现,并可能降低抗惊厥药物的疗效。

2. 缺乏的原因 在生后第 1 个月,影响血清叶酸水平的最重要因素是母亲在妊娠期间的母源性供应。母体孕期叶酸摄入量与早产儿生后同型半胱氨酸水平之间存在负相关。促红细胞生成素治疗可增加叶酸缺乏的发生风险。

3. 检测 检测血清叶酸水平:①叶酸>4.0ng/ml(>9.1nmol/L)为正常,提示无叶酸缺乏;②叶酸 2.0~4.0ng/ml(4.5~9.1nmol/L)为临界值,根据临床情况和对叶酸缺乏的怀疑程度决定是否需要进行其他检测;③叶酸<2.0ng/ml(<4.5nmol/L)为低下,可诊断为叶酸缺乏。

红细胞中的叶酸水平可以代表组织叶酸水平,反映了红细胞整个生命期间的叶酸状态。若没有合并维生素 B_{12} 缺乏(维生素 B_{12} 缺乏者的红细胞叶酸水平较低),则红细胞叶酸水平<150ng/ml(<340nmol/L)时可诊断为叶酸缺乏。

4. 临床表现 叶酸缺乏时,细胞的 DNA 复制和分裂能力减弱。临床表现为大细胞性贫血(肤色苍白、乏力、气促)和皮肤发黄。叶酸缺乏的大多数症状没有特异性,可出现疲乏、易激惹等,为贫血的早期表现。长期缺乏可出现发育迟缓或倒退、喂养困难、肌张力减退、震颤、惊厥等。

5. 诊断 存在叶酸缺乏的临床表现伴血清叶酸<2ng/ml、红细胞叶酸<150ng/ml 可诊断。

6. 治疗 早产儿叶酸的肠外摄入量为每天56μg/kg,肠内摄入量为每天 35~100μg/kg。常与维生素 B_{12} 联合治疗以促进红细胞生成。

八、泛酸

泛酸(又称维生素 B_5)是辅酶 A 合成和脂肪酸代谢所必需的。人体中泛酸缺乏的报道很少。

1. 检测 测定尿液中的泛酸水平。

2. 临床表现 泛酸广泛存在于食物中,因此暂未发现人类泛酸缺乏症。

3. 治疗 由于缺乏科学证据,早产儿对泛酸的需求尚不清楚。因此,在肠外营养中使用泛酸的建议通常是基于专家的意见,早产儿泛酸肠外摄入量为每天 1~2mg/kg。

九、生物素

生物素是碳水化合物、脂肪和氨基酸代谢中进行羧化反应的辅酶。

1. 缺乏的原因 长期不含生物素的静脉营养加上长期使用广谱抗生素可导致患儿出现生物素缺乏。母乳中生物素含量很低,需经肠外营养供给。

2. 检测 检测尿液中生物素的排泄量以评估体内生物素水平,尿液排泄生物素的正常水平为 75~195μmol/d。

3. 临床表现 生物素缺乏时可出现嗜睡、张力减退、易怒、皮炎、厌食、面色苍白、舌炎、恶心、感觉过敏、肌肉疼痛及血清胆固醇和胆红素水平升高。典型表现为眼、鼻、口周围的皮炎,结膜炎,脱发和神经系统症状(神志改变、嗜睡、感觉异常)。继发于短肠综合征的生物素缺乏可导致复发性乳酸酸中毒。

4. 诊断 结合生物素缺乏的临床表现及尿液生物素排泄<75μmol/d可诊断。

5. 治疗 早产儿生物素的肠外摄入量为每天5~8μg/kg。

小结：早产儿水溶性维生素临床使用建议

1. 早产儿生后应常规补充水溶性维生素，尽

可能将水溶性维生素和脂溶性维生素添加至脂肪乳或含有脂肪乳的混合液中，现有指南推荐剂量见表4-1。

2. 目前国内水溶性维生素制剂提供的水溶性维生素通常可满足早产儿的需要量，按照推荐剂量，水溶性维生素制剂应每天给予1ml/kg。

3. 目前无证据证明维生素浓度监测具有临床意义，故不推荐常规监测水溶性维生素浓度。

（黄雪蓉　林新祝）

第二节　脂溶性维生素

由于脂溶性物质通过母体胎盘转运比较困难，早产儿出生时体内脂溶性维生素储备量较低，发生脂溶性维生素缺乏的风险较高，因此建议早产儿出生后第1天就需补充足够的脂溶性维生素。

一、维生素A

维生素A是一种脂溶性化合物，有2种主要形式——维生素A原类胡萝卜素和已形成的维生素A。维生素A原存在于植物中，有多种形式，主要包括β-胡萝卜素、α-胡萝卜素和β-隐黄素。这些物质可被哺乳动物代谢转化为维生素A。已形成的维生素A（视黄醇、视黄醛、视黄酸和视黄酯）是维生素A最活跃的形式，主要存在于动物性食物中，是大多数补充剂提供的形式。

维生素A对上皮细胞、视网膜、肺、胃肠道、

脑及免疫系统等的正常生长发育均有非常重要的作用。维生素A是胎肺细胞分化和肺表面活性物质合成的必需营养素，且肺表面活性物质蛋白合成受视黄酸的选择性调控，缺乏维生素A的早产儿发生支气管肺发育不良和呼吸道感染的风险增加。

1. 代谢特点 维生素A的储存主要发生在妊娠晚期，因此早产儿出生时肝脏维生素A储量较少。人体90%的视黄醇存储于肝脏，其他储存较多的部位是肺和视网膜。血浆视黄醇主要与肝脏合成的视黄醇结合蛋白结合，视黄醇结合蛋白的作用为向目标器官输送维生素A，早产儿体内的视黄醇结合蛋白水平也较低。

2. 缺乏的原因

（1）先天储备不足：维生素A很难通过胎盘进入胎儿体内。新生儿尤其是早产儿是维生素A缺乏的高危人群，早产儿血清维生素A缺乏的

发生率约为62.47%。血清维生素A水平不受性别、胎次和分娩方式的影响。

(2)来源不足：对于母乳喂养的婴儿，母乳维生素A含量将直接影响婴儿维生素A水平及婴儿对维生素A的利用。母乳维生素A含量与产后时间、母乳量和乳汁中的脂肪含量有关。整个哺乳期母乳维生素A水平呈逐渐下降的趋势，初乳及过渡乳中的维生素A含量基本可以满足婴儿所需，成熟乳的视黄醇含量已开始表现出不足。在经济欠发达地区，母乳中视黄醇水平较低。

(3)感染因素：*Lancet*发表的一项研究统计了临床常见感染性疾病患者维生素A的丢失情况，结果显示感染会导致血清视黄醇含量急速下降，使机体处于维生素A缺乏状态，发生一次感染甚至会消耗超过50%的肝脏存储量。很多疾病因素会影响维生素A的吸收、代谢和需要量，因此在疾病急性期或恢复期，维生素A的摄入量需要适当提高。

3. 检测 检测血清维生素A水平（正常应>200μg/L），也可以通过血清视黄醇（正常范围为1~3μmol/L）或视黄醇结合蛋白浓度（<0.48mmol/L与严重维生素A缺乏有关）来评估。

4. 临床表现 维生素A缺乏可造成夜盲症、干眼病、角膜软化、角膜溃疡或免疫功能低下，增加感染机会，易患呼吸系统疾病。

维生素A是脂溶性维生素，可在体内蓄积造成中毒，表现为呕吐、皮肤和黏膜改变或颅内压增高等。

5. 诊断 早产儿维生素A缺乏是指血浆维

生素A水平<200μg/L（<0.70μmol/L），<100μg/L（<0.35μmol/L）提示维生素A严重缺乏和肝脏维生素A存储量耗竭。

6. 治疗

(1)肠外营养补充：国内最新指南推荐新生儿肠外营养中维生素A剂量为每日150~300μg/kg（495~990IU/kg），临床使用的复合维生素用灭菌注射用水10ml溶解后，其1ml含维生素A 69μg，按照2ml/（kg·d）给予。2016年ESPGHAN推荐早产儿维生素A用量为每日227~455μg/kg或700~1 500IU/kg。目前国内指南推荐摄入量少于国外。

维生素A与水溶性维生素一起作为葡萄糖-氨基酸输注的一部分时，经历了大量的光降解和吸附损失。对于早产儿，维生素A加入脂肪乳剂中是减少损失的最可行方法，且在输注时需避光或者使用棕色输液器。有学者建议，肠外营养时每日需要约2 600IU/kg才能保持血视黄醇浓度≥0.7μmol/L，但是目前国内外均无单独的静脉维生素A制剂可用，临床上不能增加脂溶性维生素的用量以满足对维生素A的需要量。

Esteban Pretel等的研究表明，超早产儿生后第1个月内每周3次肌内注射5 000IU维生素A能够降低早产儿死亡及氧气依赖的风险，然而也有研究指出反复肌内注射给婴儿造成疼痛，并且可增加败血症的发生率。国内尚无维生素A肌内注射制剂。

(2)肠内营养补充：2016年《中国儿童维生素A、维生素D临床应用专家共识》建议早产儿、低出生体重儿、多胞胎等出生后应每日补充维生素 A 1 500~2 000IU，前 3 个月按上限补充，3 个月后可调整为下限。

早产儿肠内营养建立后，可通过口服补充维生素 A。临床上使用的维生素 AD 滴剂（<1 周岁）含有 400IU 维生素 D_3 和 1 500IU 维生素 A。对于母乳喂养的早产儿，母乳强化剂中每天可提供 1 240IU 维生素 A（按奶量 400ml/d），加上母乳中的含量，足够满足早产儿的需要量。出院后由于配方乳的变化和停用母乳强化剂，不同早产儿配方乳所含维生素 A 的量不同，不同喂养方式的维生素 A 获得量也不同，应个体化评估。

在关于维生素 A 的文献中，使用单位较多，并易混淆，为方便使用，现归纳换算如下。

血浆视黄醇：1μmol/L=28.6μg/dl，1μg/dl=10μg/L=0.035μmol/L。

1μg 视黄醇当量 =0.003 49μmol 视黄醇 =3.3IU 维生素 A。

1IU 维生素 A=0.3μg 视黄醇 =0.001 05μmol 视黄醇。

二、维生素 D

维生素 D 是一种类固醇衍生物，主要包括维生素 D_2 和维生素 D_3，是维持早产儿正常骨骼健康必不可少的因素。维生素 D 的主要功能是调节机体的钙磷平衡、参与骨和矿物质代谢，通过活性代谢物 1,25- 羟维生素 D_3 增加肠道钙和磷的吸收。近年来，维生素 D 的其他作用机制逐渐为人们所认识，它可作为配体激活维生素 D 受体，在多种组织、器官及细胞中发挥免疫调节和抗感染等作用。越来越多的研究表明，机体维生素 D 水平与新生儿免疫调节、败血症、呼吸窘迫综合征、支气管肺发育不良和坏死性小肠结肠炎等疾病密切相关。

早产儿维生素 D 缺乏在全世界普遍存在，据报道，美国的发生率约为 25%~64%，澳大利亚为 36%、巴西为 44%、土耳其（<32 周）为 72%、希腊（32~36 周）为 72%，我国发生率约为 72%。

1. 代谢特点　维生素 D 包括以下形式。

（1）维生素 D_3：动物制品和某些维生素 D 补充剂中的维生素 D 形式。皮肤暴露在紫外线下，转化为维生素 D 前体，由该前体异构化后转化而成。

（2）维生素 D_2：即麦角钙化醇，为植物膳食来源并存在于大多数维生素 D 补充剂中。

（3）25- 羟维生素 D_3［25-hydroxyvitamin D_3，25（OH）D_3］：即骨化二醇，维生素 D 的储存形式。存在于肝脏内。维生素 D 与结合蛋白结合后转运至肝脏内，通过 25- 羟化作用形成。25（OH）D_3 含量最高且最稳定，半衰期为 21 天，故成为评价维生素 D 营养状况的最佳指标。

（4）1,25- 羟维生素 D_3［1,25-dihydroxyvitamin D_3，1,25（OH）$_2D_3$］：即骨化三醇，是维生素 D 的活性形式，在甲状旁腺素和其他因素（低磷血症、生长激素）驱动下肾脏中 25（OH）D_3 通过 1α- 羟化作用形成。

2. 缺乏的原因

（1）产前因素：主要与母亲维生素 D 摄入量及胎龄相关。胎儿体内维生素 D 均以 25（OH）D_3 的形式通过胎盘从孕母获得，且该转运主要发生在妊娠晚期。一项随机对照研究发现，孕妇自妊娠 27 周开始每日补充维生素 D 1 000IU 或 2 000IU 均可有效改善妊娠 36 周胎儿及脐血中维生素 D 水平,降低孕母及新生儿维生素 D 缺乏的发生率,且补充较高剂量维生素 D 可使该状态持续时间更长。早产儿维生素 D 营养状况与母亲血清 25(OH)D$_3$ 水平呈正相关($P<0.001$),且与胎龄相关。胎龄<28 周的早产儿出生时血清 25(OH)D$_3$ 浓度明显低于胎龄 28~32 周者。与足月新生儿相比,早产儿维生素 D 缺乏情况更为常见。

(2)早产儿自身因素:早产儿维生素 D 依赖于外源补充。因为早产儿出生后在重症监护室内不会暴露于紫外线下,所以早产儿皮肤生成的维生素 D 基本可忽略不计。早产儿胃肠道及肝肾功能不成熟,影响维生素 D 的吸收及羟化。

(3)疾病及药物因素:某些消化系统疾病如新生儿坏死性小肠结肠炎、肝炎综合征、慢性腹泻及某些药物(如苯巴比妥)的应用均会影响早产儿维生素 D 的代谢。肝肾严重损害可致维生素 D 羟化障碍,1,25(OH)$_2$D$_3$ 生成不足而引起佝偻病。抗惊厥类药物如苯巴比妥钠、苯妥英钠等可刺激肝细胞线粒体的氧化酶系统,使其活性增加,1,25(OH)$_2$D$_3$ 加速分解为无活性的代谢产物。糖皮质激素可拮抗维生素 D 对钙的转运。这些因素均可影响早产儿维生素 D 的代谢。

(4)母乳因素:母乳维生素 D 含量仅为 25~50IU/L,远远不能满足早产儿的需求,纯母乳喂养的早产儿容易发生维生素 D 缺乏。

3. 检测 通过检测血清 25(OH)D$_3$ 浓度来确定维生素 D 状态。在维生素 D 的各种形式中,25(OH)D$_3$ 是确定维生素 D 状态和储备的最佳指标。25(OH)D$_3$ 是维生素 D 的主要循环形式,半衰期为 21 天;而 1,25(OH)$_2$D$_3$ 的半衰期要短得多,约为 4 小时,循环浓度远低于 25(OH)D$_3$,而且容易因钙浓度的细微变化而出现甲状旁腺激素(parathyroid hormone,PTH)诱导的波动。

4. 临床表现 维生素 D 活性不足可导致肠道钙和磷吸收减少。在维生素 D 缺乏早期,低磷血症比低钙血症更为明显。随着维生素 D 缺乏持续,将出现低钙血症并引起继发性甲状旁腺功能亢进,从而引发高磷酸盐尿和骨质脱矿,若此情况长期存在且程度严重,最终可导致佝偻病。

5. 诊断 血清 25(OH)D$_3$ 为 30~<50nmol/L 为维生素 D 不足,<30nmol/L 为维生素 D 缺乏。美国内分泌协会建议早产儿血清 25(OH)D$_3$ 水平保持在 50nmol/L(20ng/ml)以上。

6. 治疗

(1)增加早产儿维生素 D 的来源

1)皮肤来源:皮肤合成的维生素 D 是主要的天然来源的维生素 D,但早产儿出生后在重症监护室,一般不会暴露于紫外线下;后期出院后阳光暴露不足,因此皮肤合成来源量极少。母乳喂养的婴儿每周需只穿尿布暴露于阳光下至少 30 分钟才能补充足够的维生素 D。

2)乳类来源:母乳维生素 D 含量较低,若因其他原因母体维生素 D 缺乏,则乳汁维生素 D 含量更少。母乳喂养的早产儿应添加母乳强化剂以补充母乳维生素 D 的不足。当早产儿肠内喂养量达 160ml/(kg·d)时,母乳及不同配方奶维生素 D 的含量如表 4-2。目前,无论通过母乳喂养还是人工喂养,都无法完全满足早产儿维生素 D 的需求,因此两种喂养方式都需补充维生素 D。

（2）维生素 D 的推荐摄入量:相关指南中极低出生体重早产儿达全肠内营养时,维生素 D 的推荐剂量见表 4-3。

表 4-2 母乳及不同配方乳维生素 D 的含量　　　　　　单位：IU/d

项目	母乳	普通配方乳	早产儿配方乳	早产出院后配方乳	标准强化母乳
维生素 D	2.4	400.0	194.0~384.0	125.0~127.0	189.0~253.0

表 4-3 极低出生体重儿达全肠内营养时维生素 D 的推荐剂量　　　　　　单位：IU/d

项目	Rigo 2007 版指南	ESPGHAN 2010 版指南	AAP 2013 版指南	Koletzko 2014 版指南
维生素 D	800~1 000	800~1 000	200~400	400~1 000

国内外指南均推荐,早产儿在生后 1~2 周且肠内喂养可耐受的情况下尽早补充维生素 D,《早产儿代谢性骨病临床管理专家共识（2021年）》指出早产儿维生素 D 的每日需求量为 400~1 000IU,可通过强化母乳、早产儿配方乳及维生素 D 制剂来补充。不同指南推荐量差异较大,可能出于以下原因的考量。

1）美国内分泌协会对于出生体重<1 500g 的早产儿,维生素 D 推荐量为 200~400IU/d；当体重>1 500g 时,推荐量为 400IU/d。体重越低推荐量却越少是由于早产儿出生后,钙的吸收可能不依靠维生素 D。有研究显示,早产儿出生后第 1 个月,钙的吸收不是通过维生素 D 促进的主动吸收,而是经过细胞旁的被动吸收。极低出生体重儿每日补充 200~400IU 维生素 D,其 25（OH）D_3 能维持在正常水平（50nmol/L 以上）,使用更高量的维生素 D 补充剂,是否会导致体内的高维生素 D 水平甚至中毒还不明确。

2）2018 年 ESPGHAN/ESPEN/ESPR 儿童肠外营养指南指出,对于出生体重<1 800g 的早产儿,在生后 1 个月内,推荐量为 800~1 000IU/d。其 25（OH）D_3 水平的目标值为 80nmol/L 以上。

3）当临床监测到维生素 D 缺乏的证据且合并慢性肝、肾疾病等时,可考虑给予维生素 D 活性形式即 1,25（OH）$_2D_3$,治疗期间需定期监测血磷、血钙、25（OH）D_3、PTH 及尿钙、尿磷水平,及时调整治疗方案,避免出现钙磷负荷过多等不良反应。

三、维生素 K

维生素 K 是脂溶性 2- 甲基 -1,4- 萘醌家族的总称。可调节凝血因子 Ⅱ、Ⅶ、Ⅸ、Ⅹ 和蛋白 C、蛋白 S 的羧基化。维生素 K 在骨钙素的合成中也发挥作用,骨钙素是骨形成的标志。

1. 维生素 K 的来源　维生素 K 有 2 种天然存在的形式。

（1）维生素 K_1:由菠菜、抱子甘蓝、卷心菜、生菜、西蓝花等绿叶蔬菜合成,植物甲萘醌是人工合成的维生素 K_1,是用于疾病治疗的唯一形式。

（2）维生素 K_2:也称甲基萘醌,有几种形式,根据侧链的长度分别命名为 MK-4(四烯甲萘醌)~MK-13,MK-4 是动物体内维生素 K_2 的主要储存形式,其他维生素 K_2 由肠道细菌合成,膳食来源主要为蛋黄、鸡肉、牛肉、肝脏、奶酪等制品以及卷心菜、纳豆(发酵黄豆)等蔬菜。

(3)人工合成的维生素 K:维生素 K_3 和维生素 K_4。维生素 K_3 仅作为维生素 K_1 与维生素 K_2 在体内转化的中间体而很少天然存在。人工合成的维生素 K_3、维生素 K_4 的不良反应包括口服后恶心、呕吐,大剂量时引起蛋白尿。由于维生素 K_3、维生素 K_4 的不良反应较大,具有氧化活性,红细胞葡萄糖 -6- 磷酸脱氢酶缺乏者禁用。因此,目前主要作为饲料添加剂使用而不用于临床。

2. 围产期代谢 维生素 K 不易穿过胎盘屏障,妊娠妇女分娩前补充维生素 K_1 并不能影响胎儿血浆维生素 K 依赖性凝血因子的浓度,不能预防新生儿维生素 K 缺乏性出血(vitamin K deficiency bleeding,VKDB)的发生。已有多项临床研究证实产前使用维生素 K 不能降低早产儿发生颅内出血的风险。

维生素 K 的吸收需要完整的胆、胰功能及脂质吸收机制。膳食中维生素 K 与蛋白质结合,在小肠内通过胰酶被释放,溶于微胶粒而被吸收,进入肠淋巴管和门脉循环,在肝脏与低密度脂蛋白结合并储存在循环中。

3. 缺乏的原因 维生素 K 是一种脂溶性维生素,任何原因的脂质吸收不良都可能引起维生素 K 缺乏。脂质吸收不良可由胆汁淤积或胰腺分泌紊乱、肠黏膜广泛病变或切除引起。如发生以下情况,建议补充并监测。

(1)遗传性疾病:囊性纤维化、原发性胆汁性胆管炎、胆道闭锁、家族性肝内胆汁淤积和其他胆汁淤积相关的遗传性疾病。囊性纤维化和胆汁淤积可导致脂肪吸收不良,使患儿有维生素 K 缺乏的风险。

(2)与吸收不良有关的肠道疾病:短肠综合征,特别是病变累及回肠末端时,此种情况胆盐储备减少,从而导致脂溶性维生素吸收不良。

(3)药物:母亲使用抗凝药、抗癫痫药,新生儿使用抗生素等。

妊娠期母亲使用华法林或其他香豆素类抗凝剂和抗癫痫药均可进一步增加新生儿发生 VKDB 的风险。抗生素因影响肠道细菌及肝内维生素 K 活化引起维生素 K 缺乏。定植于结肠和回肠远端的微生物参与合成维生素 K_2,但大多数广谱抗生素可抑制这类菌群,导致维生素 K 缺乏。

所有新生儿都有发生维生素 K 缺乏的风险,因为其肝脏发育不成熟,无法有效地利用维生素 K。母乳中维生素 K 含量较低,新生儿肠道无菌且维生素 K 的胎盘转运量低,维生素 K 储备低。而早产儿由于喂养延迟、使用抗生素频率较高、胃肠道菌群定植延迟、肝功能不成熟等因素更易发生维生素 K 缺乏,再加上凝血功能发育不成熟,肝脏合成凝血因子能力有限,早产儿发生 VKDB 的风险也更高。

4. 检测

(1)对于有出血症状的患儿,可通过检测凝血酶原时间(prothrombin time,PT)和国际标准化比值（international normalized ratio，INR）来评估维生素 K 缺乏的可能性。在缺乏维生素 K 时，PT 延长、INR 升高。维生素 K 轻度缺乏时，主要影响因子Ⅶ，因而可能仅出现 PT 延长；维生素 K 重度缺乏时可同时影响 PT 和部分凝血活酶时间。

（2）评估新生儿体内维生素 K 情况的最佳指标是维生素 K 和维生素 K 缺乏诱导蛋白（proteininduced by vitamin K absence-Ⅱ，PIVKA-Ⅱ）（又称右旋 -γ- 羧基凝血酶原）。PIVKA-Ⅱ 浓度测定可用于评估可能存在的维生素 K 缺乏。

5. 临床表现 皮肤瘀斑、黏膜出血，消化道、脐等部位出血或颅内出血。维生素 K 缺乏产生出血症状称为 VKDB，根据发生时间分为 3 型：早发型、经典型和迟发型（晚发型）。临床特点见表 4-4。

6. 诊断 当没有损伤、窒息、感染等其他疾病时，单纯 VKDB 通常表现为多部位出血。2016 年 ESPGHAN 在《新生儿及小婴儿维生素 K 缺乏性出血的预防和管理》中提出，诊断新生儿 VKDB 应满足 PT ≥ 4 倍标准值，并至少符合以下标准之一。

（1）血小板计数正常或升高，纤维蛋白原水平正常，无纤维蛋白降解产物。

（2）静脉注射维生素 K₁ 后 20~30 分钟内 PT 恢复正常，一般情况下不需补充凝血因子。

（3）由于维生素 K 缺乏或拮抗导致 PIVKA-Ⅱ 水平超过正常范围。

7. 治疗 目前国内外维生素 K₁ 推荐量总结见表 4-5。

表 4-4 维生素 K 缺乏性出血的临床特点

分类	发生时间	常见出血部位	高危因素
早发型	0~24 小时	头颅血肿、颅内、胸腹腔、脐残端	母亲孕期用药（抗癫痫药、抗凝药等）
经典型	2~7 天	胃肠道、皮肤、肾上腺、鼻、颅内、脐残端	与维生素 K 摄入量低有关（出生后使用维生素 K 可预防）
迟发型（晚发型）	8 天 ~ 3 周	颅内、皮肤、胃肠道	多见于维生素 K 吸收减少的疾病、维生素 K 摄入量低、纯母乳喂养

表 4-5 国内外维生素 K₁ 推荐量

资料来源		VKDB 预防推荐量
中国	《儿科学》（第 9 版）	出生时给予足月儿 1mg 肌内注射，早产儿 0.5mg 肌内注射，出生后 1 个月、2 个月各使用 1mg 肌内注射
	《实用新生儿学》（第 5 版）	早产儿 0.5mg 肌内注射
WHO	2013 年指南	早产儿 0.4mg/kg 肌内注射，最大不超过 1mg
加拿大	2018 年加拿大儿科学会	出生后 6 小时内使用，出生体重 >1 500g 者给予 1mg 肌内注射，出生体重 ≤1 500g 者 0.5mg 肌内注射

1961 年和 1993 年,美国儿科学会建议出生后早期使用维生素 K 0.5~1.0mg 肌内注射或维生素 K 1.0~2.0mg 口服进行预防;2003 年,建议将出生时使用维生素 K 1mg 肌内注射作为健康新生婴儿的标准治疗。该政策在全球范围内得到广泛应用,将经典型和迟发型 VKDB 的发生率降至 0.2/10 万以下。基于流行病学研究得出,与肌内注射相比,口服维生素 K 的失败率较高。在以口服给药为主要预防形式的国家,迟发型 VKDB 的发生率分别为 1.6/10 万(英国)、1.9/10 万(日本)、5.1/10 万(瑞典)、6.4/10 万(瑞士)。2016 年 ESPGHAN 认为早产儿不适合口服维生素 K,这可能与早产儿对口服制剂的吸收能力较差有关。静脉注射途径可能更适合早产儿、患病足月儿和伴有胆汁淤积的婴儿,静脉注射比肌内注射起效更快,但维生素 K 的代谢产物经尿排出也更快,因此静脉注射途径预防迟发型 VKDB 的效果可能不如肌内注射途径。因此,目前认为肌内注射效果更佳。综上所述,在缺乏大数据研究支持的前提下,建议早产儿 VKDB 初始预防剂量采用维生素 K_1 1mg 肌内注射的方案。

母乳中维生素 K 含量非常低,制订早产儿 VKDB 预防方案时,应充分考虑各种摄入源中维生素 K_1 的含量,尤其是接受肠外营养制剂的早产儿。肠外营养每日能为早产儿提供 60~70μg 维生素 K_1,每 100ml 母乳全量强化剂提供约 5μg 维生素 K,每 100ml 早产儿配方奶粉提供 6~10μg 维生素 K。此外,以上建议的预防剂量都只是根据维生素 K_1(母乳中维生素 K 的主要形式)计算,并未考虑到母乳中其他类型维生素 K 的含量

及其对早产儿生后维生素 K 状态的潜在贡献,如维生素 K_2 类的 MK-4,母乳中 MK-4 的浓度是维生素 K_1 浓度的一半。

不同胎龄安全有效的预防剂量仍需深入研究。较小胎龄或体重的早产儿建议采用静脉给药途径,较大胎龄和体重的早产儿既可以静脉注射,也可以肌内注射维生素 K_1。对于胎龄 <33 周的早产儿,初始预防剂量、给药次数及间隔时间有待进一步研究。

四、维生素 E

维生素 E 指具有生育酚类生物活性的一类化合物,是 8 种天然存在的、具有相同特性和药理活性的化合物的总称。维生素 E 由生育酚和生育三烯酚两大类组成,分 α、β、γ 和 δ 四种类型,其中 α 型维生素 E 活性最高,含量也最丰富。维生素 E 为脂溶性,不溶于水,对可见光、酸和热都比较稳定,但暴露在空气中会被氧化,是生物体内重要的抗氧化剂,可防止自由基在细胞膜和血浆脂蛋白中扩散,保护细胞膜免受氧化应激损伤,通过维持细胞膜成分、结构及功能完整性提高红细胞抗氧化损伤能力,对神经系统、骨骼肌和视网膜发育亦有重要作用。

1. 代谢特点 维生素 E 经被动扩散进入小肠上皮细胞,在不同个体之间吸收率为 20%~60%;吸收入血液循环的维生素 E 通过脂蛋白运输,且在运输过程中依赖脂类和脂蛋白代谢。维生素 E 主要贮存于脂肪、肝脏和肌肉中,在血浆和红细胞中以 α 型维生素 E 形式发挥活性作用。

2. 缺乏的原因

(1)胎儿期储备少:胎儿期维生素 E 储备发生在妊娠中晚期,早产儿脂肪占体重比例较低,维生素 E 储备空间少,因此早产儿维生素 E 水平与胎龄之间具有显著相关性,胎龄越小的早产儿越易出现维生素 E 缺乏。若孕妇摄入维生素 E 量不足或患有某些妊娠期合并症,都会使胎儿期维生素 E 储存不足。孕期补充维生素 E 的母亲娩出的新生儿维生素 E 水平较高。

(2)生后摄入不足:早产儿生后摄入的维生素 E 主要来源于母乳或早产儿配方乳。早产儿维生素 E 需要量为每天 4~8mg/kg,极低出生体重早产儿需要量达每天 5~25mg/kg。人类初乳中维生素 E 含量为 8.6~11.6mg/L;成熟乳中维生素 E 含量减少,为 3.66~5.52mg/L,且乳汁的维生素 E 水平不受日常普通膳食中维生素 E 含量的影响。多数早产儿配方奶中维生素 E 含量为 4.0~6.3mg/100kcal,与成熟乳的含量相近。早产儿生长发育迅速,对维生素 E 需求量相对较大,可造成维生素 E 相对不足。

(3)其他因素:维生素 E 吸收过程受胰腺功能、胆汁酸盐活性、脂肪的摄入量等因素影响。早产儿血脂水平与胎龄、体重均呈正相关,胎龄小于 34 周的早产儿更易合并脂肪营养不良而影响维生素 E 转运到各器官发挥生理功能。早产儿合并贫血时,口服铁剂因具有氧化活性,可加重维生素 E 缺乏,铁剂治疗时,维生素 E 的剂量应随饮食中铁和多不饱和脂肪的增加而增加。

3. 检测 血浆维生素 E 浓度<0.3mg/L 为

维生素 E 缺乏。血浆维生素 E- 磷脂比值和维生素 E- 总脂比值评价维生素 E 的营养状态,较单一血浆维生素 E 水平有更高的特异度和灵敏度,在早产儿的相关研究中,宜选用血浆维生素 E- 总脂比值作为评价指标,当比值>0.6~0.8mg/g 时,提示营养状况良好,<0.6mg/g 时考虑维生素 E 缺乏。

4. 临床表现 早产儿维生素 E 缺乏的症状多于生后 2~8 周出现,常无特异性,表现为浮肿、贫血、腹泻、黄疸、皮疹,尤以会阴部局限性浮肿为主要表现。长期缺乏维生素 E 可有肌无力、腱反射减弱、位置觉及振动觉减弱、视网膜变性等表现。一旦补充维生素 E 上述症状将迅速消失。

5. 诊断 血浆维生素 E 浓度<0.3mg/L 或血浆维生素 E- 总脂比值<0.6mg/g 为维生素 E 缺乏。

6. 治疗

(1)肠外营养:由于初生的极低出生体重儿或超低出生体重儿存在各种疾病、喂养不耐受等因素,早期口服补充维生素 E 受到限制。早产儿补充总剂量应为每天 2.8~3.5mg/kg,现有研究均不支持早产儿特别是极低出生体重儿补充大剂量维生素 E,尤其是静脉补充。

(2)肠内营养:美国儿科学会营养委员会在早产儿营养需求指南中推荐,体重<2 500g 的早产儿维生素 E 摄入量为 2.8mg/d, ≥ 2 500g 的早产儿为 7mg/d。此推荐剂量为每日剂量,未考虑胎龄,对超低出生体重早产儿来说摄入量可能较大。而美国临床营养学会推荐每天 2.8mg/kg,与每天固定剂量相比,千克体重剂量对于出生后早

期体重增长较快的早产儿更为适合,并且有利于保持血液中维生素E浓度的稳定。

目前普遍认为,补充铁剂的极低出生体重儿如果未同时补充维生素E,其血红蛋白水平及血清维生素E浓度较低,因此建议早产儿贫血治疗可在使用促红细胞生成素(erythropoietin,EPO)的同时给予维生素E和铁剂。由于膳食中多不饱和脂肪摄入量会影响维生素E的代谢,用多不饱和脂肪含量高的奶粉喂养早产儿,红细胞过氧化反应增高,溶血发生率增高,继而维生素E水平降低,所以应考虑现行早产儿喂养策略对维生素E代谢的影响。在未同时补充铁剂的情况下,配方奶中维生素E-多不饱和脂肪比值>0.6时,给早产儿5mg/d或10mg/d维生素E,可使维生素E足量吸收,以预防生后早期溶血性贫血。

鉴于维生素E在抗氧化损伤及调节免疫等方面的重要作用,当给予早产儿纯母乳、早产儿配方奶或混合喂养时,在达到全量肠内喂养之前,均应选择适合的剂型,尽早补充维生素E。维生素E防治早产儿贫血倾向于小剂量口服,最大剂量为7mg/d;考虑到极低出生体重儿和超低出生体重儿千克体重负荷过大,可按照千克体重剂量给药,最好结合血浆维生素E水平,制订个体化给药方案。

🍼 小结:早产儿脂溶性维生素临床使用建议

1. 复合维生素粉针制剂可用于早产儿,灭菌注射用水10ml溶解后,每天2ml/kg。配制肠外营养时,与脂肪乳剂一起配制使用。

2. 最新指南推荐,新生儿肠外营养的维生素A剂量为每日495~990IU/kg,2016年ESPGHAN推荐早产儿维生素A剂量为每日700~1 500IU/kg。早产儿肠内营养建立后,通过口服补充。早产儿出生后每日应补充维生素A 1 500~2 000IU,前3个月按上限补充,3个月后可调整为下限。

3. 国内外指南均推荐早产儿生后1~2周,如肠内喂养可耐受,尽早补充维生素D,每日需求量为400~1 000IU/d。接受长期肠外营养者应定期检测维生素D水平,如血清25(OH)D_3浓度<50nmol/L,应额外补充维生素D。

4. 建议早产儿维生素K缺乏性出血的初始预防采用维生素K_1肌内注射,出生时给予足月儿1mg,早产儿0.5mg,出生1个月、2个月各再肌内注射1mg。

5. 早产儿维生素E总剂量应为每天2.8~3.5mg/kg,但不应超过11mg/d。

(黄雪蓉　林新祝)

第三节　微量元素

微量元素在整个人体的矿物质总含量中只占很小一部分,但是在人体大部分代谢途径中起重要作用。微量元素的聚集主要发生在孕晚期,因此早产儿出生时储备低,生后因生长加速,微量元素摄入不稳定导致早产儿更易发生微量元素缺乏,本节主要介绍这些微量元素的重要生理功能、代谢及推荐量,以期为临床应用提供指导。

一、铁

铁(Fe)是早产儿发育所必需的微量营养素,参与多种细胞代谢过程,并在神经发育中发挥重要作用。缺铁会导致贫血和神经发育不良。有研究表明,即使在不存在缺铁性贫血的情况下缺铁也会损伤大脑而影响到大脑功能,因为一些依赖铁的酶对神经递质合成、髓鞘形成、突触形成、基因表达和神经元能量的产生至关重要。缺铁性贫血对运动、认知、社交和行为发育都有短期和长期的负面影响。

1. 代谢特点 铁主要在十二指肠吸收。早产儿肠道铁吸收率存在个体差异,范围为 0.3%~74%,铁的吸收率取决于早产儿体内铁状况、铁剂的形式和日龄。影响铁吸收的因素包括生后日龄、喂养量、母乳喂养和正常的维生素 C 状态等,抑制因素包括人工喂养和近期输注红细胞;早产儿肝脏铁储备和血清铁蛋白浓度与输血次数相关。

肠道的吸收和运输可调节铁稳态,铁吸收后没有生理性途径可将其排出体外。输血产生的铁是导致早产儿铁过量的主要原因。大约 80% 的极低出生体重儿和 95% 的超低出生体重儿在住院期间至少需要 1 次红细胞输注,每输注 1ml 红细胞可增加 0.5~1.0mg 铁。早产儿多次输血后体内血清铁和铁蛋白浓度较高,肝脏铁储量较高。早产儿因疾病住院期间医源性失血、换血,生后食物过敏等因素,可导致肠道慢性失血,造成铁缺乏(iron deficiency,ID)。

2. 铁缺乏的高危因素

(1)铁储备不足

1)母亲铁状态:出生时,足月新生儿体内总铁含量平均为 75mg/kg,而早产儿为 64mg/kg。有研究结果表明,即使脐带血中血红蛋白浓度在正常范围内,有铁缺乏的母亲的脐带血中铁储量也会减少,其分娩儿在婴儿时期更有可能贫血。在怀孕期间补充铁对母亲和婴儿都有好处。

2)母亲孕期并发症:在发达国家,高达 10% 的妊娠伴有胎盘功能不全和胎盘血管结构异常引起的宫内发育迟缓(IUGR),这可能导致铁运输到胎儿的量减少,在约 50% 的 IUGR 胎儿中发现低脐带血铁蛋白(60ng/ml)。母亲患糖尿病会使胎儿的代谢和耗氧量增加 30%,缺氧刺激血红蛋白的合成,这种增加的需求会消耗心脏、肝脏和大脑的铁储备,其严重程度与母亲的血糖控制呈负相关。

(2)铁摄入不足:与膳食中铁含量及吸收率有关。虽然母乳中铁含量低(0.47mg/L),但其吸收率较高(约 50%),生物利用度约为 50%,远高于配方奶。

(3)铁需求增多:与生长速度有关。婴儿在生长发育时,对铁的主要需求是血容量的扩张和瘦体重指数的增加。低出生体重儿、早产儿、IUGR儿因其出生后需要追赶生长,体内铁需求较足月儿增加 3~4 倍,铁缺乏风险增加。

(4)铁丢失或消耗增多:住院期间医源性失血、换血(尤其早产儿),食物过敏导致肠道慢性失血等,均可导致铁丢失过多。

（5）铁吸收障碍：常见于长期慢性或迁延性肠炎、肝胆疾病等消化吸收障碍性疾病导致的铁吸收不良。

3. 临床表现 铁营养状况与机体铁储备、摄入和消耗（丢失）、需求的平衡有关。当铁储备和 / 或摄入不足，铁丢失或需求增多，而不能满足机体生长发育的需要时，即出现铁缺乏。

铁缺乏影响血红蛋白和肌红蛋白的合成，引起小细胞低色素性贫血，临床以皮肤苍白、气促、精神不振、疲乏为特征，严重者可出现心力衰竭。长期严重贫血可导致早产儿生长发育速度减慢、认知发育延迟。一些高质量的儿童病例对照研究显示，婴儿的缺铁性贫血（iron deficiency anemia，IDA）与远期的认知及行为能力不佳存在一致的相关性。一项对在儿童中（新生儿到青春期）进行的 17 项随机临床研究的 meta 分析显示，补充铁元素对智力发育有益。

铁超载的临床表现：早产儿发生铁超载可导致感染风险增加和生长受损。早产儿体内的非蛋白结合铁可增加活性氧形成，进而增加氧化损伤的风险，尤其当输血后体内的铁含量高或在 EPO 治疗中使用了高剂量铁的情况下，更容易发生上述问题。研究表明，红细胞输注与新生儿坏死性小肠结肠炎、脑室内出血、早产儿视网膜病变综合征和支气管肺发育不良的发生率有关。

此外，大剂量的肠内铁给药与维生素 E 缺乏的早产儿溶血有关。在补铁的同时应注意预防铁超载。

4. 检测及诊断 铁缺乏筛查或诊断的常用指标包括转铁蛋白饱和度、游离原卟啉、铁蛋白、转铁蛋白受体、机体铁贮量等。目前，对铁缺乏尚无统一的诊断标准。血清（浆）铁蛋白是鉴别铁缺乏相对敏感和特异的指标。ESPGHAN 推荐的极低出生体重儿在不同年龄段的铁超载、铁缺乏和 IDA 的诊断标准见表 4-6。

5. 治疗

（1）预防性补铁：我国于 2019 年发布的《缺铁性贫血营养防治专家共识》建议，早产儿和低出生体重儿从生后 2~4 周开始补充铁元素（包含铁强化制剂、配方奶铁和膳食铁），每日 2mg/kg，直至 1 岁。使用重组人 EPO 治疗的早产儿可能需要高剂量（每天 6mg/kg）的铁剂补充；生后反复输血者，储备铁可满足其生后 2~3 个月的铁需求，可适当延缓或减少预防性补铁。ESPGHAN 的一份研究报告建议，出生体重<2 500g 的早产儿，每天应摄取 1~2mg/kg 的铁；体重<2 000g 的早产儿，每天应摄取 2~3mg/kg 的铁。美国儿科学会营养委员会建议所有母乳喂养的 1~12 月龄的早产儿，每天补充 2mg/kg 的铁。这些患儿应避免肠内补充铁剂大于每天 5mg/kg。

表 4-6　极低出生体重儿在不同年龄段的铁超载、铁缺乏和缺铁性贫血的诊断标准

项目	实验室检测	新生儿	2 月龄	4 月龄	6~24 月龄
铁超载	血清铁蛋白 /（$\mu g \cdot L^{-1}$）	>300	>300	>250	>200
铁缺乏	血清铁蛋白 /（$\mu g \cdot L^{-1}$）	<35	<40	<20	<10~12
缺铁性贫血	血红蛋白 /（$g \cdot L^{-1}$）	<135	<90	<105	<105

（2）治疗性补铁：在早产儿发生 IDA 的情况下，铁补充建议为每天 4~6mg/kg。

（3）肠外铁补充：铁并不是儿童肠外营养的常规组成部分，而且通常也不是市售微量元素制剂的组成部分。

根据析因法估算，早产儿的肠外铁需求量约为每天 200~250μg/kg，EPO 治疗将增加铁的需求。对于长期（≥4 周）接受肠外营养治疗的患儿，应定期监测铁状态，对于不能通过肠内补铁维持正常铁状态的患儿，应开始肠外补铁。静脉输注铁有 2 种常用的方法：①每日无脂肠外营养溶液中加入铁（如右旋糖酐铁）；②贫血患儿间歇性补铁（如蔗糖铁）。右旋糖酐铁可能引起过敏反应，但目前未见关于蔗糖铁过敏的报道。如需肠外补铁，可每天或每周在输注前即刻将铁加入不含脂质的肠外营养液中，或单独输注铁元素。不建议在含脂质的肠外营养液中添加铁化合物，因为存在使乳糜微粒不稳定及增加脂质过氧化反应的风险。接受肠外营养铁补充的儿童必须定期监测铁水平，以免发生铁超载。

（4）肠内铁补充：肠内补充是补铁的首选途径，可以通过强化铁母乳、强化铁配方奶或药用铁元素提供。肠道铁吸收的个体差异很大，从 10% 到 50% 不等，取决于以下因素：局部因素，如胃液 pH 值和肠黏膜功能；一般的驱动因素，如肠内铁的来源（母乳或配方奶）和婴幼儿铁的储存。如肠内补铁与母乳或维生素 C 一起服用，则会增加铁的吸收。

母乳中铁含量随泌乳期的延续而逐渐降低，从 2 周时的约 0.6mg/L 降至 5 个月后的 0.3mg/L。

母乳中铁的生物利用度约为 50%，远远高于配方奶（3%~4%）。铁的生物利用度在轻度贫血时增加，在输血时降低。标准早产儿配方奶粉中铁含量为 14~22mg/L。以每天 150ml/kg 的标准摄入量为基础，配方奶喂养的新生儿每天摄取的铁含量约为 2.1~3.3mg/kg。尽管使用强化铁配方奶粉喂养，但仍有高达 14% 的早产儿在出生后 1 年内出现 IDA。因此应监测铁的状态，进行个体化补充。

二、锌

锌（Zn）是 300 多种金属酶的辅助因子，在激素构成、胃肠道发育、免疫功能和遗传转录因子功能中发挥作用，对生长、细胞分化及蛋白质、碳水化合物和脂类的代谢都有重要作用。早产儿由于锌的累积不足及胃肠道发育不成熟，导致锌在肠道排泄时处于负平衡状态，锌缺乏风险较高。缺锌可导致发育迟缓、感染风险增加、皮疹和神经发育不良。

1. 代谢特点 胎儿体内 60% 的锌是在妊娠晚期从母体获得的。锌的体内平衡是通过调节吸收和胃肠道内源性排泄来维持的，主要吸收部位在小肠近端，特别是十二指肠远端和空肠近端。妊娠 32 周的早产儿，在出生后早期就能在肠道内保存内源性锌，可占膳食锌的 25%~40%，但 29 周之前出生的早产儿吸收率较低。锌的主要排泄途径是胃肠道、汗液、尿液和毛发。粪便排泄量与肠内锌摄入量相关，而尿损失是肠外锌补充的主要排泄途径。肠瘘、腹泻和肠引流的患儿可能需要额外的补充来满足需求。回肠切除的患儿也可能有锌吸收不良,需要额外补充。外科手术后的新生儿肠外补充应在使用静脉营养时开始补充锌;因腹泻、呼吸丢失或严重皮肤病等有缺锌高风险的早产儿也应在静脉营养液中添加锌。早产儿应常规监测锌,特别是需要长期静脉营养的外科手术后的早产儿。

2. 临床表现 如果早产儿长期应用肠外营养而不补充锌,则可能出现亚临床缺锌的迹象。3个月后可出现更多的特征性表现,包括体重减轻、发育不良、口周和肛周皮炎、舌炎和感染易感性增加等。在摄取足够热量的情况下生长迟缓可能意味着缺锌。一项前瞻性双盲随机对照研究表明,与对照组相比,婴儿在生后7天口服补充锌10mg/d时感染率和死亡率显著降低。高剂量锌的摄入对其他微量元素如铜的吸收的影响尚不清楚。需要进一步研究确定早产儿群体中锌的最佳剂量。

3. 检测及诊断 由于缺乏可靠的生化指标,锌缺乏很难诊断。尽管血清或血浆锌浓度是最常用的指标,但并非敏感指标。血浆锌水平<60μg/dl(<9.2μmol/L)定义为低血锌。测定血浆锌的价值是有限的,因为2/3的血浆锌与血清白蛋白结合,血浆水平也受分解代谢、生理应激和炎症等因素的影响,可能不能反映体内真实的锌状态。

4. 治疗 研究表明,锌摄入量至少为每天1.4~2.0mg/kg才能维持早产儿的稳定生长。目前国外研究建议早产儿锌摄入量为每天1.4~2.5mg/kg,肠内为每天1~2mg/kg;肠外为每天400~500μg/kg。国内专家共识推荐,年龄<3个月的婴儿经肠外营养补充锌的推荐量为每天250μg/kg。对于有肠造瘘术后液体量明显丢失的患儿,应监测血浆锌。

肠外锌补充建议与静脉营养一起提供。在补充锌时,应考虑到其对铜和铁等其他微量元素吸收的影响。母乳中锌的生物利用率高于配方奶。据估计,母乳中60%的锌可被早产儿吸收,而强化母乳中这一比例为36%,早产儿配方奶粉为14%~24%。早产儿母亲口服补锌对母乳中锌的分泌没有显著影响。初乳中锌的浓度很高(5.4mg/L),随着母乳的成熟而逐渐降低(3个月后降至1.1mg/L)。早期母乳中较高的锌浓度与肝脏金属硫蛋白释放的锌储备有关,有助于保护婴儿,避免发生早期锌缺乏。标准的母乳强化剂和早产儿配方奶粉都含有适量的锌。

三、铜

铜(Cu)是人体必需的微量营养素,也是许多金属酶(氧化酶、羟化酶和超氧化物歧化酶)的组成成分,影响各种代谢过程。含铜最丰富的一组酶是超氧化物歧化酶,作为自由基清除剂,帮助保护细胞膜免受氧化损伤。铜蓝蛋白是血浆中主要的铜转运体,也是从肝脏中释放铁以及与转铁蛋白结合所必需的。

1. 代谢特点 胎儿在妊娠期间依赖于母体铜的状态。宫内储积约为每天50μg/kg,铜的胎盘转运大多数发生在妊娠晚期。早产儿体内铜的平衡是通过调节肠道吸收以及胆汁排泄来维持的。根据胎龄不同,早产儿出生后1周的平均血清铜水平在20~50μg/dl,其体内50%~60%的铜储存在肝脏中。出生后肝脏铜储量逐渐减少，释放入血以满足生长的需要，并弥补与胆汁分泌增加相关的粪便铜损失。早产儿出生时血浆铜水平较低，直到 4 个月时才达到足月新生儿的水平。

2. 临床表现　缺铜可表现为补铁无效的低色素性贫血、全血细胞减少、创面愈合不良以及各种骨骼异常（包括骨质减少和骨折），其中中性粒细胞减少可能是铜缺乏的最早表现。铜中毒时会损伤肝、肾和中枢神经系统，早期发生胃肠道症状（腹泻、呕吐），严重时发生肾衰竭、肝坏死、脑病等。

3. 检测及诊断　铜的营养状况可通过测量铜浓度或作为血浆中主要铜结合蛋白的铜蓝蛋白血浆浓度来评估。但这些指标对诊断铜缺乏的灵敏度不高。红细胞中的铜/锌氧化物歧化酶的活性，被认为是铜缺乏最敏感的指标。

血清铜含量<35μg/dl 和血清铜蓝蛋白浓度<15μg/dl 提示铜缺乏。血清铜水平<25μg/dl 可发生中性粒细胞减少。

4. 治疗　铜的宫内储积量约为每天 50μg/kg，通过析因法估算出的早产儿对铜净储备的需要量为每天 30μg/kg，相当于肠外每天 40μg/kg，肠内每天 100μg/kg。目前国外指南建议婴儿肠外铜摄入量为每天 20~40μg/kg，国内指南推荐量为每天 20μg/kg。

（1）肠外铜的补充：目前国内指南建议早产儿肠外铜摄入量为每天 20μg/kg，这一剂量足以防止急性缺乏，但明显低于早产儿在子宫内的实际需要。经肠外输注的铜，80% 通过胆汁排泄，只有 20% 通过尿液排泄，因此胆道排泄受损的患儿，包括患有胆道疾病的患儿，肠外营养摄入铜应谨慎，需适当降低补充剂量。对于需要长期接受肠外营养的患儿，铜补充应在常规监测血铜和铜蓝蛋白的前提下进行个体化调整。

（2）肠内铜的补充：母乳中铜的平均浓度约为 508μg/L。早产儿的母乳含量较高，出生后约为 800μg/L，4 周后逐渐降至足月儿母乳的水平。常用的配方奶中铜含量约为 1.2mg/dl，母乳强化剂的铜含量为 0.44~1.70mg/L。母乳中的铜含量较低，但母乳的生物利用度远高于婴儿配方奶（60% *vs.* 15%）。早产儿配方奶含有更多铜，为 100~250μg/100kcal。强化母乳每天可提供 180μg/kg 铜，早产儿配方奶每天可提供 200~300μg/kg 铜，两者都超过了早产儿每天的宫内蓄积量。母乳和早产儿配方奶的奶量达每天 150ml/kg 均可满足铜需要量。

四、硒

硒（Se）是一种必需的微量营养素，作为硒酶的组成成分，包括谷胱甘肽过氧化物酶。硒参与抗氧化防御，帮助清除自由基，保护身体免受氧化损伤。硒以硒半胱氨酸的形式在甲状腺激素代谢中发挥作用，在甲状腺素（thyroxine，T₄）向三碘甲腺原氨酸（triiodothyronine，T₃）转化的过程中，硒半胱氨酸形成碘甲状腺原氨酸去碘酶的部分活性位点。硒缺乏会影响神经认知发育，影响大脑中甲状腺素的水平和甲状腺素反应基因的表达、髓鞘的形成、神经递质的合成。硒缺乏是支气管肺发育不良、早产儿视网膜病变的危险因素。此外,硒还有调节免疫功能和降低病毒感染风险的作用。

1. 代谢特点 与足月儿相比,早产儿的组织和血浆硒浓度较低,因为硒在子宫内的积累主要发生在妊娠晚期。硒在十二指肠吸收,母乳和配方奶均为提供膳食硒的生物可利用来源,约60%~80%被肠道吸收。每天以 3μg/kg 硒喂养早产儿,其对膳食硒的吸收和保留速度将超过宫内增长的速度。硒通过代谢后的尿液和粪便来排泄,粪便损失大约是尿液的 2 倍。

2. 临床表现 硒缺乏可导致全身症状,包括心肌疾病、骨骼肌疾病、红细胞增多症、指甲床异常和假性白化病。也有报道与硒缺乏有关的生长迟缓和脱发。当血清硒浓度<40μg/L 时,红细胞溶血风险可能增加,而肌病(心肌和骨骼肌)发生率为该水平的 1/4。在生理浓度下,硒具有抗氧化活性;然而在浓度非常高的情况下硒则是一种氧化剂,对细胞和组织造成氧化损伤。

3. 检测及诊断 正常的硒水平一般在 4.6~14.3μg/dl。血浆硒水平低于 4.6μg/dl 提示硒缺乏。目前缺乏关于胎儿硒浓度的数据,但建议至少每天 1μg/kg 的摄入量,以实现宫内组织生长。硒营养状况通常是通过检测血清或血浆硒浓度来评价的,由于创伤或全身炎症反应会导致硒水平降低,建议同时监测血浆硒和炎症指标,通过同时测定血浆 C 反应蛋白和相对于 C 反应蛋白水平的硒浓度,可以更准确地分析体内硒的真实情况。考虑到硒经肾脏排泄,建议对肾衰竭患儿和长期使用肠外营养的患儿进行常规监测。

4. 治疗 目前 ESPGHAN 指南(2018 版)建议早产儿肠外硒摄入量为每天 7μg/kg,国内指南推荐硒的肠外营养摄入量为每天 2~6μg/kg。对于接受长期肠外营养(≥4 周)的婴儿,原则上建议补充硒。硒主要通过肾脏排泄,尿量减少,补充量需减少。

五、碘

碘是 T_4、T_3 的重要组分,是调节和刺激新陈代谢、控制温度和正常生长发育所必需的一种微量元素。甲状腺激素在出生后的过渡期以及胎儿和婴儿的生长发育中发挥着关键作用,甲状腺激素可与皮质激素协同作用,加速表面活性物质的产生,降低早产儿呼吸窘迫综合征和其他相关并发症的发病率,减轻需要机械通气的疾病、气漏、慢性肺病的严重程度。甲状腺激素对胎儿和婴儿的大脑发育至关重要,低甲状腺素血症可能损害早产儿的神经发育。

早产儿暂时性甲状腺功能减退是早产中较常见的甲状腺功能障碍。其特点是出生后血浆游离 T_4 和 T_3 水平暂时降低。与先天性甲状腺功能减退不同,血浆促甲状腺激素(thyroid stimulating hormone,TSH)水平保持正常或稍高。暂时性甲状腺功能减退的发生率、程度和持续时间与出生体重和胎龄呈负相关,与疾病严重程度(特别是呼吸窘迫综合征的严重程度)呈正相关。早产儿暂时性甲状腺功能减退的病因是多因素的,除了非甲状腺疾病和下丘脑-垂体-甲状腺轴发育不成熟外,碘缺乏可能也是原因之一。

1. 代谢特点 超过 90% 的碘或碘化物被十二指肠吸收,而 90% 摄入的碘通过尿液排出。

新生儿甲状腺对缺碘非常敏感。早产儿没有足够的碘池,必须更新现有的储备以满足甲状腺激素的需求。

2. 临床表现 早产儿碘缺乏会导致甲状腺功能减退、甲状腺肿大、智力低下(克汀病)、生长缓慢以及死亡率增加。宫内缺碘会导致胎儿脑发育发生不可逆的损害。在碘缺乏引起地方病的地区,孕妇缺碘会导致新生儿呆小症,表现为重度智力障碍、耳聋、斜视和运动痉挛。

碘过量对甲状腺激素的合成和释放有抑制作用,也会导致甲状腺功能减退。碘在医院里经常用作消毒剂,早产儿接触到高剂量的外用碘,并通过皮肤吸收,可能导致轻度至重度甲状腺功能减退,因此建议早产儿避免使用含碘消毒剂。

3. 检测及诊断 随机尿样中的尿碘是评价碘缺乏最简单的方法,但它只在群体水平上有效,因为个体间尿的生成和水化情况存在差异。新生儿血清中 TSH 水平是评价碘营养状况的敏感指标。

4. 治疗 健康早产儿的平衡研究表明,每日碘摄入量 ≥30μg/kg 才能保持正平衡。

(1)肠外碘的补充:肠外营养建议摄入量为每天 1μg/kg,本建议考虑了使用含碘抗菌剂可能会通过皮肤被大量吸收。若早产儿的皮肤清洁改为使用 2% 氯己定,则需要对缺碘的风险和肠外营养补充的必要性进行重新评估,有共识建议摄入量可调整为每天 10μg/kg。

(2)肠内碘的补充:肠内营养建议摄入量为每天 10~55μg/kg,配方奶中碘含量在 70~250μg/L,母乳中含碘量约为 100~150μg/L(因母亲的碘摄入量而不同)。

六、锰

锰(Mn)为多种酶的辅助因子,包括锰依赖性超氧化物歧化酶和丙酮酸羧化酶。锰依赖性酶对骨形成也有重要作用,锰缺乏会导致骨骼发育异常。锰存在于人体的所有组织中,其中肝脏和大脑中锰的浓度尤其高,而肠外营养中过量的锰与临床上显著的脑和肝脏并发症有关,摄入锰过量可导致直接胆红素浓度增高,是胆汁淤积的致病因素。

1. 代谢特点 锰平衡的调节在吸收阶段。在婴儿早期,母乳大约提供 3μg/L 锰。母乳中的锰吸收率较低(8%),配方奶中的锰吸收率更低(2%)。静脉注射 0.08μg 锰可使早产儿处于正平衡状态。超过 90% 的锰经胆汁排泄,只有一小部分经肾脏排泄。过量摄入锰是胆汁淤积的重要致病因素。

2. 临床表现 关于人类锰缺乏的报道非常少。最全面的报道来自一项对 7 位成人受试者进行的锰缺乏诱导试验。在该试验中,39 天的锰缺乏性膳食导致锰的负平衡,生化表现为骨质沉积减少和出现鳞屑性皮肤病。

关于锰摄入过量可能产生副作用的报道相对较多,可出现锰中毒的神经毒性作用,导致基底节的病理性锰沉积,还可导致胆汁淤积。

3. 检测及诊断 由于血液中 60%~80% 的锰存在于红细胞中,因此建议检测红细胞或全血中的锰浓度。建议接受长期肠外营养的患儿定期检测血液锰浓度。如果患儿出现胆汁淤积,应该检测血液锰浓度,并同时减少或停止肠外营养中的锰摄入。

4. 治疗 对于早产儿来说,肠外营养每天摄入 1μg/kg 锰是足够的。然而,肠外营养溶液中含有不同数量的锰污染物。由于肠外营养锰的保留率是 100%。胆汁是锰排泄的主要途径,因此当早产儿存在肝内胆汁淤积时,禁止从肠外营养中摄入锰。

七、铬

铬(Cr)在蛋白质、碳水化合物和脂质代谢中起重要作用。它能增强胰岛素的作用,而胰岛素是合成葡萄糖耐受因子的关键,葡萄糖耐受因子是胰岛素作用的辅助因子。

1. 代谢特点 铬主要在小肠吸收,然后与白蛋白和转铁蛋白结合转运至血液循环中。体内总铬浓度对肠道吸收起着主要的稳态控制作用。膳食中铬的生物利用度非常低,摄入的铬几乎都经粪便排出。经尿液和胆汁排出也是铬的代谢途径,但较为有限。

铬的吸收和细胞摄取也受其他微量元素的影响。锌和铁的缺乏会促进铬的吸收,表明这些微量元素在肠道吸收中存在竞争关系。部分药物也是铬吸收的干扰因素,如含有镁、钙或铝盐的抗酸剂。

2. 临床表现 据报道,肠外营养的铬污染变化很大,在氨基酸、氯化钙和磷酸盐溶液中含量通常很高。在接受长期肠外营养的患儿中已经观察到铬缺乏,胰岛素抵抗性高血糖患儿出现体重减轻、血浆游离脂肪酸浓度高、葡萄糖耐受不

良等临床症状,可通过输注氯化铬予以纠正。但铬毒性在儿童患者中可能更受关注,毒性表现包括肾小球滤过率降低和肾小管损伤。一项研究显示,接受肠外营养治疗的儿童患者血清铬浓度比非肠外营养对照组高 20 倍,肾小球滤过率低于正常水平。在一项 60 例早产儿铬摄入量和肾功能的随机对照研究中,接受铬治疗 3 周内婴儿的肌酐值显著升高。这些发现对早产儿是否有临床意义尚不清楚,需要进一步研究。

3. 检测及诊断 评估和监测铬状态是比较困难的,因为血清和全血水平都不能准确反映铬状态。

4. 治疗 接受短期肠外营养的早产儿可能不需要补充,肠外营养中污染物铬的含量可满足每天 0.2μg/kg 的推荐量。由于肠外营养中铬及其经尿排泄途径对肾功能的影响,肾衰竭患儿应慎用。

八、钼

钼(Mo)是黄嘌呤脱氢酶/氧化酶、醛氧化酶和亚硫酸盐氧化酶 3 种酶系所必需的微量元素。

1. 代谢特点 钼有很高的生物利用度,且膳食中>90% 的钼可被婴儿吸收。钼平衡主要通过尿液排泄调节,吸收的钼有很大比例通过尿液排泄。

2. 临床表现 目前没有关于包括早产儿在内的儿童钼缺乏的报道。成人钼缺乏的临床表现包括心脏和神经系统症状,如心动过速和昏迷。

3. 治疗 胎儿钼的累积速率估计为每天

1μg/kg。母乳中钼的生物利用度可能很高,与配方奶相比,母乳喂养的婴儿血清钼浓度更高。对低出生体重儿进行的平衡研究结果表明,低出生体重儿的肠外钼需求量为每天 1μg/kg,肠内钼需求量为每天 4~6μg/kg。母乳中钼的浓度各不相同,但是平均浓度大约是 2μg/L。假设母乳摄入量为每天 150ml/kg,那么相当于钼摄入量为每天 0.3μg/kg。

早产儿配方奶中钼的浓度通常比母乳中的高很多,在 20~30μg/L,相当于每天 3~4.5μg/kg 的摄入量。

九、早产儿微量元素补充方案

早产儿微量元素补充方案有多个指南推荐,表 4-7 列举了 3 个推荐方案。

表 4-7　早产儿微量元素指南推荐量

微量元素	中国 2018 版指南[*](肠外)	欧洲 2018 版指南[#](肠外)	Uptodate 2022 版指南[†]
铁 /(mg·kg^{-1}·d^{-1})	0.20	0.20~0.25	2.00~4.00
锌 /(mg·kg^{-1}·d^{-1})	0.4	0.4~0.5	1.4~2.5
铜 /(μg·kg^{-1}·d^{-1})	20[a]	40	100~230
硒 /(μg·kg^{-1}·d^{-1})	2[b]	7	5~10
锰 /(μg·kg^{-1}·d^{-1})	1[a]	1~50	1~15
碘 /(μg·kg^{-1}·d^{-1})	1	1~10	10~55
铬 /(μg·kg^{-1}·d^{-1})	0.20[b]	0	0.10~2.25
钼 /(μg·kg^{-1}·d^{-1})	0.25[b]	1.00	0.30~5.00

注:[a] 梗阻性黄疸婴儿应减少剂量或不推荐应用;[b] 肾功能不全婴儿应减少剂量或不推荐应用。[*] 中华医学会肠外肠内营养学分会. 多种微量元素制剂临床应用专家共识. 中华外科杂志,2018,56(3):168-176;[#] DOMELLÖF M,SZITANYI P,SIMCHOWITZ V,et al. ESPGHAN/ESPEN/ESPR guidelines on pediatric parenteral nutrition:Iron and trace minerals. Clinical Nutrition,2018,37(6 Pt B):2354-2359;[†] HAIR A B. Approach to enteral nutrition in the premature infant. Uptodate,2022.

小结:早产儿微量元素临床使用建议

1. 早产儿、低出生体重儿从生后 2~4 周开始补铁元素(包含铁强化制剂和配方奶铁、膳食铁)每日 2mg/kg,直至 1 岁。使用重组人 EPO 治疗的早产儿可能需要补充更高剂量(每天 6mg/kg)铁剂。治疗性补铁剂量为每天 4~6mg/kg。应监测低出生体重儿的铁状态,以调整铁的补充。

2. 对于有肠造瘘术后液体量明显丢失的患儿,应监测血浆锌水平。对于胆道排泄受损的患儿,包括患有胆道疾病的患儿,肠外营养应谨慎摄入铜、锰。

3. 对于肾脏排泄受损的患儿,应谨慎摄入硒、钼、铬。肠外制剂易受重金属污染,长期肠外营养患儿应进行密切监测。

4. 多种微量元素注射液含有锌、铜、硒、锰、碘、氟等,早产儿按每天 1ml/kg 补充,可以和静脉营养液一起配制使用。

(黄雪蓉　林新祝)

第四节　矿　物　质

适当的矿物质对新生儿的骨骼发育非常重要，钙、磷、镁对于骨基质结构和软组织功能必不可少。早产儿骨骼健康管理的重点在于提供充足的钙和磷摄入，促进骨骼正常矿化。钙、磷形成骨组织的无机部分；镁主要存在于骨基质中，作为一种辅助因子在许多生物过程中起作用，包括 PTH 的释放；磷元素作为人体重要的阴离子元素，参与骨骼发育、矿物质代谢、细胞膜磷脂合成和细胞信号转导等多种细胞生物学过程。研究显示，早产儿生后钙、磷的吸收及骨骼矿化与日龄和钙、磷、乳糖、脂肪的摄入量呈正相关，同时受维生素 D 及激素水平的影响。

一、早产儿矿物质缺乏的原因

1. 矿物质储备较少　80% 的矿物质在妊娠后期 3 个月在胎儿骨骼中沉积，早产儿矿物质储备较少。

2. 生后难以迅速建立肠内营养供给　早产儿生后肠内喂养因多种因素而受限，难以及时从肠内营养获得矿物质。

3. 肠外营养补充不能获得同等量的矿物质　尽管肠外营养提供的矿物质可直接用于代谢，但矿物质相对较差的溶解度是一个明显的限制因素，使肠外营养不能很好地为婴儿提供足够的矿物质以满足宫外生长的需要。

4. 肠外营养溶液受到铝污染　研究显示，接受肠外营养治疗 >3 周的早产儿骨骼内铝含量是对照组的 10 倍，铝过多沉积于骨骺和骨小梁表面，影响成骨细胞活性，增加矿物质缺乏的风险。

5. 使用某些药物对骨骼的影响　一些药物如糖皮质激素、甲基黄嘌呤类药物和袢利尿剂等可增加破骨细胞活性，抑制成骨细胞增殖，减少胃肠道对钙的吸收，促进肾小管对钙的排泄；苯巴比妥、苯妥英钠可增加 25(OH)D$_3$ 的分解代谢，从而增加早产儿代谢性骨病的发生风险。

6. 危重早产儿活动减少　在 NICU 的早产儿制动 >4 周，且由于早产儿失去了在宫内对抗子宫壁的主动运动刺激，从而抑制了成骨细胞增殖，增加了破骨细胞活性，导致骨质吸收和尿钙排泄增加。

7. 维生素 D 缺乏　Javaid 等的一项对 198 名 9 岁儿童的纵向调查研究显示，孕母妊娠后期 3 个月 25(OH)D$_3$ 浓度下降，可能造成婴儿全身特别是腰椎骨矿物质含量减少。生后维生素 D 缺乏，也是早产儿矿物质缺乏的原因。

二、临床表现和危害

1. 低钙血症的临床表现

（1）主要是神经、肌肉的兴奋性增高，表现为惊跳、手足搐搦、震颤、惊厥等。

（2）抽搐发作时常伴有不同程度的呼吸改变、心率增快和发绀，可伴有呕吐、便血等胃肠症状。

（3）最严重的表现是喉痉挛和呼吸暂停。

（4）发作间期一般情况良好，但肌张力稍高、腱反射增强，踝阵挛可阳性。

（5）早产儿可在生后早期出现血钙降低，其降低程度一般与胎龄成反比，但常缺乏体征。

2. 低磷血症的临床表现

（1）早期低磷血症：最常累及循环系统，可导致心肌收缩力下降，心肌细胞腺嘌呤核苷三磷酸耗竭，出现心力衰竭、心律失常等表现。呼吸系统也是重要的受累系统，虽然低磷血症可使红细胞对氧的亲和力增加，但红细胞内 2,3- 双磷酸酯含量减少、携氧能力下降，因此出现呼吸衰竭不能撤离呼吸机。既往文献也有低磷血症相关神经系统损害的报道，包括肌无力、吉兰 - 巴雷综合征、脱髓鞘病变、横纹肌溶解等，但是否与低磷血症直接相关仍需进一步证实。同时，低磷血症可导致胰岛素敏感性下降，还可能是引起溶血及白细胞功能障碍的原因。

（2）晚期低磷血症：以代谢性骨病为主要临床表现，骨骼是最主要的受累器官。

3. 早产儿代谢性骨病的临床表现

（1）早产儿代谢性骨病（metabolic bone disease of prematurity，MBDP）：胎龄越小，出生体重越低，MBDP 发病率及严重程度越高。研究显示，超早产儿 MBDP 患病率为 50% 左右，极低出生体重早产儿的 MBDP 患病率为 20%~30%，其中 17%~34% 可发生自发性肋骨或长骨骨折。

（2）撤机困难：肋骨软化和 / 或自发性肋骨骨折造成胸廓不稳定及骨折后疼痛引起呼吸窘迫，导致撤机困难；还可能增加吸氧及住院时间，增加呼吸暂停、感染及支气管肺发育不良等风险，甚至增加病死率。

（3）早产儿宫外发育迟缓（extrauterine growth restriction，EUGR）：发育关键时期的营养失衡和生长受限对早产儿长期发育有不利影响，可能减少骨质蓄积，增加后期骨质疏松的发生风险，EUGR 患儿的骨密度和骨矿物质含量均低于非 EUGR 患儿。

（4）远期并发症：包括影响神经认知功能、儿童期生长发育落后（矮小）等。

4. 低镁血症的主要临床表现

（1）神经肌肉表现：神经肌肉兴奋性过高（如震颤、手足搐搦、惊厥）、肌无力、情感淡漠、谵妄和昏迷。

（2）心血管表现：中度镁缺乏时，QRS 波增宽和 T 波高尖；重度镁缺乏时，PR 间期延长、T 波低平及房性和室性心律失常。

（3）钙代谢异常：低钙血症、甲状旁腺功能减退、甲状旁腺激素抵抗以及骨化三醇合成减少。

三、诊断

1. 低钙血症的诊断依据是血清钙水平降低，按出生体重定义如下。

（1）出生体重 ≥1 500g 的早产儿，血清总钙 <8mg/dl（2mmol/L）或离子钙<4.4mg/dl（1.1mmol/L）可以确诊低钙血症。

（2）出生体重 <1 500g 的早产儿，血清总钙 <7mg/dl（1.75mmol/L）或离子钙<4mg/dl（1mmol/L）可以诊断为低钙血症。然而，极低出生体重儿在离子钙浓度为 0.8~1.0mmol/L 时很少有症状，此

时可能不需要特殊干预。

2. 早产儿正常血磷水平为 1.90~2.45mmol/L，血磷水平<1.8mmol/L 诊断为低磷血症，0.3~0.8mmol/L 为重度低磷血症，<0.3mmol/L 为极重度低磷血症。

3. 新生儿低镁血症指血清镁<0.6mmol/L。血镁低下时，神经系统的兴奋性增强，神经肌肉的传导加强，血镁<0.5mmol/L 时可出现类似低钙性惊厥表现。

四、治疗

新生儿宫内和宫外的生长速度、营养储积等都是不同的。因此，需基于两个主要因素对早产儿的矿物质摄入量进行估算。

第一个因素与骨骼矿物质的宫内储积率有关。胎儿宫内 80% 矿物质储备发生在妊娠 24~40 周，高峰期在 34 周，期间估算钙的沉积率为每天 100~120mg/kg，磷的沉积率为每天 50~65mg/kg，镁的沉积率为每天 3~5mg/kg。至足月时矿物质储备量约为钙 20g，磷 10g，镁 700mg。

另一个因素与早产儿肠道对矿物质的吸收系数有关。基于使用钙和镁稳定同位素的研究表明，早产儿对矿物质的吸收存在显著差异。钙的吸收率为 40%~70%，磷的吸收率为 60%~95%，镁的吸收率为 40% 左右。

1. **肠外营养补充** 在生后早期，大多数极低出生体重（VLBW）儿及超低出生体重（ELBW）儿需接受完全或部分肠外营养以保证正常的血浆钙、磷、镁的状态。

在生后第 1 周，VLBW 儿通常通过静脉途径获得大部分营养摄入。在达到全肠内营养前，肠外营养是 VLBW 儿的主要营养方式，有时需要数周的治疗。虽然肠外营养中提供的矿物质可以直接用于代谢，但一个重要的限制因素是相对较差的矿物质盐溶解度，还有静脉营养液的 pH 值，都限制了静脉营养中矿物质的供给量。

肠外营养需要注意以下问题。

（1）合理的肠外营养应同时提供稍高剂量的钙、磷和镁，以确保理想的组织生长和骨骼的矿物质沉积。

在出生早期，低磷血症、高钙血症与氨基酸应用密切相关，磷补给量应与氨基酸用量平行。VLBW 儿出生后早期行积极肠外营养已是共识，但近年来在越来越重视早期肠外营养的同时，还应注意高营养素供给给维持内环境稳定带来的问题与挑战。国外研究发现，早期激进的肠外营养［生后第 1 天开始补充氨基酸>2.5g/(kg·d)，能量 ≥40kcal/(kg·d)；或生后第 1 天补充氨基酸从 1.5g/(kg·d) 起始，逐渐加量，最大量可至 4g/(kg·d)］与早产儿生后早期严重代谢紊乱有关。早期积极应用氨基酸使内源性胰岛素产生增加，促进钾和磷转移到细胞内以合成蛋白质，导致低钾血症和低磷血症，低磷血症进一步触发骨骼中钙和磷的释放，从而引起高钙血症，类似再喂养综合征，有学者将其命名为"早产儿胎盘中断后喂养综合征"。因此，2018 年 ESPGHAN 指南在下调氨基酸推荐量的同时，推荐早产儿生后最初几日磷补充量为每天 1.0~2.0mmol/kg，成长中的早产儿为每天 1.6~3.5mmol/kg，高于 2013 年国内指南的推荐量（每天 1.0~1.2mmol/kg）。

另外，2018 年 ESPGHAN 指南推荐，早产儿生后最初几天蛋白质和能量优化供给时，钙和磷的补充比应低于 1.3mg/mg（0.8~1.0mg/mg），以降低早期高钙血症和低磷血症的风险。2018 年 ESPGHAN 指南推荐，早产儿应摄入充足的钙和磷，当两者开始同时从尿中排泄，且尿浓度>1mmol/L 时，表明钙、磷水平已略过剩，据此可调整摄入剂量。

目前国内推荐 VLBW 儿或 ELBW 儿生后应尽快通过肠外营养补充钙和磷，推荐剂量见表4-8。

（2）推荐采用有机形式的钙盐和磷盐配制肠外营养溶液，以防止沉淀。

当选择适合肠外营养的化合物时，必须考虑钙离子与无机磷酸盐阴离子沉淀的可能性。由于无机盐的不亲和性，存在磷酸钙沉淀的风险，因此肠外营养中阳离子的浓度通常限制在 5mmol/L。在稀释溶液之前，将钙盐、氨基酸和葡萄糖溶液初始混合，并在过程结束时加入磷酸盐，在一定程度上可以避免沉淀。近期有研究表明，使用有机磷酸盐可降低磷酸钙沉淀的风险，

即使钙、磷酸盐浓度为 50mmol/L 时，也未发生沉淀。有机钙和磷酸盐可以安全地混合在肠外营养中。既往使用氯化钙，但氯离子可增加阴离子间隙，导致代谢性酸中毒。国内肠外营养中，钙磷制剂常选 10% 葡萄糖酸钙和 10% 甘油磷酸钠为有机形式的钙和磷盐。

（3）玻璃瓶包装的酸性溶液如葡萄糖酸钙，由于铝污染问题，不可用于肠外营养。研究显示，接受肠外营养治疗>3 周的早产儿骨骼内铝含量是对照组的 10 倍，铝过多沉积于骨骺和骨小梁表面，影响成骨细胞活性，可降低青春期脊柱骨矿物质含量和骨小梁面积。母亲妊娠期曾接受镁治疗的早产儿，肠外营养中镁的供给量需要根据出生后的血镁浓度调整。

2. 肠内营养补充 宫内和宫外的生长速度、营养物质的增加等并不相同。早产儿肠内营养的相关指南中，VLBW 儿每日钙、磷、镁的推荐摄入量见表4-9。ESPGHAN 估算的钙需求量最低，AAP 估算的钙需求量最高。同样，ESPGHAN 估计的磷需求量最低，AAP 估计的磷需求量最高。

表 4-8 极低出生体重早产儿肠外营养时钙、磷的推荐剂量

项目	初始静脉营养	静脉营养液体量达 140~150ml/（kg·d）
钙/（mg·kg⁻¹·d⁻¹）	24~40	65~100
磷/（mg·kg⁻¹·d⁻¹）	18~30	20~80
钙磷补充比/（mg·mg⁻¹）	（1.0~1.3）:1.0	1.7:1.0

表 4-9 早产儿达到全肠内喂养时钙磷的推荐摄入量   单位：mg/（kg·d）

项目	Rigo 2007 版指南	ESPGHAN 2010 版指南	AAP 2013 版指南	Koletzko 2014 版指南
钙	100~160	120~140	150~220	120~200
磷	60~90	60~90	75~140	60~140
镁	未推荐	8~15	未推荐	8~15

2021年我国发布的《早产儿代谢性骨病临床管理专家共识》推荐,基于妊娠晚期胎儿体内钙、磷的蓄积速率和钙磷肠道吸收率,早产儿达到全肠内喂养时每日钙推荐量为100~160mg/kg,每日磷推荐量为60~90mg/kg,可以满足体重增长所需要的矿物质,并减少MBDP的发生率。

在母乳中,钙磷质量比是2:1,接近骨骼矿物质的实际组成(2.2:1)。因此,使钙磷质量比大致维持在母乳中的水平,即约2:1,可能更佳。然而,考虑瘦体重时增加磷的比例可能更合适,特别是在优化早产儿大量营养素摄入时,Mize等基于仔细的平衡研究,建议钙磷质量比为1.6:1~1.8:1。

母乳强化剂中的钙、磷可满足早产儿的骨矿化需求。代谢性骨病高危儿的母乳喂养量达每日50~80ml/kg时,应开始添加母乳强化剂。如无法获取母乳,应使用早产儿强化营养配方奶,可有效促进骨的生长及矿化过程、预防MBDP的发生(表4-10)。研究显示,出院后继续使用强化营养策略至足月对早产儿生长和骨健康有利。但针对小胎龄的早产儿使用强化营养的持续时间并不统一。目前建议,MBDP高危儿在住院期间和出院后至少持续强化营养至纠正足月,一般到纠正3~4月龄,直至定期监测显示婴儿生长情况良好、临床监测无合并MBDP的证据。

据计算,母乳喂养的早产儿每天的镁摄入量为5.5~7.5mg/kg。ESPGHAN假设吸收系数为40%,计算出净增重为每天2.2~3.0mg/kg,即小于宫内增重(1kg的婴儿)的每天3~5mg/kg,建议配方奶喂养的婴儿镁摄入量为每天8.0~12.5mg/kg,因为其保留率在宫内生长范围内。早产儿母乳中的镁含量大约为1.3mmol/L(30mg/L)。未强化母乳中镁的吸收率大于配方奶(73% *vs.* 48%)。平衡研究显示,母乳喂养早产儿的镁净保留量达到了宫内的估计值,表明无需进行补充。采用早产儿配方奶喂养的早产儿,尽管镁的吸收率不及母乳,但其镁的蓄积率大于宫内估计值;尚不明确这种镁的摄入和更大的保留量会有何种影响。现国内推荐摄入量稍低,2013年发布的《中国新生儿营养支持临床应用指南》关于早产儿镁的推荐量为每天7.2~9.6mg/kg。

此外,在理论上还需注意其他营养素可能与肠道钙吸收形成竞争,如钠、锌或铁。因此,更多矿物质摄入并不一定代表有更多的矿物质储积,而且矿物质供给越多可能使膳食脂肪的皂化物形成越多,粪便中的钙越多,脂肪和能量流失越多,便秘更严重。在某些情况下,高钙摄入可形成含酪蛋白和长链脂肪酸的沉淀物,这可能会导致肠梗阻的发生。

表4-10　母乳及不同配方奶中钙、磷的含量[肠内营养量达160ml/(kg·d)]　　　　单位:mg/(kg·d)

项目	母乳	普通配方乳	早产儿配方乳	早产儿出院后配方乳	标准强化母乳
钙	37	50	210~234	125~144	192~197
磷	21	28	117~129	74~80	103~110

小结：早产儿矿物质临床使用建议

1. 推荐 VLBW 儿或 ELBW 儿生后应尽快通过肠外营养补充钙和磷，推荐剂量见表4-7。

2. 早产儿达到全肠内喂养时每日钙推荐量为 100~160mg/kg，每日磷推荐量为 60~90mg/kg。钙磷质量比为 1.6:1~1.8:1，通过强化母乳或早产儿配方奶补充钙、磷摄入量。

3. 早产儿镁推荐量为每天 7.2~9.6mg/kg，母亲妊娠期曾接受镁治疗的早产儿，肠外营养中镁的供给量需要根据出生后的血镁浓度调整。

（黄雪蓉 林新祝）

参考文献

1. 常艳美, 林新祝, 张蓉, 等. 早产儿代谢性骨病临床管理专家共识. 中国当代儿科杂志, 2021, 23 (8): 761-772.

2. 蔡威, 汤庆娅, 王莹, 等. 中国新生儿营养支持临床应用指南. 中国循证儿科杂志, 2013, 2 (4): 282-291.

3. 武玮, 张巍. 早产儿维生素 E 缺乏与贫血. 中国新生儿科杂志, 2016, 31 (1): 65-69.

4. 中华预防医学会儿童保健分会. 中国儿童维生素 A、维生素 D 临床应用专家共识. 中国儿童保健杂志, 2021, 29 (1): 110-116.

5. 茹喜芳, 冯琪, 王颖, 等. 肠外营养中氨基酸用量对早产儿电解质的影响. 中华新生儿科杂志, 2021, 36 (3): 1-7.

6. 韩冬, 张巍. 早产儿营养性低磷血症研究进展. 中华新生儿科杂志, 2021, 36 (5): 75-78.

7. 刘俐, 奚莎. 新生儿及婴儿维生素 K 缺乏的防治. 中华实用儿科临床杂志, 2016, 31 (14): 1059-1062.

8. 中华医学会肠外肠内营养学分会. 多种微量元素制剂临床应用专家共识. 中华外科杂志, 2018, 56 (3): 168-176.

9. LEAF A, LANSDOWNE Z. Vitamins conventional uses and new insights. World Rev Nutr Diet, 2014, 110: 152-66.

10. CZECH-KOWALSKA J. Mineral and nutritional requirements of preterm infant. Semin Fetal Neonatal Med, 2020, 25 (1): 101071.

11. BRONSKY J, CAMPOY C, BRAEGGER C, et al. ESPGHAN/ESPEN/ESPR/CSPEN guidelines on pediatric parenteral nutrition: Vitamins. Clinical Nutrition, 2018, 37 (6 Pt B): 2366-2378.

12. DOMELLÖF M, SZITANYI P, SIMCHOWITZ V, et al. ESPGHAN/ESPEN/ESPR guidelines on pediatric parenteral nutrition: Iron and trace minerals. Clinical Nutrition, 2018, 37 (6 Pt B): 2354-2359.

13. MIHATSCH W, FEWTRELL M, GOULET O, et al. ESPGHAN/ESPEN/ESPR/CSPEN guidelines on pediatric parenteral nutrition: Calcium, phosphorus and magnesium. Clinical Nutrition, 2018, 37 (6 Pt B): 2360-2365.

14. BLACKMER A B, BAILEY E. Management of copper deficiency in cholestatic infants: review of the literature and a case series. Nutr Clin Pract, 2013, 28 (1): 75-86.

15. WALSH V, BROWN J V E, MCGUIRE W. Iodine supplementation for the prevention of mortality and adverse neurodevelopmental outcomes in preterm infants. Cochrane Database Syst Rev, 2019, 2: CD005253.

16. MIMOUNI FB, MANDEL D, LUBETZKY R, et al. Calcium, phosphorus, magnesium and vitamin D requirements of the preterm infant. World Rev Nutrition Dietetics, 2015, 110: 140-151.

17. RIGO J, PIELTAIN C, CHRISTMANN V, et al. Serum magnesium levels in preterm infants are higher than adult levels: A systematic literature review and meta-analysis. Nutrients, 2017, 9 (10): 1125-1149.

18. DOMELLÖF M, BRAEGGER C, CAMPOY C, et al. Iron requirements of infants and toddlers. J Pediatr Gastroenterol Nutr, 2014, 58 (1): 119-129.

第五章

早产儿液体管理

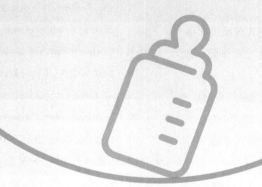

液体管理是早产儿营养治疗中的重要环节。早产儿生后早期液体和电解质管理的目的并不仅是维持其平衡,还要保证其平稳过渡,不对机体造成危害。对于早产儿尤其是 VLBW 儿和 ELBW 儿,早期的液体和电解质管理非常重要,本章将对此进行阐述。

 病例应用

病史摘要: 早产儿胎龄 29^{+6} 周,因"胎盘早剥"经剖宫产娩出,Apgar 评分 1 分钟为 6 分,5~10 分钟均为 8 分,出生体重 1 250g。母亲产前已使用足疗程激素促胎肺成熟。生后置于加湿暖箱中,心脏无杂音,需无创正压通气支持。

营养策略: 已经放置脐静脉置管(UVC)和脐动脉置管(UAC)。表 5-1 为生后 5 天内液体和钠的处理过程。

表 5-1 生后 5 天内液体和钠的处理

日龄	体重 /g	液体摄入量 / ($mg\cdot kg^{-1}\cdot d^{-1}$)	尿量 / ($ml\cdot kg^{-1}\cdot h^{-1}$)	血钠 / ($mmol\cdot L^{-1}$) 10:00	22:00	钠补充 / ($mmol\cdot kg^{-1}\cdot d^{-1}$)	处理过程
1	1 250	80	1.2	131	134	0	—
2	1 200	90	5.7	135	149	0	适当追液
3	1 150	120	5.5	148	145	0	适当追液
4	1 120	140	3.4	145	136	2	适当补钠
5	1 120	145	3.3	138	137	2	适当补钠

这是一例较常见的 VLBW 儿生后早期所面临的水电解质变化过程,5 天内先后经历了利尿前期和利尿期,因生后置于加湿暖箱中,尽可能减少了经皮不显性失水。由于利尿前期尿钠丢失较少,且 UAC 维持需使用肝素钠,故早期无须额外补钠;随着利尿期尿量增多,尿钠排出,甚至出现水钠负平衡,在密切监测电解质的情况下,逐渐调整了液体和钠的补充。

第一节 早产儿体液平衡特点

水和电解质是早产儿体内的主要成分,水更是营养物质和代谢产物的重要载体。在胎儿期,水通过胎盘转移给胎儿,钠和其他电解质则通过不同的机制被主动转运,在母亲和胎儿之间建立一种平衡,母亲血清电解质浓度决定了胎儿血清电解质水平。新生儿出生后体内的体液和电解质则由自身调节保持平衡,特别是在出生后最初几天,水和电解质在体内的含量和分布迅速发生变化,而早产儿因不同程度的器官功能不成熟和不利的环境因素会放大这种变化,因此早产儿容易发生水和电解质平衡紊乱。液体和电解质治疗的目的是确保早产儿从宫内环境顺利过渡到宫外环境。

一、胎儿和新生儿体液的分布特点及出生后的变化

人体全身水分为2个部分：细胞内液（intracellular fluid，ICF）和细胞外液（extracellular fluid，ECF）。ICF中钾离子含量较高，通过Na^+-K^+-ATP酶从细胞外进入细胞质中。在机体生长过程中，ICF的总体积随机体细胞增殖和脂肪的沉积而增多。ECF又分为血管内液（intravascular fluid，IVF）、血管外液（extravascular fluid，EVF）及"第三腔室（third space）"。"第三腔室"是指在生理（如尿液、脑脊液等）和病理条件（如腹水、胸腔积液等）下形成的腔体内的游离液体。细胞外液中含量最多的离子是Na^+。不同胎龄的胎儿身体水分含量有所不同，与足月儿相比，超早产儿和极早产儿的水分含量占比要高得多。根据meta分析显示，胎龄24~26周的胎儿全身水分约占85%~90%，全身水总量可能以每周约1.44%［全身水总量占比（%）=127−1.45×胎龄］的速度下降，至36周时下降到75%左右，之后随着年龄的增长而减少，直至成年约占50%。

随着新生儿生长发育，间质液体积收缩，全身水的减少主要表现为ECF的比例逐渐降低。据研究，胎龄24周的早产儿生后第1天ECF约占体重的60%，到足月时则下降至40%（表5-2）。此外，新生儿血容量为85~100ml/kg（取决于脐带结扎的时间），而青少年和成年人的血容量为60~70ml/kg。总之，从出生到婴儿阶段，由于ECF减少和细胞数量及体积的增长，ICF所占比例逐渐上升，直至青春期后两者比例基本恒定。

表5-2　不同胎龄新生儿体液组成

胎龄/周	体重/g	体液总量/%	细胞外液/%
23~27	500~1 000	85~90	60~70
28~32	1 000~2 000	82~85	50~60
36~40	>2 500	71~76	~40

生理性体重下降是指新生儿在生后前几天出现的尿量增多、尿排钠增多和体重下降的现象。生理性体重下降是新生儿对宫外生活过渡和适应的反应。胎龄越小，生理性体重下降越明显，持续时间越长。生理性体重下降对于早产儿可能是有利的，虽然生后第1周内积极的肠外营养可以减少体重的下降，但ECF的减少仍然存在，若在此期间补液或补钠过多，可推迟生后体液分布适应性变化的发生，从而使PDA、NEC、BPD等疾病发生率增高。一般体重下降7%~10%是可接受的。

二、体内水分的平衡调节

体液平衡是体内水分分布、摄入和流失的平衡。随着胎龄的增加，体内水分分布逐渐改变，可能为肾功能的发育成熟、跨表皮不显性失水和神经内分泌适应的综合作用。体内水分的稳定受细胞外液影响，而细胞外液（摄取、吸收、分泌等）主要是通过血管内液总量进行调节。通常情况下，水分和钠的调节系统是相互独立的，并有一定的限度。

1. 摄入　水的摄入来源于肠内喂养、肠外

摄入和代谢水（内生水）。当代谢途径正常且机体情况稳定时，每克碳水化合物和脂肪氧化可分别生成 0.6ml 和 1.0ml 水，1g 蛋白质则可在分解代谢中产生 0.4ml 水。因此，当给早产儿提供了足够的营养支持时，内生水的产量约为每天 5~15ml/kg。有时由于环境或疾病因素可使内生水增加到每天 20ml/kg。

2. 排泄　水分排泄包括不显性失水（insensible water loss，IWL；包括经皮肤和呼吸道丢失）、尿液、粪便和生长所需。不显性失水量决定了生后最初几天对液体的需要量（表 5-3）。

表 5-3　早产儿生后 24~48 小时不显性失水量的估计量

出生体重 /g	辐射台 / ($ml \cdot kg^{-1} \cdot d^{-1}$)	加湿暖箱 / ($ml \cdot kg^{-1} \cdot d^{-1}$)
<750	120~200	80~140
750~1 000	100~150	60~80
1 001~1 250	75~100	45~60
1 251~1 500	60~75	30~45
1 501~2 000	50~60	20~30
>2 000	35~50	15~20

（1）呼吸：上呼吸道的水分蒸发占不显性失水的 1/3。影响呼吸道失水的因素有很多，如呼吸频率、潮气量、空气温湿度等。与足月新生儿（每小时 0.5ml/kg）相比，呼吸频率较高的早产儿损失更大，可达每小时 0.8~0.9ml/kg。而在相对湿度 85%~100% 和温度 37℃ 的空气中，失水量可以大大减少，甚至接近于零。在机械通气的新生儿中，呼吸失水随着空气加温、加湿而减少。

（2）皮肤：新生儿表皮的发育从孕 23 周开始逐渐成熟，至 32 周完成。经皮肤的损失量与胎龄、出生后日龄和环境有关。在一项 ELBW 儿研究中，大约 2/3 的不显性失水是通过皮肤排出的。造成这种情况的原因有很多，包括早产儿体表面积与体重的比例较大、缺乏角质化、表皮细胞层更少更薄以及与重症监护过程相关的皮肤完整性的破坏等。Na^+-K^+-ATP 酶数量的减少和功能的不足意味着皮肤流失的液体主要是含钠量低的水分，因此早产儿有高钠脱水的危险。

对于胎龄 24 周的早产儿，与湿度 50% 的环境相比，在湿度 90% 的环境中不显性失水可减少 30%~60%。因此，在早产儿生后最初几天，可以通过暖箱湿化，覆盖塑料薄膜、塑料毯，使用润滑软膏等维持高湿度的环境来减少经皮肤失水。胎龄 <28 周的早产儿需维持 90% 湿度直到皮肤角质化完成，以最大程度减少经皮肤不显性失水。表 5-4 列出了影响新生儿不显性失水的其他因素。

（3）尿液：新生儿最小尿量可以由饮食的潜在肾溶质负荷（potential renal solute load，PRSL）及新生儿产生浓缩尿的能力来计算。溶质的排泄需要水，而新生儿肾脏浓缩溶质的能力有限，因此肾脏溶质负荷对水平衡有重要影响。一方面，由于早产儿肾脏发育不成熟，这种能力取决于胎龄和生后日龄。足月儿尿渗透压最高可达 700mOsm/（kg·H_2O），早产儿仅为 500mOsm/（kg·H_2O）。另一方面，在早产儿总尿量为每小时 9.8ml/kg 的情况下可达到最大的游离水排出量，即每小时 6ml/kg。当肾溶质负荷与产生浓缩尿的能力不匹配时，早产儿可能会有血容量不足的危险。

表 5-4　新生儿重症监护室环境中影响不显性失水的因素

影响因素	对不显性失水的影响
环境温度超过中性温度	增加不显性失水（IWL），与增高的温度成正比
在操作过程中使用辐射加热器	可比恒温箱不显性失水增加 50%~100%
光疗	有争议，对足月儿来说影响可能是极小的，但对于早产儿 IWL 可增加约 50%
体温升高	每升高 1℃，IWL 增加 10%~30%
呼吸急促	当吸入干燥气体时，增加呼吸道的 IWL
运动和哭闹	可增加 IWL 多达 70%
皮肤破裂、损伤或先天性缺陷	增加 IWL 的幅度不等
使用双壁加湿暖箱	高保湿、保温环境保护液体总量
塑料防热罩	降低 IWL 30%~70%
塑料毯或塑料仓	降低 IWL 30%~70%
半透膜	降低 IWL 50%
皮肤搽剂	降低 IWL 50%

（4）大便：在建立肠内喂养之前，早产儿早期的粪便失水可以忽略不计。当完全肠内喂养时，粪便损失达每天 5~10ml/kg。

（5）生长需要：水是生长所必需的。当早产儿生长速率达每天 15g/kg 时，需要储存 12ml 的水。对于生长速度较快的早产儿，这部分水分需要量不可忽视。

3. 体液代谢的神经内分泌调节　影响体液调节的神经内分泌因素包括肾素 - 血管紧张素 - 醛固酮系统、抗利尿激素（antidiuretic hormone，ADH）和心房钠尿肽等。当血清渗透压 $>285mOsm/(kg \cdot H_2O)$ 时会刺激下丘脑释放 ADH，造成游离水潴留。血容量降低可通过影响颈动脉窦和主动脉弓压力感受器进一步刺激 ADH 的分泌，加强肾远曲小管和集合管对水的重吸收，减少水的排出。总的来说，渗透压感受器和压力感受器可使机体维持足够的血容量。在新生儿中，低氧血症和高碳酸血症是促进 ADH 释放的有力刺激因素。ADH 分泌过多可伴随颅内出血、败血症和 / 或低血压等不良后果。抗利尿激素分泌不当综合征（syndrome of inappropriate antidiuretic hormone，SIADH）表现为少尿、低钠血症、血渗透压降低、尿渗透压增高和水肿导致的体重增加等。因为 ADH 在胎儿发育早期就开始分泌，所以 SIADH 在早产儿和足月婴儿中都很容易出现。

三、钠、钾、氯的代谢和调节

1. 钠平衡特点　钠是 ECF 的主要阳离子，钠浓度影响血管内和间质容量。由于新生儿的肾小管不成熟且存在球管失衡，导致钠最大重吸收能力受限，但随胎龄增加而改善，故早产儿对钠的需求量要高于足月儿。

（1）在利尿前限制钠的摄入对早产儿有利：钠是 ECF 主要的阳离子，在维持血管内和间质液体量的平衡中有着重要作用。在新生儿利尿前限制液体和钠的摄入会使间质发生生理性收缩,而不适当的补充可能会延迟这种转变。研究表明,在利尿形成之前推迟钠的补充可使新生儿出生7天存活比例显著增加,降低氧的需求,与降低BPD的发生率有关。

(2)早产儿利尿的建立伴随着尿钠排泄(利钠肽):尽早发现机体钠缺乏状态并及时补充是非常必要的。胎龄<30周的早产儿,钠的排泄率可高达5%,而胎龄较大的新生儿则低于2%。在这个阶段,体内本来就不足的钠储备会迅速消耗殆尽。同时,由于生长和修复需要加速蛋白质合成,每天的总钠需求量增加。研究表明,在钠缺乏的状态下,身体将无法利用能量来促进生长。合理优化钠的摄入与体重增加有关。

(3)尿钠浓度与全身钠水平的相关性较差:钠含量下降是钠缺乏的晚期症状。与足月儿不同的是,由于肾小管存在不同程度的渗漏和缺乏妊娠期确切的正常值,尿钠排泄作为早产儿体内钠储存的一种测量方法不太可靠。因此,应在怀疑机体存在钠缺乏的情况下就开始补充,特别是对于胎龄<28周的早产儿。

(4)利尿后早期进行钠补充与更好的长期预后相关:根据欧洲儿科胃肠病学、肝病学和营养学协会(ESPGHAN)的建议,在体重开始下降时就应该补钠,VLBW儿在生后第1阶段的后期肠外营养钠摄入量约为每天2~5mmol/kg(高尿钠时甚至可超过5mmol/kg)。研究表明,与每天仅接受1.0~1.5mmol/kg钠相比,胎龄<35周的早产儿在生后2周每天接受4~5mmol/kg钠,在10~13岁时神经认知结局会更好。

2. 钾平衡特点 少尿期应限制钾的补充。钾是ICF中最丰富的阳离子,正钾平衡是生长所必需的。由于Na^+-K^+-ATP酶的表达和活性降低,肾脏对醛固酮的反应性降低,以及肾小球滤过率较低,新生儿血钾浓度较高,高钾血症发生风险增加。此外,出生时若组织受到创伤也容易出现高血钾表现。在少尿阶段,钾的摄入量通常受到限制,随后每天补充2~3mmol/kg通常足以维持正常的钾储备,维持血钾浓度在4~5mmol/L。

3. 氯平衡特点 氯离子(Cl^-)是ECF的主要阴离子之一,对保持渗透压和离子中性很重要。氯的平衡通常与钠的平衡相平行。然而,其排泄也可以独立发生,通常伴随碳酸氢盐的排泄。氯化物的周转率较高,主要通过肾近端和远端小管(主要是近端小管)重吸收来保存。高氯化物负荷通常通过优先排泄碳酸氢盐来补偿,易导致正常阴离子间隙代谢性酸中毒。

由于氯化物是静脉输液和冲管时补充钠的常见伴随物,因此经常以隐蔽的方式过量使用。应仔细关注冲管量、动脉管路维持的液体及"无氯"肠外营养液,以避免体内氯紊乱。Cl^-摄入量应略低于Na^+和K^+摄入量的总和,即[Na^+]+[K^+]-[Cl^-]=1~2mmol/(kg·d),以避免过量的Cl^-摄入量和医源性代谢性酸中毒。

4. 钠、钾、氯的平衡调节

(1)摄入:影响摄入的因素包括人体不产生或释放内源性的电解质、完全依赖于肠内或肠外摄入。肠内吸收在一定范围内可主动调控。在早产儿治疗中,一些药物(如甘油磷酸钠、生理盐水等)含有一定量的电解质,补充时需注意。

(2)排泄:电解质可通过汗液、尿液和粪便等途径排出体外。

1)汗液:关于新生儿汗液或不显性汗液的电解质含量目前并不清楚。

2)尿液:排尿是唯一由机体主动调节的途径。早产儿的排泄功能有生理限制,与胎龄和出生后年龄有关。VLBW 儿在正常水合状态下,尿液的电解质浓度为 $[Na^+]$20~40mmol/L,$[K^+]$ 10~30mmol/L。

在生理条件下,每日尿电解质排泄量是相当恒定的,这表明水和电解质在生理条件下是独立调节的。在特殊情况下,尿量增加可能伴随大量的电解质丢失,如使用利尿剂(呋塞米)可导致尿钠浓度高达 70mmol/L,从而导致大量钠丢失,引起低钠血症和低血压。此外,由于远曲小管 / 近曲小管对电解质排泄的调节功能受损,少尿性肾衰竭恢复后也可能发生钠损失增加。

3)粪便:研究发现,粪便中钠的损失量与胎龄和出生后年龄有关。胎龄 30 周的早产儿钠丢失量(每天 0.1mmol/kg)高于足月儿(每天 0.02mmol/kg),并且随着出生后年龄的增加,粪便丢失减少到初始值的 30%。粪钾的流失量是钠丢失量的 2 倍,但与胎龄无关。

4)其他途径排泄:在肠梗阻、回肠造口、胸腔积液、腹膜引流和反复脑脊液引流等情况下还可能出现额外损失。推荐有条件的可对此部分液体进行电解质浓度检测以准确估计丢失量。

5)机体生长所需:机体生长需要的足够电解质供给。胎儿和新生儿的需求量取决于瘦体重的形成速度。当平均生长速率为每天 15g/kg 时需要 1.0~1.5mmol/kg 的钠。研究证实,钠摄入量不足会损害健康早产儿的纵向生长和体重增加。

🍼 小结:早产儿体液平衡特点

1. 早产儿胎龄越小,含水量越多,随胎龄增长主要表现为 ECF 比例降低;生理性体重减轻是对外界的适应性反应。

2. 尽量提供足够的湿化环境来防止不显性失水。

3. 稳定期需水量 = 尿量 + 不显性失水量 + 粪便失水 + 生长需水 – 内生水,早期可忽略粪便和生长需水。

4. 液体和电解质摄入基本依赖于供给的营养物质。

5. 在利尿前限制钠的摄入,利尿后早期进行钠补充对早产儿有利;应密切监测血钠,以尿钠作为参考。

6. 少尿期应限制钾的补充,随后每天补充 2~3mmol/kg 并维持血钾浓度在 4~5mmol/L。

7. Cl^- 摄入量应略低于 Na^+ 和 K^+ 摄入量的总和,即 $[Na^+]+[K^+]-[Cl^-]=1\sim2$mmol/(kg·d),以避免过量的 Cl^- 摄入和医源性代谢性酸中毒的风险。

(唐丽霞 郑 直)

第二节 早产儿出生后体液平衡的适应过程

新生儿出生后会发生一系列生理变化和调节过程,有些改变会影响水和电解质代谢。例如,①胎盘液体、电解质及营养物质的供应中断,胎盘清除途径终止;②大量的不显性失水;③开始自主调节体温;④肾脏对水和电解质的自主调节;⑤液体和其他营养物质经口摄入。

胎盘功能的突然中断和不显性失水会在不同方面对水和电解质代谢立即产生影响,而肾脏调节、口服摄入等代偿性调节过程则需要时间来对抗这些对机体的影响。在出生后这段不协调的时期内,机体会发生特殊的水分变化和体重降低。除了出生后对水分平衡的调节,其他器官也同时发生适应过程(如呼吸及代谢适应)。

出生后的水、电解质适应过程可分为 3 个阶段:体重下降的转换期(第一阶段)、开始补充充足液体/营养的中间期(第二阶段)和体重规律增长的稳定生长期(第三阶段)。

一、第一阶段:体液腔的重构

第一阶段是转换期,从出生时开始,通常在体重下降到最低时结束。出生后早期阶段的特征是肾小球滤过率下降导致尿量排出减少。出生后排的第一次尿为高渗尿,主要为尿中的尿素、钾和磷酸盐浓度增加,但钠和氯化物浓度没有增加。尿量的变化似乎是由游离水清除率降低所致,这可能是由分娩前后新生儿血浆中 ADH 水平升高导致的。这种相对少尿可能持续一段时间(数小时至数天),主要由潜在的条件和疾病(如呼吸窘迫等)决定。随后是利尿期,在出生后的最初几天,由于 ECF 的容积减少,体液腔被等渗或高渗(即高钠和高氯)状态重构。这些变化是由不成熟皮肤的水分蒸发损失和持续的利钠肽引起的。

这两个过程以不同的速度帮助早产儿适应子宫外的条件:在生命的最初几天,皮肤的表皮层成熟及角化,肾脏在出生后 5~10 天内肾小球滤过率和浓缩尿液的能力增强。目前尚不清楚这种持续的尿钠排泄是否反映了出生后肾调节的延迟适应,或者是作为 ICF 已经充分收缩的信号发生主动调节的一部分。

这个时期的结束通常表现为:①每小时尿量<2.0ml/kg;②尿渗透压>血浆渗透压;③尿钠排泄从>3% 递减至 ≤1%;④尿比重>1.012。健康的早产儿通常在 3~5 天后完成转换期;对于 VLBW 儿,第一阶段的时长可能受到呼吸功能的调节,可能需要长达 8 天的时间。

在此期间液体和电解质补充的临床目标是:①允许 ECF 容量减少但不影响血管内容量和心血管功能;②允许每天钠负平衡 2~5mmol/kg;③保持正常的血电解质水平;④保证有足够的尿液排出代谢废物(如尿素、酸性产物等)和避免少尿［<0.5~1.0ml/(kg·h)］持续超过 12 小时；⑤通过提供足够的液体量以补足经皮肤蒸发的量，确保体温调节；⑥提供足够的热量以满足能量需要，与非生长能量消耗相当，约为每天 40~60kcal/kg。表 5-5 显示了新生儿出生后数天推荐的肠外液体量和电解质摄入量。

表 5-5　新生儿生后数天推荐的肠外液体量和电解质摄入量[e]

摄入量	出生天数				
	d1	d2	d3	d4	d5
液体量[a]/(ml·kg⁻¹·d⁻¹)					
足月儿	40~60	50~70	60~80	60~100	100~140
早产儿(>1 500g)	60~80	80~100	100~120	120~140	140~160
早产儿(1 000~1 500g)	70~90	90~110	110~130	130~150	160~180
早产儿(<1 000g)	80~100	100~120	120~140	140~160	160~180
钠[b,d]/(mmol·kg⁻¹·d⁻¹)					
足月儿	0~2	0~2	0~2	1~3	1~3
早产儿(>1 500g)	0~2(3)	0~2(3)	0~3	2~5	2~5
早产儿(<1 500g)	0~2(3)	0~2(3)	0~5(7)	2~5(7)	2~5(7)
钾[c,d]/(mmol·kg⁻¹·d⁻¹)	0~3	0~3	0~3	2~3	2~3
氯/(mmol·kg⁻¹·d⁻¹)	0~3	0~3	0~3	2~5	2~5

注：[a] 出生后液体需求高度依赖于治疗条件和环境因素。某些临床情况可改变每日的液体摄入量，如光疗(增加约 10%~20% 的体积)、患有窒息／呼吸窘迫综合征／使用加温加湿气体的机械通气(可减少约 10%~20% 的体积)。[b] 在 ELBW 儿开始出现利尿和多尿时，需要仔细调整水和电解质的补充。在高尿钠丢失的情况下，对钠的需求可能超过每天 5mmol/kg，特别是 <1 500g 的早产儿在第一阶段结束时。[c] 钾的补充应注意 VLBW 儿刚出生时的少尿期和非少尿型高钾血症的风险。为了避免高钾血症，可能需要延迟肠外钾的补充。[d] 应在血清浓度低于推荐值之前立即开始静脉补钠和钾。[e] 该表的建议是基于临床经验、专家意见和从动物和人的不同研究中推断的数据。

二、第二阶段：经口喂养的建立

第二阶段(中间期)指从体重下降至最低持续到恢复出生体重。这一阶段的特征是经皮肤的不显性失水减少，尿量减少至每小时<1~2ml/kg，尿钠排泄减少。由于持续的肾脏电解质和水分流失，如果此阶段不开始补充电解质，会使血清电解质浓度降低。此阶段新生儿肠道消化食物的能力逐渐增强。该阶段所需时间与胎龄和潜在疾病(呼吸窘迫综合征、败血症等)有关。根据临床经验，较成熟的 VLBW 儿(胎龄 30~34 周)比更不成熟的个体(胎龄 23~26 周)所需时间更短，可能与其体重增长较快、较稳定有关。此外，胎龄越大也越容易保证经口喂养。

在此期间液体和电解质补充的临床目标是：①补充机体在第一阶段 ECF 减少时丢失的电解质；②补充实际的水和电解质损失，以维持水和电解质稳态；③增加肠内喂养，直到摄入足够的热量、蛋白质和液体。表 5-6 为此阶段推荐的肠外液体量和电解质摄入量。

表 5-6　第二阶段新生儿的推荐肠外液体量和电解质摄入量[a]

新生儿	液体量 /(ml·kg⁻¹·d⁻¹)	钠 /(mmol·kg⁻¹·d⁻¹)	钾 /(mmol·kg⁻¹·d⁻¹)	氯 /(mmol·kg⁻¹·d⁻¹)
足月儿	140~170	2~3	1~3	2~3
早产儿				
≥1 500g	140~160	2~5	1~3	2~5
<1 500g	140~160	2~5(7)	1~3	2~5

注：[a] 该表的建议是基于临床经验、专家意见和从动物和人的不同研究中推断的数据。

三、第三阶段：出生后适应阶段

第三阶段（稳定生长期）主要特征是体重持续增加和钠离子正平衡，以及形成与宫内生长速度类似的理想体重增长（约每天 15~20g/kg）。这一阶段，新生儿表皮完全角质化，肾脏功能完全适应宫外环境。理想条件下，通过胃肠道可摄入几乎所有的液体和其他营养物质。随后必须建立能量和蛋白质供应（以达最佳的生长速度）、最佳的潜在肾溶质负荷（以保证代谢废物排出）、总液体容量（注意 VLBW 儿血管内容积有限，特别是在合并有动脉导管开放时）和肾浓缩能力之间的平衡。

在此期间液体和电解质管理的临床目标是：①补充持续流失的水和电解质来维持体内平衡的稳定；②提供额外的水和电解质保证组织以宫内的速度生长。表 5-7 为稳定生长期第 1 个月的新生儿的推荐肠外液体量和电解质摄入量。

表 5-7　稳定生长期新生儿的推荐肠外液体量和电解质摄入量[a]

新生儿	液体量 /(ml·kg⁻¹·d⁻¹)	钠 /(mmol·kg⁻¹·d⁻¹)	钾 /(mmol·kg⁻¹·d⁻¹)	氯 /(mmol·kg⁻¹·d⁻¹)
足月儿	140~160	2~3	1.5~3	2~3
早产儿				
≥1 500g	140~160	3~5	1~3	3~5
<1 500g	140~160	3~5(7)	2~5	3~5

注：[a] 该表的建议是基于临床经验、专家意见和从动物和人的不同研究中推断的数据。

🍼 小结：早产儿生后各阶段体液平衡的适应和建议

1. 第一阶段（转换期）

（1）对于 ELBW 儿和 VLBW 儿，出生后体重下降 7%~10% 是合理的。

（2）出生后应逐渐增加液体摄入量；电解质（Na⁺、K⁺ 和 Cl⁻）应在体重开始减轻时给予补充。

（3）对于 ELBW 儿和 VLBW 儿，在明确了尿量并排除非少尿型高血钾的情况下，可以从出生第 1 天开始补充钠和钾。

2. 第二阶段（中间期）
在最初的体重减轻后，通常会在出生后 7~10 天恢复至出生体重。

3. 第三阶段（稳定生长期）
在获得理想的体重增长的同时，应保持体液和电解质的平衡。

（唐丽霞　郑直）

第三节　早产儿体液平衡紊乱的治疗

新生儿出生后水和电解质的平衡状态高度依赖于出生后的环境（如湿度、温度、培养箱或开放式辐射加热器、光疗等）。准确评估早产儿的液体、电解质状态对维持机体平衡非常重要，包括监测体重、尿量和血浆电解质，以及临床评估循环是否充足等。出生胎龄越小，所需的监测频率越高。可通过保温箱里的内置秤进行准确、重复的体重测量以减少过度操作。根据分娩时的胎龄、是否存在生长发育受限和其程度、出生后日龄、产前皮质激素暴露情况以及呼吸窘迫综合征严重程度来制订相应的方案，严格评估体内水平衡，防止过多的不显性失水，密切监测血清电解质浓度。

一、新生儿水和电解质平衡状态的监测

1. **患儿的临床情况**

2. **体重和身体成分的监测**

3. **血液电解质浓度和酸碱状态**

4. **水和电解质平衡**　包括尿量、尿比重或渗透压及尿电解质浓度。

5. **红细胞比容和血尿素氮浓度**　对于非肠内喂养的新生儿，通常在最初的治疗时间里需要每天监测血电解质浓度和体重，然后根据临床状态和患者的稳定性调整、监测时间间隔。表 5-8 给出了过渡期水和电解质状态的处理方案。

表 5-8　早产儿生后数天体液和电解质状态评估的建议

体重	血清钠	尿量	推断结果	措施
增加	降低	减少	水潴留	减少液体的总摄入量，避免在液体中添加钠
增加	增高	减少/正常	水钠潴留	减少钠的摄入
降低	增高	减少/正常	纯水流失，通常是皮肤的不显性丢失	检查湿度，补水，避免钠摄入过量
降低	降低	增加	水经肾脏流失	补充水分、增加钠补充

二、早产儿常见电解质紊乱及处理

体液平衡取决于多种因素，包括液体供给、不显性失水和肾功能等。新生儿重症监护室（NICU）收治的新生儿容易出现体液平衡紊乱，包括体液超载或脱水。以下总结了新生儿最常见的电解质紊乱。

（一）高钠血症

高钠血症是指血清钠（$[Na^+]$）≥150mmol/L。

1. **高钠血症伴细胞外液减少**

（1）病因：包括经皮肤不显性失水增多、水分摄入不足、肾脏流失过多等，尤其是在 VLBW 儿

中较明显。

（2）临床表现：体重减轻、低血压、心动过速、排尿减少或无尿、尿比重增加等。

（3）治疗：应以病因为依据，仔细管理液体输注。首要目标是补充血容量，第二个目标是维持钠离子平衡。这2个目标的实现需要避免水或钠在细胞内液和细胞外液中快速转移，纠正高钠血症过快可导致脑水肿和癫痫发作。推荐使血浆钠浓度以不超过每小时0.5mmol/L的速度下降为宜，总校正时间为24~48小时。液体低张的程度不如纠正速率重要。

2. 高钠血症伴细胞外液增加

（1）病因：高钠血症通常是医源性的，包括在复苏过程中过量使用生理盐水或碳酸氢钠，或在复苏后对围产期伴有代谢性酸中毒和低血压的窒息患儿进行治疗。

（2）临床表现：体重增加和水肿。如果心输出量降低，水肿和体重增加的症状就会加重。根据心脏状态，心率、血压和排尿量可在正常范围或减少。

（3）治疗：依赖于对心脏状态的判断，识别输液过量后，限制并维持输液量，继而限制钠摄入，直到血钠浓度恢复到正常范围。

（二）低钠血症

低钠血症是指血清钠（$[Na^+]$）<130mmol/L。血清钠是血清中钠的浓度，而不是血管内钠的绝对含量。因此，导致低钠血症的原因可能是血液稀释，也可能是体内"库存"的实际消耗。

1. 低钠血症伴细胞外液增加

（1）病因：可能继发于脓毒症、休克和毛细血管渗漏导致的输液量过多和第三间隙液增加，也可能继发于新生儿心力衰竭或机械通气时的神经肌肉麻痹。在中枢神经系统损伤、颅内出血、脑膜炎、围产期窒息或气胸后出现SIADH。

（2）临床表现：输液过量可导致体重增加、水肿、血清钠降低、尿量增加以及尿渗透压和比重降低。如果SIADH是细胞外液增加和低钠血症的根本原因，临床表现为体重增加、不同程度的水肿、血清钠降低，尿量减少、尿比重增加。部分SIADH病例并不反映为细胞外液增加，而仅仅表现为低钠血症，伴有尿量和尿比重减少。

（3）治疗：在这2种情况下，限制水摄入均可使血清Na^+浓缩到正常水平。血清钠为120mmol/L时，可伴有脑水肿和癫痫发作，应该通过补充慢慢纠正，可考虑输注3%氯化钠溶液。但应避免通过静脉途径快速调整（即每天不超过8mmol/kg），以防止罕见但严重的脑桥渗透性脱髓鞘综合征的发生。纠正的钠需求量为钠缺失［钠缺失（mmol/L）=（期望钠浓度−当前钠浓度）×0.8（总体重分数）×体重（kg）］、持续钠损失和维持需求之和。对于有症状的低钠血症患儿，根据期望钠浓度（125mmol/L）计算缺失，在3~6小时纠正一半缺失，剩下的应该在接下来的24小时内纠正；无症状的低钠血症患儿，则在6~8小时补充一半的缺失，其余的在接下来的24~48小时纠正。

2. 低钠血症伴细胞外液降低

（1）病因：包括过度利尿治疗、糖尿病伴渗透性利尿、呕吐、腹泻和坏死性小肠结肠炎伴腹腔积液等。

（2）临床表现：体重下降，脱水征象伴囟门凹陷，皮肤弹性降低，黏膜干燥，血尿素氮（blood urea nitrogen，BUN）增加，代谢性酸中毒，尿量减少，尿比重增加。

（3）治疗：补充钠和水，同时尽量减少钠的继续流失。

3. 等渗性丢失伴低钠血症 可能是由于手术造成的脑脊液、胸腔积液（如乳糜胸）、鼻胃管或腹腔积液引流丢失所致。通常采用生理盐水替代液体或生理盐水加胶体液，如新鲜冰冻血浆或人血清白蛋白可促进血管内容量恢复。

4. 迟发性低钠血症 迟发性低钠血症（late onset hyponatremia，LOH）是指出生 2 周以后，其他方面稳定的早产儿发生的低钠血症。目前对于这种状态的病理生理变化尚不清楚，但有一些假设：VLBW 儿对钠的需求量增加、钠摄入不足、肠内钠吸收不足、肾脏保钠能力不成熟、精氨酸升压素分泌增多导致肾脏水重吸收增加和低蛋白血症等。据报道，出生时胎龄小、肠外营养持续时间较短、存在呼吸窘迫综合征、使用利尿剂和母乳喂养等是早产儿 LOH 的独立危险因素，LOH 持续时间超过 7 天与住院时间延长、中重度 BPD、脑室周围白质软化和宫外生长发育迟缓等疾病的发生存在显著相关。虽然临床上母乳喂养时添加了母乳强化剂以提高钠含量，但母乳喂养仍被发现与 LOH 的发展有关，这可能提示目前的商业母乳强化剂不足以满足早产儿的钠摄入量需求。

目前对于 LOH 的治疗没有公认的指南，不建议单纯快速补钠，而应密切监测血钠水平并适当补钠维持钠平衡，避免无症状 LOH 持续时间过长。

（三）高钾血症

高钾血症是指血清钾（[K$^+$]）>6mmol/L。正常血清钾水平一般在 3.5~5.5mmol/L。高钾血症的定义可能因体重而异，大多数定义认为新生儿高钾血症为血清钾>6mmol/L；但对于 VLBW 儿，血清钾>6.5mmol/L 才是高钾。高钾血症是最严重的电解质紊乱，因为其可以导致致命的心律失常。如果出现与高血钾相关的心电图改变，则属于紧急情况。

1. 病因 早产儿出生后 48 小时内常发生高钾血症，分为少尿型和非少尿型高钾血症。细胞损伤（血肿、窒息、缺氧），过量补钾，肾脏/肾上腺功能不全，脱水，酸中毒，应用某些药物或低体温，都可以诱发高钾血症。因为更多钾从细胞内转移到细胞外，所以 VLBW 儿更容易出现高钾血症。研究表明，产前使用糖皮质激素可以预防产后高钾血症的发生，而妊娠<32 周的孕母产前接受硫酸镁治疗超过 24 小时，更易导致非少尿型高钾血症的发生。

2. 临床表现 主要表现为对心肌的影响。最初的心电图变化是 PR 间期延长和 T 波高尖，随后 P 波消失，QRS 波增宽伴 ST 段压低，T 波峰值持续。随着血清钾的升高，QRS 波继续增宽，直到发生心室颤动。肌肉无力和低血压很少发生。VLBW 儿应在出生后 48 小时内定期监测血钾浓度。为了明确高钾的原因，应对患儿体征（血肿）、酸碱状态、血糖浓度及尿量进行检查和检测。

3. 治疗

（1）对于有症状（心律失常）的高钾血症患儿，首先应停止给予所有含钾液体和／或药物；给予钙剂保护心脏，降低血清钾水平，促进钾排泄，降低全身钾储备。钙剂应慢速静脉输注（>10 分钟），最好通过中心静脉给药。输注钙剂时注意观察心电图，心电图应在 1~5 分钟得到改善。一旦心律失常或心电图改变消失，就可以停止注射。同时需注意是否正在接受地高辛治疗。建议使用 10% 葡萄糖酸钙溶液（每次 100~200mg/kg），用适当的液体稀释，给药 10 分钟以上。然后，开始使用降低血钾的药物，如碳酸氢钠、葡萄糖＋胰岛素和 β- 肾上腺素受体激动剂促进细胞摄取钾离子。碳酸氢钠可立即起效，而其他药物则至少需要 15 分钟才能起作用。

（2）对于持续的高钾血症，建议持续输注胰岛素和葡萄糖。患有慢性肾病的患儿可能需要低钾饮食、碱治疗、交换树脂和腹膜透析治疗。

（3）对于难治性高钾血症，如果以上所有措施都不能降低钾水平，则必须考虑其他措施，如换血疗法、腹膜透析或连续性肾脏替代治疗（continuous renal replacement therapy，CRRT）。这些方法立即有效，但受时间和复杂性的限制。如果高钾血症是由细胞衰竭引起的，最好行换血疗法。

（4）VLBW 儿非少尿型高钾血症的治疗与预防：出生后的最初几天，在尿液排出量良好、血钾正常且不下降之前，不应补钾。应每 6 小时监测一次血清钾水平。早期（出生后第 1 天）给予氨基酸可刺激内源性胰岛素分泌，尽量避免胰岛素

输注。Cochrane 综述对早产儿非少尿型高钾血症的治疗没有确切推荐。

（四）低钾血症

低钾血症是指血清钾（[K^+]）<3.5mmol/L。

1. 病因　低钾血症可发生在以下情况中：需求增加（发育不成熟）、电解质耗竭（生长受限）、供应不足（不适当的肠外或肠内营养）或肾脏损失增加（如使用咖啡因或利尿剂等）。早期积极的肠外营养会增加内源性胰岛素的产生，并促进 K^+ 和磷酸盐进入细胞进行蛋白质合成。已有研究表明，K^+ 和磷酸盐的补充应与氨基酸的供应平行，以避免再喂养综合征（refeeding syndrome）。因此，当出生后早期提供高氨基酸和能量补充时，也需要充足的钾摄入量，尤其是小于胎龄儿。

2. 临床表现　严重低钾血症可引起心律失常、肠梗阻、肌无力和嗜睡。心电图改变包括 T 波低平、QT 间期延长和 U 波出现。应检查是否使用了利尿剂，钾补充是否不足，是否有胃肠道丢失或碱中毒等。

3. 治疗　治疗的目标是增加钾摄入量，以维持正常的血钾水平。最好选口服补充。快速静脉给药可能会造成静脉损伤，有时会出现高钾血症，不推荐快速纠正，应逐步进行，纠正时间通常超过 24 小时。如果需要静脉补充，外周静脉补液的钾浓度不应超过 30mmol/L，而通过中心静脉纠正时允许的最高浓度可达 80mmol/L，但应密切观察。

（五）高氯血症

高氯血症是指血清氯（[Cl^-]）>109mmol/L。

1. 病因　高氯血症在新生儿期不常见，但若

忽视了肠外营养液的氯浓度可导致高氯血症的发生。当胃肠道碳酸氢盐丢失过多或肾功能不全时可出现低血容量症状,引起阴离子间隙增高型代谢性酸中毒,伴有血氯增高。偶尔也见于在代谢性碱中毒时肾脏代偿性保留 Cl⁻。

2. 临床表现 常同时合并钠、钾等电解质紊乱,表现同高钠血症。

3. 治疗 一般不会单独存在,若伴有高钠血症或高渗性脱水时,应及时补充血容量、维持钠离子平衡。当合并肾功能不全时,需积极治疗原发病。

(六) 低氯血症

低氯血症是指血清氯($[Cl⁻]$)<98mmol/L。

1. 病因 $Cl⁻$ 通常结合 $Na⁺$ 和 $K⁺$ 以 NaCl 或 KCl 的形式出现。不结合 $Na⁺$ 或 $K⁺$ 的氯损失通常是由过多的胃液丢失引起,如呕吐、腹泻或摄入过量的水、胃酸损失。氯损失可导致碳酸氢盐重吸收增加和代谢性碱中毒。

2. 临床表现 常同时合并钠、钾等电解质紊乱,表现同低钠血症。

3. 治疗 根据病因治疗,如积极处理呕吐、腹泻等消化系统问题,避免使用大量利尿剂等。若合并低钠、低钾时可参考低钠血症、低钾血症的治疗。

小结:早产儿液体和电解质管理建议

1. 提供足够的温湿化环境来减少不显性失水。

2. 在出生后最初数天应精确地评估体液、电解质状态,以指导补充和维持平衡。

3. 及早提供足够的营养,初期是为了避免过度分解代谢,之后是为了维持组织修复和生长。

4. 强调个体化管理;及时纠正电解质紊乱。

(唐丽霞 郑直)

参考文献

1. YOUNG A, BROWN L K, ENNIS S, et al. Total body water in full-term and preterm new borns: systematic review and meta-analysis. Arch Dis Child Fetal Neonatal Ed, 2021, 106 (5): 542-548.

2. O'BRIEN F, WALKER I A. Fluid homeostasis in the neonate. Paediatr Anaesth, 2014, 24 (1): 49-59.

3. DELL K M. Fluid, electrolyte and acid-base homeostasis//MARTIN R J, FANAROFF A A, WALSH M C. Fanaroff and Martin's neonatal-perinatal medicine: Diseases of the fetus and the infant. 9th ed. Philadelphia: Elsevier Mosby, 2011: 669-684.

4. GOMELLA T L, CUNNINGHAM M D, EYAL F G. Neonatology: management, procedures, on-call problems, diseases, and drugs. 7th ed. New York: McGraw-Hill Education, 2013: 89-97.

5. JOCHUM F, MOLTU S J, SENTERRE T, et al. ESPGHAN/ESPEN/ESPR/CSPEN working group on pediatric parenteral nutrition. ESPGHAN/ESPEN/ESPR/CSPEN guidelines on pediatric parenteral nutrition: fluid and electrolytes. Clin Nutr, 2018, 37 (6 Pt B): 2344-2353.

6. GOYAL S, BANERJEE S. Fluid, electrolyte and early nutritional management in the preterm neonate with very low birth weight. Paediatrics and Child Health, 2020, 31 (1): 7-17.

7. FUSCH C, JOCHUM F. Water, sodium, potassium and chloride//Nutritional care of preterm infants: Scientific basis and practical guidelines. Basel: Karger, 2014, 110: 99-120.

8. BONILLA-FÉLIX M. Potassium regulation in the neonate. Pediatr Nephrol, 2017, 32 (11): 2037-2049.

9. AOKI K, AKABA K. Characteristics of nonoliguric hyperkalemia in preterm infantS: A CAse-control study in a single center. Pediatr Int, 2020, 62 (5): 576-580.

10. SEGAR J L. A physiological approach to fluid and electrolyte management of the preterm infant: review. J Neonatal Perinatal Med, 2020, 13 (1): 11-19.

11. LINDOWER J B. Water balance in the fetus and neonate. Semin Fetal Neonatal Med, 2017, 22 (2): 71-75.

12. FRIIS-HANSEN B. Body water compartments in children: changes during growth and related changes in body composition. Pediatrics, 1961, 28: 169-181.

13. PARK J S, JEONG S A, CHO J Y, et al. Risk factors and effects of severe late-onset hyponatremia on long-term growth of prematurely born infants. Pediatr Gastroenterol Hepatol Nutr, 2020, 23 (5): 472-483.

14. GOKÇE İ K, OGUZ S S. Late onset hyponatremia in preterm newborns: is the sodium content of human milk fortifier insufficient? J Matern Fetal Neonatal Med, 2020, 33 (7): 1197-1202.

第六章

早产儿喂养策略和技术

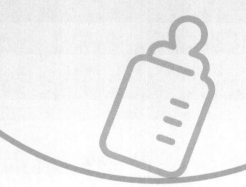

积极的肠内外营养策略是早产儿良好生长的保障,相对于肠外营养,肠内营养是早产儿营养途径的更佳选择。近十年,随着早产儿胃肠发育研究的进展及肠内喂养实践的不断总结,早产儿肠内营养技术有了较大的提高。

第一节 早产儿喂养策略

早产儿肠内营养的重要性及益处已被大家广泛认识,但喂养不耐受及坏死性小肠结肠炎的发生风险仍是影响早产儿肠内喂养建立的主要因素。采用合理的喂养策略促进肠外营养向肠内营养的安全过渡,尽早建立全肠内喂养,促进良好生长发育是早产儿肠内营养的目标。

 病例应用

病史摘要: 男婴,G_5P_3,胎龄 22^{+2} 周,出生体重 550g,胎膜早破 1 天,经阴道分娩,羊水清,Apgar 评分 1～4 分,经产房复苏后气管插管 T 组合正压通气下院内转运至 NICU。

住院经过: 入院后给予呼吸机机械通气、UVC 置管、静脉营养支持。入院后胸部 X 线检查示呼吸窘迫综合征(RDS),血气分析显示代谢性酸中毒,给予肺表面活性物质(PS)气管内滴入,复查血气分析示酸中毒纠正。出生后 3 天查心脏超声提示动脉导管未闭(PDA),出生后 5 天给予口服布洛芬,1 个疗程后复查心脏超声提示 PDA 暂时关闭,后因 PDA 再次开放给予第二疗程布洛芬治疗。住院期间共给予有创通气 46 天,无创通气 49 天,使用地塞米松 2 个疗程,住院 102 天转家庭陪护病房后出院。

营养策略: 住院期间肠内喂养策略见图 6-1。

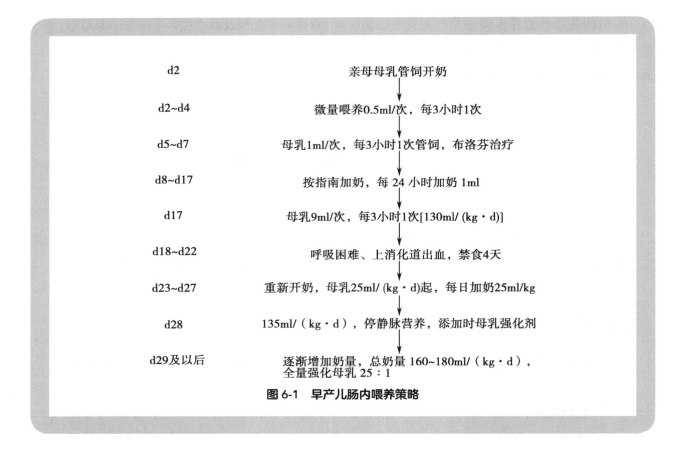

d2	亲母母乳管饲开奶
d2~d4	微量喂养0.5ml/次，每3小时1次
d5~d7	母乳1ml/次，每3小时1次管饲，布洛芬治疗
d8~d17	按指南加奶，每24小时加奶1ml
d17	母乳9ml/次，每3小时1次[130ml/（kg·d）]
d18~d22	呼吸困难、上消化道出血，禁食4天
d23~d27	重新开奶，母乳25ml/（kg·d)起，每日加奶25ml/kg
d28	135ml/（kg·d），停静脉营养，添加时母乳强化剂
d29及以后	逐渐增加奶量，总奶量160~180ml/（kg·d），全量强化母乳25：1

图 6-1　早产儿肠内喂养策略

一、肠内喂养乳制品的选择

亲母母乳是早产儿喂养的最佳选择，在亲母母乳不足的情况下，捐赠人乳为早产儿喂养的第二选择，亲母母乳及捐赠人乳均不能获得的情况下可选择早产儿配方奶喂养。

1. 亲母母乳　除能提供早产儿最佳的营养素外，亲母母乳对早产儿有重要的近、远期健康效应。母乳喂养能促进早产儿胃肠道功能的成熟，减少早产儿视网膜病变综合征、晚发型败血症及新生儿坏死性小肠结肠炎的发生风险；远期还能促进早产儿神经系统发育，减少成年期代谢综合征的发生。早产儿亲母母乳与足月儿母乳相比，具有较高的蛋白质含量、能量密度及钙含量，能更好地满足早产儿对高营养素的需求。早产儿母亲初乳中 IgA、溶菌酶、乳铁蛋白和活性细胞含量更高，具有更高的免疫活性。早产儿母亲乳汁成分随着时间的推移发生改变，母乳蛋白质含量在产后 1~2 周后显著下降，到产后第 2 个月时已接近足月儿母乳组成。经冷冻处理的母乳会丢失较多的活性因子，包括免疫细胞、益生元、酶等。因此，新鲜亲母母乳是早产儿喂养的最佳选择。

虽然母乳是早产儿最理想的食物，但 VLBW 儿和 ELBW 儿亲母母乳中的能量及蛋白质、维生素 D、钙、磷和钠等营养素并不能完全满足其快速生长的营养需求。纯母乳喂养的 VLBW 儿和 ELBW 儿生长速度缓慢,代谢性骨病发生率增加。因此,应尽可能给予早产儿新鲜亲母母乳以最大程度地发挥母乳的营养作用及生物效应,并通过强化母乳弥补其在营养素供给方面的不足。

2. 捐赠人乳 在亲母母乳不足的情况下,捐赠人乳是早产儿喂养的第二选择。捐赠人乳对早产儿的益处虽不如亲母母乳,但与配方奶相比捐赠人乳喂养仍可减少早产儿喂养不耐受、缩短达到全肠内喂养的时间、降低新生儿坏死性小肠结肠炎的发生率。由于捐赠人乳的安全问题,人乳库的发展经历了繁荣 - 萧条 - 再发展的过程。目前国际上已建立了人乳库管理及安全使用的标准流程,对捐赠者进行严格的筛查,以保证捐赠人乳的安全性。捐赠人乳的使用经历了乳汁的收集、冻存、解冻、混匀、分装、消毒、储存等环节,这些环节会引起人乳成分的改变。目前捐赠人乳采用传统巴氏消毒法灭菌(62.5℃,30 分钟),此过程会造成母乳中大多数活性成分的丢失,有研究显示快速巴氏消毒(72~75℃,15~16 秒)可以在灭菌的同时最大程度地保留母乳的活性成分。捐赠人乳因多数源于足月分娩 3 个月后的母亲,与早产儿母乳相比蛋白质含量偏低,VLBW 儿和 ELBW 儿使用捐赠人乳同样需要进行营养素强化。

3. 早产儿配方奶 胎龄 <34 周的早产儿在亲母母乳及捐赠人乳均不能获得的情况下可选择早产儿配方奶喂养。早产儿配方奶根据早产儿的肠道特点及营养需求设计,保留了母乳易于消化和吸收的优点,同时通过提高热量及蛋白质的含量、强化多种维生素和矿物质弥补了母乳在早产儿营养素提供方面的不足。早产儿配方奶中增加了乳清蛋白的比例,从而降低了渗透压,易于肠道吸收;通过添加麦芽糖糊精和葡萄糖聚合物,减少乳糖的含量,利于早产儿在乳糖酶不足的情况下对碳水化合物的消化、吸收;通过增加中链脂肪酸的含量提高了脂肪的吸收率,保证了热量的供给。当早产儿配方奶摄入量达到 150ml/(kg·d)时可提供能量 120kcal/(kg·d)、蛋白质 3.6g/(kg·d)、钙 225mg/(kg·d)、磷 110mg/(kg·d),可以基本满足早产儿的营养需求。

二、早产儿肠内喂养的实施

1. 肠内喂养开始的时间 早产儿出生后应尽早开始肠内喂养,以减轻肠内物质中断所致的肠道宿主反应,促进胃肠功能的成熟。建议 VLBW 儿在出生后 12 小时内开始喂养,ELBW 儿在 24 小时内开始喂养。有严重窒息、血流动力学不稳定的早产儿可适当延迟至出生后 24~48 小时。超早产儿等待亲母初乳可延迟至 48 小时开奶。

离开了宫内适宜的生长环境,早产儿各器官需要在宫外相对不良的环境中发育成熟,发育中的消化系统容易受到不良因素的损伤。担心早产儿出生后早期开始肠内喂养会增加不良因素的暴露,从而引起严重喂养不耐受甚至发生坏死性小肠结肠炎是延迟开奶的主要原因。无论是动物或人的研究均显示,长期禁食是有害的,胃肠内营养是胃肠激素分泌及胃肠运动的唯一调节剂。新生猪禁食 8~12 小时后,门静脉及肠系膜上动脉血流减少近 50%,肠上皮细胞凋亡增加、绒毛萎缩、肠黏膜厚度变薄、肠道消化酶活性显著降低,因此禁食本身增加了喂养不耐受的风险。

消化系统被认为是人体最大的免疫器官,肠道菌群的数量远超过人体细胞的总数,除在食物消化代谢中发挥作用外,肠道菌群通过内分泌、神经调节等多种机制参与大脑与肠道的"对话",发挥机体免疫调节作用。早产儿肠道益生菌的建立依赖于肠内营养,娩出后尽早开始肠内喂养、选择母乳喂养有利于肠道益生菌群的建立。早产儿延迟肠内喂养 3 天以上,肠道及全身炎症因子水平可显著增加,早产儿炎症反应相关疾病如慢性肺病、视网膜病变的发生率提高。

2. 初乳口腔护理 对于病情不稳定、不能进行肠内喂养的早产儿,可采用初乳口腔护理。初乳直接与口腔黏膜接触可模拟羊水的保护作用,促进肠道的成熟以及提高喂养耐受性,有利于肠道益生菌群的建立及促进经口喂养。初乳中的免疫活性物质还可发挥免疫保护作用,如初乳中的乳铁蛋白、分泌型免疫球蛋白 A(secretory immunoglobulin A,sIgA)可直接与细菌结合减少细菌定植。初乳还可以通过与口咽、肠道淋巴组织的相互作用参与免疫调节,间接发挥免疫保护作用。

方法:由于初乳量少,一般通过初乳收集杯或注射器收集(图 6-2)。收集后的初乳(0.5~1.0ml)通过注射器滴入早产儿双侧颊黏膜进行口腔护理。初乳口腔护理的开始时间、频率及持续时间尚无统一标准,但均建议尽早开始,多数在出生后 24 小时内开始,每 2~4 小时一次,持续 5~7 天,也有研究显示初乳口腔免疫可一直持续到纠正胎龄 32 周或达到全肠内营养。

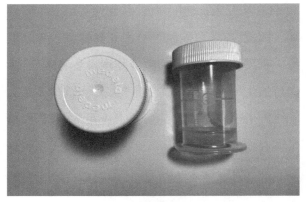

初乳收集杯

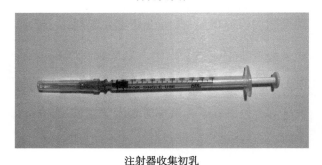

注射器收集初乳

图 6-2 初乳收集器

3. 微量喂养

(1)微量喂养的定义:指奶量 10~20ml/(kg·d)的少量喂养,目的是促进早产儿胃肠功能成熟,而不是提供营养素。VLBW 儿和 ELBW 儿早期给予微量喂养可以增加胃肠动力、促进胃肠激素分泌、加速胃排空、预防胃肠黏膜萎缩、促进胃肠功能成熟,从而改善喂养的耐受性、缩短达到全肠内喂养的时间。其他益处包括减少胆汁淤积、院内感染、代谢性骨病的发生,缩短住院时间,而不增加 NEC 的发生。

(2)微量喂养的禁忌证:肠梗阻或疑似肠梗阻是微量喂养的禁忌证。新生儿窒息、低血压、血糖不稳定、脐动静脉置管、呼吸机机械通气、代谢性酸中毒、感染等均不是微量喂养的禁忌证。

（3）微量喂养的方法：VLBW 儿应在出生后 12 小时内开始微量喂养，ELBW 儿在 24 小时内开始微量喂养，微量喂养一般不计入总液体量。微量喂养的持续时间尚无一致推荐，有研究显示较短时间的微量喂养可使早产儿尽早达到全肠内喂养，但结论并不一致，临床多根据个体情况进行调整。微量喂养的持续时间一般为 3~7 天。微量喂养持续的时间长短可根据出生体重及喂养耐受性进行调整，出生体重小者可适当延长微量喂养时间，如出生体重 <750g 的 ELBW 儿可微量喂养 5 天，出生体重 ≥750g 的超早产儿微量喂养 3 天。

4. 增加奶量

（1）加奶速度：早产儿加奶速度在各 NICU 间存在较大差异，国内早产儿加奶速度普遍慢于国外，担心发生 NEC 是影响快速加奶的主要原因。近年来较为一致的研究结论显示，缓慢加奶延长了达到全肠内喂养的时间，并且不能减少 NEC 的发生，还增加了长期静脉营养相关并发症的风险。一项纳入 VLBW、ELBW、宫内发育迟缓、舒张末期脐血流消失或反向的早产儿的 meta 分析显示，与 15~20ml/（kg·d）相比，加奶 30~40ml/（kg·d）者能尽早达到全肠内喂养，未增加病死率及 NEC 的发生率，所以早产儿加奶速度为 30~40ml/（kg·d）是安全的。但对于高危早产儿尤其是超早产儿，如接受升压药物治疗的早产儿，因人群少研究证据不充分，这类早产儿适当降低加奶速度是合理的，可以先采用低限的加奶速度。

（2）影响加奶成功的因素：能否快速增加奶量取决于多方面的因素，除个体喂养耐受性外是否

采用亲母母乳喂养，以及母乳喂养量占喂养总量的比例均影响加奶的速度。母乳对喂养不耐受及 NEC 的保护作用呈现剂量依赖性，母乳占喂养总量比例越大，快速增加奶量的成功率越高，对 NEC 的保护作用越强。

（3）早产儿加奶建议：鉴于目前的临床证据及国内 NICU 母乳喂养率普遍偏低的现状，建议对出生体重 <1 000g 的早产儿加奶速度可为 15~20ml/（kg·d），出生体重 ≥1 000g 的早产儿加奶速度可为 20~30ml/（kg·d）。各中心可根据实际情况制订本医院 NICU 的加奶策略，并针对喂养耐受情况进行个体化调整。不同出生体重早产儿的加奶速率可参考表 6-1~ 表 6-8（以每 3 小时喂养 1 次、8 顿 /d 为例）。

（4）加奶过程中的耐受性评估：早产儿加奶过程中通过喂养耐受性评估决定继续加奶、暂停加奶或减少奶量。

临床常通过测量胃潴留量来评估早产儿的喂养耐受性，但胃潴留受婴儿体位、喂养管位置、排便情况等因素的影响，并非喂养不耐受或 NEC 的特异性表现。目前研究显示，对无症状的早产儿尤其是母乳喂养儿常规监测胃潴留量并无益处。一项对体重 <1 250g 的多数接受母乳喂养的早产儿的研究显示，停止监测胃潴留促进了肠内喂养的建立、体重的增长，缩短了住院时间，且未增加包括 NEC、死亡、晚发型败血症及呼吸机相关肺炎在内的不良结局发生率。但对有喂养不耐受症状（如腹部膨隆或呕吐）的早产儿，测量胃潴留仍有必要，可通过胃潴留物的性质及量帮助进行喂养耐受性评估。

表 6-1　出生体重 500~599g 的早产儿肠内喂养量参考

喂养日	每顿喂养量 /ml							
	第 1 顿	第 2 顿	第 3 顿	第 4 顿	第 5 顿	第 6 顿	第 7 顿	第 8 顿
d1	1	1	1	1	1	1	1	1
d2	1	1	1	1	1	1	1	1
d3	1	1	1	1	1	1	1	1
d4	1	1	1	1	1	1	1	1
d5	1	1	1	1	1	1	1	1
d6	2	2	2	2	2	2	2	2
d7	3	3	3	3	3	3	3	3
d8	4	4	4	4	4	4	4	4
d9	5	5	5	5	5	5	5	5
d10	6	6	6	6	6	6	6	6
d11	7	7	7	7	7	7	7	7
d12	8	8	8	8	8	8	8	8
d13	9	9	9	9	9	9	9	9

注：加奶 1ml 每 24 小时 1 次。①出生 48 小时内开始喂养，前 5 天实施微量喂养［20ml/(kg·d) 或 1ml 每 3 小时 1 次］；②每天增加 20ml/(kg·d)，喂养量达 100ml/(kg·d) 时停脂肪乳剂；③喂养量达到 100~120ml/(kg·d) 时开始添加母乳添加剂，120ml/(kg·d) 可停静脉营养；④喂养日从开始肠内喂养日计算，非出生日龄。

表 6-2　出生体重 600~799g 的早产儿肠内喂养量参考

喂养日	每顿喂养量 /ml							
	第 1 顿	第 2 顿	第 3 顿	第 4 顿	第 5 顿	第 6 顿	第 7 顿	第 8 顿
d1	1	1	1	1	1	1	1	1
d2	1	1	1	1	1	1	1	1
d3	1	1	1	1	1	1	1	1
d4	1	1	1	1	1	1	1	1
d5	1	1	1	1	1	1	1	1
d6	2.5	2.5	2.5	2.5	2.5	2.5	2.5	2.5
d7	4	4	4	4	4	4	4	4
d8	5.5	5.5	5.5	5.5	5.5	5.5	5.5	5.5
d9	7	7	7	7	7	7	7	7
d10	8.5	8.5	8.5	8.5	8.5	8.5	8.5	8.5
d11	10	10	10	10	10	10	10	10
d12	11.5	11.5	11.5	11.5	11.5	11.5	11.5	11.5
d13	13	13	13	13	13	13	13	13

注：加奶 1.5ml 每 24 小时 1 次，静脉营养停用及强化剂添加同表 6-1。

表 6-3　出生体重 800~899g 的早产儿肠内喂养量参考

喂养日	每顿喂养量 /ml							
	第 1 顿	第 2 顿	第 3 顿	第 4 顿	第 5 顿	第 6 顿	第 7 顿	第 8 顿
d1	2	2	2	2	2	2	2	2
d2	2	2	2	2	2	2	2	2
d3	2	2	2	2	2	2	2	2
d4	2	2	2	2	2	2	2	2
d5	2	2	2	2	2	2	2	2
d6	3	3	3	3	4	4	4	4
d7	5	5	5	5	6	6	6	6
d8	7	7	7	7	8	8	8	8
d9	9	9	9	9	10	10	10	10
d10	11	11	11	11	12	12	12	12
d11	13	13	13	13	14	14	14	14
d12	15	15	15	15	15	15	15	15

注:加奶 1ml 每 12 小时 1 次,静脉营养停用及强化剂添加同表 6-1。

表 6-4　出生体重 900~1 099g 的早产儿肠内喂养量参考

喂养日	每顿喂养量 /ml							
	第 1 顿	第 2 顿	第 3 顿	第 4 顿	第 5 顿	第 6 顿	第 7 顿	第 8 顿
d1	2	2	2	2	2	2	2	2
d2	2	2	2	2	2	2	2	2
d3	2	2	2	2	2	2	2	2
d4	2	2	2	2	2	2	2	2
d5	2	2	2	2	2	2	2	2
d6	3	3	3	3	4	4	4	4
d7	5	5	5	5	6	6	6	6
d8	7	7	7	7	8	8	8	8
d9	9	9	9	9	10	10	10	10
d10	11	11	11	11	12	12	12	12
d11	13	13	13	13	14	14	14	14
d12	15	15	15	15	16	16	16	16
d13	17	17	17	17	18	18	18	18

注:加奶 1ml 每 12 小时 1 次,静脉营养停用及强化剂添加同表 6-1。

表6-5　出生体重1 100~1 399g的早产儿肠内喂养量参考

喂养日	每顿喂养量/ml							
	第1顿	第2顿	第3顿	第4顿	第5顿	第6顿	第7顿	第8顿
d1	3	3	3	4	4	4	5	5
d2	5	6	6	6	7	7	7	8
d3	8	8	9	9	9	10	10	10
d4	11	11	11	12	12	12	13	13
d5	13	14	14	14	15	15	15	16
d6	16	16	17	17	17	18	18	18
d7	19	19	19	20	20	20	21	21
d8	21	22	22	22	23	23	23	24

注：加奶1ml每9小时1次，静脉营养停用及添加母乳强化剂同表6-1。

表6-6　出生体重1 400~1 499g的早产儿肠内喂养量参考

喂养日	每顿喂养量/ml							
	第1顿	第2顿	第3顿	第4顿	第5顿	第6顿	第7顿	第8顿
d1	4	4	4	4	6	6	6	6
d2	5	6	6	6	8	8	8	8
d3	10	10	10	10	12	12	12	12
d4	14	14	14	14	16	16	16	16
d5	18	18	18	18	20	20	20	20
d6	22	22	22	22	24	24	24	24

注：加奶2ml每12小时1次，停用静脉营养及添加母乳强化剂同表6-1。

表6-7　出生体重1 500~1 599g的早产儿肠内喂养量参考

喂养日	每顿喂养量/ml							
	第1顿	第2顿	第3顿	第4顿	第5顿	第6顿	第7顿	第8顿
d1	5	5	5	7	7	7	9	9
d2	9	11	11	11	13	13	13	15
d3	15	15	17	17	17	19	19	19
d4	21	21	21	23	23	23	25	25
d5	25	27	27	27	28	28	28	28

注：加奶2ml每9小时1次，停用静脉营养及添加母乳强化剂同表6-1。

表 6-8　出生体重 1 600~1 799g 的早产儿肠内喂养量参考

喂养日	每顿喂养量 /ml							
	第 1 顿	第 2 顿	第 3 顿	第 4 顿	第 5 顿	第 6 顿	第 7 顿	第 8 顿
d1	6	6	6	8	8	8	10	10
d2	10	12	12	12	14	14	14	16
d3	16	16	18	18	18	20	20	20
d4	22	22	22	24	24	24	26	26
d5	26	28	28	28	30	30	30	30

注：加奶 2ml 每 9 小时 1 次，停用静脉营养及添加母乳强化剂同表 6-1。

临床常遇到的胆汁样胃潴留可能提示胃过度扩张、胆汁逆流或肠梗阻，如小儿无其他喂养不耐受的表现，不需要停喂。血性胃潴留排除吞入母血后，常提示有炎性病变或胃管对黏膜损伤，需要警惕。喂养不耐受的表现除胃潴留外，还包括呕吐、腹部膨隆或压痛、肠鸣音增强或消失、排便频率改变、便血，其他表现有心动过缓、血氧饱和度下降、嗜睡等。这些症状均是非特异性的，需要与其他基础疾病相鉴别。

对于暂停喂养的早产儿，在下一次喂养前应仔细重新评估，确定是否恢复喂养或修改喂养方案，应避免长时间停喂。减少喂养量或推迟增加喂养量通常可纠正喂养不耐受的症状，稀释喂养的作用不大，当出现多种症状或严重症状时，需反复、全面评估有无 NEC、败血症等基础疾病，并暂停喂养。

5. 喂养频率　早产儿多采用固定间隔时间的喂养方式，如每 3 小时 1 次（q.3h.）或每 2 小时 1 次（q.2h.）。与 q.2h. 喂养相比，q.3h. 喂养未增加喂养不耐受及 NEC 的发生，但减少喂养频率减轻了护理工作量，因此建议早产儿首先采用 q.3h. 喂

养。对于出生体重 <1 250g 的早产儿，有研究显示增加喂养频率至 q.2h. 可减少喂养不耐受，较快达到全肠内喂养，因此对出生体重 <1 250g 且存在喂养不耐受的早产儿建议采用 q.2h. 喂养。

除固定时间段喂养外，随着早产儿自我调节功能的成熟，也可以通过观察早产儿的饥饿、饱腹信号给予间歇喂养。但早产儿的喂养信号往往很难识别，需要早产儿的父母或护理者熟悉早产儿的喂养信号并仔细观察。鉴于早产儿营养供给的重要性，如长时间未发现早产儿有饥饿信号应给予喂养，以防因喂养间隔时间过长导致摄入量不足。

如 q.3h. 固定喂养的早产儿，随着日龄的增加，出现饥饿信号后可将喂养间隔设为 2.5~3.5 小时，如饥饿信号出现较早可提前喂养，但如间隔 3.5 小时仍未出现饥饿的表现，应给予喂养，以避免摄入不足。但根据喂养信号进行喂养是否可促进全量经口喂养的建立尚不明了。

6. 全肠内喂养　奶量达到 120ml/（kg·d）时可以停用静脉营养，并拔除静脉置管。对于体重增长缓慢或奶量增长不顺利的早产儿可

以适当延长静脉营养的时间,但需要注意长期静脉营养会增加晚发型败血症及静脉营养相关并发症的风险。全肠内喂养的目标奶量为150~180ml/(kg·d),超早产儿可能奶量不能达到180ml/(kg·d);达到目标奶量可提供的能量为120~140kcal/(kg·d),通常能使早产儿体重增加15~20g/(kg·d)。出生体重<1 000g的早产儿达到全肠内喂养的平均时间为2周,>1 000g的早产儿达全肠内喂养时间平均为1周。

三、特殊情况下的喂养

1. 小于胎龄早产儿的喂养 对小于胎龄早产儿及存在胎儿舒张末期脐动脉血流消失或逆向的 VLBW 儿和 ELBW 儿,早期开始肠内喂养不增加死亡、NEC 及晚期败血症的发生率,因此仍建议 24 小时内开始肠内喂养。小于胎龄儿尤其是舒张末期脐血流消失或反向的早产儿,达到全肠内喂养的时间显著延长;胎龄<29 周的小于胎龄早产儿,NEC 的发生率显著增加。因此,小于胎龄早产儿加奶的速度宜慢,尤其出生后前 10 天内可按照同体重指南的低限进行加奶。母乳喂养是小于胎龄早产儿的保护因素,应尽量进行母乳喂养。因小于胎龄儿远期发生代谢综合征的风险增加,保证营养供给的同时应避免过度追赶。

2. 无创通气下的喂养 随着无创通气在早产儿中的广泛使用,无创通气下的喂养问题越来越受到关注。无创通气不影响开奶,但无创通气可引起腹部膨隆,在 ELBW 儿中尤为明显,因此不能仅因为腹部膨隆而停止喂养,需要进行综合评价。呼吸末持续气道正压通气(continuous positive airway pressure,CPAP)可引起早产儿餐前、餐后肠道血流减少,但是否增加坏死性小肠结肠炎的发生尚不明了。有研究显示,q.3h. 喂养的早产儿较 q.2h. 喂养者的 CPAP 使用时间延长,推测 q.2h. 喂养可能可减少胃胀、改善呼吸做功。

3. 动脉导管开放治疗期间的喂养 使用吲哚美辛或布洛芬会影响肠道血流灌注。理论上,吲哚美辛或布洛芬治疗期间进行肠内喂养会增加 NEC 的概率,因此药物治疗期间往往会减少或停止喂养。但研究显示,出生体重<1 250g 的早产儿在布洛芬或吲哚美辛治疗期间以 15ml/(kg·d) 微量喂养时未增加 NEC 的发生,喂养组能更快达到全肠内喂养。同样有研究显示,早产儿在吲哚美辛治疗期间可以耐受 60ml/(kg·d) 的奶量,并不增加 NEC 的风险。目前国内多采用口服布洛芬治疗 PDA,与吲哚美辛相比,布洛芬治疗 PDA 同样有效,且对肠系膜血流量的影响小,NEC 的发生风险低于吲哚美辛治疗组。因此,口服布洛芬治疗 PDA 期间可以继续肠内喂养,加奶速度可减慢或暂停。

4. 留置脐动脉导管期间的喂养 由于担心早产儿脐动脉置管(umbilical artery catheter,UAC)会影响肠道血液灌注,增加 NEC 的发生,以往在 UAC 留置期间常给予禁食。现有的研究显示,在 UAC 留置期间进行微量喂养及增加奶量均不增加包括 NEC 在内的不良风险,因此在 UAC 留管期间可以按照喂养计划进行喂养。

5. 输血期间的喂养 因为 NEC 常在输血后

发生,所以不少 NICU 在输血期间及之后会暂停早产儿喂养。虽然有些研究显示输血期间暂停喂养降低了输血后 48 小时内 NEC 的发生率,但结论并不一致。NEC 的发生风险可能更多与贫血的严重程度有关,而非输血本身,因此预防严重贫血的发生更为重要。输血期间是否需要改变喂养策略仍需要大样本、前瞻性研究。

四、喂养过程中的营养评估

早产儿喂养过程中除评估喂养耐受性外还需要进行营养评估。营养评估是指在了解早产儿营养需求的基础上,通过计算每日液体量、能量和营养素摄入量,监测早产儿的生长情况等,评估早产儿的营养状态,及时调整喂养方案。营养评估主要包括生长速度评估及生化指标监测。

1. 生长速度评估 通过体重、身长和头围与标准生长曲线比较,进行横向评估,通过计算一段时间内的生长速率进行纵向评估。

(1)横向评估:每周将体重、身长、头围测量值标绘在早产儿同性别生长曲线图上,观察早产儿生长的追赶及偏离情况。早产儿的生长速度应保持第 10 百分位数曲线之上,追赶后可沿其出生百分位数曲线生长,目前国内使用最多的是 Fenton 曲线。

(2)纵向评估:每日测量体重,胎龄 23~36 周的早产儿体重增长目标为 15~20g/(kg·d)、体重达到 2 000g 以上目标可调整为 20~30g/d。每周测量身长,目标为每周平均增加约 1cm。每周测量头围,目标为每周平均增加约 0.7~1.0cm。早产儿体格生长参数参照表 6-9。

表 6-9 早产儿体格生长参数

体格参数	24~32 周	32~36 周
体重增长(相对值)	15~20g/(kg·d)	15g/(kg·d)
体重增长(绝对值)	10~30g/d	20~30g/d
头围增长	0.7~1.0cm/周	0.5~0.8cm/周
身长增长	1.2~1.4cm/周	1.0cm/周

2. 生化指标的监测 目前临床缺乏有效的血生化指标来评估早产儿总体营养状况。即使在机体营养素不足的情况下,机体的稳态调节机制也可使许多营养物质(如钙)的血浆浓度维持正常水平。以下为常用于评估早产儿营养状态的生化指标。

(1)早产儿容易发生贫血,严重贫血可引起生长不良,可通过监测血红蛋白/铁蛋白评估有无贫血及体内铁状态。如果铁蛋白>300ng/ml,则无需额外补铁。口服补铁后可每 2 周监测一次,直到结果稳定。

(2)通过监测血清钙、磷、碱性磷酸酶、25-羟维生素 D_3 的水平来评估骨矿化状态。持续低血清磷而碱性磷酸酶活性增加提示有代谢性骨病风险。血碱性磷酸酶>900IU/L,伴血磷<1.8mmol/L,高度提示早产儿代谢性骨病。补充磷简单、有效,但同时要确保充足的钙摄入。

(3)通过监测 BUN 水平来评估蛋白质摄入情况。血清白蛋白半衰期长,反映蛋白质长期摄入情况,一般不作为早产儿蛋白质摄入情况的标志物。

(4)使用利尿剂、非强化母乳喂养、摄入量受限或生长缓慢的婴儿,应评估电解质水平。有异常肠道丢失的婴儿，如肠造瘘或短肠综合征，应增加锌和铜等微量元素的检测。生化指标的变化趋势比单独的测量值更能反映营养状态。正在接受肠外营养的婴儿需要更频繁的监测。

 小结：早产儿喂养策略建议

1. 早产儿出生后应尽可能早开奶（24~48 小时），首选亲母母乳。

2. VLBW 儿、ELBW 儿加奶前可微量喂养 3~5 天以促进胃肠功能成熟。

3. VLBW 儿、ELBW 儿 以 20~30ml/（kg·d）的速度加奶是安全的。

4. 胎龄<32 周、出生体重<1 800g 的早产儿需要通过添加母乳强化剂来满足营养需求。

5. 早产儿全肠内喂养的目标量为 150~180ml/（kg·d）。

6. 通过评估早产儿的喂养耐受性、生长情况及营养状态进行个体化喂养。

（陈小慧）

第二节 早产儿喂养技术和方法

经口喂养能促进胃肠运动及唾液的分泌，是首选的肠内喂养方式。胎龄小于 32 周的早产儿因吸吮、吞咽和呼吸运动不协调，早期多采用管饲喂养，纠正胎龄 32~34 周后，可逐渐由管饲喂养过渡为经口喂养。

病例应用

病史摘要：女婴，G_1P_1，胎龄 28^{+6} 周，双胎之大，因"胎盘早剥"剖宫产娩出，出生体重 1 250g，羊水清，娩出后给予 T-piece CPAP 复苏，压力为 6~7cmH$_2$O，初始吸入氧浓度为 30%，出生 Apgar 评分 9~10 分，复苏后有气促，偶有呻吟，继续 CPAP 呼吸支持，并转入 NICU。

住院经过：入院后继续 CPAP 呼吸支持，吸入氧浓度逐渐降至 21%，5 天后改为高流量吸氧，入院第 1 天给予咖啡因治疗，并给予静脉营养支持。入院血常规：血红蛋白 132g/L，余正常。出生后 3 天心脏超声提示 PDA 3.3mm，未口服药物治疗。动态随访心脏超声：PDA 2.3mm（d10），PDA 闭合（d17）。

营养策略：住院期间肠内喂养实践见图 6-3。

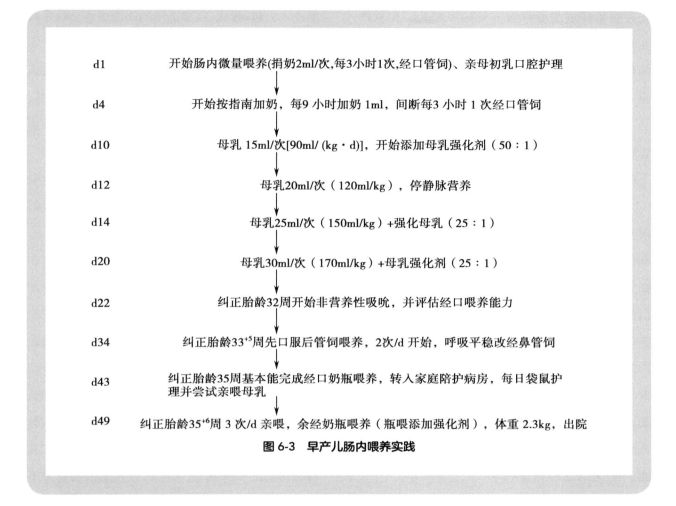

d1	开始肠内微量喂养(捐奶2ml/次,每3小时1次,经口管饲)、亲母初乳口腔护理
d4	开始按指南加奶,每9小时加奶1ml,间断每3小时1次经口管饲
d10	母乳15ml/次[90ml/(kg·d)],开始添加母乳强化剂(50:1)
d12	母乳20ml/次(120ml/kg),停静脉营养
d14	母乳25ml/次(150ml/kg)+强化母乳(25:1)
d20	母乳30ml/次(170ml/kg)+母乳强化剂(25:1)
d22	纠正胎龄32周开始非营养性吸吮,并评估经口喂养能力
d34	纠正胎龄33^{+5}周先口服后管饲喂养,2次/d开始,呼吸平稳改经鼻管饲
d43	纠正胎龄35周基本能完成经口奶瓶喂养,转入家庭陪护病房,每日袋鼠护理并尝试亲喂母乳
d49	纠正胎龄35^{+6}周3次/d亲喂,余经奶瓶喂养(瓶喂添加强化剂),体重2.3kg,出院

图 6-3 早产儿肠内喂养实践

一、管饲喂养

1. 管饲喂养的适合人群 ①胎龄<32周的早产儿;②吸吮和吞咽功能不全不能经口喂养者;③因疾病本身或治疗因素不能经口喂养者,如机械通气期间;④经口喂养摄入量不足,作为经口喂养后的补充。

2. 管饲喂养的分类

(1)根据插管的途径分类:主要分为经鼻和经口插管,早产儿首选经口插管。早产儿主要是经鼻呼吸,经鼻置管会增加鼻道的阻力,不同程度地增加呼吸做功,需要无创呼吸支持的早产儿采用经鼻插管可影响呼吸支持的密闭性。经口插管对早产儿呼吸影响小,但经口插管因舌的活动及口腔分泌物浸润容易发生移位,经口插管还可对口咽局部产生刺激、刺激迷走神经、长期压迫上腭引起变形。两种插管方式对早产儿呼吸暂停的影响无差异,对早产儿生长的影响研究甚少。VLBW儿和ELBW儿多伴有呼吸问题且鼻腔窄,因此建议早产儿首选经口插管,尤其是存在呼吸暂停或需要呼吸支持的早产儿。在早产儿呼吸情况好转后,由管饲喂养向经口喂养过渡的过程中,可试改为鼻饲喂养以促进经口喂养的建立。

(2)根据管饲注入的部位分类:主要分为胃管喂养(放置在胃内)和经幽门喂养(放置在小肠上部)。

1)胃管喂养:更符合消化的生理过程,胃能耐受较大的容量及较高的渗透压,进食后胃底和胃体部肌肉反射性舒张,幽门关闭,乳汁停留在胃内进行消化。胃管喂养促进了胃酸、胃蛋白酶的分泌及胃的蠕动,促进食物消化。胃排空母乳的时间为2~3小时,牛乳为3~4小时,早产儿胃排空慢,易发生胃潴留。胃具有重要的防御功能,胃的黏膜屏障、胃酸、分泌型免疫球蛋白(sIgA)以及淋巴组织等可防止病原微生物的侵入,经胃管喂养的早产儿发生感染的概率低。因此,早产儿首选经胃管喂养。

2)经幽门喂养:早产儿经幽门喂养的目的主要为减少吸入的发生,胃内容物的吸入可加重早产儿肺部疾病。胃蛋白酶是胃内容物的标记物,92%的机械通气早产儿的气管吸取样本中能检测到胃蛋白酶。机械通气的早产儿易发生肺部吸入与体位、管饲喂养、新生儿使用无气囊气管导管等有关。有研究显示,经幽门喂养减少了早产儿呼吸暂停及心率下降的发生,降低了死亡率及BPD的风险。但也有研究显示,对严重BPD的早产儿经幽门喂养增加了缺氧的发生率,可能与经幽门喂养发生的胃食管反流物胃酸浓度更高、损伤更大有关。此外,经幽门喂养是非生理性的,向空肠

中注入大量、强化、高渗透压的奶液可能会诱发腹胀、腹泻和倾倒综合征等。因此对于早期早产儿经幽门喂养是不适合的,但对于存在严重反流或高吸入风险的早产儿,尤其是机械通气的早产儿,可考虑经幽门喂养,以减少反流的发生,减少肺损伤。经幽门喂养时需要缓慢或持续输注。

(3)根据喂养的注入方法分类:可分为间歇喂养和持续喂养。早产儿采用间歇喂养还是持续喂养有较大争议,两种喂养方式各有裨益。

1)间歇喂养:指每2~3小时使用注射器在10~20分钟内注入奶液。可利用重力作用使注射器中的奶液自然流入胃内,此种方法减少了快速推注引起的胃肠黏膜损伤;也可以使用微量输液泵在10~20分钟将奶泵入。间歇喂养符合消化的生理特点,能促进胃肠激素的周期性分泌、增加餐后内脏的灌注,促进血胰岛素及氨基酸脉冲样增加,从而促进了蛋白质合成。然而早产儿胃肠功能的不成熟,短时间内处理奶液的能力不足,使其有发生胃潴留、喂养不耐受的风险。此外,间歇喂养可因膈肌上抬影响肺部功能,增加喂养相关呼吸暂停的发生,引起喂养前后脑血流的波动等。

2)持续喂养:持续喂养指通过微量输液泵将一天的奶液在24小时内匀速泵入,奶液及注射器应每3小时进行更换。理论上,持续喂养可以增加营养的吸收,降低能量消耗,减少胃潴留、胃食管反流及呼吸暂停的风险。但持续喂养是非生理性的,持续喂养者胃肠激素的周期性分泌较少,血胰岛素及氨基酸脉冲式增加幅度减小,蛋白质的合成减弱。此外,持续喂养下由于塑料管

道的吸附及输注速度慢增加了脂肪及矿物质的丢失。有研究显示,将注射器竖直45°斜向上,利用脂肪漂浮在上部的特点,从注射器的上部开始喂养可以减少脂肪的丢失。

间歇喂养与持续喂养相比,早产儿达到全肠内喂养的时间、胃食管反流及 NEC 的发生率无显著差异。也有研究显示,对于出生体重<1 250g 的早产儿持续喂养能较快地促进体重增长,减少胃潴留和喂养中断的发生,但胃潴留对喂养不耐受的诊断意义已明显降低。总之,间歇喂养和持续喂养对早产儿达到全肠内喂养的时间、生长速度、NEC 的发生率无显著影响。目前尚无足够依据证明在稳定的早产儿甚至是胃食管反流患儿中间歇喂养与持续喂养哪个更有优势。推荐对 VLBW 儿和 ELBW 儿首选间歇喂养,对喂养不耐受或胃潴留较多的早产儿可尝试持续喂养或延长喂养时间,如泵奶 1 小时休息 2 小时,持续喂养的早产儿喂养耐受后可缩短喂养时间,过渡为间歇喂养。

3. 喂养管的选择及放置 喂养管多根据体重进行选择。体重<1 000g 的早产儿常选择 5F 喂养管,>1 000g 的早产儿可选择 6F 喂养管。

(1)经口/鼻置胃管:为临床使用最多的置管法,可以每次喂养前插入或长时间保存,留置胃管可能会增加胃食管反流的发生率,但多次插管可刺激迷走反射致呼吸暂停。

1)置管的测量方法:①经口为鼻尖至耳垂再到剑突的距离;②经鼻为发际至鼻尖再到剑突的距离。极早产儿经口置胃管最小插入长度推荐见表6-10。

表 6-10 极早产儿经口置胃管最小插入长度推荐

体重 /g	插入长度 /cm
<750	13
750~999	15
1 000~1 249	16
1 250~1 500	17

2)置管位置的判断:置胃管后常通过经喂养管注射气体听诊胃部、轻轻抽吸胃内物及 X 线片来确定胃管的位置(图 6-4)。

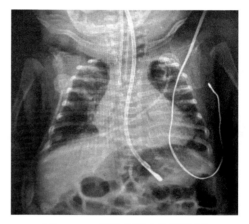

图 6-4 X 线确定胃内置管位置

(2)经幽门后置管:需采用特殊的空肠营养管。

1)置管的测量方法:①经口长度为鼻尖至耳垂再到剑突 +(6~8)cm;②经鼻长度为发际至剑突 +(6~8)cm+1cm。

2)置管方法:①将空肠营养管经口或鼻轻轻插入胃内,同时用手顺胃蠕动的方向轻揉腹部(以促进空肠营养管随胃蠕动进入十二指肠),继续插入营养管至测定的长度,每次 0.1~0.3cm,插管时动作要缓慢、轻柔,防止营养管在胃内打折。②空肠营养管插入胃内后,将婴儿置于右侧侧卧位,床头抬高 30°~45°。向管内注射 10ml/kg 空气后关闭营养管,随后将营养管(尖端润滑)插入所需的长度。保持婴儿右侧侧卧位1~2小时,使喂养管进入十二指肠。

3)置管位置的判断:测定抽吸液的pH值可以帮助判断空肠营养管的位置。若pH值>6且抽取液为黄绿色,可确定在十二指肠内。X线片可帮助确认置管位置,喂养管的尖端应该位于十二指肠降部(图6-5)。还可使用床边超声确定置管位置。

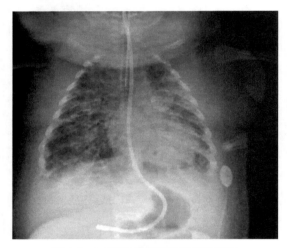

图6-5　X线确定经幽门后置管位置

二、经口喂养

经口喂养是最符合生理特点的喂养方式,可以锻炼早产儿吸吮及吞咽能力,促进胃肠激素的分泌,增加胃肠蠕动,还可通过对早产儿视觉、味觉、感觉的刺激,促进神经系统的发育。安全有效的经口喂养是早产儿能尽早出院的标准之一。有效的经口喂养有赖于早产儿吸吮、吞咽、食管运动、呼吸功能的发育成熟与协调运动。

1. 功能成熟与协调运动

(1)吸吮:是早产儿经口喂养的基础,分为非营养性吸吮和营养性吸吮。非营养性吸吮过程无奶液流入,频率约为2次/s;营养性吸吮过程中有奶液流入,约为1次/s。早产儿纠正胎龄27~28周时出现节律性的非营养性吸吮,纠正胎龄35~37周时建立营养性吸吮。

成熟、有节律的吸吮过程包括"吸"和"挤压"两部分。"吸"是对口腔负压的反应。当下颌骨下移,口腔空间增加,软腭及嘴唇的封闭使气体不能进入口腔,形成口腔内负压,"吸"的动作发生。"挤压"指舌对硬腭的压迫及分离使奶液流入口内,"挤压"运动出现较早。吸吮功能的成熟经历了从仅有不规律的"挤压"(无吸的运动)到建立有节律、有力的"吸"及"挤压"过程。早产儿具备成熟的"挤压"运动时即能进行奶瓶喂养,并不需要同时具备成熟、有节律的"吸"和"挤压"运动,但效率不高。仅有成熟的"挤压"运动是否能完成乳房喂养尚不明了,有研究显示早产儿很难有力、持续地吸住乳房,使用乳头辅助罩能帮助早产儿进行乳房吸吮,这可能与早产儿"吸"的运动尚不成熟有关。

营养性吸吮是一个闭环运动过程,奶液通过吸吮、吞咽、食管运动及协调的呼吸动作,有序、有节律地运输至胃内,运输过程中的各运动区域又发出信号反馈给上游,决定停止或继续吸吮运动,通过这样的闭环系统防止奶液吸入、呼吸中断及奶液运输迟缓。非营养性吸吮则局限于口部运动,独立于吞咽、呼吸及食管功能,不需要或仅需要吞咽微量的口腔唾液,因此频率较快。非营养性吸吮仅是吸吮本身的标志,而不是营养性吸吮建立及可以经口喂养的标志。营养性吸吮与非营养性吸吮过程中各喂养运动间的关系见图6-6。

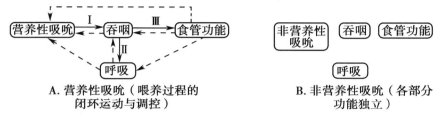

A. 营养性吸吮（喂养过程的闭环运动与调控）　　B. 非营养性吸吮（各部分功能独立）

图6-6　营养性吸吮和非营养性吸吮过程中各喂养运动间关系

(2)吞咽:包括奶液食团在口腔的准备、咽部及食管的运输,营养性吸吮的奶液必须在下次吸吮前迅速地运输,奶液食团在口腔、咽部、食管任一阶段运送延迟都将增加不良事件的发生,如咳嗽、呼吸障碍、奶液误吸等。当奶液吸入口腔内,舌、软腭部的功能性括约肌防止奶液漏出至咽部,当括约肌松弛时奶液食团通过内在压力及舌的运动推至口咽后方并形成吞咽反射。随着早产儿吸吮-吞咽运动的逐渐协调,每次吞咽能处理不同量的奶液。

(3)食管功能的成熟:随着食管功能监测技术的发展,食管运动在早产儿经口喂养建立中的作用已得到证实。食管功能的成熟主要包括食管上部括约肌、食管体部及食管下括约肌3个部分的发育成熟。

大部分早产儿的食管上括约肌发育不成熟,咽部压力弱,奶液从咽部到食管的运输延迟,纠正胎龄33~34周以后食管上括约肌的发育逐渐成熟,咽部压力增加同时食管的运动能力增强可促进奶液从口咽运输至食管内。

食管体部主要通过永久性蠕动波运输食物,其中顺行性永久蠕动波将食物从食管上括约肌向食管下括约肌方向运输,逆行蠕动波将奶液向口咽方向运输,产生反流。未成熟的早产儿顺行性永久蠕动波少,非永久性蠕动波即不完整的非有效的蠕动波多,因此奶液的输送功能减弱。随着胎龄增加,顺行性永久性蠕动波增加,非永久性蠕动波减少,食管体部的运输能力增强。

食管下括约肌的功能是控制奶液顺行性进入胃内,防止奶液逆行进入食管体部。与吞咽相关的食管下括约肌松弛将奶液送至胃内,而与吞咽不相关的短暂食管下括约肌松弛则与打嗝及胃食管反流相关。短暂的食管下括约肌松弛是否在未成熟儿中出现增加尚不明了。

(4)呼吸功能的成熟:安全的经口喂养需要与呼吸运动相协调。早产儿呼吸频率为40~60次/min,一次呼吸约需1.0~1.5秒,一次吞咽运动需要0.35~0.70秒。部分早产儿在经口喂养初期因吞咽速度慢而没有足够的时间呼吸,可能发生低氧血症。经口喂养过程中吸气时间缩短,呼气时间延长,每分钟通气量降低,影响气体交换,因此部分早产儿不能耐受长时间经口喂养。吞咽运动出现在呼吸周期中的时机对于保障喂养安全很重要,足月儿或成人的吞咽运动多发生在无气流呼吸阶段如呼气相、呼气末或吸气末,吸入风险小,而早产儿原始吞咽常发生在吸气期间,增加了低氧及咽部误吸的风险。

总之,吸吮、吞咽、食管功能的成熟及协调运动保障了奶液的有效运输,呼吸的协调工作保障了喂养的安全。

2. 经口喂养的临床实践

(1)经口喂养的禁忌证:存在误吸风险的新生儿如气管插管、呼吸急促(呼吸频率>70 次 /min)、呕吐样胆汁、神经系统损伤、腹胀、过量的口腔分泌物等。

(2)经口喂养的开始时间:早产儿开始经口喂养的最佳时机尚不明确。多数 NICU 在纠正胎龄 32~34 周时尝试经口喂养,通过试喂后评估能否经口喂养。早产儿经口喂养的成熟过程有个体差异,仅以纠正胎龄为标准可能出现喂养滞后或提前。部分 NICU 发现根据早产儿的喂养意愿能更好地开始个体化的经口喂养,如观察早产儿觅食反射、吸吮有力的表现等,但目前早产儿的喂养信号无统一标准,且临床不易观察。国外学者还开发了一系列早产儿开始经口喂养的评估量表,如早产儿喂养意愿及促进经口喂养量表、早期喂养技巧量表、早产儿 18 项喂养意愿量表等。量表可以帮助判断早产儿开始喂养的时机并评估每次喂养前的状态,但目前尚未在临床广泛应用。

(3)经口喂养的实施步骤见图 6-7。

3. 经口喂养能力评估 经口喂养能力评估可帮助寻找喂养困难的原因,促进经口喂养的建立,有主观性和客观性评估方法。

(1)主观描述性评估方法:为临床上常采用的方法。通过将戴手套的手指放入早产儿口腔,来评估口腔解剖结构、舌头的运动能力(包裹手指、左右运动等)、吸吮功能(吸吮节律及力量,下颌、

选择合适的奶嘴,在清醒、安静状态下进行喂养

↓

使用正确的喂养姿势(早产儿的身体稍微弯曲,头、颈部、躯干呈中线位,双肩对称、内收、前伸,双手屈曲靠近中线)

↓

先使用非营养性吸吮,如能维持清醒状态可以进行经口喂养

↓

早产儿肌张力低下,喂养时可以用小指托住下颌,帮助奶的摄入

↓

喂养过程中观察吸吮、吞咽、呼吸情况及血氧饱和度、心率等,出现异常情况暂停喂养,休息后再进食或将剩余奶经胃管注入

↓

一次经口喂养后可以给予2~3次管饲,让早产儿得到休息

↓

根据早产儿表现逐渐增加每日经口喂养频次

图 6-7 早产儿经口喂养实施步骤

两颊及嘴唇的密闭性及协调性)和呼吸运动。也可在经口喂养过程中进行评估,观察双颊、下颌、嘴唇的运动,吸吮、吞咽与呼吸的协调性,喂养中的不良事件如窒息、低血氧、喂养抵触等。

(2)客观性评估方法:随着对早产儿经口喂养研究的深入,一些新的工具已用于客观性评估早产儿经口喂养能力,通过监测客观的参数,帮助临床医生进行临床决策。例如,口腔运动动力监测设备利用奶嘴上的微型感受器,可以直接监测吸吮过程中奶嘴的形状改变、吸吮过程中口腔内压力、挤压奶嘴的力量、吸吮节律、吸吮和挤压的协调性。通过将两个磁鼓分别置于舌骨及膈肌,还可同步化监测吸吮-吞咽-呼吸的情况。这些评估工具有助于客观、详细地分析早产儿经口喂养的能力,寻找喂养困难的原因。

除仪器设备外,经口喂养量表(Oral Feeding Scale,OFS)亦可客观地评估早产儿喂养能力,使用简单,适用于胎龄26~36周的早产儿。OFS包括2个指标:①早产儿经口喂养效率:经口喂养前5分钟摄入量/拟喂养总量,代表了早产儿实际经口喂养的技能,VLBW儿以30%为界,近足月儿以40%为界;②经口喂养的平均摄入速度(ml/min):是经口摄入总奶量与经口喂养总时间

之比,代表经口喂养的耐力,以1.5ml/min为界。根据这2个指标将OFS分为4级(图6-8),评估前30分钟应避免打扰,减少能量消耗。

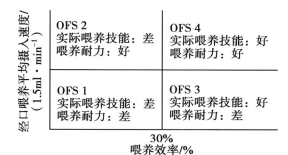

图6-8 经口喂养量表(OFS)分级

OFS有以下优点:①简单、易行,不需要仪器设备;②是代表喂养综合效能的客观指标,OFS的级别与经口摄入比例呈正比,OFS 2、3级的早产儿能经口完成约80%的总奶量;③可以鉴别经口喂养困难是技能不足还是耐力问题,OFS 1级者的喂养技能、耐力均不足,OFS 3级者喂养技能良好、喂养耐力差(表6-11);④可以用于评估干预后效果和临床查房。

4. 促进经口喂养建立的措施 早产儿经口喂养的完成情况不仅取决于喂养技能的成熟(经口喂养相关因素),还与喂养时的临床状态、行为状态、环境因素等有关(非经口喂养相关因素)。

表6-11 早产儿经口喂养技能级别(OFS)与经口喂养干预措施

OFS级别	喂养技能	耐力	总经口完成比例	可施行的干预措施
1级	低	低	0~30%	喂养技能+耐力训练
2级	低	高	>30%~80%	喂养技能相关措施
3级	高	低	>30%~80%	耐力训练
4级	高	高	>80%~100%	不需要干预

早产儿安静、清醒状态时最适于喂养,环境因素如太亮、噪声、温度波动、位置异常等均对喂养不利,且这些不良因素的长期存在可影响早产儿的脑结构及功能的发育,从而影响早产儿吸吮、吞咽、食管功能及呼吸功能的成熟。促进早产儿经口喂养应采取多模型、多因素干预策略。经口喂养的促进方法包括经口喂养相关措施及非经口喂养相关措施。

(1)经口喂养相关措施

1)非营养性口腔刺激:通过不同的口腔刺激方法促进早产儿非营养性吸吮功能的成熟。研究显示,VLBW 儿在 CPAP 停用后 48 小时,在管饲前 15~30 分钟给予非营养性口腔刺激 15 分钟,每天 1 次,连续 10 天,同样可提高经口喂养能力,但使用安抚奶嘴进行非营养性吸吮刺激并未取得显著疗效。

2)吞咽运动训练:吞咽困难可以影响经口喂养的建立,研究显示对早产儿进行吞咽功能训练能提高其经口喂养的能力。吞咽训练通过使用 1ml 空针将 0.05~0.20ml 母乳或配方奶滴到舌上(硬、软腭交接对应点即口腔奶液食团进入咽部处),训练吞咽运动。一般从 0.05ml 开始,每次增加 0.05ml,最大不超过 0.20ml,直到出现吞咽运动,如出现呛咳或低氧等异常表现则立即停止训练,之后每日采用引起吞咽的最小奶量进行吞咽运动训练。吞咽训练显著缩短了早产儿达到独立经口喂养的时间。

3)按摩/触觉刺激:有局部按摩及全身按摩疗法。局部按摩通过对嘴唇、脸颊、下颌、舌头、软腭、咽部等部位进行轻柔按摩,提高口腔吸吮、吞咽的能力,促进尽早建立经口喂养。目前国内普遍采用的是由美国学者 Fucile 制订的早产儿口腔运动干预方案,该方案对促进早产儿经口喂养的建立有较明显的效果,但具体理论机制、刺激的强度及时间等尚无理论依据。有研究显示,采用全身按摩的方案同样可缩短 VLBW 儿达到独立经口喂养的时间,改善早产儿 OFS 的分布比例。

4)喂养体位:有研究显示早产儿吞咽-呼吸的协调作用受喂养体位的影响。20 世纪初期,学者认为直立位喂养优于半环抱式喂养,近年来的研究显示侧卧位喂养优于直立位,但目前喂养姿势对经口喂养能力的影响尚无一致结论。

5)新生儿自节律式喂养:新生儿自节律式喂养(infant self-pacing,ISP)为由早产儿自我调节喂养节律,避免照顾者在喂养过程中的主观判断。传统的奶瓶由于静水压的存在即使在早产儿停止吸吮时仍有奶液从奶嘴孔缓慢滴出,增加了奶液吸入或漏入咽部的风险。随着吸吮运动,瓶中奶液减少形成瓶内负压,早产儿需要使用更大的力气才能获得奶液,增加了能量消耗。因此,在使用传统奶瓶喂养的过程中往往需要照顾者主观选择适当大小的奶嘴并决定停止或继续喂养。而 ISP 奶瓶克服了传统奶瓶这 2 个缺点,早产儿吸吮后不会增加瓶内负压,停止吸吮的情况下不会滴奶,经口喂养由早产儿自己控制,促进了经口喂养,改善了 OFS 分布比例,也让早产儿在经口喂养中获得了更好的体验。

(2)非经口喂养相关措施:非经口喂养相关因素同样可以影响早产儿经口喂养的表现,目前有效的非经口喂养相关措施包括皮肤与皮肤的直接接触,可以直接让早产儿闻到及尝到母乳的味道,皮肤接触时间越长效果越明显;减少噪声及亮度,即减少外界的过多刺激;根据早产儿的喂养表现及时调整经口喂养的次数及喂养时长,让早产儿的每次经口喂养获得良好的体验,避免喂养疲劳及喂养抵触,减少喂养不良事件等。

三、直接哺乳

直接母乳喂养的益处除了提供给早产儿最佳的营养物质外,还能通过与母亲的接触促进早产儿神经 - 生理 - 运动 - 行为功能的成熟。大多数 NICU 在早产儿奶瓶喂养建立后开始尝试直接乳房喂养,但目前没有证据显示开始经口喂养需要首选奶瓶喂养。有研究显示,与奶瓶喂养相比,乳房喂养期间早产儿的氧合更稳定,这可能与乳汁流出量较少有关。乳房喂养尤其是开始经口喂养阶段即实施乳房哺乳增加了出院后继续母乳喂养的概率。

1. 直接哺乳前准备 直接哺乳前需要对母亲及早产儿的情况进行评估。母亲亲喂的积极性、身体状况、精神压力、提前分娩等均会影响乳汁的产生和释放。母亲乳头形状、乳头弹性及伸展性会直接影响早产儿的乳房衔接及哺喂效果。亲喂实施前还需要评估早产儿乳房喂养的能力,如果早产儿能寻找乳房并衔乳可开始直接母乳喂养。早产儿乳房喂养需要掌握的技巧与足月儿基本一样,但因技能不成熟面临较多困难,常需要国际认证的泌乳顾问或母乳支持团队的帮助。父母应学会识别婴儿可以直接哺乳的信号,

如出现觅食反射、将手放入嘴中等,以及出现哪些表现时需要暂停或终止喂养,如肌张力减弱、恶心、回避行为等。

2. 直接哺乳的实施 直接哺乳时采用抱姿 - 坐姿交叉的摇篮式抱法或橄榄球式抱法,这些姿势可以为婴儿的头部和颈部提供支撑,使头部和躯干在同一直线上,同时可以让母亲更好地将婴儿控制在最佳位置,之后需要帮助早产儿有效衔乳。早产儿因吸吮力较弱,吸吮模式不成熟,难以维持有效的衔乳,除了优化母乳喂养技巧,还可以使用乳头保护罩。乳头保护罩避免了乳头的回弹,不易变形,可以帮助婴儿持续含乳。当婴儿开始吸吮后乳头保护罩腔内形成负压可促进乳汁流出;当婴儿吸吮停顿时,乳汁会积存在护罩腔内,再次吸吮时尽管婴儿的吸吮力较弱,仍会有存积的乳汁流出。有研究显示,使用乳头保护罩能更快地促进经口喂养。早产儿因吸吮、吞咽、呼吸的协调能力尚未成熟,乳汁流速过快可能来不及吞咽而出现呛咳、误吸的症状,直接哺乳初期可以在每次喂养前挤出部分乳汁以减慢乳汁流速,随着早产儿发育成熟,则不再需要在喂养前挤奶。由于早产儿吸吮能力弱、吸吮持续时间短、不规则,常出现乳汁无法有效流出,这些不足随着早产儿的成熟日益改善,一些早产儿在纠正胎龄 32 周时就可以摄入足够的乳汁,半数早产儿在纠正胎龄 35 周时能实现有效的吸吮,保障乳汁的流出。

3. 直接哺乳的摄入评估 开始乳房喂养的早产儿需要评估乳汁摄入量及营养素摄入量。直接哺乳初期需要通过喂养前后婴儿称重,计算

乳汁直接摄入量,在直接哺乳后补充喂养差额(预期喂养量与直接哺乳摄入量的差额)。补充喂养的方法包括管饲、奶瓶喂养和杯子喂养。对于能经口喂养的早产儿最常用的补充喂养方法是奶瓶喂养,杯子喂养也已被证实是一种安全、有效的方法。对于全量添加母乳强化剂的早产儿直接乳房喂养会影响早产儿的营养素摄入,半量添加强化剂的早产儿可以通过计算营养素的摄入量,采取部分直接乳房喂养结合部分强化补充喂养的方法,随着强化剂添加量的减少可逐渐过渡为全部乳房喂养。随着直接母乳喂养的推进,可逐渐减少称重的次数如仅每日称重,通过观察婴儿进食行为的改善判断乳汁摄入量是否充足。如果体重增加不理想,则应重新评估直接母乳喂养的有效性,如恢复每顿称重法评估乳汁直接摄入量。

4. 改良的按需喂养方案 早产儿完全采用按需喂养存在摄入量不足的风险,可采用改良的按需喂养方案。实施改良按需喂养方案的早产儿母亲应具备识别婴儿哺喂信号的能力,根据这些信号与早产儿一起调节喂养,同时设定 24 小时最低目标乳汁摄入量,以预防体重增加缓慢和 / 或脱水。研究显示,与定时喂养相比,改良的按需喂养方案可更早实现完全经口喂养。改良的按需喂养方案根据估算的婴儿热量需求量计算 24 小时最低乳汁摄入量,将目标摄入量分为 3 份,每 8 小时给予 1 份(或分为 4 份,每 6 小时给予 1 份)。在此期间,母亲在婴儿发出喂养信号时进行母乳喂养(即按需喂养),并使用称重法监测婴儿每次喂养时的实际乳汁摄入量。如果婴儿

未能在指定时间(即每 6 小时或 8 小时)摄入最低奶量,则在该时间段的最后给予补充喂养,以确保足够的液体及热量摄入,额外提供的乳汁可通过奶瓶、杯子或管饲喂养。

5. 纯母乳喂养的建立 出院前过渡到纯母乳喂养的时机取决于母亲的参与度和婴儿的进食能力。医护人员可通过鼓励母亲及家庭成员参与喂养来帮助实现纯母乳喂养的建立。纯母乳喂养的建立可提高母亲的自我效能感和母婴依恋,有助于出院后持续母乳喂养,从而改善喂养结局。

小结:早产儿喂养方法建议

1. 胎龄 <32 周的早产儿经口喂养前常需要管饲喂养,首选间断、经口 / 胃管喂养,喂养不耐受的超早产儿可持续喂养。

2. 早产儿经口喂养的建立有赖于吸吮、吞咽、食管功能及呼吸运动的成熟。

3. 早产儿喂养过程中应不断进行喂养能力及营养评估以实现个体化喂养。

4. 促进经口喂养的措施包括喂养相关措施及非喂养相关措施。

5. 早产儿直接哺乳的建立有助于出院后持续母乳喂养。

(陈小慧)

参考文献

1. PARKER L A, DESORCY-SCHERER K, MAGAL-HÃES M. Feeding strategies in preterm very low birth-weight infants: state-of-the-science review. Adv

Neonatal Care, 2021, 21 (6): 493-502.

2. BOSCARINO G, CONTI M G, DI CHIARA M, et al. Early enteral feeding improves tolerance of parenteral nutrition in preterm newborns. Nutrients, 2021, 13 (11): 3886.

3. BOZKURT O, ALYAMAC DIZDAR E, BIDEV D, et al. Prolonged minimal enteral nutrition versus early feeding advancements in preterm infants with birth weight ≤ 1, 250 g: a prospective randomized trial. J Matern Fetal Neonatal Med, 2022, 35 (2): 341-347.

4. SALAS A A, KABANI N, TRAVERS C P, et al. Short versus extended duration of trophic feeding to reduce time to achieve full enteral feeding in extremely preterm infants: an observational study. Neonatology, 2017, 112 (3): 211-216.

5. KARAGOL B S, ZENCIROGLU A, OKUMUS N, et al. Randomized controlled trial of slow vs rapid enteral feeding advancements on the clinical outcomes of preterm infants with birth weight 750-1250g. JPEN J Parenter Enteral Nutr, 2013, 37 (2): 223-228.

6. DORLING J, ABBOTT J, BERRINGTON J, et al. SIFT Investigators Group. Controlled trial of two incremental milk-feeding rates in preterm infants. N Engl J Med, 2019, 381 (15): 1434-1443.

7. PARKER L A, WEAVER M, MURGAS TORRAZZA R J, et al. Effect of gastric residual evaluation on enteral intake in extremely preterm infants: a randomized clinical trial. JAMA Pediatr, 2019, 173 (6): 534-543.

8. CHU E, FRECK S, ZHANG L, et al. Three-hourly feeding intervals are associated with faster advancement in very preterm infants. Early Hum Dev, 2019, 131: 1-5.

9. UNAL S, DEMIREL N, BAS A Y, et al. Impact of feeding interval on time to achieve full oral feeding in preterm infants: a randomized trial. Nutr Clin Pract, 2019, 34 (5): 783-788.

10. 早产儿母乳强化剂使用专家共识工作组, 中华新生儿科杂志编辑委员会. 早产儿母乳强化剂使用专家共识. 中华新生儿科杂志, 2019, 34 (5): 321-328.

11. MARTINI S, ACETI A, GALLETTI S, et al. To feed or not to feed: a critical overview of enteral feeding management and gastrointestinal complications in preterm neonates with a patent ductus arteriosus. Nutrients, 2019, 12 (1): 83.

12. PATEL R M, KNEZEVIC A, SHENVI N, et al. Association of red blood cell transfusion, anemia, and necrotizing enterocolitis in very low birth weight infants. JAMA, 2016, 315 (9): 889-897.

13. KILLION E. Feeding practices and effects on transfusion-associated necrotizing enterocolitis in premature neonates. Adv Neonatal Care, 2021, 21 (5): 356-364.

14. EMBLETON N D. Fifteen-minute consultation: ABCDE approach to nutritional assessment in preterm infants. Arch Dis Child Educ Pract Ed, 2022, 107 (5): 314-319.

15. WALLENSTEIN M B, STEVENSON D K. Need for reassessment of early transpyloric feeding in preterm infants. JAMA Pediatr, 2018, 172 (11): 1004-1005.

16. BOZZETTI V, TAGLIABUE P E. Enteral nutrition for preterm infants: by bolus or continuous? An update. Pediatr Med Chir, 2017, 39 (2): 159.

17. LAU C. Development of infant oral feeding skills: what do we know? Am J Clin Nutr, 2016, 103 (2): 616S-621S.

18. GENTLE S J, MEADS C, GANUS S, et al. Improving time to independent oral feeding to expedite hospital discharge in preterm infants. Pediatrics, 2022, 149 (3): e2021052023.

19. LAU C. To individualize the management care of high-risk infants with oral feeding challenges: what do we know? What can we do? Front Pediatr, 2020, 8: 296.

第七章

早产儿母乳喂养

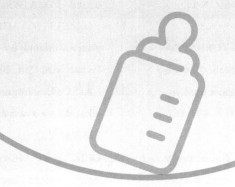

母乳是早产儿的首选喂养食品,母乳喂养具有一系列重要的近期和远期健康益处。世界卫生组织建议在婴儿出生后 6 个月内进行纯母乳喂养。母乳不仅提供了新生儿生长发育所必需的宏量营养素(蛋白质、脂肪和碳水化合物),还包含了生长发育所必需的微量营养素和多种具有生物活性的物质。

第一节　母乳营养成分和生物活性物质

根据分泌时间段的不同,母乳分为初乳、过渡乳和成熟乳。初乳是哺乳动物宫内营养到宫外营养的过渡,从成分和生物活性上看初乳更接近羊水而非成熟乳。初乳喂养代表着产后关键时间窗,这个时期肠腔内的物质(初乳)与小肠上皮细胞相互作用,促进消化道生长、成熟并发挥保护作用。成熟母乳包含了新生儿所需的全部营养成分,是一种成分复杂的流体,支持新生儿的生长和发展。

一、母乳中的宏量营养素

足月成熟乳中的宏量营养素包括蛋白质 0.9~1.2g/dl、脂肪 3.2~3.6g/dl、乳糖 6.7~7.8g/dl,以及能量 65~70kcal/dl(图 7-1)。与足月儿相比,早产儿的亲母母乳中含有更多的蛋白质和脂肪。

1. 蛋白质　蛋白质为婴幼儿提供约 8% 的能量。母乳中的蛋白质主要分为 4 类:乳清蛋白、酪蛋白、蛋白胨和乳脂肪球膜蛋白(milk fat globule membrane protein,MFGMP)。母乳中蛋白质含量丰富且复杂,目前已知:①母乳中的胆盐刺激性脂酶和淀粉酶可以促进新生儿尤其是早产儿肠道蠕动,促进脂肪和碳水化合物的消化。②母乳蛋白质具有抗菌活性,分泌型免疫球蛋白 A(sIgA)是母乳中免疫球蛋白的主要存在形式,母体的成熟免疫球蛋白于妊娠 34 周通过胎盘向胎儿转移,而早产儿常常错过这个时期,且早产儿免疫系统不成熟,不能够产生足够的成熟免疫球蛋白。早产儿亲母母乳中 sIgA 的浓度高于足月儿,母乳喂养可以协助早产儿预防感染,补充先天不足。乳铁蛋白具有抑制微生物生长的活性。研究发现,服用乳铁蛋白可以促进实验动物小肠细胞繁殖并影响滤泡细胞的发育。溶菌酶是乳清蛋白的主要成分,可以通过破坏细菌细胞外壁来杀灭革兰氏阳性菌。③母乳中有胰岛素样生长因子(insulin-like growth factor,IGF)和表皮生长因子(epidermal growth factor,EGF)。生长因子可以促进小肠黏膜细胞的生长,并通过促进小肠内酶的表达和成熟来完善胃黏膜功能。④母乳中含有白细胞介素(interleukin,IL)-2、IL-4、IL-6、干扰素(interferon,IFN)-γ 和肿瘤坏死因子(tumor necrosis factor,TNF)-α 等细胞因子,具有免疫调节功能和抗感染功能。

2. 脂肪　母乳中脂肪提供新生儿热量摄入的 50%~60%。母乳中的脂肪以乳脂肪球的形式存在。乳脂肪球及其构成原件可以作为肠道病原菌的作用受体而起到保护性屏障作用。脂肪酸分为短链脂肪酸（short-chain fatty acid，SCFA）、中链脂肪酸（medium-chain fatty acid，MCFA）、长链脂肪酸（long-chain fatty acid，LCFA）和长链多不饱和脂肪酸（long-chain polyunsaturated fatty acid，LCPUFA）。LCPUFA 包括 ω-3 脂肪酸如二十二碳六烯酸（docosahexaenoic acid，DHA）和 ω-6 如花生四烯酸（arachidonic acid，ARA）。DHA 和 ARA 主要富集在脑和视网膜中，对婴幼儿视觉、神经发育有特别重要的营养作用。早产儿亲母母乳中能量和脂肪酸含量高于足月儿，同时早产儿亲母母乳中的 DHA 和 ARA 也高于足月儿，补偿了早产儿的先天不足，对早产儿中枢神经和视网膜发育有着积极的意义。

3. 碳水化合物 ①乳糖提供新生儿 30%~40% 的能量。乳糖由乳糖酶在小肠中消化，产生葡萄糖和半乳糖，通过肝门静脉转运到肝脏，最后转化为葡萄糖或肝糖原。②人乳寡糖（human milk oligosaccharide，HMO）是母乳的重要组成成分。其长度范围一般为 3~10 个单糖，包括葡萄糖、半乳糖、N- 乙酰葡糖胺、岩藻糖、唾液酸和乳糖。母乳中寡糖含量的个体差异较大，人体胃肠道内没有水解这些低聚糖的酶系统，因此不易在胃和小肠中消化，会通过粪便排出体外。目前研究认为寡糖可以降低粪便黏度，通过促进人体肠道内固有的有益细菌——双歧杆菌的增殖从而抑制肠道内腐败菌的生长，阻止细菌黏附到细胞上皮而起到保护肠黏膜的作用。低聚糖还能作为唾液酸的来源促进大脑的发育。

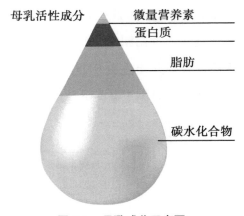

图 7-1　母乳成分示意图

二、母乳中的微量营养素

母乳中微量营养素的浓度取决于母亲的饮食及消耗。其包含脂溶性维生素、水溶性维生素、矿物质和微量元素。钙、磷是骨矿化不可或缺的矿物质，且母乳中的浓度通常足够骨的矿化需求。充足的维生素 D 是钙从饮食中吸收的关键，可以通过提高母体维生素 D 的补充量来提高母乳中的含量。母乳中的微量元素包括铜、锌、钡、镉、铯、钴、铈、镧、锰、钼、镍、铅、铷、锡和锶，具有较高的生物利用度。

三、母乳中的生物活性物质

母乳中的生物活性物质远比营养成分复杂，其中不仅含有宏量和微量营养素，还含有活细胞、生长因子和免疫保护物质，很多此类因子都不会被婴儿胃肠道中的消化酶分解，在黏膜表面具有生物学活性。近年来，许多研究表明人乳的营养成分、抗感染物质、激素类和酶活性物质、多种生长因子等对婴幼儿生长发育起着极其重要的促进作用。

1. 抗微生物成分 包括免疫球蛋白(尤其是sIgA)、溶菌酶、乳铁蛋白、游离脂肪酸和单酸甘油酯、母乳胆盐刺激脂肪酶、黏蛋白、白细胞、干细胞和母乳低聚糖(益生元和抗微生物成分)。这都有助于抵御胃肠道感染和其他感染,还可防止坏死性小肠结肠炎(necrotizing enterocolitis, NEC)。

2. 免疫调节成分 包括血小板活化因子(platelet-activating factor, PAF)乙酰水解酶、IL-10、多不饱和脂肪酸和糖复合物,这些因子有助于预防 NEC。

3. 促进胃肠道发育和功能的因子 蛋白酶(帮助消化蛋白质的酶),激素(如皮质醇、生长调节素 C、IGF、胰岛素和甲状腺激素),生长因子(如EGF 和神经生长因子),胃肠道介质(神经降压素和胃动素),以及刺激肠上皮细胞生长的氨基酸(如牛磺酸和谷氨酰胺)。

4. 母乳中所含的细胞群 近期的研究确认了干细胞、增殖细胞、泌乳细胞和肌上皮细胞等是母乳细胞群的重要成分。乳汁里还含有其他母体细胞,如白细胞、上皮细胞。这些成分在不同的生理条件和生活环境下会发生不同的变化,对婴幼儿生长发育有重要的调节作用。母乳细胞群生成、分化的调控核心是乳腺干细胞(mammary stem cell, MaSC)。

干细胞是用途最广的细胞,有特定的标志物,并具有在有利条件和刺激下分化成谱系的能力,即身体不同器官的细胞和组织。2007 年Cregan 等首次报道母乳中存在干细胞,在母乳干细胞中发现的真核细胞分为 2 组,即血液和乳房来源的细胞。血源性来源的细胞包括免疫细胞和造血干细胞;乳房来源的细胞包括泌乳细胞和肌上皮细胞。母乳中具有多功能性、多谱系的干细胞,可以分化成各种细胞类型。2014年 Hassiotou F 等在母乳中检测到表达 SSEA4、TRA-1-60 和 TRA-1-81 的未分化多能干细胞,表明这些细胞可以分化为上皮细胞(白细胞和肌上皮细胞)。2015 年 Sani M 等发现间充质干细胞大多数表达 CD44、CD90、CD271 和 CD146,并且部分亚群还表达 Oct4、Sox2、TRA60-1、Nanog和 CK18$^+$。在 Hosseini 等的研究中,人乳干细胞表达间充质和胚胎干细胞标志物。越来越多的研究表明,干细胞起着至关重要的作用,如直接分化为所需的细胞类型、旁分泌功能和分泌因子以改变细胞行为和修复组织。有研究表明,母乳干细胞可分化为星形胶质细胞,通过分泌生长因子,如血管内皮生长因子和肝细胞生长因子,抑制外周免疫侵袭,从而减少神经损伤。MaSC 在孕期、哺乳期可不断适应生存环境和子代生长发育的需要而产生不同的细胞群。这种演化过程在妇女生命周期里可以重复多次。目前对于这些细胞群如何脱落到乳汁中以及婴幼儿哺乳期间如何消化这些细胞群的了解还不够。关于母乳干细胞尚有许多未知的方面,但随着技术和科学研究的进步,将得到更多关于母乳干细胞的数据,有望用于颅内出血(intracranial hemorrhage)、NEC和缺氧缺血性脑病(hypoxic ischemic encephalopathy, HIE)的治疗。

5. 母乳中的外泌体 外泌体(exosome)是指包含了复杂 RNA 和蛋白质的小膜泡(30~150nm),现特指直径在 40~100nm 的盘状囊泡。1983 年外泌体首次于绵羊网织红细胞中被发现，1987 年 Johnstone 将其命名为"exosome"。多种细胞在正常及病理状态下均可分泌外泌体。外泌体作为细胞间通信信使已在人乳中被发现，并且在初乳和成熟乳中含量丰富。母乳来源的外泌体蛋白质组学研究表明，母乳中的外泌体可促进免疫和消化系统的发育。有报道，母乳中的外泌体可保护肠上皮细胞（intestinal epithelial cell，IEC）免受 H_2O_2 诱导的细胞毒性，提示其可能在 NEC 防治中发挥作用。

6. 母乳中的有益菌群 乳汁里有益菌群包括葡萄球菌、链球菌、棒状菌、乳酸杆菌、肠球菌和双歧杆菌，这些菌种都应视为母乳的常规成分。这些菌种里的某些菌株将成为益生菌群的有效组成成分。新生儿在病房里停留的时间过长时容易发生感染或自体免疫性疾病，母乳里益生菌类微生物就成为抵御这些耐药性菌株感染的有力武器。母乳也会影响最佳肠道菌群和病毒群的形成。未来，母乳有可能成为乳酸杆菌和双歧杆菌等益生菌制品的天然来源。

母乳的丰富营养成分为婴儿早期的生长提供了的全面支持。进一步挖掘母乳的成分及其生物活性、功能、作用机制，对认识母乳、发挥母乳在早产儿救治中的作用至关重要。

🍼 小结：母乳中营养成分和生物活性物质的特点

1. 母乳包含了新生儿所需的全部营养成分。

2. 母乳中的宏量营养素包括蛋白质、脂肪和碳水化合物。

3. 母乳中的微量营养素包含脂溶性维生素、水溶性维生素、矿物质和微量元素等。

4. 母乳中具有丰富的生物活性物质，对其更加深入的研究将促进对母乳作用及功能的认识。

（张　俊）

第二节　早产儿母乳喂养的功能

围产期是人类发展的关键时期。对在新生儿重症监护病房（neonatal intensive care unit，NICU）住院期间的早产儿而言，母乳喂养可以获得许多益处（图 7-2），包括：①促进生长：消化道的表面积和重量在开始喂养后数小时内显著增加。②促进成熟：诱导婴儿肠道内消化酶和保护性酶类的作用，促进消化道成熟。③保护作用：在肠道形成保护性屏障，益生菌和益生元可促进肠道正常菌群定植；

在 NICU 进行母乳喂养可以通过母婴皮肤与皮肤的接触，建立肠道和乳房吸吮的反馈通路，而对早产儿起特殊的保护作用。而且母乳喂养可以降低 NICU 疾病的发生风险和影响。世界卫生组织、美国儿科学会和欧洲儿科胃肠病学、肝脏病学和营养学协会等均积极倡导在 NICU 进行母乳喂养，推荐母乳喂养的 VLBW 儿使用含蛋白质、矿物质和维生素的母乳强化剂，以确保满足预期的营养需求。

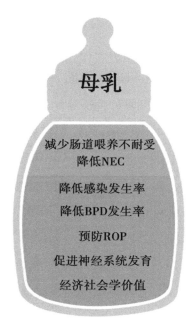

图 7-2　早产儿母乳喂养功能示意图
NEC. 新生儿坏死性小肠结肠炎；BPD. 支气管肺发育不良；
ROP. 早产儿视网膜病变。

一、减少肠内喂养不耐受

肠内营养对早产儿的生长及胃肠道发育十分重要。早产儿的早期喂养状况不仅影响其近期生长和疾病转归，也关系到远期预后。母乳喂养可以降低新生儿喂养不耐受和新生儿坏死性小肠结肠炎（NEC）的发生率。2008 年 Sisk 等发表了一篇关于母乳喂养和 VLBW 儿全肠内喂养的报道，通过前瞻性队列研究，发现高母乳喂养组达到 100ml/（kg·d）肠内营养的时间比低母乳喂养组短 4.5 天，喂养达到 150ml/（kg·d）的时间比低母乳喂养组短 5 天。调整妊娠年龄、性别和呼吸窘迫综合征因素后，高母乳喂养组达到 100ml/（kg·d）和 150ml/（kg·d）的时间显著短于低母乳喂养组。

二、降低早产儿 NEC 的发生率

一项多中心研究选择了 11 家美国医院的 NICU 和 1 家奥地利医院的 NICU 的 500~1 250g 早产儿共 207 例，分为 3 组：组 1 为纯母乳达 100ml/（kg·d）加基于母乳的母乳强化剂，组 2 为纯母乳达 40ml/（kg·d）加基于母乳的母乳强化剂，组 3 为纯母乳达 100ml/（kg·d）加基于牛乳的母乳强化剂或早产儿配方奶。结果发现，207 例早产儿的出生情况、肠外营养持续时间、败血症发生率相似，纯母乳加基于母乳的母乳强化剂组（组 1、组 2）比基于牛乳的母乳强化剂或早产儿配方奶组（组 3）的 NEC 发生率更低（$P=0.02$），需手术干预的比例下降更加明显（$P=0.007$）。这与 Johnson 等研究结论一致，Johnson 等通过前瞻性观察队列研究，发现出生后 14 天内进行母乳喂养可以有效降低 NEC 的发生风险，减少 VLBW 儿的住院费用。

三、降低感染的发生率

母乳中的抗菌成分如 sIgA、溶菌酶、细胞活性因子等的作用已得到普遍认可。母乳有助于提高婴儿的免疫功能，促进非致病性菌群的生长，减少肠道病原体的定植，促进黏膜屏障的发育。母乳可以提供免疫细胞及有抗感染作用的蛋白、肽和酶。母乳不是无菌的，而是由正常的肠道菌群（如双歧杆菌和乳酸菌）组成，这些菌群有助于发育中的新生儿肠道菌群的形成，为肠道提供保护和维持健康。研究发现，胎龄（28.1±2.4）周、体重（1 087±252）g 的日龄为 1~28 天的 VLBW/ELBW 儿，平均日母乳摄入量与败血症下降和 NICU 费用存在剂量相关性，每多摄入 10ml/（kg·d）母乳，可降低 19% 的败血症风险。随着平均日母乳摄入量的增加，NICU 费用呈下降趋势。2019 年 Sofia El Manouni El Hassani 等的多中心病例对照研究显示，肠外喂养的时间长短与晚发型败血症（late-onset sepsis，LOS）相关，每增加 1 天肠外喂养就会增加 LOS 的风险（调整后 $OR=1.29$，95% CI：1.07~1.55，$P=0.006$），母乳喂养对凝固酶阴性葡萄球菌相关性 LOS 具有保护作用。母乳喂养可以促进肠内喂养，缩短肠外喂养的天数，从而降低 LOS 的风险。J Cortez 等的一项观察性研究发现，亲母母乳喂养降低了败血症和 NEC 的发生率，这可能与母乳的免疫及抗炎成分相关。2018 年 Jacqueline Miller 等的系统评价和 meta 分析也显示，纯母乳喂养（exclusive breast-feeding）可以降低 5% 的 LOS，但是没有显示出明显的剂量 - 效应关系。综上所述，母乳喂养具有潜在的抗感染作用。

四、降低支气管肺发育不良的发生率

研究表明，早产儿支气管肺发育不良（BPD）的发生率、住院时间及费用与母乳摄入量存在剂量相关性。

2005 年 Schanler RJ 等的随机对照研究发现，捐赠人乳与早产儿配方奶喂养相比，BPD 发生率具有显著差异（$RR=1.169\ 7$，95% CI：1.002~1.365）。Luciana T Fonseca 等的单中心观察性研究显示，母乳喂养降低了 VLBW 儿发生 BPD 的风险，母乳量与 BPD 的发生率呈负相关。在出生后 42 天，平均 7ml/（kg·d）以上的母乳对 BPD 患儿起保护作用。Yan Xu 的研究发现，VLBW 儿在出生后的前 4 周，母乳喂养量 ≥50ml/（kg·d）时，BPD、NEC、LOS 和宫外生长发育迟缓（extrauterine growth restriction，EUGR）的发生率更低。一项持续 5 年的前瞻性队列研究显示，亲母母乳喂养量每增加 10%，婴儿发生 BPD 的可能性降低 9.5%（$OR=0.905$，95% CI：0.824~0.995）。高剂量亲母母乳喂养可能是一种价廉、有效的策略，有助于降低 BPD 的发生风险。一项系统回顾和 meta 分析收集了 17 项观察性研究和 5 项随机对照试验，涉及 8 661 例早产儿，评估了母乳对 BPD 发生风险的影响，结论认为完全和部分母乳喂养与 BPD 发生风险降低有关，但证据质量低。综上所述，目前的研究证据表明母乳喂养是预防 BPD 的有效策略。但是母乳中营养成分和生物活性物质丰富，如细胞因子、抗氧化剂、乳铁蛋白、溶菌酶、sIgA 及抵抗氧化应激和炎症的生长因子等，母乳中何种成分起效及其确切机制目前仍不明确。

五、预防早产儿视网膜病变

早产儿母乳喂养是预防早产儿视网膜病变（retinopathy of prematurity，ROP）安全有效的措施之一。Hylander 等对 283 例 VLBW 儿进行的队列研究显示，与配方乳喂养组相比，母乳喂养组早产儿 ROP 的发生率降低了约 20%（41.0% $vs.$ 63.5%，$P<0.05$），纯母乳喂养（$OR=0.46$）被认为是预防 ROP 的独立保护因素。日本学者的研究表明，高比例母乳喂养组（占总热量的 67%~83%）比低比例母乳喂养组（占总热量的 24%~38%）发

生视网膜剥离的概率显著下降。

目前主要观点认为：①ROP 严重的早产儿纠正胎龄 30~33 周时，其血清中 IGF-1 水平低，此时正是视网膜血管成熟的关键时期。母乳中的某些激素或生长因子可能通过上调 IGF-1 水平而促进视网膜血管的正常发育。②早产儿母乳中含有丰富的多不饱和脂肪酸，特别是 DHA 和 ARA，对新生儿的中枢神经系统和视网膜发育有极为重要的营养作用。有证据表明，DHA 缺乏伴不成熟的抗氧化防御功能可导致视神经发育障碍，包括 ROP。③母乳中含有许多酶类和非酶类的抗氧化剂成分，如乳铁蛋白、过氧化氢酶、超氧化物歧化酶、谷胱甘肽过氧化酶、维生素 C、维生素 E、维生素 A、β-胡萝卜素及肌醇等，可以保护视网膜细胞免受氧自由基的损害。

六、促进神经系统发育

出生后 24 个月是婴儿神经系统发育的关键期，尽早进行母乳喂养对早产儿尤其重要。Roze 等通过建立 Loire Infant Follow-up Team（LIFT）和 EPIPAGE 两个独立大样本队列研究母乳喂养（LIFT 和 EPIPAGE 队列的母乳喂养率分别为 16% 和 19%）对早产儿神经系统发育的影响，发现母乳喂养可以有效地降低神经系统发育不全的风险。母乳喂养降低神经发育不全的机制目前并不明确。研究显示，母乳中含大量生物活性因子，对生长发育有重要作用，其中某些特殊的生物活性物质对神经系统发育具有重要作用，如多不饱和脂肪酸（DHA、二十碳五烯酸、花生四烯酸、γ-亚麻酸）、α-乳清蛋白、IGF、胆碱、尿嘧啶

核苷等。DHA 在大脑和视网膜组织的细胞膜中含量丰富，早产儿缺乏不饱和脂肪酸可降低脑组织 DHA 含量，使神经细胞体积减小，降低视觉功能和学习、记忆能力，母亲膳食的影响会改变母乳中不饱和脂肪酸的含量。同时，母乳喂养婴幼儿的大脑皮层、脑白质、灰质中 DHA 含量明显高于人工喂养婴幼儿，母乳喂养的婴幼儿的智商（intelligence quotient，IQ）高于人工喂养的新生儿，且这种差异一直持续到 15 岁，提示这可能与母乳中独特的脂肪酸构成有关。NICU 袋鼠式护理可减轻母亲的心理压力，并通过原始、自然的母婴亲密接触增强母婴间的生理心理反馈，母乳喂养过程本身也能促进早产儿的神经发育进程。

七、经济社会学价值

亲母母乳喂养可减少住院期间和出院后早产儿的各类并发症，如新生儿喂养不耐受、晚发型败血症、NEC、神经发育异常等，减少 NICU 早产儿出院后的再入院率，降低医疗费用，且其作用与母乳喂养存在剂量相关性。

母乳喂养对早产儿具有特殊的保护作用，具有减少喂养不耐受、NEC、感染、BPD、ROP 发生，促进神经系统发育等作用。早产儿推荐进行母乳喂养。

小结：早产儿母乳喂养的功能特点

1. 母乳喂养可以减少肠内喂养不耐受，降低早产儿 NEC 的发生率；降低感染发生率，减少 BPD 发生。

2. 母乳喂养可以预防 ROP，促进神经系统

发育。

3. 母乳喂养具有重要的经济社会学价值。

4. 对早产儿应积极推荐进行母乳喂养。

(张 俊)

第三节　早产儿母乳喂养方法

2021 年新生儿重症监护室母乳使用专家共识核心组、中华医学会儿科学分会营养学组发布了《新生儿重症监护室母乳使用专家共识》，本节将参考共识及最新进展进行总结。

 病例应用

> **病史摘要:** 女婴，G_1P_1，胎龄 28^{+5} 周，出生体重 950g，试管婴儿。因母亲子痫前期剖宫产分娩，Apgar 评分 6～8 分，在产科手术室给予 T 组合正压通气，后经院内转运 T 组合持续气道正压通气(continuous positive airway pressure，nCPAP)转入 NICU。
>
> **住院经过:** 入院后给予无创正压通气(non-invasive positive pressure ventilation，NIPPV)支持、肺表面活性物质替代治疗、脐静脉置管、静脉营养。因呼吸暂停给予有创通气治疗 1 天后再次 NIPPV 支持，呼吸好转后改为 nCPAP 支持，共给予有创通气支持 1 天，无创通气 33 天。住院期间，心脏超声显示动脉导管未闭(PDA)3.4mm，未给予特殊治疗，PDA 自行关闭。共住院 61 天，出院时无需吸氧，体重 2 000g，矫正胎龄 37^{+3} 周。
>
> **营养策略:** 肠内喂养策略如下。①d0～d2: 出生后 48 小时内开始喂养，由于术后亲母母乳量极少，先给予捐赠人乳开奶。②d2～d3: 微量喂养 1ml/ 次，q.3h.(d2～d3)，增加到 2ml/ 次，q.3h.(d4)，管饲喂养。③d4～d15: 按指南加奶。d4～d5，加奶 1ml/24h；d6～d13，加奶 1ml/12h；d14～d15，加奶 1ml/9h；d15 奶量达到 150ml/kg。d6 开始亲母母乳量逐渐增加，d12 开始全部为亲母母乳喂养。④d20～d30: 奶量增加至 160～170ml/kg。

一、母乳喂养的宣教

观念的改变、意识上支持母乳喂养是早产儿能否进行母乳喂养关键的一步。医生要高度重视对家长进行 NICU 母乳使用的宣教，同时需要与泌乳顾问或相关领域专科护士的母乳使用操作保持一致的认知观念。母乳宣教流程见图 7-3。

1. 高危孕产妇分娩前的宣教　母乳喂养是儿童生存、营养、发展和孕产妇健康的基石。对母亲来说，母乳喂养可降低发生乳腺癌、卵巢癌、糖尿病及骨质疏松的风险，延长生育间隔；对婴幼儿来说，母乳的重要性不仅限于营养价值，还

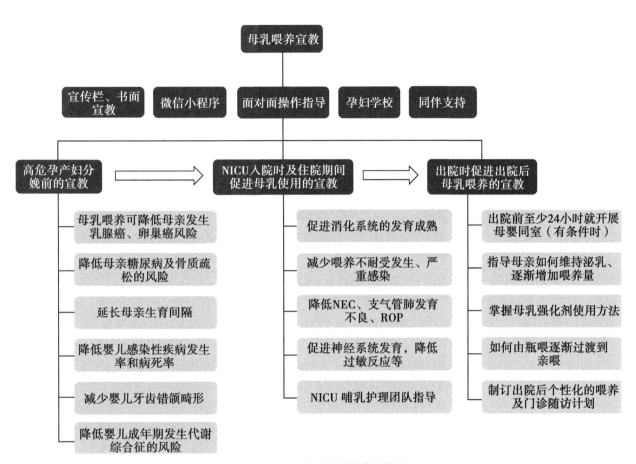

图 7-3 早产儿母乳喂养宣教流程

NICU. 新生儿重症监护室；NEC. 新生儿坏死性小肠结肠炎；ROP. 早产儿视网膜病变

可提供参与生长和认知发育的生物活性物质。

2. NICU 入院时及住院期间促进母乳喂养的宣教 强调母乳对新生儿生长发育及疾病防治的重要作用。NICU 住院期间：①医生首次与家长沟通时需告知家长，NICU 促进母乳喂养团队可帮助其获得在母婴分离的情况下促进泌乳以及收集、储存和运送母乳等相关知识；②由医生下发书面母乳喂养知识宣教手册，提供正规母乳喂养宣教知识；③对早产儿家庭重点介绍口服免疫治疗（oral immunotherapy，OIT）、袋鼠式护理（kangaroo mother care，KMC）、以家庭为中心的照护等的重要性，使家长充分认识上述干预措施对

促进母乳喂养及对早产儿疾病防治和生长发育的益处。

NICU 应建立哺乳护理团队，增加医院级吸乳器的使用，开展哺乳查房和指导。产后推荐使用医院级吸乳器进行泵乳，促进初乳的排出，使母亲维持泌乳。鼓励母亲保持愉悦的心情，尽早（产后 30 分钟内）开奶、多次挤奶、乳房按摩等。早期鼓励频繁吸乳，每 2~3 小时吸乳 1 次、睡前吸乳，夜间至少吸乳 1 次，晨起立即吸乳。确立泌乳目标，产后 2 周每天 500~750ml。确保母亲掌握收集、存储及运送母乳的方法。积极开展OIT、家庭为中心的照护和 KMC。泵乳日记为母

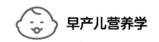

亲吸乳提供可追踪的方法,有助于医护人员为早产儿营养提供指导。

3. 出院时促进出院后母乳喂养的宣教 建议在入 NICU 时、NICU 救治中及出院前不同时期,将有关母乳使用的宣教内容记入病历中,鼓励有条件的医院开设母乳喂养咨询门诊(表 7-1)。

表 7-1 早产儿出院前母乳喂养指导内容

指导方向	具体内容
识别婴儿的饥饿信号	(1)喂养早期信号:身体开始扭动,嘴巴张开、吐舌头、舔嘴唇,头部转动,出现寻乳反射 (2)喂养中期信号:身体大幅度伸展,肢体移动增加,甚至把手放到嘴里,吸吮身边能接触到的物品。被抱在怀里时出现寻找乳房的动作,小手伸向乳房方向,呼吸急促 (3)喂养晚期信号:大声哭泣,情绪激动地移动肢体,皮肤颜色变红,甚至剧烈哭闹,有憋气的行为
评估婴儿吸吮、吞咽及呼吸(suck-swallow-breathe,SSB)的协调性和持久力	(1)哺育评估需考虑 SSB 的 3 个方面 (2)整体观察婴儿哺乳全程,识别疲劳、节律性失调、呼吸窘迫症状、肤色改变等表现
奶瓶喂养指导	选择流速合适的奶嘴,喂养者面向婴儿,先用空奶嘴碰触婴儿嘴唇诱发觅食/吸吮反射,待嘴巴张开时将奶嘴放至舌头上,倾斜奶瓶,让奶汁充盈奶嘴,给予 2~4 次营养性吸吮,注意观察喂养时的吸吮、吞咽及呼吸情况,观察面色、SpO_2,必要时拔出奶嘴暂停喂养,待休息片刻再进行
识别婴儿喂养时的异常表现	在母乳喂养时如发生误吸,立即暂停喂奶,并立刻拍打背部,防止因呛奶发生窒息
直接哺乳喂养指导	如条件允许,建议母亲直接哺乳,正确的含乳姿势是保证泌乳及哺乳的重要因素,可采取斜抱式、卧式或抱球式 (1)母亲直接哺乳姿势要点:①母亲处于舒适的姿势;②母亲怀抱婴儿时有很好的贴合;③母亲将婴儿引导至乳房;④母亲的手应放于婴儿头底部;⑤固定婴儿头部,下颌对胸部;⑥母亲撑起乳房,手指分开,让婴儿完全接触乳晕 (2)婴儿姿势要点:①位于容易接触到母亲乳房的位置;②鼻子和嘴分别对准母亲的乳头和乳晕;③身体保持水平与稍微弯曲,并得到支撑;④四肢蜷曲在母亲的身体中,避免碰撞;⑤面向母亲,保持耳、肩和髋呈一条直线 (3)早期母乳喂养行为测评:早产儿早期的母乳喂养行为,随着母乳喂养的实施逐渐增强、完善,早期实施母乳喂养是提高早产儿吸吮、吞咽能力及母乳喂养率的有效方法。一旦早产儿撤除呼吸机并具备吸吮、吞咽能力,母亲能够与早产儿密切接触并按时哺乳,早产儿在 1 个月左右就可获得完全母乳喂养的能力。推荐使用早产儿母乳喂养行为量表评价早产儿母乳喂养行为特征

二、开始母乳喂养的方法

1. 早期微量喂养 ①NICU 患儿出生后经积极救治,如生命体征平稳,无肠内营养禁忌证,建议 24 小时内尽早开奶;如生命体征尚不平稳,在积极救治的同时,也需要尽可能在出生后 24~48 小时、生命体征稳定后及时开始微量喂养;②出生时有窒息史、呼吸窘迫综合征、脓毒症、低血压、糖代谢紊乱、正压通气和脐血管置管等均不是早期开始肠内营养的绝对禁忌证;③微量喂养量 10~

15ml/(kg·d),根据胎龄、疾病、喂养耐受情况持续微量喂养 1~5 天;④管饲者不建议常规回抽胃潴留液。早产儿,尤其是出生胎龄<32 周者,在进食后十二指肠缺乏反应性收缩增强,导致胃排空延迟,胃潴留液可能会达到微量喂养量的 50%~100%,这是正常的胃肠道分泌作用。胃液中胆汁残留通常是由于幽门括约肌张力和十二指肠蠕动功能发育不成熟导致的十二指肠胃反流;少许血性残留可能是由于鼻胃管插入或吸痰引起的黏膜损伤。

2. 加奶速度 母乳喂养可降低早产儿发生 NEC 的风险。母乳喂养加奶速度可参照指南,存在 NEC 危险因素的早产儿应进行个体化评估以决定加奶速度,加奶时应加强监护。

3. 母乳喂养的奶源选择 首选亲母母乳,优先顺序为新鲜母乳、冷藏母乳、冰冻母乳;次选捐赠人乳。

早产儿母乳喂养方法和注意事项见表 7-2、表 7-3。

三、早产儿喂养不耐受的处理原则

早产儿喂养不耐受的处理原则有评估和处理 2 个方面(表 7-4)。

四、母亲患常见感染性疾病时的母乳喂养

孕产妇感染时,从病原体经垂直传播的角度出发,母乳喂养几乎没有绝对禁忌证,采取适当策略,几乎都可以继续母乳喂养,喂养方式可为直接或间接喂养。

1. 母乳喂养方式的选择 见表 7-5。

表 7-2 母乳的采集流程和操作方法

母乳采集流程	操作方法
母乳采集	手工挤奶和使用吸乳器采集母乳;吸乳器分手动、家用电动和医用级
初乳采集及口腔涂抹	(1)适应证:早期因喂养不耐受、机械通气、低灌注导致的内环境不稳定等不能经口喂养的患儿 (2)采集:分娩后 30 分钟内即可开始采集初乳;每管抽取 0.2ml,每天收集 6~12 管,标识后放 4℃保存 (3)使用方法:用无菌棉签进行涂抹或使用 1ml 无菌注射器滴注。出生后 24 小时内即可使用,每 2~4 小时 1 次
母乳储存	(1)容器选择:①根据母亲泌乳量选择合适规格的储奶容器;②建议使用有密封盖的预先清洁、消毒的聚丙烯无菌容器,也可选择玻璃容器、母乳专用收集袋;③一次性用品均不可反复使用 (2)储存条件:①冷藏温度及保存时间:4℃,建议储存<72 小时,早产儿母乳储存<48 小时;②冷冻温度及保存时间:–20℃,储存≤3 个月
奶具清洗与消毒	(1)奶具清洗:①奶具及吸乳器配件彻底拆开;②奶瓶刷清洗奶瓶、护罩,奶嘴刷清洗连接器、连接阀内部;③流动水冲净洗涤剂后放入消毒锅消毒 (2)奶具消毒:①必须消毒的配件:可清洗且反复使用的配件。②消毒方法:首选烘干消毒锅,次选煮沸消毒或微波炉专用消毒袋消毒;消毒后奶具置于奶瓶架晾干备用
母乳的运送	(1)物品准备:带有干冰的冰包 (2)将已冷冻的干冰及储存的母乳同时放入冰包,全程冷链运送 (3)新鲜母乳运送温度为 0~4℃,冰冻母乳保持冷冻状态 (4)家长携带母亲相关证件、探视卡和送奶卡将母乳送至 NICU

表 7-3 早产儿母乳喂养过程中的注意事项

喂养方法	注意事项
母乳管饲及持续喂养	(1)持续喂养时使用注射器根据医嘱抽取奶量 (2)使用尽可能短的输注管道与婴儿连接,减少营养流失 (3)使用偏心注射器持续喂养,针头向上,与母乳中分离的脂肪方向一致,优化脂肪输送 (4)临床中必须使用持续喂养时,建议持续时间<30分钟
直接哺乳	(1)早产儿在纠正胎龄34周左右,其呼吸、吸吮与吞咽的协调性逐渐发育成熟,可开始用奶瓶锻炼经口喂养 (2)袋鼠式护理和非营养性吸吮有助于建立经口喂养 (3)直接母乳喂养可以锻炼早产儿吸吮能力,维持早产儿体温和生理稳定 (4)可用称重法评估直接哺乳的效果

注:极/超低出生体重儿使用管饲喂养。管饲喂养方法包括间歇式重力输注和通过注射器或蠕动泵持续输注。需要注意,持续泵输注>30分钟时,母乳中的脂肪从含大量水分的母乳中分离,附着于输注器及管壁,易产生脂肪流失,使早产儿脂肪摄入不足从而影响其生长发育。

表 7-4 早产儿喂养不耐受的处理原则

处理原则	具体内容
喂养不耐受的评估	(1)不建议常规测量腹围 (2)加奶过程中不建议常规回抽胃潴留液 (3)如有明显腹胀、呕吐、肠鸣音减弱等症状,应积极寻找原因,进行详细的病史分析、体格检查,必要时行腹部影像学、感染指标等检查,以鉴别是发育不成熟引起的生理性腹胀还是早产儿常见疾病(如NEC、感染性疾病)引起的腹胀 (4)少数早产儿可因食物蛋白诱导的直肠结肠炎、乳糖酶活性不足引起喂养不耐受
喂养不耐受的处理	(1)与疾病相关的喂养不耐受:①经过喂养不耐受评估,如考虑为NEC或严重感染性疾病等,暂时停止肠内喂养,进行相关检查;②如已经确诊疾病,按疾病诊疗常规进行处理;③如排除疾病,尽早重新开始肠内喂养 (2)非疾病因素导致的喂养不耐受:建议尽量不要停用母乳或绝对禁食,可根据不同原因进行处理,如调整喂养方式及喂养量 (3)对母乳中特殊成分不耐受的处理:①如为乳糖不耐受,可添加乳糖酶;②如为食物蛋白诱导的胃肠炎(包括嗜酸细胞性胃肠炎),应加强母亲膳食指导,如仍无好转,根据临床表现,必要时可调整奶源

表 7-5 母亲患常见感染性疾病时的母乳喂养方式选择

喂养方式	常见感染性疾病
1. 可直接哺乳	①母亲患乙型肝炎,新生儿出生后已注射乙肝免疫球蛋白和乙肝疫苗;②母亲患无乳房或乳头病变的单纯疱疹、带状疱疹、水痘、解除隔离后的流行性感冒;③母亲感染新型冠状病毒解除隔离后
2. 正规治疗后可直接哺乳	①母亲患梅毒;②母亲患结核但痰结核分枝杆菌已转阴
3. 乳汁无需消毒,用泵乳瓶喂养	①母亲患梅毒,未规范治疗或在治疗期间;②母亲患有乳房或乳头病变的单纯疱疹、带状疱疹、水痘;③母亲患肺结核或并发乳腺结核、急性粟粒性结核、乳头或乳房破损
4. 乳汁需消毒,泵乳瓶喂	①母亲患肺结核,未经治疗或已治疗但痰结核分枝杆菌阳性;②母亲在流行性感冒或新型冠状病毒感染隔离期;③母亲在水痘隔离期,且无乳房、乳头病变
5. 配方奶喂养	母亲感染人免疫缺陷病毒,禁忌人乳和配方奶混合喂养

2. 母亲血清巨细胞病毒-IgG 阳性 因早产儿免疫功能低下,可经母乳喂养发生症状性巨细胞病毒(cytomegalovirus,CMV)感染,影响 VLBW 儿和 ELBW 儿的预后。但目前有关经母乳感染 CMV 对早产儿近期及远期预后的影响尚未完全明确,根据现有的文献,建议如下:①美国儿科学会建议,出生胎龄<32 周或出生体重<1 500g 的早产儿,考虑使用经传统巴氏消毒或短时巴氏消毒(62.5℃,持续 5 秒)的母乳喂养;②法国新生儿学会建议,出生胎龄<28 周或出生体重<1 000g 的早产儿,使用经巴氏消毒的母乳喂养,直到纠正胎龄 32 周。

五、母亲使用特殊药物时的母乳喂养

母亲使用特殊药物时的亲母母乳喂养参考 LactMed 药物与哺乳数据库、e-lactacian 哺乳期用药安全数据库等。母亲用药时的母乳喂养根据药物哺乳风险等级来决定:最安全(L1)指基于在哺乳期妇女中进行的相关用药研究结果,没有发现对婴儿有害的证据,或对婴儿影响甚微;较安全(L2);中等安全(L3);可能危险(L4);禁忌(L5)。

六、婴儿的营养状况评估

1. 体格生长的评估 体重、身长、头围是衡量婴幼儿营养状态的关键指标。生长指标监测的横向评估工具:①早产儿纠正年龄<40 周,推荐使用 Fenton 2013 男婴、女婴生长曲线;②早产儿纠正年龄≥40 周,推荐使用世界卫生组织(WHO)2016 年男婴、女婴生长曲线或 2018 年中国九城市生长曲线。

2. 营养代谢评估 由于人乳营养成分受母亲分娩后时间、泵奶时间、母亲个体情况的影响,存在很大差异,NICU 早产儿对营养需求也存在明显个体差异,因此 NICU 早产儿(尤其是 VLBW 儿和 ELBW 儿)在母乳喂养期间需要监测营养代谢指标,尤其是蛋白质、钙、磷和铁等指标,以指导临床调整母乳强化剂的使用方案及母亲膳食,补充必要的营养素。

七、早产儿启动经口喂养

1. 启动经口喂养时机 关于应何时开始对早产儿经口喂养,目前尚未建立统一的标准,各 NICU 采用不同的方案开始经口喂养。多数 NICU 主要将婴儿做好准备接受喂养的信号作为确定经口喂养开始时间的关键因素。通常在纠正胎龄 32~34 周时开始经口喂养,此时早产儿的吸吮功能与足月儿类似,只是持续吸吮的时间较短。部分婴儿可在纠正胎龄更小时接受部分经口喂养。但单纯用纠正胎龄来判断婴儿经口进食的能力并不可靠。非营养性吸吮动作和觅食反射等口部动作似乎能更好地反映婴儿准备好接受经口喂养。部分婴儿最早可能在纠正胎龄 28 周时就出现这些行为。启动母乳喂养的时机,建议根据婴儿发出的信号,即口部动作,如非营养性吸吮(吸吮安抚奶嘴)和觅食反射,而不是纠正胎龄来确定何时启动母乳喂养。

2. 非营养性吸吮/早期吸吮乳房 发现婴儿出现准备好经口喂养的早期指征,则应让其尽早吸吮乳房和进行非营养性吸吮(如吸吮安抚奶嘴)。早期、规律地尝试吸吮可促进经口摄食行为发育成熟,从而促进从管饲过渡到经口喂养。此外,早期吸吮还可促进母婴依恋,并通过刺激乳头增加泌乳量,也可借此机会观察婴儿的口部动作和口腔技能的发育,这是其是否准备好接受经口喂养的指征。对于早产儿,吸吮乳房是最好的早期吸吮形式,这是一种营养性吸吮,因为即使母亲在喂养前已经挤出了乳汁,此时也会再分泌一些乳汁。母亲挤完奶后将婴儿放至胸前,婴儿开始早期吸吮。虽然应让婴儿靠近乳房,但不应将婴儿的嘴和牙龈"放在"母亲的乳头和乳晕上。相反,在开始阶段,舔舐和吸吮乳尖就已足够。如果母亲无法与婴儿接触,推荐让早产儿吸吮安抚奶嘴来进行非营养性吸吮。

3. 抱姿 坐姿交叉摇篮式抱法或橄榄球式抱法通常最适合早产儿,因为这些姿势可以为婴儿头部和颈部提供支撑,同时让母亲可以更好地将婴儿控制在最佳位置,使婴儿躯干可以在母亲胸前保持成一条直线。

4. 实现有效衔乳和乳汁流出 早产儿往往吸吮力较弱,吸吮模式不成熟,难以维持有效而持续地衔乳。解决这些问题的方法包括优化母乳喂养技巧、抱姿和/或使用乳头保护罩。某些情况下,喷乳反射能够弥补婴儿欠佳的吸吮效果,因为如果母亲泌乳量丰富且容易流出,一些婴儿仍可通过母乳喂养摄入足够的奶量。

5. 评估婴儿的乳汁摄入量 为使称重法测量准确,应在喂养前后采取以下步骤对婴儿进行称重:将婴儿秤放置于稳固的水平面,远离气流,确保在称重过程中不要触碰秤盘的任一部位或

使之接触其他表面,婴儿的衣服/毯子也不应搭在秤的边缘。确保喂养前称重包含的所有衣物、毯子以及大小便也包含在喂养后称重中(即不要在2次称重之间更换尿布)。避免婴儿身上连接的任何管线被拉紧,并保持其位置固定,摄入的乳汁量等于喂养前后体重之差。

6. 补充喂养 在从部分母乳喂养过渡到完全母乳喂养期间,需要根据称重法的结果额外喂养母乳。补充喂养的其他方法包括管饲、奶瓶喂养和杯子喂养。一旦婴儿可以完全经口喂养,最常用的补充喂养方法是奶瓶喂养。但杯子喂养也已被证实是一种安全的方法。而且与奶瓶喂养相比,杯子喂养与更成熟的母乳喂养行为相似,并可提高出院后的纯母乳喂养率。但家长和医护人员必须接受杯子喂养技巧培训,以确保喂养安全有效。

八、住院期间促进母乳喂养的十条措施

1. 发放母乳喂养知识手册及宣教 ①医生发放母乳喂养知识手册;②告知早产儿母乳喂养的好处;③告知母乳收集、储存与运送的方法;④通过微信平台进一步学习母乳喂养相关知识(可进行交流互动)。

2. 母亲尽早开始吸乳 ①鼓励母亲分娩后尽早(30分钟~1小时)开始挤奶;②人乳库护士到母亲床边宣教早产儿母乳喂养的好处,树立母亲喂养的信心;③母乳喂养师到床边指导,教母亲如何挤奶。

3. 提供提高母亲吸乳量的方法 ①提供医

院级吸奶器及挤奶室;②定期让母亲到 NICU 看望婴儿;③每 2~3 小时挤奶 1 次;④填写母乳日志,明确挤奶量。

4. 初乳口腔护理　①初乳具有强力抗菌作用,可在婴儿口腔表面形成保护层;②初乳富含细胞因子,这些细胞因子可被口咽黏膜组织吸收,活化婴儿免疫系统;③初乳本身具有甜味,初乳口腔护理为 NICU 患儿提供了一个积极的口腔体验。

5. NICU 袋鼠式护理(KMC)　①稳定情绪,改善心肺功能;②鼓励父亲参与 KMC;③KMC 促进母乳喂养。

6. 亲母母乳信息化管理　①核对信息,录入奶量,贴条形码;②送至人乳库配制中心;③冷藏或冷冻储存。

7. 捐赠人乳管理　①捐赠人乳混匀处理;②捐赠人乳巴氏消毒、检测;③配制好的人乳 24 小时内使用。

8. 捐赠人乳与强化剂使用规范　①明确捐赠人乳使用人群;②根据指南 / 建议添加母乳强化剂。

9. 以家庭为中心的家庭化病房　①24 小时母婴陪护;②学习喂养与护理;③锻炼经口喂养,为出院做准备。

10. 出院前母乳喂养的再宣教　①按需喂养,如何增加奶量;②母乳强化剂如何添加;③为母亲提供母乳喂养门诊咨询。

🍼 小结:早产儿母乳喂养方法的建议

1. 母乳喂养的宣教有利于促进早产儿母乳喂养。

2. 母乳喂养首选亲母母乳,优先顺序为新鲜母乳、冷藏母乳、冰冻母乳;次选捐赠人乳。

3. 做好早产儿母乳喂养期间的评估及处理、母亲患感染性疾病及特殊用药时的评估、评估婴儿的营养状况等。

4. 何时开始对早产儿经口喂养,目前尚未建立统一的标准,建议根据婴儿发出的信号,即口部动作,如非营养性吸吮(吸吮安抚奶嘴)和觅食反射,而不是用纠正胎龄来确定何时启动母乳喂养。

5. 住院期间促进母乳喂养的十条措施有利于提高住院期间的母乳喂养率。

(张　俊)

第四节　早产儿母乳强化剂的应用

母乳强化剂(human milk fortifier,HMF)又称母乳营养补充剂,是一种包含多种营养素的添加剂,针对早产儿母乳中营养素成分的动态变化和不足,考虑早产儿特殊的营养需求,根据早产儿相关营养指南推荐的营养素要求而设计。母乳中加入 HMF 可提高母乳中部分营养素的含量及能量密度,满足早产儿的生长发育需求。

母乳是新生儿的最佳饮食，不仅适合足月儿，也适合早产儿，具有短期和长期的健康益处。早产儿的提前出生错过了孕晚期的能量储备阶段，在正常的喂养量下，母乳不能为 VLBW 儿提供足够的营养来满足住院期间丰富的能量需求，导致早产儿生长缓慢，并有神经发育受损和其他不良健康结果的风险，如视网膜病变和支气管肺发育不良。某些营养素摄入不足会导致特定的缺乏状态，如骨质减少（由于钙和磷摄入不足），以及各种微量营养素缺乏，如锌缺乏。VLBW 儿获得足够量的铁、锌、铜、硒和碘对生长发育也很重要。蛋白质的缺乏容易影响生长，并带来神经认知障碍风险，因此，在生命早期需要特别注意蛋白质供应。母乳中应补充缺乏的营养物质和能量，特别是蛋白质、脂肪酸、钙、磷酸盐和其他微量营养素，因此须添加 HMF 以提供足够的营养满足早产儿的需求。

自 20 世纪 80 年代首次引入商用 HMF 后，母乳强化已成为大多数 NICU 中早产儿营养的一部分。目前 NICU 强调"早期强化营养"，但营养不足和宫外生长发育受限仍然是 VLBW 儿面临的重要问题。虽然我国早产儿抢救能力及营养管理能力不断提高，但早产儿体格生长落后现象仍比较严重。发生宫外生长发育迟缓的早产儿纠正年龄为 (3.9±1.7) 岁时，体重、身长和头围低于同龄儿童平均值 2 个标准差 (2SD) 的比例分别达 13.6%、12.6% 和 19.6%。

2015 年美国的一项调查显示，HMF 已在 NICU 中常规使用，胎龄<32 周、出生体重<1 500g 的早产儿 HMF 使用率达 90% 以上。2013 年英国报道 96 家新生儿护理单位中有 92 家(96%)使用 HMF。但仍存在许多不一致和可变性，甚至是怀疑。近十年来，母乳强化、优化以个体化为主，强化剂的质量问题一直是人们讨论的热点。目前国内对早产儿母乳喂养的认识与推进不断深入，使用吸出的亲母母乳和/或捐赠人乳喂养早产儿的 NICU 越来越多，早产儿母乳喂养率逐渐提高。为了满足早产儿较高的能量和其他营养素需求，避免宫外生长发育迟缓发生，国内 HMF 制剂的使用将不断增多且更为普遍。母乳强化的目的是使早产儿在推荐摄食量水平[135~200ml/(kg·d)]获得满足要求的所有营养物质。早产儿的营养需求被定义为使婴儿以与胎儿相同的速度生长的摄入量。早产儿对大多数营养物质的需求来自对蛋白质、脂肪和矿物质的需求增加，这些蛋白质、脂肪和矿物质是通过分析胎儿在妊娠不同阶段的身体成分得到的。临床上，应该根据每个婴儿的临床状况、特点或在 NICU 住院期间发生变化的情况而定，如宫内生长发育迟缓或重症等。因此，母乳强化需要适应每个婴儿的特定需求。

本节内容主要参考国外相关指南文献最新进展及我国的《早产儿母乳强化剂使用专家共识》进行总结。

病例应用

病史摘要：女婴，G_2P_1，胎龄 27 周，出生体重 1 050g，胎膜早破 6 天，经阴道分娩，Apgar 评分 8~9 分，在产科给予 T 组合正压通气（positive pressure ventilation，PPV），后经院内转运 T 组合 PPV 转入 NICU。

住院经过：入院后给予 NIPPV 支持，肺表面活性物质（PS）替代治疗，UVC 置管，静脉营养。入院后胸部 X 线片提示呼吸窘迫综合征（RDS）；血气分析提示低氧血症、呼吸性酸中毒。给予 PS 替代治疗后好转，NIPPV 治疗 25 天后改 CPAP、高流量正压通气，共给予无创通气 39 天。转入陪护病房后出院，共住院 51 天。

营养策略：①d0~d2：微量喂养，出生后 24 小时内开始喂养，先给予捐赠人乳开奶，至 d1 开始亲母母乳量逐渐增加。②d3~d11：按指南加奶，d3~d5，加奶 1ml/12h；d6~d11，加奶 1ml/9h；d11 奶量增加至 150ml/ 次。

强化剂添加：①d10~d14，添加母乳强化剂 50ml∶1g；②d15 开始添加母乳强化剂 25ml∶1g。

d0~d9 给予亲母母乳口腔免疫治疗，从 d2 开始全部为亲母母乳喂养。

一、母乳强化剂的种类和性状

HMF 按照制备原料不同分为人乳来源、牛乳来源或其他哺乳动物乳来源；按照剂型不同分为粉状和液态；按照蛋白质特性分为水解蛋白和非水解蛋白；还可根据营养成分分为复合营养成分强化剂或蛋白质、脂肪、碳水化合物补充剂。

1. 复合营养成分强化剂 市面上的大多数强化剂都含有不同量的蛋白质、脂肪、碳水化合物、矿物质、微量元素（锌、锰、镁、铜）、维生素和电解质，称为复合营养成分强化剂。脂质可以作为早产儿必需脂肪酸的来源，复合营养成分强化剂添加脂类的同时降低了碳水化合物的含量，以降低其渗透压。大多数复合营养成分强化剂为牛乳来源。

2. 单成分营养补充剂 如蛋白质、脂类或碳水化合物的单成分产品，在个体化强化时很有用。通常碳水化合物的补充由麦芽糊精组成，脂质由中链甘油三酯组成。蛋白质补充剂在一些国家已经存在多年，但并不是专门为新生儿设计的，近期有了专门为早产儿设计的新的蛋白质补充剂——部分水解蛋白质来源补充剂。由于缺乏研究，关于如何使用这些产品还没有达成共识。但蛋白质补充对于实现个体化母乳强化至关重要，尤其是调整性强化，但已被证明与临床效益相关。

3. 人乳来源的母乳强化剂 以人乳为来源的 HMF 是通过浓缩热处理的捐赠人乳，然后添加维生素和矿物质得到的。

在一些强化剂中，其蛋白质为水解蛋白。研究表明，喂养含有部分水解蛋白的配方奶粉的早产儿的肠道通过时间更短，但肠道吸收也相应减少。水解蛋白与预防过敏有关。事实上，用以牛奶为基础的配方奶粉喂养早产儿，即使是高蛋白含量的配方奶粉，也没有检测到过敏风险的增加。甚至有人认为，早产降低了随后发展为严重特应性疾病的概率。水解蛋白的使用受临床医生的偏好影响，因为很多专业人士不支持将全牛乳蛋白添加到母乳中。最新的研究表明，与纯母乳喂养相比，早产儿在出院后4个月内添加HMF或只喂养早产儿配方奶粉并未增加出生后第一年发生过敏性疾病的风险。此外，之前的研究也表明使用全蛋白来源的HMF是有效的。虽然有研究发现水解蛋白配方HMF较非水解蛋白配方HMF有提高喂养耐受性的趋势，但由于研究样本量较少，两组间差异无统计学意义。综上所述，没有强有力的证据支持水解蛋白优于非水解蛋白。

从性状来看，早产儿对粉状和液态HMF均有良好的耐受性，临床应用是安全的。有研究报道，液态HMF的蛋白质含量比粉状HMF高，对早产儿的身长、体重增长更有利，血清前白蛋白、白蛋白、BUN等代谢指标明显升高。

我国专家共识推荐与建议：①根据目前我国HMF制剂的可获得情况以及现有国内外HMF使用安全性、有效性的证据，母乳喂养的早产儿使用粉状、牛乳来源的HMF是安全、有效的；②非水解蛋白或水解蛋白HMF均可使用。

二、早产儿母乳强化实践

随着时间的推移，强化剂的质量和强化方法有所改善，但营养强化实践仍然不理想。强化营养的最佳方法是为每个婴儿提供个体化的强化方案。

（一）HMF的使用对象

出生体重<1 500g的VLBW儿和ELBW儿营养储备更少、消化道更不成熟、并发症较多，EUGR发生率较高，因此，国外HMF的临床研究重点主要在这组人群，少数研究推荐将HMF应用于出生体重<1 800g的早产儿，但HMF的强化营养作用在体重较低者中更为明显。基于我国早产儿肠内外营养支持不足、EUGR发生率较高的现状，胎龄和体重可在一定程度上反映宫内基础营养储备情况，胎龄及体重较大的晚期早产儿亦可能存在较严重的早期生长落后问题，国内有关早产儿喂养的共识与指南将HMF的应用对象扩大到出生体重<2 000g、胎龄<34周的早产儿，但此策略尚缺乏足够的流行病学调查及临床研究证据的支持。2022年WHO指南推荐，胎龄小于32周或出生体重低于1 500g的早产儿，可考虑使用HMF。虽然目前出生体重1 500~<2 000g的早产儿的体格生长问题仍然存在，但随着国内早产儿营养支持能力的不断提高，这些早产儿使用HMF的概率会逐渐减少。

我国专家共识推荐与建议：①推荐出生体重<1 800g的早产儿使用HMF（以后逐渐采用WHO指南推荐意见）；②EUGR早产儿、尚未完成追赶生长的小于胎龄早产儿、因疾病状况限制

液体入量的早产儿和出院后早期生长落后的早产儿,需个体化评估体格生长或生化指标,在医务人员的指导及监测下使用 HMF。

(二)开始使用 HMF 的时机

目前国内外针对 HMF 开始使用时间的研究结果尚不统一,有关 HMF 的临床研究多集中在强化效果和不良反应的分析上。多数学者认为何时开始使用 HMF 需考虑早产儿喂养量,但是对于早产儿喂养量达到多少开始母乳强化无统一意见。Lucas 等提出,母乳喂养量>50% 摄入量时提示早产儿对母乳耐受性良好,此时使用 HMF 可加速体重增长。2015 年发布的加拿大 ELBW 儿喂养指南建议,母乳喂养量达 100ml/(kg·d)时开始母乳强化,不强调胎龄。我国母乳强化剂应用研究协作组建议胎龄<35 周、出生体重<1 800g 的早产儿在喂养量达到 80ml/(kg·d)时开始添加 HMF。中国医师协会新生儿科医师分会营养专业委员会制订的《新生儿重症监护病房推行早产儿母乳喂养的建议》中建议,母乳喂养量达到 80~100ml/(kg·d)时开始添加 HMF。目前的文献报道中,添加 HMF 时母乳喂养量在 50~100ml/(kg·d),究竟何时添加 HMF 对早产儿更有益仍存在争议。国外研究显示,从出生后经口喂养开始或经口入量达 20ml/(kg·d)或 40ml/(kg·d)时开始使用 HMF,各组早产儿肠外营养时间、晚发型败血症发生率、体格生长指标等差异均无统计学意义。早期添加 HMF 虽可增加出生后 4 周内蛋白质摄入、减少早期蛋白质累积缺乏,且不增加发生喂养不耐受及其他并发症的概率,但在早期体重增长、生化指标水平、达到

全肠内喂养的时间等方面与晚添加 HMF 相比差异并无统计学意义。临床实践中需努力遵循早产儿营养指南,在喂养耐受、安全的前提下尽快增加喂养量,HMF 的添加时机需考虑和评估早产儿加奶速度,加奶速度快者可稍晚添加 HMF,否则,需早些添加。

我国专家共识推荐与建议:①对于有 HMF 使用指征的早产儿,建议母乳喂养量达 50~80ml/(kg·d)时开始使用 HMF,需注意早产儿个体差异;②出生早期不具备 HMF 使用指征的早产儿,如后期出现生长落后或因疾病限制液体入量而需要使用相对高能量密度喂养物时,可在医生指导下择时使用。

(三)强化方案

1. 标准强化 目前大多数 NICU 使用强化人乳。根据制造商的说明,在固定体积的人乳中加入一定量的加强剂。优缺点:实用,但并没有解决 VLBW 儿蛋白质不足的问题。尽管有标准强化措施,但许多 VLBW 儿的生长仍然不理想。

(1)标准做法:在每 100ml 人乳中添加固定数量的多种营养强化剂,以达到推荐的营养摄入量。这个固定的量是由制造商计算和确定的。该方案假设所有奶样品的蛋白质含量都是固定的,而不考虑个体内、个体间和时间上的变化。然而,有研究表明与早产儿配方奶喂养相比,强化人乳喂养后早产儿生长仍然比早产儿配方奶喂养的早产儿缓慢。Henriksen 等报道,58% 强化母乳喂养的 VLBW 儿在出院时仍有 EUGR。但是这些发现不足以支持早产儿配方奶替代母乳来促进 VLBW 儿生长。考虑到使用母乳带来的

所有临床益处,强化母乳应该是这些婴儿的首选喂养选择,注意优化母乳的强化方案。

标准强化的不足之处:营养不足,特别是蛋白质不足。标准强化没有考虑到母乳宏量营养素含量的变化和婴儿需求的变化。根据习惯进行母乳标准强化喂养的早产儿获得的蛋白质比其需要得少。蛋白质对组织和器官的发育至关重要,是生长速度的限制因素,只有摄入足够的蛋白质和能量[分别为 3.5~4.5g/(kg·d)、110~130kcal/(kg·d)],才能达到与宫内生长相似的产后生长率。标准强化能够为 VLBW 儿提供足够的能量摄入,但不能提供足够的蛋白质摄入量[实际蛋白质摄入量为 2.8~2.9g/(kg·d)],这一研究结果为向奶中添加更多蛋白质提供了一个合理的基础。Picaud 等的研究表明,1/3 的 ELBW 儿需要补充蛋白质以达到预期的体重增加。Maly 等报道,在哺乳的前 3 周,蛋白质含量下降,大多数早产儿经标准强化喂养不能达到推荐的蛋白质摄入量。

如何优化母乳强化是当下研究的热点。改善强化剂的质量和来源,提高产品的蛋白质含量,及早开展强化剂的应用,都是改进标准强化的方向。有研究表明,早期开始强化尝试使婴儿有更好的头围生长和体重增加。然而 meta 分析显示,目前几乎没有证据表明早期引入母乳强化会影响重要结局。

(2)HMF 的用量:按产品标示标准强化母乳后,每 100ml 母乳可增加能量 13~18kcal、蛋白质 1.00~1.45g、钙 75~117mg、磷 43.8~67mg、铁 0.35~1.8mg,即每 100ml 母乳强化后能量密度可达 80~85kcal、蛋白质 2.5~3.0g、钙 100~130mg、磷 50~80mg、铁 0.44~1.89mg,其他成分如多不饱和脂肪酸、各种矿物质、微量元素和维生素也有相应强化及补充。添加 HMF 使母乳能量密度达 80~85kcal/100ml 为足量强化,HMF 用量减半、母乳能量密度达 72~74kcal/100ml 为半量强化。

2015 年欧洲营养学会的早产儿喂养专家共识建议,母乳强化应从标准强化开始,如果婴儿生长落后,需根据个体情况评估后调整母乳强化程度。目前对开始母乳强化时的 HMF 用量尚无统一标准,我国相关指南建议母乳强化从半量强化开始,随后根据早产儿的耐受程度,3~5 天内增加 HMF 用量达到足量强化。刚开始使用 HMF 时有些早产儿会出现胃潴留退而复现或者较前增多的情况,可能与 HMF 增加了母乳渗透压有关,但不能以此作为停止强化的指征。我国的多中心研究显示,与强化速度慢(≥4 天达足量强化)的早产儿相比,强化速度快(<3 天达足量强化)的早产儿生长速度更快,住院时间更短,出院时发生 EUGR 的比例更低,而且未增加喂养不耐受和 NEC 的发生率。因此,在能够耐受的情况下,应在 3~5 天内完成母乳足量强化,从开始母乳强化到足量强化的过渡时间不宜过长,以免导致生长落后甚至影响远期预后。

我国专家共识推荐与建议:①母乳强化从半量强化开始;②如早产儿耐受半量强化,3~5 天内应达到标准的足量强化;如早产儿对 HMF 耐受性差,可适当延长达到足量强化的时间。

2. 个体化母乳强化 个体化强化被认为是解决标准强化中蛋白质不足问题的方法,也是目前科学权威机构和专家小组推荐的方法。为达到早产儿适宜的生长速度及体成分构成的目标,在早产儿营养支持策略上特别强调蛋白能量比(protein-energy ratio,P/E)。当P/E为3.2~4.1g/100kcal且能量摄入>100kcal/(kg·d)时,可使体成分接近正常胎儿的宫内参照值。如果蛋白质摄入量<3.0~3.5g/(kg·d)但能量摄入较高,尽管能保持类似于宫内生长的体重增长速度,但往往使脂肪过度堆积。

母乳成分存在个体差异及随时间变化的特性,初乳及过渡乳中蛋白质含量在1.8~2.4g/100ml,此后阶段母乳中蛋白质含量多<1.5g/100ml,因此,推测母乳中蛋白质含量多高于实际水平。捐赠人乳多为足月儿母亲的成熟乳,其蛋白质含量更低,分娩后2~3周母乳中钙、磷、镁的含量也会随时间明显下降。同时,由于早产儿宫内营养储备状况、消化吸收和代谢能力、出生后各种并发症和治疗措施不同,以及母亲的营养状况、饮食习惯及遗传等因素的影响,母乳营养素含量会发生变化与差异。因此,母乳标准强化喂养可能无法满足所有VLBW儿的各种营养素需要。有研究发现,母乳标准强化喂养早产儿的体格生长速度仍落后于相同胎龄胎儿的宫内生长速度。针对母乳标准强化喂养后仍存在生长速度落后的早产儿,提出了个体化母乳强化的概念。个体化母乳强化的方法主要包括调整性强化和目标性强化,目的是达到相应胎龄早产儿的目标营养摄入量。

(1)调整性强化:是专为避免蛋白质不足和营养过剩而设计的,蛋白质摄入量是根据每个婴儿的代谢反应来调整的。根据每周2次监测BUN的结果确定蛋白质的充分性,BUN水平的阈值为10~16mg/dl[对应BUN浓度为21.40~34.24mg/dl(3.57~5.71mmol/l)]。也有研究认为BUN<3.2mmol/L提示蛋白质摄入不足,BUN>5.0mmol/L提示蛋白质摄入过量;如果BUN<10mg/dl,则需在标准强化方案中添加额外的蛋白质。优缺点:实用,不需很多劳动力;不需要昂贵的设备;需监测每个婴儿的蛋白质摄入量,防止摄入过多的蛋白质。一个真正的个体化方法应考虑每一个婴儿的蛋白质需求。

欧洲人乳库协会(European Milk Bank Association,EMBA)母乳强化工作小组推荐,当喂养乳量达到50~80ml/(kg·d)时进行标准强化,一旦能够耐受全量强化,就以BUN水平为指导,通过每周2次的BUN测定来评估蛋白质充分性。如果BUN水平高于阈值(>16mg/dl),建议降低强化水平;如果BUN水平低于阈值(<10mg/dl),则以蛋白质补充剂的形式添加额外的蛋白质,每100ml母乳添加3个水平,最高1.2g(表7-6)。

表7-6 母乳强化剂调整性强化方案

强化类型	强化水平					
	−2	−1	0(标准强化)	+1	+2	+3
复合营养成分强化剂	1/4强化	1/2强化	全量强化	全量强化	全量强化	全量强化
蛋白补充剂/(g·100ml⁻¹母乳)	—	—	—	0.4	0.8	1.2

最近,Mathes 等发现血浆尿素浓度与尿液尿素 - 肌酐比之间存在正相关,尿液尿素 - 肌酐比,与血浆尿素浓度一样,可能有助于评估早产儿实际的蛋白质供应情况。

(2)目标性强化:分析母乳中宏量营养素的浓度,并在此基础上添加额外的蛋白质和 / 或脂肪。优缺点:所有的宏量营养素都可以补充。床旁母乳分析仪是必需的,可能需要大量劳动力来完成此项工作。补充方案是根据人群的需求量得出的,没有考虑到每个婴儿的需求可能是不同的。

目标性强化最早由 Polberger 等提出并研究,命名为"母乳的个体化蛋白质强化"。在这项研究中,蛋白质是标准强化之外唯一考虑补充的营养物质。定期对乳汁进行分析,并提供目标营养素(蛋白质),摄入量为 3.5g/(kg·d)。随着床旁母乳分析仪的引入,研究人员和新生儿科医师可以根据母乳的实时分析结果来调整宏量营养素的含量,母乳分析仪需要仔细校准。目前认为,乳汁红外分析仪可能也是一种有效的工具,可以对脂肪和蛋白质进行校准,但目前的技术无法评估乳糖和能量水平。

我国专家共识推荐与建议:对母乳标准强化喂养过程中生长状况不理想的早产儿,可通过监测早产儿体格生长速度、生长水平、母乳成分、早产儿营养代谢指标进行个体化强化。

(四) HMF 的使用方法

HMF 只能加入母乳中使用。添加含多种成分的 HMF 和 / 或蛋白质补充剂后,母乳渗透压会增加。HMF 添加带来的母乳渗透压升高主要发生在 HMF 加入后的 2 小时内,强化后的母乳储存 24 小时后渗透压最高可达 484mOsm/kg。最近的系统综述显示,没有证据表明渗透压在 300~500mOsm/kg 的新生儿肠内营养制剂与胃肠道不良结局有关。使用清洁的一次性容器或清洁消毒后可反复使用的容器完成 HMF 添加,医院内添加 HMF 应遵循无菌操作原则,操作人员应相对固定并接受培训。建议在单独的房间(配奶间)添加 HMF,不宜在床旁配制,以防污染。按医嘱准确添加 HMF 用量,添加液体 HMF 时建议使用注射器、量筒或量杯计量,添加粉状 HMF 时应将 HMF 放置于干燥、清洁的小容器中,使用克级秤准确称量。应双人核对或使用条形码扫描以确保 HMF 的正确使用。添加 HMF 后轻微摇动,确保 HMF 与母乳混匀。根据 HMF 添加后是否即刻使用,分为集中添加 HMF 后储存使用与喂奶前即刻添加 2 种模式。集中添加 HMF 可提高配制过程的安全性,包括配制人员操作更熟练、HMF 用量更准确、减少浪费、器具使用更合理等,添加 HMF 后的母乳按每次喂养量分装冷藏(≤4℃),按时使用。但目前有研究显示,随储存时间延长,强化后的母乳中乳脂球发生改变,可能影响脂肪消化和吸收。因此,应尽量缩短加入 HMF 后母乳的储存时间。国外一些医院已将 HMF 添加后 24 小时内使用的策略更改为 12 小时内使用。HMF 即刻添加为喂奶前护士按喂养量及 HMF 用量进行添加,此方法便于及时根据早产儿情况调整 HMF 用量,虽然添加 HMF 后即刻使用不能完全避免添加 HMF 带来的渗透压增加,但可在一定程度上减少渗透压增加的程度。

我国专家共识推荐与建议：①HMF 必须加入母乳中使用；②添加 HMF 会使母乳渗透压增高，并呈剂量 - 效应关系，为保证 HMF 使用的安全性，常规添加时按 HMF 使用说明进行；③HMF 用量需遵医嘱，添加剂量要准确，使用前需充分溶解、混匀；④医院内添加 HMF 需按无菌操作原则在配奶间进行；家庭中添加 HMF 需遵循清洁操作原则；⑤根据我国医院现行管理能力及操作流程，结合母乳渗透压升高主要发生在添加 HMF 后 2 小时内，建议使用 HMF 时现配现用。

（五）出院后强化

目前关于出院后的母乳强化还没有达成共识，ESPGHAN 建议当婴儿在出院时小于胎龄，母乳强化至纠正胎龄 40~52 周。但对于小于胎龄的定义尚不明确，主要采用出院时体重低于第 10 百分位数（中度生长受限）或第 3 百分位数（重度生长受限）。也有建议婴儿在出院后根据他们的生长曲线继续使用强化剂，无论是到足月还是纠正胎龄到 52 周。

与配方奶喂养的婴儿相比，完全母乳喂养的婴儿在出院后骨密度和体质比下降，但随着新生儿最新的喂养实践施行可能得到改善。出院后的母乳强化将有助于营养和生长状况改善。

目前的研究表明，出院后继续添加母乳强化剂会降低母乳喂养率。但需要更多的研究来明确婴儿出院后母乳中添加强化剂的最佳量、时间长度和方法。

三、母乳强化剂使用过程中的监测

母乳强化的目的是保证低出生体重早产儿适度健康成长，强化不足会导致早产儿生长受限，尤其是影响神经系统发育；但过度强化则会导致早产儿生长过快，部分早产儿可能有脂肪堆积，增加成年后发生肥胖、心血管疾病和代谢性疾病的风险。为保证早产儿适度、健康的成长，需要在母乳强化过程中进行监测，包括体格生长监测及血生化监测。

国际上尚未对早产儿理想的生长模式达成共识，大多采用胎儿和新生儿生长模式作为评估标准。胎龄 40 周之前采用 Fenton 生长曲线，胎龄 40 周后按照纠正月龄、参照正常婴儿的生长标准进行评估，可采用 2006 年 WHO 的儿童生长曲线或 2018 年我国儿童生长曲线。体格生长指标监测中除需关注体重、身长、头围的绝对增长外，还需关注各指标之间的关系。早产儿体重增长速度在 NICU 住院期间应达到 15~20g/（kg·d），出院后早期平均为 25~30g/d。理想的生长速度是沿着其出生时的百分位数增长，低于出生时的百分位数则提示营养缺乏。身长和头围的增长与蛋白质摄入量有关，住院期间每周测量一次，出院后每月测量一次。血生化监测内容包括 BUN、血钙、血磷和碱性磷酸酶，还需进行血红蛋白水平监测。有研究建议参考 BUN 值调整蛋白质强化量，住院期间每 1~2 周监测一次生化指标，体重增长不满意时，可通过 BUN 指导增加蛋白质的供给。

我国专家共识推荐与建议：①体格生长和血生化指标是选择不同强化方式和强化强度、保证早产儿适度健康成长的重要监测指标；②无论是 NICU 住院期间还是出院后，母乳强化过程中均需对早产儿体格生长进行定期监测,并利用生长曲线进行评估。必要时可配合血生化监测。

四、母乳强化剂使用中需关注的问题

除前文所述使用 HMF 带来的母乳渗透压变化、可能出现的宏量营养素尤其是蛋白质含量不足与过多,还需注意以下问题。

1. 营养素均衡问题 早产儿需要常规补充多种维生素及矿物质,国内外多篇指南均推荐早产儿补充较大剂量维生素 D 及钙、磷甚至锌等微量元素。基于以上推荐,HMF 中对此类营养素进行了添加,但不同品种之间添加量有差异,且通常添加量不能完全满足早产儿的需求,使用中需给予关注。对 HMF 补充不足的部分,应在监测下额外补充。目前 HMF 中所包含的营养素是否能全面满足母乳喂养早产儿成长中的需求还需不断研究,HMF 中包含的营养素种类、剂量需通过研究不断优化与完善。

2. 喂养耐受性问题 HMF 使用中出现的喂养不耐受可能与多种因素有关。HMF 中含有的蛋白质和矿物质等成分加入母乳后会提高母乳渗透压,最近的系统综述显示,乳汁渗透压过高可延缓胃排空、增加肠道内渗透压,此种情况延长了胃肠道高渗状态的暴露时间,可导致胃肠道黏膜缺血,增加 NEC 风险。此外,还需注意引入牛乳蛋白可能带来的喂养耐受性问题,Sullivan 等的研究显示,早产儿对牛乳蛋白来源的 HMF 较人乳来源的 HMF 耐受性差。对于一些肠道发育极不成熟的超早产儿、VLBW 儿和 NEC 术后早产儿,在使用 HMF 之前需认真评估其耐受能力,并注意在使用过程中对早产儿状况进行监测。

我国专家共识推荐与建议:①HMF 使用期间,需根据营养指南对早产儿各营养素用量的推荐,结合 HMF 中维生素 A、维生素 D 及钙、磷、铁等营养素的含量,对相关营养素进行差额补充;②HMF 使用过程中需监测血电解质和酸碱平衡。

五、如何停用母乳强化剂

早产儿母乳喂养及强化策略要结合其出生后的纵向生长速率和追赶生长情况实施。部分住院期间使用 HMF 的早产儿,特别是部分小于胎龄早产儿、发生 EUGR 的早产儿及部分需要限制液体入量的早产儿,出院后依然需要营养强化喂养一段时间。建议出院后短时间内(通常 1~2 周)维持住院期间母乳强化状态及水平,随后根据体格生长状况决定是否继续使用 HMF 及其用量。目前国内外有关 HMF 应使用多长时间及何时停用的文献很少,我国 2016 年《早产低出生体重儿出院后喂养建议》建议,根据早产儿的出生胎龄、出生体重、喂养状况、生长评估以及相关并发症对早产儿营养风险进行评估,从而决定母乳强化程度及 HMF 持续使用时间。总体原则为根据体格生长状况决定,停用母乳强化的标准通常为体重、身长及头围达到相同纠正月龄、同性别婴儿测定值的第 25~50 百分位数(P_{25}~P_{50}),同时还需考虑个体生长指标增长速率,注意避免(体重/身长)>P_{90}。小于胎龄早产儿各指标达到 P_{10} 即可,继续追赶生长在后期逐渐完成。如果个别早产儿经过前期积极营养管理体格生长仍持续落后于生长目标,应考虑可能存在其他影响生长的因素,在继续多角度营养管理的同时,需接受进一步的医疗评估及指导。目前缺乏此组人群何时停止 HMF 或继续使用时长的证据。

准备停用母乳强化时首先应逐渐减少 HMF 的用量,在婴儿仍能保持良好的生长速率及体格生长参数百分位数的情况下,转换为非强化母乳喂养。减停 HMF 期间需监测早产儿的生长情况和血生化指标,如出现生长速度和各项指标的百分位数下降或血生化异常等,可酌情恢复部分母乳强化。

我国专家共识推荐与建议:①HMF 使用时限主要由早产儿体格生长情况决定,当适于胎龄儿的体重、身长及头围位于同性别同龄儿的 $P_{25} \sim P_{50}$、小于胎龄早产儿达到 P_{10} 时,逐渐减停 HMF;②HMF 减停期间需监测早产儿的生长状况和血生化指标,如生长速度和各项指标的百分位数出现下降或血生化指标异常等,可酌情恢复部分母乳强化。

六、母乳中营养素含量检测

母乳中的宏量营养素及能量均存在一定变化,因此母乳成分的测定应运而生。经典测定方法主要为分光光度法和液相色谱技术,其检测结果精确,但所需的母乳量至少为 50~100ml,且耗时较长。国外主要采用红外色谱技术进行床旁母乳快速测定,国内主要采用数字化超声波技术检测。快速检测均通过建立数学模型和测量数据推导出蛋白质、脂肪、乳糖、矿物质、水分和能量含量,具有快速、简便和需要母乳量极少

(2~3ml)的优点,因此近年得到了快速发展。目前缺乏评估快速检测方法准确性的高级别证据,快速母乳检测技术尚未得到公认,也未被权威机构批准用于临床检测。母乳中营养素含量的差异及其变动也使快速检测用于临床面临较多问题,如测定频率、测定时间等,使得测定结果并不一定完全具有该母亲哺乳期乳液成分的代表性。

以母乳测定为基础实施个体化强化喂养和生长关系的临床试验很少,仅有一项已发表的以母乳快速测定为基础的个体强化随机对照研究,结果显示观察组(40 例)HMF 应用的偏差减少,摄入符合推荐量者增多,并且喂养不耐受发生率降低;但主要终点生长速度在两组间差异无统计学意义。

我国专家共识推荐与建议:①在母乳喂养和强化过程中,不需常规对宏量营养素进行快速检测;②单次母乳快速检测结果不宜持续作为 HMF 是否使用和 HMF 使用量的依据。对于母乳标准强化喂养后仍出现生长缓慢的早产儿,母乳营养素快速检测可作为分析生长问题的参考。

七、母乳强化剂使用的相关进展及争议

1. 早产儿配方乳强化母乳 高昂的成本和喂养不耐受风险有时限制了 HMF 的使用,2021 年 JAMA Pediatr 的一项 123 名新生儿参与的随机对照研究显示,使用早产配方乳进行强化效果不逊色于使用 HMF 进行强化,可能减少喂养不耐受及降低成本。在资源有限的情况中,早产儿配方乳可能是更好地强化选择。

2. 早期强化母乳与晚期强化母乳 一项纳入了 2 项试验、共 237 名婴儿的 meta 分析结果显示，最常见的做法是当婴儿的每日肠内喂养量达到 100ml/kg 时开始强化；其次是更早开始强化；母乳的早期强化可以增加营养摄入和增长速率，但可能会增加喂养不耐受和 NEC 的风险。早期强化为从肠内喂养<100ml/(kg·d)或<出生后 7 天开始强化；晚期强化为从肠内喂养≥100ml/(kg·d)或出生 7 天后开始强化。研究结论表明，现有证据不足以支持或反驳早产儿母乳的早期强化，需要进一步的大型试验来提供足够质量和精确度的数据。

3. 不同蛋白质浓度的 HMF 对早产儿生长和神经发育的影响 一项 meta 分析纳入了 9 项试验，涉及 861 名婴儿。其中研究将蛋白质浓度分为低〔蛋白质<1g/100ml 泵奶(expressed breast milk,EBM)〕、中等(1g≤蛋白质<1.4g/100ml EBM)和高(蛋白质≥1.4g/100ml EBM)。与中等蛋白质浓度强化母乳相比，高蛋白质浓度强化母乳喂养的早产儿住院期间体重增加更多。中等蛋白质浓度强化母乳可能比低蛋白质浓度强化母乳喂养更能促进体重和身长增加，但该证据的质量为低到中等。目前还没有足够的证据来评估不同蛋白质浓度的不良反应或对神经发育等远期结局的影响，需要更多的高质量研究来论证。

压倒性的证据支持在早产儿中强化母乳可以促进更好的短期结果。HMF 可用于提高母乳的宏量营养素和微量营养素含量。与标准强化策略相比，个体化的强化策略有可能提供更好的结果。母乳来源的强化剂很有前景，但对纯母乳喂养的早产儿的益处尚不明确。

🍼 小结：早产儿 HMF 应用的建议

1. 推荐胎龄小于 32 周或出生体重<1 500g 的早产儿使用 HMF，母乳喂养量达 50~80ml/(kg·d)以上时开始使用 HMF。

2. 母乳强化从半量强化开始，如早产儿耐受半量强化，3~5 天内应达到标准的足量强化；如早产儿对 HMF 耐受性差时，可适当延长达到足量强化的时间。

3. 可通过监测早产儿体格生长速度、生长水平、母乳成分、早产儿营养代谢指标来进行个体化强化。

（张　俊）

🦆 参考文献

1. KERSIN S G, ÖZEK E. Breast milk stem cells: are they magic bullets in neonatology? Turk Arch Pediatr, 2021, 56 (3): 187-191.

2. VAN HERWIJNEN M J, ZONNEVELD M I, GOERDAYAL S, et al. Comprehensive proteomic analysis of human milk-derived extracellular vesicles unveils a novel functional proteome distinct from other milk components. Mol Cell Proteomics, 2016, 15 (11): 3412-3423.

3. MARTIN C, PATEL M, WILLIAMS S, et al. Human breast milk-derived exosomes attenuate cell death in intestinal epithelial cells. Innate Immun, 2018, 24 (5): 278-284.

4. LIANG G, ZHAO C, ZHANG H, et al. The stepwise assembly of the neonatal virome is modulated by breastfeeding. Nature, 2020, 581 (7809): 470-474.

5. VICTORA C G, BAHL R, BARROS A J, et al. Breast-

feeding in the 21st century: epidemiology, mechanisms, and lifelong effect. Lancet, 2016, 387 (10017): 475-490.

6. MOSCA F, GIANNÌ M L. Human milk: composition and health benefits. Pediatr Med Chir, 2017, 39 (2): 155.

7. BUJOLD M, FEELEY N, AXELIN A, et al. Expressing human milk in the NICU: coping mechanisms and challenges shape the complex experience of closeness and separation. Adv Neonatal Care, 2018, 18 (1): 38-48.

8. PICAUD J C, BUFFIN R, GREMMO-FEGER G, et al. Review concludes that specific recommendations are needed to harmonise the provision of fresh mother's milk to their preterm infants. Acta Paediatr, 2018, 107 (7): 1145-1155.

9. THOMAS W, HALE H E R. 药物与母乳喂养. 17 版. 辛华雯, 杨勇, 译. 北京: 世界图书出版公司, 2019.

10. FOSTER J P, PSAILA K, PATTERSON T. Non-nutritive sucking for increasing physiologic stability and nutrition in preterm infants. Cochrane Database Syst Rev, 2016, 10 (10): CD001071.

11. 早产儿母乳强化剂使用专家共识工作组, 中华新生儿科杂志编辑委员会. 早产儿母乳强化剂使用专家共识. 中华新生儿科杂志, 2019, 34 (5): 321-328.

12. BERTINO E, CAVALLARIN L, CRESI F, et al. A novel donkey milk-derived human milk fortifier in feeding preterm infants: a randomized controlled trial. J Pediatr Gastroenterol Nutr, 2019, 68 (1): 116-123.

13. GUELLEC I, LAPILLONNE A, MARRET S, et al. Effect of intra-and extrauterine growth on long-term neurologic outcomes of very preterm infants. J Pediatr, 2016, 175: 93-99. e91.

14. ELLIS Z M, TAN H S G, EMBLETON N D, et al. Milk feed osmolality and adverse events in newborn infants and animals: a systematic review. Arch Dis Child Fetal Neonatal Ed, 2019, 104 (3): F333-F340.

15. BOULLATA J I, CARRERA A L, HARVEY L, et al. ASPEN safe practices for enteral nutrition therapy. JPEN J Parenter Enteral Nutr, 2017, 41 (1): 15-103.

16. VILLAR J, GIULIANI F, BARROS F, et al. Monitoring the postnatal growth of preterm infants: a paradigm change. Pediatrics, 2018, 141 (2): e20172467.

17. FENTON T R, ANDERSON D, GROH-WARGO S, et al. An attempt to standardize the calculation of growth velocity of preterm infants-evaluation of practical bedside methods. J Pediatr, 2018, 196: 77-83.

18. MALY J, BURIANOVA I, VITKOVA V, et al. Preterm human milk macronutrient concentration is independent of gestational age at birth. Arch Dis Child Fetal Neonatal Ed, 2019, 104 (1): F50-F56.

19. CHINNAPPAN A, SHARMA A, AGARWAL R, et al. Fortification of breast milk with preterm formula powder vs human milk fortifier in preterm neonates: a randomized noninferiority trial. JAMA Pediatr, 2021, 175 (8): 790-796.

20. THANIGAINATHAN S, ABIRAMALATHA T. Early fortification of human milk versus late fortification to promote growth in preterm infants. Cochrane Database Syst Rev, 2020, 7 (7): CD013392.

21. GAO C, MILLER J, COLLINS C T, et al. Comparison of different protein concentrations of human milk fortifier for promoting growth and neurological development in preterm infants. Cochrane Database Syst Rev, 2020, 11 (11): CD007090.

第八章

人乳库的建设与
管理规范

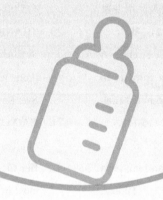

人乳具有独特的营养和免疫活性,是婴儿最理想的食物来源,对早产儿来说,人乳更是具有治疗作用的首选食物。世界卫生组织和联合国儿童基金会建议,如无法获得亲母母乳,可将捐赠人乳作为早产儿、低出生体重儿的最佳替代品。早产儿使用捐赠人乳代替配方奶的主要好处在于胃排空更快,达到全肠内喂养的时间缩短,NEC 和晚发型败血症的风险降低,改善神经发育结果,减少早产儿视网膜病变,改善视觉发育等。据帕斯适宜卫生科技组织(Program for Appropriate Technology in Health,PATH)统计,全球已有 60 多个国家建立了 600 多个人乳库,但大多数分布在欧洲、美洲、亚洲等国家,仅在巴西就有 250 多个人乳库。

人乳库(human milk bank,HMB)是招募人乳捐赠者,收集捐赠的人乳,并负责人乳的筛查、加工、储存、分配工作的专业机构,以满足医疗需要,且必须由有相关执业资格的医师开具处方。2013 年 5 月广州市妇女儿童医疗中心成立了中国大陆第一家真正意义上的人乳库,同年 8 月南京市妇幼保健院建立了第二家人乳库。经过近

10 年的发展,至今已开设数十家人乳库,为早产儿和危重患儿的救治提供了极大的帮助,对促进我国 NICU 的人乳喂养有一定的推动作用。初期人乳库建立的标准基本参照了北美及欧洲人乳库协会制订的指南,部分细节根据我国的实际情况进行修改,但核心步骤如捐赠者筛查、巴氏消毒等均严格遵循以上国家或地区协会发布的指南。

2014 年中国医师协会儿童健康专业委员会母乳库学组成立,2017 年联合中华医学会儿科学分会儿童保健学组撰写了《中国大陆地区人乳库运行管理专家建议》及《中国大陆地区人乳库运行质量与安全管理专家建议》,这为我国人乳库建设提供了行业共识。2020 年中国营养学会发布《医疗机构人乳库建立与管理规范》的团体标准。北京市市场监督管理局于 2021 年发布了《人乳库建立与运行规范》的地方标准,为人乳库运行提供了相应的地方监管法规,使我国人乳库的建立与运营有标可依,监管有章可循,人乳库建设步入常态,管理更加科学,并形成长效机制,全面提升捐赠人乳的安全质量,是我国人乳库发展史上的重要进步。

第一节 人乳库的建立与运行管理

人乳库必须按照专业指南或专家共识建立详细的运行流程,每个环节建立具体的管理规范(图 8-1)。

一、人乳捐赠及管理规范

1. 捐赠人乳 捐赠人乳(donor human milk)

是由哺乳期女性吸出并免费捐赠的人乳,经过 Holder 巴氏消毒法消毒,并分配给他人的婴儿使用。

(1)新鲜未加工人乳:吸乳并储存在不超过 4℃环境下的 72 小时内的人乳。

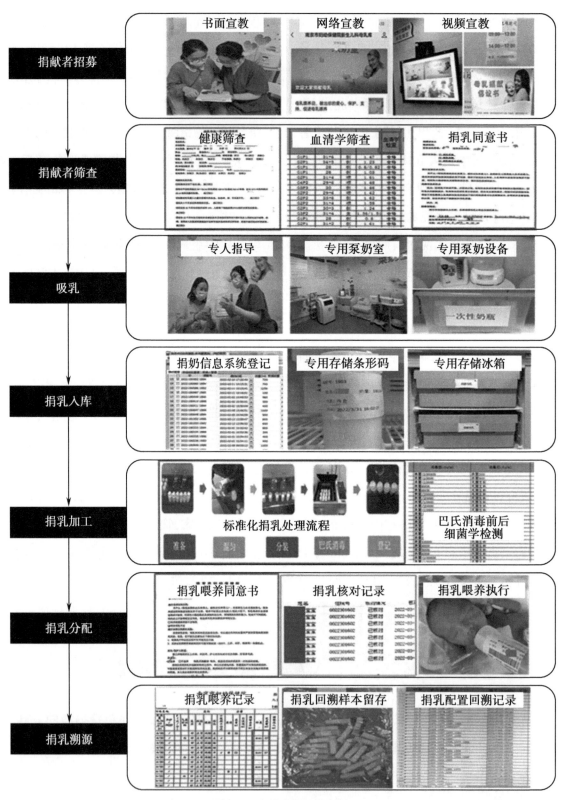

图 8-1　人乳库运行流程图

（2）新鲜冰冻人乳：新鲜人乳冰冻在 −20℃不超过 12 个月。

（3）Holder 巴氏消毒人乳：新鲜未加工／新鲜冰冻人乳在 62.5~63℃温度内消毒 30 分钟。

（4）混合人乳：将多个捐赠者的人乳混合后的人乳。

（5）早产人乳：分娩孕周不超过 37 周的产妇分娩后 4 周内的人乳。

（6）足月人乳：分娩孕周满 37 周或早产儿母亲产后 4 周后吸出的人乳。

2. 捐赠者筛查 候选捐赠者应当是健康的哺乳期女性，有充足的人乳满足自身需要。

（1）对候选捐赠者进行口头和书面筛查：人乳库提供宣教资料，告知可能感染血液传播疾病的高危人群或危险行为的特征。

（2）健康／医疗风险声明：候选捐赠者需要提供责任医师（除非婴儿不在，如死亡或由他人收养等）签署的捐赠者和婴儿的健康／医疗风险声明。

（3）候选捐赠者在首次捐赠前 6 个月内进行过血清学检查：项目包括人类免疫缺陷病毒 0 型（human immunodeficiency virus type 0，HIV-0）、HIV-1、HIV-2、人类嗜 T 细胞病毒 1/2 型（human T-cell lymphotropic virus type-1/2，HTLV-1/2）、丙型肝炎病毒、乙型肝炎病毒、梅毒螺旋体等。血清检查应由有资质的专业实验室进行，血清检验结果在捐赠期都有效。

（4）捐赠人乳无需暂停使用的药物：①远离乳房区域的皮肤局部用药，使用乳房区域的局部用药应在吸乳前清洁乳房；②母亲口服用药，

无法直接吸收的药物；③吸入途径给药如哮喘、感冒或过敏所用药物；④非镇静类抗组胺药；⑤眼药水。

（5）需要停用 72 小时药物方可采集捐赠人乳的情况：①全身性抗菌或抗病毒药物（氟康唑和阿奇霉素除外）；②阿司匹林和非甾体抗炎药（布洛芬除外）；③治疗感冒和过敏的药物；④影像学诊断（含碘）和 MRI（含钆）造影剂；⑤草药类补充剂和保健品；⑥镇痛剂，全身或局部注射；⑦间断使用抗偏头痛药物；⑧药物类催奶剂；⑨用于缓解疼痛的短期麻醉剂；⑩H_2 受体拮抗剂及以上未列出的质子泵抑制剂。

（6）捐赠者使用药物的其他注意事项：捐赠者不可使用尼古丁，包括频繁或偶尔吸烟者；捐赠者短时间使用其他药物时，只要严格按照用药后暂停一定的时间即可，对于大多数的药物来说，暂停时间为 5 个半衰期。

3. 排除标准 如果出现下述医学情况，须禁止人乳的捐赠，包括与人乳、婴儿相关的问题。

（1）过去 4 个月内接受过输血或者血液制品者。如果曾经接受血液制品或输血，应在输血 4 个月左右时进行血清检测。

（2）过去 12 个月内接受过器官／组织移植。

（3）过去 12 个月内，有用多人反复使用的器械进行过耳朵或其他身体部位穿刺，在非正规机构进行刺青、用针进行纹绣，或者被不洁的针刺破等状况。

（4）过去 24 小时内饮用超过 50ml 或相当量的烈性酒。

（5）每天使用不适合进行人乳喂养的非处方

药或全身性处方药者。

（6）经常使用大剂量维生素和／或用作药物的草药产品，包括维生素／草药组合。

（7）不补充维生素 B_{12} 的全素食者。

（8）过去 12 个月内使用成瘾药物；常规或偶尔抽烟或使用尼古丁产品，包括口胶和贴片。

（9）有慢性感染史，如 HIV、HTLV、结核分枝杆菌等，有乙型肝炎或丙型肝炎病史，有白血病或淋巴瘤病史，过去 3 年内有其他癌症治疗病史者。某些低级别癌症，包括鳞状细胞癌或基底细胞癌，可根据个体实际情况排除。

（10）在过去 12 个月内的性伴侣有 HIV、HTLV 或肝炎病毒感染高危因素者。

（11）过去 12 个月内的性伴侣曾经在此期间在非正规场所使用非灭菌针或多人用染料进行刺青、纹绣，使用多人反复使用的器械进行过穿耳或其他身体部位穿刺，或意外被污染的针刺破者。

（12）过去 12 个月内自己或性伴侣被连续监禁超过 72 小时者。

（13）有人垂体源性生长激素、牛胰岛素使用史，硬脑膜移植术后，或克 - 雅脑病家族史。

4. 暂时取消资格　人乳库要求捐赠者报告所有家庭成员的疾病。由有资质的人乳库工作人员确定是否存在需要暂时取消资格的疾病或用药问题。暂时取消资格后，可由有资质的人乳库工作人员判断是否恢复捐赠资格。

捐赠者出现下列情况时需要暂停捐赠：①在任何疾病的急性感染期，包括临床乳腺炎，乳房或乳头真菌感染需要治疗时；也包括自身免疫疾病，如系统性红斑狼疮等复发需要药物治疗时。暂停捐赠的时间也要考虑用药的具体暂停时间。②家庭成员发生风疹或水痘的 4 周内（从结痂开始计算）。③乳房或胸部发生潜伏的单纯疱疹病毒或水痘复发，病灶结痂开始的 1 周内。④饮酒后 12 小时内。⑤捐赠者或其接触的家庭成员接受天花疫苗接种 21 天内而且无并发症发生，或者直到结痂自然脱落。⑥捐赠者或其伴侣在正规场所使用灭菌针和单人用染料进行刺青。⑦捐赠者接受麻疹、腮腺炎或风疹活病毒疫苗后的 2 个月内。⑧正在使用的非处方药或者处方药，包括自己服用或由医生处方的超剂量维生素、顺势疗法、催奶药物或草药都应该向人乳库汇报。

5. 血清学检测　血清学检测应在捐赠前 6 个月内由有资质的实验室进行。如果产前或产后医疗机构提供的相关检测在上述时间范围内，也可给予认可，阴性结果无需重新检测确认。

6. 捐赠资格认可　每个人乳库由专人负责批准或暂停捐赠，确认筛查程序的完整性，确定捐赠人乳是否符合加工、分配的要求。一旦捐赠者获得批准，将立即获得通知，同时将被告知当自身或家人出现健康、用药或生活方式改变时应定期积极沟通。

二、捐赠者宣教与流程

为确保捐赠人乳的安全性和质量，应指导捐赠者按适当的方法进行吸乳、处置、储存和运送人乳。提供给捐赠者的书面资料应包括以下内容。

1. 人乳收集过程中如何保持清洁,包括吸乳器配件的清洁、洗手、人乳储存容器的选择及人乳储存容器的处理。

2. 哪些状况下捐赠者应停止捐奶,哪些生活方式可能影响她成为合格的捐赠者。

3. 如何对捐赠乳进行正确的标记,包括捐赠者编号和吸乳日期。

4. 冰冻和储存人乳的正确方法和条件。

5. 如何将捐赠人乳安全运送到人乳库。对于捐赠者在联系人乳库前吸出的人乳,筛查程序中应包括询问捐赠者并评估吸乳储存过程的安全性,以及吸乳期间的用药或者营养添加剂情况。

三、人乳库操作流程

人乳库应有详细的操作手册,便于工作人员随时查阅。操作手册需要每年进行回顾更新,由人乳库医学顾问、医院部门负责人或其他有资质的人乳库负责人制订和修订。

1. 场地　人乳库工作室的建筑与结构应大小合适、结构合理,便于人乳库日常操作和卫生要求。场地要求包括:①确保足够的空间放置人乳库相关设备和储存材料,保障捐赠人乳的加工、操作和存储卫生;②制订避免人乳、人乳接触面或人乳包装材料污染的预防机制;③建筑时确保地面、墙面和天花板易于清洁、保持洁净和易于维修。保证固定设施、管道上滴水或冷凝水不会污染人乳、人乳接触面或人乳包装材料。人乳库的所有场所都不得有昆虫出现。应采用有效方法去除昆虫,避免昆虫对人乳库场所造成污

染。杀虫剂或灭鼠药及灯光应谨慎使用,避免造成对人乳、人乳接触面或人乳包装材料的污染。

2. 设施　设施包括:①冰柜温度应有温度记录仪或温度敏感报警器。②人乳应保存在专用冰柜中,并保持冰冻的状态。冰柜温度应≤-20℃。允许由于冰柜门开关或者自动除霜循环而出现轻微温度波动。冰箱冷藏室用于储存、解冻或加工后的人乳,温度≤4℃。③人乳库所有设备都应按照生产厂商的说明书进行清洁和维护。

3. 人乳分析仪　人乳营养成分分析仪非人乳库必需配置。但如果人乳库使用营养成分分析仪时,应按厂商说明书使用和维护。

4. 人乳加工　所有直接接触人乳、人乳接触面和人乳包装材料的工作人员当班时都应遵照卫生要求,以避免造成人乳污染。

5. 捐赠人乳入库流程

(1)人乳入库登记和检查:所有捐赠人乳与特定捐赠者对应;捐赠人乳应包装完整,标识清晰,保持冰冻状态;人乳的信息登记包括估计人乳量、目测是否有外源物质或容器破裂等导致的污染。

(2)解冻与混合:冰冻人乳放冰箱冷藏室缓慢解冻,避免人乳变质或污染。不管是冰箱内保存时还是取出后,人乳温度应维持在7.2℃或以下。

(3)未加工人乳的使用条件:在无菌条件下,对每批混合人乳取样进行细菌培养检测。检测结果为正常皮肤表面菌群(如凝固酶阴性葡萄球菌、假白喉菌,表皮葡萄球菌、甲型溶血性链球菌等)≤10^4CFU/ml时,此未加工人乳可以分发;如

果发现任何致病菌,该人乳禁止分发。

6. 热加工处理

(1)分装:混合人乳分装至洁净容器中。原容器如为可反复使用的产品,该容器仍保持洁净状态或可进行清洁消毒时可以反复使用。

(2)热加工处理:①水浴预加热至 ≥62.5℃,分装奶瓶浸入充分搅拌或振荡的水浴中;②温度计放置时,检测点置于瓶底至液面的 1/4 处,或按说明书进行;③当检测瓶中温度达到 62.5℃时开始计时,维持温度 ≤63.5℃,加热 30 分钟后立即停止。

(3)冷却并储存:①热加工处理后,人乳应迅速冷却,可根据设备设定程序冷却人乳或使用冰水浴冷却;②经冷却的巴氏消毒后的人乳可密封保存在 4℃条件下最多 72 小时,以便随时使用。

(4)人乳标记:奶瓶标记包括批号和失效时间。失效时间从同批混合人乳中最早的吸乳时间开始计算,不超过 1 年。

(5)人乳条形码:将条形码或其他产品追溯系统纳入人乳库最低标准。

(6)细菌微生物学检测:经过巴氏消毒的人乳不应出现任何微生物生长。

(7)运输:人乳库按照人乳运输的标准操作准则进行,以确保人乳运输至目的地时仍保持完好和冰冻状态。

四、人乳分配

除非医师处方要求新鲜冰冻或新鲜冷藏未加工的人乳,否则分配的一般都是经过巴氏消毒的人乳。捐赠人乳按照临床处方或医院采购订

单进行分配。鼓励医院与患者家属签订"捐赠人乳使用知情同意书"。

捐赠人乳可用于治疗下述疾病,包括并不仅限于:①早产儿;②吸收不良的婴儿;③喂养不耐受;④免疫缺陷;⑤先天性异常;⑥术后加强营养;⑦肠外营养 / 肠道刺激;⑧其他需要添加的医学指征。

如果人乳库奶液充足,还可以扩大适应证,包括但不仅限于:①人乳缺失或人乳不足;②收养儿;③因母亲疾病需暂停人乳喂养;④亲母母乳可能对婴儿有健康危害;⑤母亲死亡;⑥由于医疗原因,婴儿需要人乳但母亲泌乳不足或缺乏。

五、人乳运送

人乳可能需要从一个人乳库运送至另一个人乳库。输出人乳库只能从合格捐赠者处收取人乳,并与接收人乳库达成协议,商定人乳的运送费用。这个费用包括运送人乳库的日常成本和捐赠者的筛查费用。输出人乳库将捐赠者编号与储存的人乳一起转运至接收人乳库,以便出现问题时的追溯和召回,也有助于保护捐赠者的隐私。

六、人乳库记录

1. 捐赠者记录 ①捐赠者原始筛查表;②确证血清检测阴性结果;③医疗机构提供的捐赠者及其婴儿的健康状况记录。

2. 人乳库管理记录 ①每批混合人乳中所有捐赠者编号;②批次信息,包括处理日期、处理

奶量、每批瓶数、热处理次数和温度信息;③人乳混合和/或巴氏消毒后每个批次的细菌检测结果;④冰冻、冷藏和巴氏消毒的温度信息;⑤所有设备的校正记录;⑥每个人乳库的财务信息(如适用)。

3. 人乳接受者记录 ①处方医师姓名或医院、采购单号(如适用);②所有分发人乳的分发日期、批号、奶瓶数量、每瓶的体积;③其他相关信息(如患者诊断和治疗结果,如果可以获得)。

总之,人乳库建立和运作准则包含三层保护体系以确保人乳接受者不受传染性疾病的影响。第一,对所有捐赠者进行疾病或生活方式的危险因素筛查,并进行血清检查排除 HIV、HTLV、梅毒螺旋体、乙型肝炎病毒和丙型肝炎病毒感染;第二,捐赠人乳经过巴氏消毒可以杀灭 HIV、巨细胞病毒以及其他病毒和细菌;第三,巴氏消毒后的捐赠人乳需要经过细菌培养确证阴性后才能分配使用。

第二节 人乳库的运行质量与安全控制

截至目前,国内人乳库已经成立二十余家,国际上的人乳库更多达数百家。WHO 指出,捐赠人乳是一种具有临床应用目的、人类来源的医疗产品,需要建立统一标准,加强运行质量与安全监管。2016 年 PATH 将国际公认的食品安全卫生管理规则——危害分析与关键控制点(hazed analysis and critical control point,HACCP)修改为适用于人乳库的管理框架,框架主要包括了检验、评估、控制等 12 个步骤和 7 个原则,人乳从捐赠到使用的过程中可能会发生污染、营养物质流失或免疫性质改变等安全与质量问题,这一框架则提供了相应的预防和解决方案。

一、人乳库建立危害分析与关键控制点的必要性

HACCP 是国际食品法典委员会在 1997 年公布的食品安全卫生的管理规则。1997 修订的

国际标准 CAC/RCP-1 食品卫生通则对 HACCP 的定义是鉴别、评价和控制对食品安全至关重要的危害的一种体系。也就是说,HACCP 是对可能发生在食品加工环节中的危害进行评估,进而采取控制的一种预防性的食品安全控制体系。有别于传统的质量控制方法,HACCP 是对原料、各生产工序中影响产品安全的物理、化学、生物各因素进行分析,确定加工过程中的关键环节,建立并完善监控程序和监控标准,采取有效的纠正措施,将危害预防、消除或降低到消费者可接受的水平,以确保食品加工者能为消费者提供更安全的食品。HACCP 由 7 个原则组成,包括进行危害分析及危害评估;确定关键控制点;确定关键限值;建立每个关键控制点的监控要求;建立关键限值失控时的矫正措施;建立确保 HACCP 体系良好使用的验证程序;建立记录程序。

人乳库目前还没有全球标准的安全程序,但安全和质量管理对人乳库来说至关重要。人乳从捐赠到使用涉及许多步骤,可能发生污染、营养或免疫性质改变,HACCP可以提供人乳安全与功能相平衡的解决方案。HACCP包含7个原则和12个步骤,提供了一个适应性强的框架,这意味着每个地区或医院的人乳库都可以根据这一框架制订适合其自身的HACCP。将HACCP引入人乳库的管理可以预防、消除或降低捐赠人乳从采集到食用过程中可能潜在的安全危害,以保障为新生儿提供安全的捐赠人乳。

二、HACCP 原理及在人乳库中的应用

1. 建立多学科的 HACCP 小组 HACCP小组人员应具备多种专业背景,如可包含微生物、泌乳、营养、助产、护理、药理、新生儿科、儿科、感染控制、行政、社区关系、咨询、后勤等方面的人员。HACCP计划制订过程中,也可以咨询其他专家或有HACCP经验的食品工程领域的专家。HACCP小组中包含人乳库人员是非常重要的。他们拥有人乳库方面的专业知识,也更熟悉操作的可变性和局限性。人乳库人员也是实施和支持HACCP计划的人员。所有小组成员必须确保人乳在收集、处理及分发过程中的质量、安全及伦理要求。而且,HACCP团队可能由来自较大的人乳库团队中的小部分代表组成。多样化的专业知识可以集思广益,并支持有效的决策。

(1)HACCP小组的职责:小组成员需要接受HACCP计划的培训,以确保HACCP计划具有可行性,并根据实际需要修订HACCP计划。如果HACCP计划具有可行性,小组需要对其他相关人员进行培训。

(2)组长:由新生儿科主任担任。①职责:负责人乳库质量安全管理体系的策划、建立;提供建立、实施、保持和更新人乳库质量安全管理体系所需的资源;负责人乳库质量安全管理体系相关事宜的对外联络;负责体系运行的管理,定期向最高管理者报告体系的有效性、适宜性和充分性;组织HACCP小组开展工作,负责HACCP计划的审核;组织人乳库质量安全管理体系的内审以及体系的日常运行管理工作。②专业要求:具有丰富的管理经验;熟悉人乳库的操作流程及质量管理;熟悉捐赠人乳对早产儿的益处及处理不当存在的风险。

(3)质量体系管理员:由新生儿科医师担任。①职责:协助小组组长做好人乳库质量安全管理体系的策划、建立,人乳库质量安全管理体系的内审,以及体系的日常运行管理工作;参与危害分析和HACCP计划的制订;负责组织对潜在不安全产品的评审并根据HACCP制订纠偏措施。②专业要求:熟悉人乳库的操作流程及质量管理;熟悉捐赠人乳对早产儿的益处及处理不当存在的风险;能及时对存在安全风险的情况/产品做出应对措施。

(4)检验管理员:由检验科技术员担任。①职责:检验科负责捐赠者筛查、捐赠人乳检测等危害分析,HACCP计划的制订和实施;参与关键控制点(critical control points,CCP)验证及HACCP计划变更;监督管理责任操作员的实际操作。

②专业要求:熟悉捐赠者筛查全部程序及危害分析;具有相关管理经验;具有微生物学学历背景。

(5)护理管理员:由护士长担任。①职责:负责人乳采集、转运、储存、接受和使用过程中的危害分析、HACCP计划的制订和实施;负责HACCP计划中巴氏杀菌方案的制订及实施;参与CCP验证及HACCP计划的变更;负责对捐赠者及早产儿母亲的泌乳宣教及指导,制订相应宣教方案;监督管理责任护士的实际操作。②专业要求:具有丰富人乳喂养指导经验;具有相关管理经验;深刻理解捐赠者宣教的意义与重要性。

(6)行政管理员:负责HACCP计划的制订;负责质量安全体系的内审工作;负责人乳库质量管理文件的归档、整理;熟悉行政体系运行管理。

表8-1为HACCP小组成员举例,仅供参考。

表 8-1　HACCP 小组成员

姓名	职务	工作岗位	学历
×××	新生儿科主任	组长	×××
×××	NICU 医师	质量体系管理	×××
×××	检验技术员	检验管理	×××
×××	护士长	护理管理	×××
×××	行政	行政管理	×××

注:此表格仅供参考,实际使用过程中可包含以上内容,但不限于以上内容。

2. 完成捐赠人乳的描述　完成捐赠人乳的描述(表8-2)可以帮助鉴别捐赠人乳可能存在的所有危害。捐赠人乳描述应该包含人乳外观特性、基本成分信息、病原菌生长的可能性及产品处理过程的简要步骤。此外,HACCP 小组应该考虑到捐赠人乳处理过程中引入或加剧的危害。如次优条件下人乳收集、储存和运输会增加病原菌污染的风险;没有合适的捐赠者筛查程序,捐赠人乳可能存在未知病毒感染的风险;其他的污

表 8-2　捐赠人乳描述举例

项目	巴氏消毒解冻的捐赠人乳
捐赠人乳描述	物理特性:冷冻后解冻的液体(冷藏条件下不超过 24 小时);质地均匀或略微分层;乳白色或淡黄色(初乳);没有肉眼可见的异物 化学特性:能量 ×××kJ/100ml;蛋白质 ×××g/100ml;碳水化合物 ×××g/100ml;脂肪 ×××g/100ml;固形物含量 ×××g/100ml 生物特性:细菌总数 0 CFU/ml;不含肠道致病菌、金黄色葡萄球菌和其他生物活体
处理加工步骤	捐赠者筛查→人乳采集→人乳储存(冷藏或冷冻)→巴氏消毒(62.5℃,30 分钟)→消毒后人乳储存(冷冻,−18℃,<3 个月)→解冻→待用
包装容器	带旋盖的食品级聚丙烯塑料瓶
转送包装容器	绝缘、刚性冰盒(内置干冰或冰袋)
保质期	4℃冷藏,24 小时
预期使用人群	早产儿
标签说明	捐赠者姓名:×××;收集日期:×年×月×日;巴氏消毒:62.5℃,30 分钟;巴氏消毒日期:×年×月×日;冷冻日期:×年×月×日;净含量:xml;批号:×××;人乳库名称:××× 人乳库

注:此表格仅供参考,实际使用过程中可包含以上内容,但不限于以上内容。

染，如捐赠者正在服药也是潜在的危害。人乳库应努力管控这些风险，还必须平衡与管理这些风险相关的时间和成本。人乳库必须制订并维护严格的安全规范。

3. 确定预期使用者并考虑相关危害确定预期的用途／使用者 虽然很多人乳库相关的组织定义了捐赠人乳的使用对象，但是为了指导捐赠人乳的分配以及预测相关危害，每个人乳库必须明确或采用现有推荐的捐赠人乳使用人群，特别是捐赠人乳并不充裕时，应确定谁能使用，使用的优先顺序如何。优先顺序的考虑因素可包含以下几个方面。

（1）接受者：年龄、需求时长、医疗状况、预后、预防的问题、研究、费用承担能力（可能考虑医疗需求是否充分）。

（2）母亲：人乳不足、人乳喂养禁忌、收养婴儿的喂养。

（3）其他：使用时长、预防性治疗、对社会及个人的益处。

目前国内大部分人乳库中的捐赠人乳用于早产儿和病患儿。

> ☆ **应用说明：分配捐赠人乳的优先顺序**
>
> 优先顺序可以为：①早产儿／低出生体重儿；②牛奶蛋白过敏患儿；③喂养／配方奶不耐受；④免疫缺陷；⑤术后营养支持；⑥感染性疾病；⑦先天代谢异常。

4. 制作加工流程图 HACCP 中的加工流程图包含了在捐赠人乳处理中涉及的所有步骤。制作并使用流程图能够确定受到污染的潜在路径，提出控制方法，并促进 HACCP 团队对这些路径的讨论。流程图是通过访谈、蓝图、指导方针、操作观察和其他信息来源来创建的。制作的流程图应简洁明了并包含足够的细节来区分不同的处理步骤，如文末彩图 8-2。在制订流程图前，小组可以进行讨论确定从捐赠者中征集到母乳分配的整个母乳加工处理程序。制作出流程图后，应详细地写明每步的操作方法、条件及注意事项。

5. 现场验证流程图 HACCP 小组应该根据实际情况验证上述流程图。通过现场确认能保证流程的正确性并保证其顺利实施。虽然 HACCP 小组成员对人乳库的操作流程非常熟悉，但还需要长时间的观察验证，完善每个操作步骤。因此，可以观察医护人员执行该流程的情况；在注明潜在危害的情况下，观察卫生规范；观察分析可能破坏卫生的步骤。例如，测定母乳中的细菌含量；评估母亲的血清学检查结果；观察母乳加热、冷却、解冻的温度；观察巴氏消毒、冷却、存储的时间。

> ☆ **应用说明：验证流程图**
>
> 你的流程图是准确无误并全面的吗？
>
> 这些步骤是否具有可重复性？
>
> 如果有变化，可以根据情况修订以保证其精确性。

步骤	是否在流程图中（Y/N）
招募捐赠者相关步骤	
捐赠者筛查相关步骤	
吸乳相关步骤	
母乳处理相关步骤	
母乳加工相关步骤	
母乳分配相关步骤	

6. 列出潜在的危害，进行危害分析并制订控制方法 危害分析与危害评估是 HACCP 计划的首个原则。HACCP 小组必须进行危害分析确定从捐赠者招募和选择到分配给接受者的每一步操作中可能潜在的危害。彻底的危险分析是 HACCP 计划成功的关键。如果没有鉴定出危害，那么人乳库的母乳安全风险会显著增加。不同人乳库，其危害分析不同，因为捐赠者潜在的化学暴露、感染性疾病、母乳处理设备、存储条件、母乳处理时间、人乳库成员接受的相关培训等均可能不同。

捐赠人乳面临的潜在危害可以是物理、化学、生物相关危害。表 8-3 列出了一些人乳库面临的潜在危害，可帮助医护人员进行危害分析。将危险分析程序分为 3 个步骤，依次应用这些步骤可以确保不遗漏危险。危险分析过程中收集的信息可用于审查和验证：在进行危害分析时，首先鉴别母乳处理加工过程中每一步可能存在的潜在危害；然后，判断危害来源并评估所进行的操作是否能将这些危害降低到可接受的水平；最后，评估危害的风险，也就是判断危害的严重程度及发生的可能性。分析危害来源时需要考虑消除/降低危害到可接受水平的方法，这有利于后期监督、控制关键控制点（critical control points，CCP）。而且某种危害的控制方法不止一种，某些严重的危害需要多种方法协同来进行控制。危害发生的可能性及严重程度应该根据每个人乳库的实际情况制订，表 8-4 仅为举例。

表 8-3 人乳库潜在危害分析举例

危害类型	危害描述	母乳中危害举例
生物危害	人乳库中的生物危害主要源于微生物，如细菌、病毒、真菌。大部分微生物能够通过巴氏消毒杀死或使其失活，并通过合理的处理及存储条件（温度、时间及卫生）使其降到最低。许多生物危害也能通过捐赠者筛选，即排除患感染性疾病的捐赠者来降低	肠杆菌 金黄色葡萄球菌 铜绿假单胞菌 人类免疫缺陷病毒 蜡样芽孢杆菌 巨细胞病毒 结核分枝杆菌
化学危害	母乳中的化学危害主要来自毒品、药物等	尼古丁、酒精、氨基丙苯、可卡因、海洛因、大麻、某些草药、放射性同位素、其他造成母乳安全危害的药物
物理危害	物理危害主要为异物（可能来自加工过程），主要原因是人乳库未严格按操作流程执行	玻璃、塑料、金属、木屑、毛发、昆虫

☆ **应用说明**：鉴别潜在的危害

需认真评估原料(来自潜在／实际捐赠者的人乳)中可能含有的病原微生物、毒素、化学污染物、物理危害是否可能进入母乳中。

需要评估处理过程中的卫生状况、设备／材料污染情况及是否存在原料间的交叉污染。

评估特定微生物是否会过度增殖造成危害。因此需要评估加工处理过程的操作温度和执行时间。

☆ **应用说明**：进行危害分析

哪一步处理存在危害？

每个危害的来源是什么？

每种危害的可接受水平是怎样的？

每种危害的严重程度是怎样的？

每种危害发生的可能性是怎样的？

你有证据证明你的判断吗？

表 8-4　危害的严重程度及发生的可能性举例

危害的严重程度	危害发生的可能性
严重：威胁到消费者生命	严重：经常发生，消费者持续暴露
中度：严重或长期影响	中度：发生几次，消费者经常暴露
轻度：轻度或中度影响	很少：将会发生，偶发在消费者身上

7. 确定关键控制点　CCP 是食品加工过程中的某个点、步骤或过程，在对其进行控制后就

能预防、消除食品安全危害或使其降低到可接受水平。对于在危害分析过程中确定的每个显著危害，必须有一个或多个 CCP 来对其进行控制。这些 CCP，如果未能按照标准流程来操作，可能导致人乳不安全并对婴儿产生危害。

CCP 与生产过程的其他质量控制点不应混淆，尽管它们有时会有重叠，但是 CCP 是控制危害的最后环节，后续操作中没有额外的步骤能够消除对应的危害。根据当地的需求和资源，每个人乳库将有独特的处理点和纠正措施。不同环境下的 CCP 可能关注不同人乳库服务地区流行率较高的疾病。HACCP 计划还确定了人乳库中需要监控但没有可量化的关键限制的步骤，其风险水平可能没有正当危险那么高，这些步骤被称为药品生产质量管理规范(good manufacturing practice of medical products，GMP)。在确定 CCP 之前，HACCP 团队应审查危险分析中确定的所有危险，并验证是否危险由 GMP 完全控制。如果处理步骤中的合理危险未由 GMP 完全控制，则必须评估和审查该处理步骤，以确定其是否为 CCP。

可通过制作 CCP 判断树的形式帮助进行 CCP 分析(图 8-3)。判断树是帮助团队识别、处理计划中的 CCP 的一种工具。使用 4 个问题来帮助团队客观地评估已识别的危险是否必须用 CCP 来控制。如果人乳库未控制特定危险，应重新检查，以确定是否应在人乳库中建立控制措施。应当有标准的规程来记录 CCP，本规程便于快速和简单地识别 CCP，独立于过程操作编号，并指示对于特定的操作需要控制哪种类型的

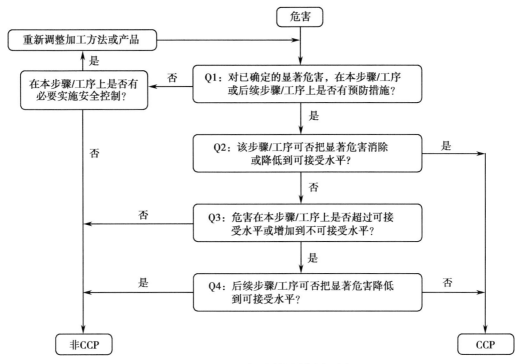

图 8-3 人乳库关键控制点判断树

危险。如第一个CCP是生物危害，可以记录为CCP-1（B），第二个CCP是物理危害，可以记录为CCP-2（P）；第三个CCP是化学危害，可以记录为CCP-3（C）。

例如，在人乳库中，对捐赠者进行HIV-0/1/2、HTLV-1/2、丙型肝炎病毒、乙型肝炎病毒、梅毒螺旋体筛查是捐赠人乳的CCP-1（表8-5）。因此，人乳库能够正常运行的重要条件之一在于有健康的母乳捐赠者。首先，应当让临床工作者认识到给危重病患儿或早产儿捐赠人乳喂养的重要性。研究发现，在对NICU临床医生进行6个月捐赠人乳益处的宣教后，93%的临床医生倾向于推荐捐赠人乳喂养。其次，需要对健康的哺乳期女性进行宣教，使她们在满足自己婴儿需要的

前提下，愿意捐赠人乳帮助需要的新生儿。以南京市妇幼保健院为例，人乳库充分利用产妇孕期课堂、产后康复中心等平台宣传、培养产妇捐赠人乳的意识，极大地提高了捐赠人乳的产妇人数。

巴氏消毒工序是捐赠人乳的CCP-2，而临床医生对捐赠人乳抵制的原因之一是认为巴氏消毒影响人乳的营养成分。有研究对巴氏消毒捐赠人乳和未消毒人乳的成分进行比较，结果表明经巴氏消毒的捐赠人乳对主要的营养成分没有明显影响，只是部分多不饱和脂肪酸、免疫蛋白和氨基酸的含量较未消毒的人乳降低，因此在喂养早产儿时，捐赠人乳添加母乳强化剂就成为优于早产儿配方奶的更佳选择。

表 8-5　人乳库捐赠流程图危害分析及关键控制点举例

工序步骤	危害	危害来源	母乳中可接受水平	控制措施	可能性/严重度(是否"显著危害"=Y/N)	关键控制点(CCP)
1,2　捐赠者征集及筛查	物理	—	—	—	—	—
	化学	—	—	—	—	—
	吸烟	捐赠者	不能接受	问卷调查；血清检查	中度/中度,N	—
	过度饮酒	捐赠者	不能接受	问卷调查；血清检查	中度/中度,N	—
	毒品	捐赠者	不能接受	问卷调查；血清检查	很低/中度,N	—
	哺乳禁忌药物(如抗抑郁药、细胞毒性药物、草药、放射性同位素)	捐赠者	不能接受	问卷调查；血清检查	很低/严重,N	—
	微生物：母亲/婴儿患败血症	捐赠者	不能接受	问卷调查；血清检查	很低/严重,N	—
	母亲 HIV、CMV、乙型肝炎病毒、丙型肝炎病毒、HTLV-1/2 或梅毒螺旋体检测阳性	捐赠者	不能接受	问卷调查；血清检查	中度/严重,Y	CCP-1
	母乳患有乳腺炎或念珠菌感染	捐赠者	不能接受	问卷调查；血清检查	很低/严重,N	—
3a,3b　吸乳	物理	—	—	—	—	—
	化学[使用含石蜡成分的护肤霜可能污染母乳(在家吸乳)]	清洁操作不当	不能接受	母亲接受吸乳卫生培训	很低/严重,N	—
	微生物[由于手卫生不当引入的病原菌(如大肠埃希菌)]	清洁操作不当	无大肠埃希菌和金黄色葡萄球菌	母亲接受吸乳卫生培训：食品安全基本原则、洗手方法	很低/严重,N	—
	吸乳器未有效消毒(如金黄色葡萄球菌)	清洁操作不当	无大肠埃希菌和金黄色葡萄球菌	母亲接受吸乳卫生培训：食品安全基本原则、洗手方法、使用干净吸乳配件、正确清洁吸乳配件及正确储存母乳	很低/严重,N	—
	容器未消毒或被污染	清洁操作不当	无大肠埃希菌和金黄色葡萄球菌	母亲接受吸乳卫生培训：食品安全基本原则、洗手方法、使用干净吸乳配件、正确清洁吸乳配件及正确储存母乳	很低/严重,N	—

工序步骤	危害	危害来源	母乳中可接受水平	控制措施	可能性/严重度(是否"显著危害"=Y/N)	关键控制点(CCP)
3a,3b 吸乳	母乳未适当冷藏/冷冻(腐败细菌)	储存操作不当	有限的腐败菌总数	母亲接受吸乳卫生培训、监测储存温度	中度/中度,N	—
	瓶子没有密封(腐败细菌)	储存操作不当	有限的腐败菌总数	母亲接受吸乳卫生培训	中度/中度,N	—
	化学、微生物[标签不正确(如没有日期、没有捐赠者信息)]	储存操作不当	有限的腐败菌总数	母亲接受吸乳卫生培训:标签标注说明	中度/中度,N	—
3c 运送(家到人乳库)	物理[玻璃(容器破裂)]	操作不当	无异物	母亲接受母乳正确处理及储存容器使用培训	很低/中度,N	—
	化学	—	—	—	—	—
	微生物(运送途中的母乳解冻)	温度控制不当	有限的腐败菌总数	母亲接受母乳正确处理培训:存储	中度/中度,N	—
4a 母乳处理:储存	物理	—	—	—	—	—
	化学	—	—	—	—	—
	微生物[母乳未适当冷藏/冷冻(腐败细菌)]	储存操作不当	有限的腐败菌总数	母亲接受吸乳卫生培训、监测储存温度	中度/中度,N	—
	巴氏消毒前后的母乳未分隔放置(可能存在病原菌和腐败菌)	储存管理错误	有限的腐败菌总数	人乳库员工接受储存管理培训、巴氏消毒前后母乳分区储存	很低/严重,N	—
4b 母乳处理:运送	物理[玻璃(容器破裂)]	操作不当	无异物	人乳库员工接受母乳处理及储存容器使用培训	很低/中度,N	—
	化学	—	—	—	—	—
	微生物(运送途中的母乳解冻)	温度控制不当	有限的腐败菌总数	人乳库员工接受人乳正确处理培训:存储;使用设备控制温度/监测时间	中度/中度,N	—
4c 母乳处理:信息追踪	物理	—	—	—	—	—
	化学	—	—	—	—	—
	化学、微生物:标签缺失或有误(无日期、捐赠者信息等)	储存操作不当	有限的腐败菌总数	人乳库员工接受吸乳卫生培训:标签标注说明	中度/中度,N	—

续表

工序步骤	危害	危害来源	母乳中可接受水平	控制措施	可能性/严重度(是否"显著危害"=Y/N)	关键控制点(CCP)
5a 解冻和混合	物理	—	—	—	—	—
	化学	—	—	—	—	—
	微生物[不正确解冻(缺失温度、时间控制)导致微生物滋生(腐败菌)]	处理操作不当	有限的腐败菌总数	人乳库员工接受正确解冻程序培训	中度/中度,N	—
	不正确解冻,母乳容器没入水浴锅,导致母乳污染(大肠埃希菌、病毒)	处理操作不当	没有病原菌	人乳库员工接受正确解冻程序培训	很低/严重,N	—
	由于手卫生不当引入的病原菌(如大肠埃希菌)	清洁操作不当	无大肠埃希菌和金黄色葡萄球菌	人乳库员工接受吸乳卫生培训:一般食品安全、洗手方法、戴手套	很低/严重,N	—
	化学、微生物[标签缺失或有误(如无日期、捐赠者信息)]	储存操作不当	有限的腐败菌总数	人乳库员工接受吸乳卫生培训:标签标注说明	中度/中度,N	—
5b 巴氏消毒(包括冷却)	物理	—	—	—	—	—
	化学	—	—	—	—	—
	微生物(操作不当导致病原菌、腐败菌存在)	母乳	无病原菌,有限的腐败菌总数	巴氏消毒将微生物降低到可接受水平	中度/严重,Y	CCP-2
	冷却不当导致腐败菌生长	处理操作不当	有限的腐败菌总数	人乳库员工接受正确冷却流程培训	中度/中度,N	—
5c 强化	根据各人乳库实际情况制订	—	—	—	—	—
5d 巴氏消毒前母乳检测	根据各人乳库实际情况制订	—	总活菌不超过 10^5CFU/ml 或金黄色葡萄球菌、肠杆菌科不超过 10^5CFU/ml	—	—	—
5e 巴氏消毒后母乳检测	物理	—	—	—	—	—
	化学	—	—	—	—	—
	微生物(由于不正确的巴氏消毒导致病原菌存在)	处理流程不当	无病原菌	乳汁检测以确认巴氏消毒程序是否有效	很低/严重,N	—

续表

工序步骤	危害	危害来源	母乳中可接受水平	控制措施	可能性/严重度(是否"显著危害"=Y/N)	关键控制点(CCP)
5f 丢弃	物理	—	—	—	—	—
	化学	—	—	—	—	—
	微生物	—	—	—	—	—
6 分配	物理[玻璃(容器破裂)]	处理操作不当	无异物	人乳库接受正确处理及储存培训	很低/中度,N	—
	化学	—	—	—	—	—
	化学、微生物[标签缺失或有误(如无日期、捐赠者信息)]	储存操作不当	有限的腐败菌总数	人乳库员工接受吸乳卫生培训:标签标注说明	中度/中度,N	—
	微生物(母乳暴露在较高温度下)	温度控制不当	有限的腐败菌总数	人乳库员工接受母乳正确处理培训:存储;用冰盒控制温度,监测时间	中度/中度,N	—

除了采用巴氏消毒外,研究者还在考虑采用紫外线消毒,结果显示紫外线消毒的捐赠人乳可以达到巴氏消毒一样的灭菌效果,但对免疫蛋白的破坏程度低于巴氏消毒(紫外线消毒后 sIgA、乳铁蛋白和溶菌酶的活性分别为 89%、87% 和 75%;但巴氏消毒后 sIgA、乳铁蛋白和溶菌酶的活性明显降低,分别为 49%、9% 和 41%)。因此,探讨合适的捐赠人乳消毒方法,可以减少消毒流程对人乳成分的破坏,从而更有益于被喂养的新生儿。

8. 确定 CCP 的关键限值　关键限值(critical limit,CL)是区分危害可接受和不可接受的判断值,每个 CCP 必须有一个或多个关键限值,用于对食品安全显著危害的控制,以便当加工过程偏离了关键限值,可能导致食品的不安全因素产生时,通过采取纠偏行动来保证食品的安全。如在

人乳库 HACCP 计划中捐赠者筛查和捐赠人乳的巴氏消毒是 2 个 CCP 点,因此,要设置这 2 个 CCP 点的关键限值,以免捐赠人乳在处理加工过程中超过该关键限值,同时根据制订的关键限值指定更为严格的操作限值(operation limit,OL),通过偏离前的调整起到既经济又确保产品安全的保险杠作用。

在确定关键限值时应确认在本 CCP 上要控制的显著危害与预防控制措施的对应关系;分析明确每种预防控制措施针对相应显著危害的控制原理;根据关键限值的确定原则和危害控制原理,分析确定关键限值的最佳项目和载体,可考虑的项目包括温度、时间、细菌含量、血清参数等;确定关键限值的数值应根据权威组织公布的数据、科学文献、危害控制指南以及人乳库实际操作结论来确定,而非凭个人的意想、经验随意

作决定;针对可以通过严加控制来降低偏离风险而无需采取纠正措施的CCP,应选取适当更为严格的数值作为关键限值。

HIV-0/1/2、HTLV-1/2、丙型肝炎病毒、乙型肝炎病毒、梅毒螺旋体等传染性病原微生物能够通过母乳传递给婴儿,造成婴儿感染。虽然最新研究发现,纯母乳喂养结合抗逆转录病毒治疗(anti-retroviral therapy,ART)能显著降低HIV通过HIV阳性母亲的母乳喂养行为传播给婴儿的风险,但是对于捐赠人乳仍不建议采用HIV阳性母亲捐赠的人乳。因此,在确定捐赠者筛查(CCP-1)关键限值时,可以以传染性疾病母亲母乳喂养建议及人乳库相关指南作为依据,不接受患艾滋病、人类T淋巴细胞病毒感染、丙型肝炎、乙型肝炎、梅毒等传染性疾病母亲捐赠的人乳,且不接受偏差。

巴氏消毒(CCP-2)能够消灭人乳中本身存在或加工处理过程中混入的所有病原菌,是保证母乳不腐败/被病原微生物污染的最后一个环节。而杀菌条件(温度、时间、卫生操作)是保证杀菌效果的手段;巴氏消毒后人乳的微生物检验是验证杀菌效果的有效方法。因此在确定巴氏消毒关键限值时,可以明确杀菌效果(细菌总数为0CFU/100ml),制订操作限值时根据实际情况确定杀菌的条件。

9. 建立每个关键控制点的监控系统 监测是有计划地对CCP及其关键限值进行测量或观察,监测过程必须能发现CCP是否失控。此外,通过监测还应提供必要的信息以及时调整人乳库的流程,防止超出关键限值。当监测结果提示某个CCP有失控趋势时,就必须对流程进行调整。这种调整必须在偏差发生前进行。对监测数据的分析评价并采取纠正措施必须由具有专门知识并被授权的人员进行。与HACCP计划中的其他步骤一样,有许多方法可以有效地监控CCP的关键限值。每个人乳库都必须选择对应其需求和资源的方法。对于人乳库过程中的某些CCP,可以按批处理或连续(100%)进行监控,因为其更可靠,并可检测到目标水平(如细菌计数)周围的变化。如果监测不是连续进行的,那么监测的数量或频率必须充分确保能对CCP进行有效控制。在人乳库过程中执行的所有监控程序都应形成书面文件,作为所有操作程序和条件的记录。如果失去控制,监控记录对于允许采取的纠正措施以及调整过程的步骤也至关重要。监控过程的最后一步是由指定的具有权限、知识和技能实施纠正措施的人员对监控记录进行评估。

有效的监测系统应当具体说明监控步骤的实施方法、频率和责任人,对每个CCP监测应明确监测内容、要求、监测程序和方法及监测负责人。如对捐赠者筛查监控,检验管理员/检验科负责人可以定期比对捐赠者的血清检查报告、查看既往病史;定期组织对捐赠者进行血清检查。对巴氏消毒监控,检验管理员/检验科负责人可以定期查看微生物检验报告、定期考核微生物操作员的操作技能;护士长/护理管理员随机抽取母乳样品送检、观察消毒设备校准记录表、观察温度时间记录表、观察巴氏消毒操作员是否按照制订的操作程序进行操作和记录等。对于非CCP,监督者也应定期检查,如监测人乳储存的温度及时间、储存容器的完整性等。监控负责人要定期接受充足的监测技术培训、理解 CCP 监控的重要性、熟悉所有的监测以及正确记录所有监控数据(表 8-6)。

表 8-6　人乳库 CCP 的关键限值、监控程序及纠正措施

CCP	关键限值	监控程序	纠正措施
CCP-1 捐赠者筛查	不可接受偏差	程序:查看既往病史;问卷调查 频率:潜在捐赠者,首次捐赠;现有捐赠者,每 3 个月 1 次 责任人:责任护士收集记录相关信息 监督者监督所有记录并核实责任护士的执行情况	任何阳性结果,都应无限期推迟捐赠人乳; 向捐赠者提供有效支持,如帮助其转诊
CCP-2 巴氏消毒	0CFU/100μl	程序:每个人乳库的巴氏消毒程序 频率:每批巴氏消毒后都需检测 责任人:微生物技术员执行杀菌操作并记录相关结果;监督者监督所有记录并核实微生物技术员的执行情况	培养结果<0CFU/100μl:可以使用 培养结果 1~5CFU/100μl:需重新测试 2 个以上样品 重测结果<0CFU/100μl:可以使用 重测结果有 1 个或以上结果>0CFU/100μl:不可使用 培养结果>5CFU/100μl:不可使用

10. 建立纠正措施　人乳库 CCP 如果超出关键限值,需要建立纠正措施,保证 CCP 重新得到控制。在 HACCP 系统中,对每一个 CCP 都应当建立相应的纠正措施以便在出现偏差时实施。需要确定明确的纠正措施程序,以确定造成偏差的原因,并采取措施防止再次发生。需要监测和重新评估偏差,以确保所采取的纠正措施有效。纠正措施应解决造成偏差的根本原因,否则,该偏差可能会再次出现。纠正措施应该能够判定执行纠正措施人员的责任、调查问题产生的根本原因、描述观察到的偏差被修正的方法、描述在过程失控期间应采取的行动、提供所采取措施的书面记录,并注明所有相关信息(包括日期、时间、问题类型、处理人员及后续验证核查)(表 8-7)。

11. 建立验证程序　一旦计划实施 HACCP 计划,须首先验证其有效性。验证的目的是确保该计划能够控制质量和确保安全。该步骤应在实施后最初执行,然后在操作发生重大变化时进行,以确认计划的持续有效性。验证程序可视为对 HACCP 程序的内部审核。验证有 3 种类型:验证、持续验证和重新评估。验证可从审查在人乳库中控制危险的现有研究和最佳实践开始。最终,人乳库必须验证其方法、程序、测试和设备是否最适合其位置。通过验证和审查方法、程序、检验(如随机抽样及化验分析),可确定 HACCP 是否正确运行。验证的频率应当足以确认 HACCP 系统在有效运行。验证的内容一般包括观察操作环节(包括存储、转运、处理等);观察每个步骤的人员操作;查看相关记录及偏差分析;确认 CCP 在关键限值之内;关键限值的有效性;监测工具的校正;筛查工具的有效性;回顾纠正措施的有效性;收集使用者意见(主要来自患儿的主治医生)。

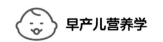

表 8-7　纠正措施表(举例)

人乳库:×××××× 　　　　　　　　　　　　　NO:×××

不合格事实描述:
微生物培养结果>5CFU/100ml 　　　　　　　　　　　　　　　　　提出单位:检验科　　　填表人:×××　　　日期:×××
现场调查并分析不合格原因: 巴氏消毒水浴锅温度显示不正确,显示温度 62.5℃,用温度计实测温度为 60℃,因此未达到实际的杀菌温度 　　　　　　　　　　　　　　　　　　　　　　填表人:×××　　　日期:×××
对问题的风险和下一步行动的评估: 杀菌温度达不到实际杀菌温度,会使巴氏消毒达不到应有效果,影响捐赠人乳的安全 下一步行动应校准巴氏消毒设备 　　　　　　　　　　　　　　　　　　　　　　填表人:×××　　　日期:×××
拟采取的纠正或预防措施(含责任人和预计完成时间): 1. 该批次捐赠人乳不可用 2. 采用其他/备用消毒设备进行其余捐赠人乳的消毒 3. 校准巴氏消毒温度显示器,并持续跟踪其显示是否正常。若不正常,考虑更换温度显示器 4. 评估制订的设备校准频次 　　　　　预定完成时间:×××　　　责任部门负责人:×××　　　日期:×××
完成情况: 1. 已更换该设备的温度显示器 2. 设备校准频次变更为每 3 个月 1 次 　　　　　　　　　　　　　　　　责任部门负责人:×××　　　日期:×××
验证结果: 更换温度显示器后,捐赠人乳微生物检测结果<0CFU/100ml 　　　　　　　　　　　　　　　　　　　验证部门:检验科　　　日期:×××
备注:

12. 建立文件和档案记录 有效和准确的记录是实施 HACCP 所必需的。HACCP 的实施程序应当有规范化文件,文件和记录必须与人乳库操作的性质和规模相适应。当前还没有证据支持哪种追溯系统最为有效,但记录系统应能确保所有捐赠人乳喂都必须能追溯到捐赠者和捐赠人乳的处理记录,这是保障人乳库捐赠人乳安全性的重要措施。

HACCP 计划的应用文件中应包括 CCP 关键限值、监测的时间及日期、监测观察及监测值、操作人员签名、偏差鉴别、审查者签名、审查日期、验证结果(设备测试、验证日期等)。NICU 使用每瓶捐赠人乳时应记录婴儿姓名、出生日期、使用日期、批号、捐赠人乳的运送及存储条件。

人乳库对每批捐赠人乳应记录捐赠者信息(捐赠者 ID、捐赠知情同意书、捐赠筛查表),巴氏消毒前储存容器信息[捐赠者 ID、吸乳日期、检测日志(包括正在进行的检测及其结果)],巴氏消毒后储存容器信息[处理批次、批号、检测日志(包括正在进行的检测及其结果)、巴氏消毒的信息(包括巴氏消毒的日期)、冷冻保存、解冻后 24 小时内使用完、到期日期]。此外,捐赠人乳处理加工所有相关文件应按批次保存,保证具有溯源性。如在捐赠人乳不混合的条件下,捐赠者一次捐赠人乳的加工处理相关表格(人乳收集、储存信息等),其捐赠人乳巴氏消毒相关记录,其捐赠人乳检验相关记录,其捐赠人乳使用者相关记录等,可以放在一起保存,以便溯源(表 8-8)。

表 8-8 CCP 验证程序及相关记录举例

CCP	验证程序	相关记录
CCP-1 捐赠者筛查	程序:验证筛查方法,升级筛查表格(可参考其他人乳库的筛查表格);观察员工操作过程,确保他们使用工具简便、有效;比较血清检查结果 频率:任何时间、任何频率 责任人:参与人员	原始筛查表 确证血清学检查阴性结果记录 医疗机构提供的捐赠者及其婴儿的健康状况 每次捐赠记录 人乳捐赠知情同意书
CCP-2 巴氏消毒	程序:校准设备并记录;检查微生物操作是否正确;进行样品检测(比较杀菌前后的结果);确保监督记录完整 频率:CCP 变化;设备更改;程序或人员变动;验证失败时 责任人:实验室负责人	实验室手册 巴氏消毒温度、时间记录表 冷库温度记录表

小结:人乳库运行质量与安全控制

危害分析与关键控制点(HACCP)计划的制订及有效实施需要 HACCP 小组、人乳库所有员工及其他相关人员的共同努力。目前,HACCP 还未完全应用到我国人乳库的质量管理系统中,但是 HACCP 作为国际上公认的食品安全卫生管理规则,可有效确保食品质量安全,相信会为人乳库捐赠人乳的质量安全提供有效的解决方案。而每一个人乳库需要根据自身实际情况制订切实可行的 HACCP 计划。

(韩树萍)

第三节　人乳库面临的问题与展望

我国人乳库建设仍处于初步摸索阶段,受制于运作资金、场地、奶源等多方条件。随着人乳库的不断发展,我国人乳库运营模式也经历了从探索到逐步完善的过程。绝大多数人乳库依托于医院建设,且为非营利性,采用"无偿捐赠,无偿使用"模式。

随着我国人乳库的开发与运营,涉及人乳库建立与运行实践、质量与安全控制、信息化管理、对捐赠者知信行调查、捐奶使用效果等的研究不断呈现,刘喜红等组织的中国大陆南部、东部、北部和西北部14家非营利人乳库的多中心调查数据显示,自2013年3月至2016年12月,有2 680名符合条件的捐赠者共捐赠人乳4 608L,捐赠母亲平均年龄为29.4岁,其中60.6%接受过大学教育,90.6%为足月分娩产妇。接受捐赠人乳的患儿共4 678例,包括早产儿2 990例(63.9%)、喂养不耐受711例(15.2%)、母亲疾病345例(7.4%)、严重感染314例(6.7%)、NEC患儿244例(5.2%)、术后38例(0.8%)和其他36例(0.8%)。因乙型、丙型肝炎病毒或巨细胞病毒阳性,原乳报废率仅为4.4%。以上研究对推动我国人乳库的发展起着非常重要的作用。本节就我国人乳库面临的问题与展望进行分析。

一、我国人乳库建设面临的问题

1. 人乳库运行模式　人乳库发展至今,各个国家和地区已形成了具有自身特色的人乳库运行模式和管理方法。欧美国家成立了北美人乳库协会和欧洲人乳库协会,协会对人乳库运行的管理指南不断完善和更新,协会各成员结合本国国情对协会的管理指南进行相应的修改和补充。人乳库协会不提供资金支持,各成员的运行成本一般来自政府资助和社会捐赠。澳大利亚、英国等人乳库则依托国家人乳库协(学)会统一制订符合要求的人乳库运行标准,各人乳库接受国家人乳库协会的监督管理,人乳库运营的资金来源主要由国家财政拨款和社会捐赠。巴西、挪威等国家人乳库由国家卫生部门直接管理,由政府拨款给予资金支持并且由政府直接监督管理。目前我国人乳库的运行是由医疗机构组建的,以满足医院早产儿和高危儿对于母乳的医疗需求为目的,大多为了满足本院患儿的使用,运行成本则来自医院内部和社会捐助资金。但这种自给自足的模式所能提供的捐赠人乳对中国的早产儿及危重患儿来说是不够的。我国每年出生的早产儿数量达100万,对母乳有极大的需求,因此需进一步推动我国人乳库的建设,满足早产儿母乳喂养需求。

2. 捐赠人乳的来源　持续稳定的捐赠人乳来源是维持人乳库运转的重要保障。现阶段我国人乳库的人乳来源主要为住院患儿的母亲和产科母婴同室母亲的多余母乳以及产后康复中心或社会征集招募的志愿捐赠者等，但大多面临着捐赠者来源不稳定和捐赠乳量不足的问题，特别是社会招募的捐赠母亲志愿者往往动力不足，依从性较差，捐乳次数和次均、人均捐乳量差异较大，导致人乳库无法获得持续、稳定、充足的捐赠人乳。接受捐赠者自己家中的冻乳虽是许多国家人乳库通常的做法，但此举意味着对医院检测水平、感染防控、捐乳母亲供奶的质量和个人素质的要求更高，人乳库运行期间承担的风险也会增大。因此，在很大程度上制约了人乳库的发展，如何拓展捐乳途径和方式，同时寻求资金和法律保障将是人乳库建设亟需解决的问题。

3. 人乳库运行的质量与安全监管 人乳库运行中规范化的操作流程和安全可靠的质量标准是人乳库长久运营的基础。我国已有人乳库建设规范管理的团体标准，但各人乳库操作流程并不统一，安全管理规范参差不齐，存在各种各样的风险、问题，如人乳库是否严格执行捐赠乳巴氏消毒前后 2 次检验并留样，确保捐赠乳安全可追溯；是否采用 HACCP 进行捐赠乳的质量与安全控制；是否明确捐赠乳细菌学检测的合格标准、储存条件期限等，都没有很好的监管机制及督导。

4. 人乳库运行支出 人乳库经营过程中消耗的资源主要包括人力成本、房屋使用成本、固定资产折旧成本、设备采购及维护成本、办公成本、加工检测成本以及宣传推广和其他管理费用等。如果没有足够的资金支持，人乳库将无法维持运营。我国人乳库目前的运作模式是医院主导的"无偿捐赠，免费使用"模式，运营过程中的人力、物力等成本除了少部分来自社会捐助和科研经费外，均由医院自行承担。Daili 等对中国运营体系成熟的人乳库成本的调查发现，广州某医院人乳库的运营成本为 141 美元 /L；南京某医院为 117 美元 /L；上海某医院为 168 美元 /L。尽管国内各医疗机构均在尽力采取各种措施降低人乳库运营成本，但是保障人乳库正常运作的花费仍然是一笔不小的开销，因此部分人乳库在运行数年之后，往往因为经费不足而陷入举步维艰的境地，失去了运营动力和运营保障，不利于人乳库的长期可持续发展。

二、我国人乳库的发展方向

1. 建立区域性人乳库中心 巴西通过专业的哺乳咨询、袋鼠式护理、母亲对母亲的支持网络，建立了一个支持妇女母乳喂养和捐赠的综合系统，成为全球人乳库的领先模式，并将此模式推广扩展到 25 个以上的国家。2000—2019 年，该系统分发了超过 2 815 420L 捐赠人乳，收集了超过 2 466 160 名捐赠者的母乳。我国非常重视母乳喂养，但 6 个月以下的纯母乳喂养率和早产儿的母乳喂养率有待进一步提高。我国在各省、自治区、直辖市均设有血液中心，负责直辖市、省会所在市和自治区首府所在地的采供血工作，建议在每个血液中心地区建立类似巴西的母婴综合中心，作为母乳捐赠的收集站。成立血库模式的区域性人乳库，将人乳库建设纳入卫生保健系统，不仅能够推动我国人乳库的良好发展，还有望进一步提高早产儿和危重患儿的救治成活率，减少早产儿死亡率和相关并发症的发生。

2. 建立考评标准,加强运行质量与安全监管 WHO 指出,捐赠人乳是一种具有临床应用目的、人类来源的医疗产品,需要建立统一标准,加强运行质量与安全监管。2016 年 PATH 将国际公认的食品安全卫生管理规则 HACCP 修改为适用于人乳库的管理框架,框架主要包括了检验、评估、控制等 12 个步骤和 7 个原则,人乳从捐赠到使用这一过程中可能发生污染、营养物质流失或免疫性质改变等安全与质量问题,这一框架则提供了相应的预防和解决方案。建议我国有关部门和专家,根据人乳库最新的、基于循证证据的指南和质量控制标准,制订出一套符合我国国情的人乳库运行规范和质量安全管理考评标准,纳入"爱婴医院"评审细则中,作为"爱婴医院"的加分项目,以进一步提高"爱婴医院"母乳喂养率。同时,强有力的国家监管也将确保人乳库的经营者对人乳库的运行、质量和安全标准负责。

3. 加强宣传,增加母乳捐赠量 我国人乳库的普及程度比较低,提高产妇对母乳喂养及母乳益处的了解程度,可促进其母乳捐赠行为;但如果产妇缺乏对人乳库及捐赠人乳的了解,则会担心疾病的传染,导致不愿意接受捐赠的人乳。应加强人乳捐赠知识的普及,宣教可通过网络进行,也可通过孕妇学校线下开展,提高公众对人乳捐赠的认知。健康教育内容应着重于人乳捐赠者的筛选、捐赠人乳的处理储存过程,以降低母亲对于捐赠人乳安全问题的担忧,同时鼓励每位捐赠者延长捐赠时间,减少因捐赠者筛查费用不断投入而导致的成本支出。同时加强对医务人员的培训,熟知人乳库的运行规范和质量安全控制,特别是家中采奶时如何保证捐赠人乳的质量与安全。

4. 测算运行成本,制订收费标准 与血库无偿献血、有偿使用不同,人乳库目前因为没有收费标准,只能无偿捐赠、无偿使用。而"有偿使用"就意味着要有价格参考标准,在美国,除捐赠和医院实物资金的财政支持外,捐赠人乳的运营成本约为每升 148.4 美元,英国为每升 150~290 英镑。Carroll 等在一项回顾性研究中报告的捐赠人乳成本为每盎司 3.5~5.0 美元,而另一项成本分析评估中,捐赠人乳的成本明显高于配方奶,其中每 100ml 捐赠人乳成本为 21.18 美元,而每 100ml 配方奶为 3.30 美元。然而,因捐赠人乳可有效降低 NEC、败血症和视网膜病变等疾病的发生率,因此有利于节省总体医疗费用。一项经济分析显示,针对平均胎龄 27 周的超早产儿,亲母母乳 + 捐赠人乳与早产儿配方奶比较,前者 NEC 的发生率(3.9%)明显低于配方奶组(11.0%)。

因此,使用捐赠人乳避免 NEC 导致的额外花费下降达 5 328 美元 / 人,如果进一步考虑到社会成本(如专门保健和教育费用、住房、生产力损失和因严重婴儿并发症而减少的终生收入等),该项开支可缩减 117 239 美元。寸待丽在《中国人乳库成本分析和补偿政策研究》中基于作业成本法计算出了中国公立医院人乳库处理 1ml 捐赠人乳的单位成本为 0.80~1.14 元,地区差异不大。可否参考人乳库作业成本核算结果,结合不同区域的经济发展水平和人乳库运营的实际情况,测算人乳库成本支出,建立补偿机制,为捐赠人乳制订出科学合理的价格,是值得考虑的问题。

5. 开展人乳库建设相关研究,为人乳库发展提供循证证据 人乳库发展已有 100 多年的历史,在人乳库建设的同时,有关人乳库及捐赠人乳的研究也层出不穷。我国人乳库方面的研究刚刚起步,目前主要集中在人乳库运行实践;人乳库质量与安全闭环管理;医务人员、捐乳母亲和受捐母亲知信行现状与分析;捐赠人乳对早产儿疾病及生长发育的小样本研究。

未来可以从以下几方面入手开展人乳库及捐赠人乳相关研究,为我国人乳库的发展提供更多的循证依据。

(1)对于捐乳母亲和受捐母亲开展大样本知信行研究,详细了解捐乳母亲和受捐母亲的个人背景、家庭支持情况、捐乳服务感受度、获知人乳库的途径等,一方面获取有爱心、高素质的捐奶母亲,另一方面也提高受捐母亲对捐赠人乳正规途径的认知度。

(2)组织人乳库运行医院进行多中心大样本捐赠人乳临床使用有效性的研究,明确捐赠人乳对早产儿疾病和生长发育的影响。收集各类资料进行相关的队列研究,从而通过事实证明人乳库建立的意义和有效性。

(3)捐赠人乳成本支出高于配方奶,但捐赠人乳的益处为节省总医疗费用;使用捐赠人乳可以减轻产后抑郁和焦虑的症状,并提供配方奶无法提供的心理安慰,这也将进一步节省医疗费用。因此开展人乳库的成本效益分析研究,有利于向政府和社会展现人乳库的价值,有利于推广母乳喂养。

(4)母乳中的成分如同一支分工复杂、精细的管弦乐合奏,目的是满足婴儿生长发育所需营养物质。但捐赠人乳加工过程会引起母乳成分不同程度的破坏,还需要更多的证据来了解不同类型的处理、加工或巴氏消毒程序对捐赠人乳成分的影响,研究如何减少捐赠人乳在加工过程中营养素的破坏。研究是否可以外源性添加母乳活性成分等及添加何种母乳活性成分有助于提高捐赠人乳的质量,以找到最佳的加工方法,满足婴儿特定的健康需求。

2021 年,国家卫生健康委等 15 个部门共同制订了《母乳喂养促进行动计划(2021—2025 年)》,提出促进母乳喂养是保障母婴健康、推进健康中国建设的重要基础性工作。为了达到世界卫生组织规定的"爱婴医院"的目标,应该把"建立人乳库,保障母乳喂养"作为早产儿的一项基本权利,努力提高母乳喂养率,并把人乳库与母乳喂养作为早产儿健康管理的常规。人乳库的建立有助于提高母乳喂养率和为早产儿提供合理的营养支持,应作为母乳喂养策略的延伸而得到提倡和保护,以提高危重患儿和早产儿母乳喂养率,降低死亡率,为 2025 年全国 6 个月内纯母乳喂养率达到 50% 以上助力。

(韩树萍)

 参考文献

1. WHO. Global strategy for infant and young child feeding. Geneva: WHO, 2003: 16-18.
2. QUIGLEY M, EMBLETON N D, MCGUIRE W.

Formula versus donor breast milk for feeding preterm or low birth weight infants. Cochrane Database Syst Rev, 2018, 6 (6): CD002971.

3. ALTOBELLI E, ANGELETTI P M, VERROTTI A, et al. The impact of human milk on necrotizing enterocolitis: a systematic review and meta analysis. Nutrients, 2020, 12 (5): 1322.

4. VILLAMOR-MARTÍNEZ E, PIERRO M, CAVAL-LARO G, et al. Donor human milk protects against bronchopulmonary dysplasia: a systematic review and meta-analysis. Nutrients, 2018, 10 (2): 238.

5. ZHOU J, SHUKLA V V, JOHN D, et al. Human milk feeding as a protective factor for retinopathy of prematurity: a meta-analysis. Pediatrics, 2015, 136 (6): e1576-1586.

6. Program for Appropriate Technology in Health. Strengthening human milk banking: a resource toolkit for establishing and integrating human milk bank programs-a global implementation framework. Version 2. 0. Seattle: Program for Appropriate Technology in Health, 2019.

7. 韩树萍. 捐献母乳的国内外现状与展望. 中华围产医学杂志, 2017, 20 (7): 489-492.

8. 中国医师协会儿童健康专业委员会人乳库学组, 中华医学会儿科学分会儿童保健学组,《中华儿科杂志》编辑委员会. 中国大陆地区人乳库运行管理专家建议. 中华儿科杂志, 2017, 55 (8): 573-576.

9. 中国医师协会儿童健康专业委员会人乳库学组, 中华医学会儿科学分会儿童保健学组,《中华儿科杂志》编辑委员会. 中国大陆地区人乳库运行质量与安全管理专家建议. 中华儿科杂志, 2017, 55 (8): 577-579.

10. 韩树萍. 我国人乳库建设面临的问题及未来发展. 中华围产医学杂志, 2022, 25 (7): 488-493.

第九章

早产儿配方乳喂养

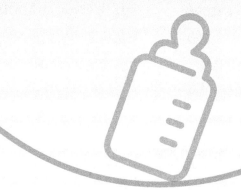

母乳喂养是新生儿特别是早产儿最好的食物来源。中国营养学会建议将母乳作为足月婴儿出生后6个月内的唯一营养来源。世界卫生组织建议对足月婴儿进行纯母乳喂养,直到6个月时添加固体食物,之后继续母乳喂养。推荐母乳喂养作为新生儿喂养首选的科学依据在本书的其他章节已有广泛的论述。但因为母亲有母乳喂养禁忌证或母亲选择不母乳喂养,或所在的医疗中心不能提供安全的人乳,部分早产儿需要摄入早产儿配方乳。本章就早产儿配方乳营养成分对早产儿生长发育的影响和使用适应证进行详细介绍。

第一节　早产儿配方乳特点

研究足月儿配方乳的"金标准"是基于分娩足月儿母亲的母乳成分和母乳喂养足月儿生长发育情况的研究数据,但足月儿配方乳不适用于早产儿。早产儿配方乳的营养成分要根据估计的早产儿消化、吸收、内源性消耗和达到最大宫内生长速率所需的营养素需求确定。根据不同体重胎儿的身体组成数据和宫内生长曲线估计氮、钙和磷等营养物质的每日生长所需。这种营养需求的证据来自1940—1960年对早产儿的临床观察和膳食试验,研究表明对于母乳喂养的早产儿需要额外补充蛋白质和矿物质,特别是钙和磷,以获得适当的体重、身长和骨骼生长。到目前为止,生长需求和可耐受情况仍被视为早产儿配方乳成分变化的主要标准。

一、早产儿配方乳成分

专为早产儿在生命早期住院期间设计的配方乳通常被称为早产儿配方乳,可提供能量81kcal/dl,成分见表9-1和表9-2。一旦建立全肠内喂养,如摄入量 ≥150ml/kg,81kcal/dl 的早产儿配方乳是早产儿能够耐受且最符合生理需求的配方。部分医疗机构在建立完全肠内喂养前,会使用 68kcal/dl 或 81kcal/dl 两种不同配方,不同机构之间实践情况存在差异。尽管早产儿配方乳的成分在不断改进和调整,但目前的研究显示,早产儿配方乳喂养的早产儿营养摄入仍然不足以达到正常的胎儿生长速度。

表 9-1　常用早产儿配方乳宏量营养素成分

成分	配方 1	配方 2	配方 3	配方 4	配方 5	配方 6	配方 7
奶量 /ml	100	100	100	100	100	100	100
能量 /kcal	80.4	73.1	75.3	74.3	68.0	81.0	80.8
蛋白质 /g	2.32	2.04	2.00	1.95	2.04	2.43	2.60
碳水化合物 /g	8.34	7.67	7.70	7.27	7.00	8.34	8.50
脂肪 /g	4.17	3.80	4.00	4.09	3.53	4.20	4.10
亚油酸 /mg	0.62	0.43	0.76	0.54	0.59	0.70	0.70

续表

成分	配方1	配方2	配方3	配方4	配方5	配方6	配方7
α-亚麻酸/mg	70.52	60.48	70.00	61.00	46.90	56.10	86.00
MCT/%	≥13	—	5	7	—	—	30
乳糖	(+)	(+)	(+)	(+)	(+)	(+)	(+)
DHA和ARA	(−)	(+)	(+)	(−)	(+)	(+)	(+)
渗透压/(mOsm·L^{-1})	239	261	312	261	215	265	280

注：MCT.中链甘油三酯；DHA.二十二碳六烯酸；ARA.二十碳四烯酸。

表9-2 常用早产儿配方乳微量营养素成分

成分	配方1	配方2	配方3	配方4	配方5	配方6	配方7
维生素A/μg RE	194.81	82.08	103.00	77.00	175.00	208.00	302.00
维生素D/μg	2.14	0.95	1.58	1.08	2.55	3.03	3.20
维生素E/mg α-TE	2.25	1.09	2.30	1.00	2.50	3.00	3.20
维生素K/μg	4.51	5.04	6.00	7.00	10.20	12.20	6.50
维生素B$_1$/μg	120.75	97.92	104.00	70.00	117.00	139.00	138.00
维生素B$_2$/μg	177.10	158.40	142.00	160.00	163.00	194.00	204.00
维生素B$_6$/μg	107.87	64.80	77.00	60.00	95.00	113.00	121.00
维生素B$_{12}$/μg	0.338	0.216	0.330	0.230	0.190	0.230	0.200
维生素C/mg	20.04	9.65	13.00	14.00	11.60	13.80	20.70
烟酸/μg	1 610.00	730.08	715.00	620.00	677.00	806.00	2 401.00
叶酸/μg	48.300	12.67	21.00	14.00	27.00	32.00	32.80
泛酸/μg	772.80	576.00	730.00	610.00	762.00	907.00	978.00
生物素/μg	3.22	1.74	2.20	3.00	2.40	2.80	2.40
钠/mg	43.31	34.56	34.00	20.00	35.00	41.00	52.00
钾/mg	97.41	76.61	92.00	96.00	105.00	126.00	62.00
氯/mg	69.23	48.10	64.00	47.00	64.00	76.00	82.00
钙/mg	122.36	80.35	82.00	75.00	139.00	165.00	102.00
磷/mg	71.65	47.52	48.00	46.00	78.00	92.00	56.00
镁/mg	8.05	8.64	5.70	8.30	7.90	9.40	6.40
碘/μg	21.90	14.40	14.90	10.0	9.20	10.90	14.30
铁/mg	1.51	0.77	1.37	0.81	1.50	1.80	1.70
铜/μg	123.97	59.04	69.00	45.00	64.00	76.00	82.00
锌/mg	0.90	0.78	0.73	0.73	0.85	1.01	1.00
锰/μg	8.05	10.08	8.60	6.00	5.20	6.20	11.90
硒/μg	1.80	2.09	1.79	1.80	3.80	4.50	2.20
胆碱/mg	9.66	10.37	17.9	13.40	8.20	9.70	12.70

1. 蛋白质 早产儿配方乳蛋白质含量高于普通配方乳,这是为了模拟子宫内胎儿生长和正氮平衡的状况。目前市场上的早产儿配方乳含有 2 种规格的蛋白质,分别是 2.7g/100kcal 和 3.0g/100kcal,都在权威机构发布的指南范围内。每摄入 110~130kcal/(kg·d),早产儿配方乳至少可提供蛋白质 3g/(kg·d)。为了促进生长和改善血浆蛋白质水平,蛋白质的最低摄入量为 3.4g/(kg·d)。

加拿大卫生部建议 ELBW 儿稳定生长期每天摄入蛋白质 3.5~4.0g/kg;对于出生体重 ≥1 000g 的早产儿,蛋白质摄入量为 3.0~3.6g/(kg·d)。但该类早产儿配方乳仍不能满足部分 VLBW 儿生长所需的蛋白质。目前有蛋白质含量 2.7~2.9g/100ml (3.3~3.6g/100kcal) 的高蛋白早产儿配方乳,可以提供高达 4.5g/(kg·d) 的蛋白质,适用于生长落后、蛋白质摄入量严重不足、液体量受限的早产儿。最近的研究显示,早产儿进入青春期后神经系统结局,包括大脑容量、尾状核体积和 IQ 的增加与早产儿(尤其是男性早产儿)出生后最初蛋白质和能量摄入直接相关。

目前早产儿配方乳的蛋白质成分以乳清蛋白为主(乳清蛋白:酪蛋白为 60:40),由脱脂牛奶和浓缩乳清蛋白制成。据研究,与以酪蛋白为主的配方乳喂养相比,以乳清蛋白为主的配方乳喂养的婴儿血浆游离氨基酸更类似于母乳喂养的婴儿。以乳清蛋白为主的配方乳可使血液中半胱氨酸和苏氨酸水平升高,酪氨酸和苯丙氨酸水平降低,这对早产儿可能是有利的。半胱氨酸和苏氨酸分别是条件必需氨基酸和经典必需氨基酸。因为半胱氨酸合成的关键酶胱硫氨酸酶活性不足,所以半胱氨酸被认为是早产儿饮食中必不可少的。人类最常见的氨基酸代谢紊乱之一是新生儿暂时性高酪氨酸血症,常发生于早产儿,是由于酪氨酸降解酶活性发育落后导致酶活性不足,高酪氨酸水平对人体可能有害。

2. 碳水化合物 早产儿配方乳的碳水化合物由乳糖和葡萄糖聚合物组成。使用葡萄糖聚合物可降低早产儿配方乳的乳糖含量和渗透压。早产儿肠道中糖苷酶功能活跃,能够分解葡萄糖聚合物。胎儿肠内的乳糖酶直到妊娠晚期(36~40 周)才完全发育成熟。所以早产儿可能无法完全消化乳糖,35%~70% 的乳糖可能会未经消化进入结肠,在结肠发酵后以短链脂肪酸和乳酸的形式被吸收。未消化的碳水化合物进入结肠可产生过多气体引起腹胀。许多临床医生报告,低乳糖配方乳的引入能显著改善一些 VLBW 儿的肠内喂养耐受性。然而,早产儿与乳糖耐受之间的关系很复杂,大多数早产儿能很好地耐受纯母乳喂养,而母乳中碳水化合物主要由乳糖组成。母乳中可能存在促进乳糖分解的成分。也有证据表明,早产儿早期喂养乳糖可增加肠道乳糖酶活性。

3. 脂肪 早产儿配方乳中约一半的能量是以脂肪的形式提供。这些混合脂肪由中链甘油三酯、豆油、葵花籽油或红花籽油组成。部分早产儿配方乳含有二十二碳六烯酸(docosahexaenoic acid,DHA)和花生四烯酸(arachidonic acid,ARA)。不同于足月儿的临床试验结果,早产儿的研究结果一致表明,在早产儿配方乳中补充 DHA 和

ARA 至少在短期发育（视觉、认知和语言）方面有优势。最近一项针对胎龄 24~32 周早产儿的研究表明，晚期早产儿头颅 MRI 和红细胞膜脂肪酸组成分析显示，出生后最初数周较高的 DHA 和较低的亚油酸（linoleic acid,LA）水平与脑室出血减少、脑微结构发育改善和神经发育结果改善有关。但早产儿 DHA 和 ARA 的储备量很低，已知胎儿 80% 的 DHA 和 ARA 在妊娠晚期储备，这些脂肪酸从母体到胎儿的生理供应由于早产而终止。其次，DHA 和 ARA 由膳食必需前体脂肪酸 α- 亚麻酸和亚油酸合成。NICU 的治疗（如药物、氧疗）和能量负平衡可能会影响 DHA 和 ARA 合成。

4. 矿物质　现有的早产儿配方乳中钙和磷含量分别为 112~145mg/dl（165~180mg/100kcal）和 56~81mg/dl（83~100mg/100kcal），显著高于普通配方乳的 64~78mg/100kcal 和 36~53mg/100kcal。胎儿期快速的骨矿化主要发生在妊娠晚期，孕期最后 3 个月的矿物质积累率几乎是出生后第一个月的 3 倍，钙和磷的宫内沉积速率分别为 150mg/（kg·d）和 60~80mg/（kg·d）。除了钙和磷的提供量以外，这 2 种矿物质的比例对最佳钙贮存也很重要。母乳中的钙磷比是 2∶1（或 1.6∶1 的摩尔比），目前早产儿配方乳参考该比例。但即使使用钙磷含量较高的早产儿配方乳，大多数早产的 ELBW 儿和 VLBW 儿仍然存在骨质减少，直到纠正足月后才达到骨矿化追赶。早产儿配方乳有低铁和高铁 2 种配方，但即使是 1.8mg/100kcal 的含铁量可能也不能满足快速生长的早产儿的需求。

低出生体重儿在出生后 2 周钠排泄率很高，特别是 VLBW 儿，常经历钠代谢紊乱而引起低钠血症。ELBW 儿需要根据尿量调整其摄入量来调节血清钠水平。出生后 2~6 周的早产儿也可能发生晚期低钠血症。早产儿配方乳钠的含量（1.7~1.9mmol/100kcal 或 39~43mg/100kcal）高于普通配方乳（1.0~1.2mmol/100kcal 或 24~27mg/100kcal）。含有较高钠的配方乳可降低低钠血症的风险，促进钠的正平衡和储备［1.6mmol/（kg·d）］。

二、早产儿过渡配方乳

早产儿过渡配方乳也称早产儿出院后配方乳，是为早产儿出院后设计的配方乳，是针对低出生体重儿特别是 VLBW 儿出院后较足月儿仍有独特的营养需求而开发的。过渡配方乳提供的能量大约为 75kcal/dl，并含有铁至少 1.3mg/dl。除了具有更高的能量密度外，提供的蛋白质、维生素和矿物质比普通配方乳更丰富，但比早产儿配方乳的含量要低。不同配方乳的乳清蛋白∶酪蛋白约为（50~60）∶（40~50）。以乳糖和葡萄糖聚合物为碳水化合物来源，脂肪由植物油和中链甘油三酯（medium-chain triglyceride,MCT）混合组成。许多 VLBW 儿出院时的体重约为足月儿的一半，常面临营养储备有限、骨骼矿化不足和能量供给不足的问题。

三、早产儿配方乳的不同形态

婴儿配方乳有 3 种形态：奶粉、浓缩液体奶和即食液态奶。配方奶粉价格最便宜，配制时需与煮沸的清洁饮用水混合，开封后只能保存 1 个月。对于那些只是偶尔使用配方乳补充母乳喂养的婴儿,配方奶粉从价格和储存上都是相对比较好的选择。但婴儿奶粉没有在足够高的温度下进行处理,因此没有足够的时间达到无菌。对于健康的足月儿,这通常不是问题;然而,对于NICU的婴儿和免疫功能低下的婴儿可能存在安全隐患。美国和加拿大的卫生部门都强调了奶粉不是无菌的,曾发生过以牛奶为基质的婴儿配方奶粉喂养的新生儿中爆发阪崎肠杆菌感染。阪崎肠杆菌是一种罕见但威胁生命,可引起新生儿脑膜炎、败血症和NEC的致病菌,报道的病死率在40%~80%。有喂养免疫缺陷或在NICU的婴儿应该尽可能选择即食配方乳和无菌制备的浓缩液体配方乳,或者由受过培训的专业人员在层流环境中配制婴儿配方奶粉,将环境污染风险降至最低。

浓缩液体比粉状品种更容易混合,但通常价格要贵30%~40%,必须在打开后48小时内与水混合,并在24小时内使用。对于4个月以下、有

免疫缺陷和在NICU的婴儿,必须使用清洁饮用水并煮沸。

即食配方乳是最方便的,因为不需要混合,所以不依赖清洁饮用水;然而其价格高达奶粉价格的4倍。虽然大多数类型的配方乳都有粉状的选择,但并不是所有类型的特殊配方乳都有液体浓缩和即食液态奶的选择。

🍼 小结：早产儿配方乳成分特点

1. 早产儿配方乳比足月儿配方乳含更多的蛋白质和矿物质,特别是钙、磷。

2. 早产儿配方乳蛋白质成分以乳清蛋白为主(乳清蛋白∶酪蛋白比例为60∶40),碳水化合物由乳糖和葡萄糖聚合物组成,脂肪组成建议包含DHA和ARA。

3. 早产儿过渡配方乳比足月儿配方乳具有更高的能量密度,提供的蛋白质、维生素和矿物质更丰富。

（钱 甜）

第二节　早产儿配方乳喂养方法

早产儿配方乳适用于那些母亲不能分泌足够母乳,同时医疗中心不能提供捐赠人乳的早产儿。各NICU喂养方案存在较大差异,一般根据胎龄、出生体重和日龄采用不同的开奶量和加奶速率。肠内喂养首选间歇缓慢滴注,临床日常每日每班持续个体化评估喂养耐受性,谨慎、仔细

地推进肠内喂养。最近的研究表明,VLBW早产儿可以接受更快的肠内喂养量的增加,如30ml/(kg·d),这比慢速［如18ml/(kg·d)］能更快地达到全肠内喂养且不增加晚发型败血症和NEC的发生率,且24月龄随访时两组在无中重度神经系统发育落后存活率无差别。

病例应用

病史摘要：患儿，男，因"早产，生后气促2小时"入院，G_1P_2，胎龄34周，单绒双胎，双胎之小，因"妊娠高血压、双胎"外院剖宫产娩出，出生体重1 270g（$<P_3$），羊水清，胎盘、脐带正常，1、5、10分钟Apgar评分均为10分，患儿出生后出现气促，呼吸频率67次/min，未吸氧下血氧饱和度为95%左右，为求进一步诊治转入我院，拟以"早产儿、低出生体重儿、新生儿呼吸困难"收治入院。患儿生后未排大小便。母亲孕32周使用地塞米松1疗程，硫酸镁5天。

住院经过：给予入暖箱、心电监护、血氧监护，监测生命体征。入院体温37.4℃，伴有周期性呼吸，给予抗生素治疗5天，血培养和尿培养结果回报均为阴性。入院后呼吸逐渐平稳，无需呼吸支持。出生后第2天心脏超声提示PDA 1.1mm、卵圆孔未闭（patent foramen ovale，PFO）3.3mm，出生后第8天心脏超声随访PDA自然闭合。其间监测黄疸，给予光疗对症支持治疗。

营养策略：入院后给予PICC置管静脉营养支持。出生后第2天开奶，因无亲母母乳和捐赠人乳，给予早产儿配方乳喂养，起始量1ml，每2小时1次鼻饲喂养，维持3天，其间注意患儿耐受情况，观察排便、潴留量和是否有腹胀、呕吐等情况，偶有胃潴留，1~2ml/次，无黄绿色液体，均为胃液和半消化奶液。出生后第5天开始逐渐加量，管饲期间给予安慰奶嘴和口腔按摩训练。出生后第8天开始经口喂养，先口服后鼻饲。出生后第14天奶量加至120ml/（kg·d），停肠外营养，期间肠内营养+肠外营养能量从38kcal/（kg·d）逐渐增加至114kcal/（kg·d），达全肠内营养时能量为123kcal/（kg·d）。肠外营养提供氨基酸最高为3g/（kg·d），脂肪乳最高3g/（kg·d），葡萄糖输注速度最高8mg/（kg·min）。出生后第32天完全经口喂养。出生后第5天体重降至最低1 210g，出生后第9天回到出生体重，体重增长速度为36g/d。出生后第7天给予口服维生素AD和维生素D，出生后第20天给予口服铁剂，其间随访贫血和骨代谢指标均无殊。

一、适应证

早产儿配方乳适用于胎龄<34周、出生体重<2 000g且不能获得人乳喂养的早产儿，或人乳供应不足，可使用早产儿配方乳补充人乳喂养。与普通婴儿配方乳相比，早产儿配方乳增加了能量密度及蛋白质等多种营养素，以满足早产儿在出生后早期生长代谢的需求。一些超早产儿和/或需要液体限制的婴儿在出院后，如果使用标准足月儿配方乳或早产儿过渡配方乳仍不能满足营养摄入目标需求，则可以使用早产儿配方乳。

早产儿过渡配方乳适用于胎龄>34周的早产儿或出院后早产儿,如长期使用早产儿配方乳可导致过多的能量、蛋白质及其他营养素的摄入,增加代谢负荷。早产儿过渡配方乳又称早产儿出院后配方乳,介于早产儿配方乳与普通足月婴儿配方乳之间,以满足早产儿继续追赶生长的营养需要。美国儿科学会报道,对低出生体重儿出院后直到纠正月龄9个月期间使用营养丰富的早产儿出院后配方乳,可促进更好的线性生长、体重增加和骨矿物质含量积累。中华医学会儿科学分会新生儿学组和儿童保健学组推荐,早产儿出院后配方乳喂养的时间为早产儿出院后至少至纠正月龄3个月,有条件时可至纠正年龄1岁。同时还强调,临床医生可根据早产儿出院后定期随访中的营养状况及其体格发育监测指标,包括体重、身长、头围的生长曲线等进行判断,充分考虑个体差异后给予调整和指导。

二、早产儿肠内喂养方法

无先天性消化道畸形或严重疾患、能耐受胃肠道喂养的新生儿应尽早开始肠内喂养。出生体重>1 000g、病情相对稳定者可于出生后12小时内开始肠内喂养。有严重围产窒息或ELBW儿可适当推迟到24~48小时开奶。母乳是早产儿喂养的首选。胎龄<34周或体重<2 000g、存在母乳或强化母乳喂养禁忌证的早产/低出生体重儿选择早产儿配方乳。出生体重<1 200g,当前体重>2 000g,存在母乳或强化母乳喂养禁忌证的早产/低出生体重儿选择早产儿过渡配方乳。根据早产儿出生体重决定喂养起始量、喂养间隔和加奶速度。

🍼 小结:早产儿配方乳喂养方法建议

1. 早产儿配方乳适用于胎龄<34周、出生体重<2 000g且不能获得人乳喂养的早产儿,或人乳供应不足需要配方乳补充至足量。

2. 早产儿过渡配方乳适用于胎龄>34周的早产儿或胎龄<34周、出生体重<2 000g的早产儿出院后使用。

3. 早产儿配方乳喂养具体方案需根据患儿出生体重、胎龄、临床疾病情况和消化道耐受状况综合评估后开始并加量,每个医疗机构的新生儿病房需根据本中心特点制订病房的喂养流程和规范。

(钱 甜)

第三节 早产儿特殊配方乳喂养

部分早产儿因疾病、液体受限、喂养不耐受或生长发育落后需要特殊配方乳提供能量和营养素。但这些配方乳并非专门为早产儿设计,故在使用时需要考虑能量、蛋白质和矿物质等多方面对早产儿生长发育的影响。在疾病缓解后需要结合早产儿纠正胎龄和生长发育情况适当调

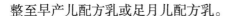

整至早产儿配方乳或足月儿配方乳。

一、高能量配方乳

根据特定需求或特殊医疗情况改变配方乳的营养密度,例如,①配方乳摄入量减少,口服喂养的耐受力下降,从管饲喂养过渡到经口喂养或限制液体;②能量消耗增加;③吸收不良和/或消化不良导致的能量/营养损失增加。

使用能量密集配方乳可增加营养不良婴儿的能量摄入和体重增加。浓缩配方乳通过减少液体增加所有宏量和微量营养素的含量。一旦使用减少液体浓缩的方法达到营养物质最大水平的极值,就要考虑添加能量模块,如碳水化合物组分或脂肪组分,进一步增加能量。专用即食婴儿配方乳可以通过添加成品的浓缩液体(住院配方)或浓缩粉剂(家庭配方)来提高营养水平。一旦达到了特定营养物质的最高水平,可通过添加碳水化合物或脂肪等营养组分来增加能量。决定使用哪种方法增强营养成分取决于患儿的健康状况以及体重、身体组成和整体生长的个体化目标。Kashyap 等研究表明,在肠内喂养的低出生体重儿中,碳水化合物在促进生长和蛋白质方面比脂肪更有效,这表明不同的非蛋白质能量来源会影响体重增加。

增加配方乳中的营养成分会增加渗透压。美国儿科学会建议,婴儿配方乳的渗透压应低于 $450mOsm/(kg \cdot H_2O)$,母乳渗透压在 $300mOsm/(kg \cdot H_2O)$ 左右,市售普通配方奶粉的基础渗透压 $[281\sim325mOsm/(kg \cdot H_2O)]$ 比较接近母乳。液体的渗透压和能量密度会影响胃排空率。高渗透压喂养比等渗喂养的胃排空速度慢,并与婴儿恶心、呕吐、腹泻和胃食管反流发生率的增加有关。

饮食中的氮和电解质含量是构成肾溶质负荷的主要部分。潜在肾溶质负荷是指膳食中氮、钠、钾、氯和磷的总和,将决定尿液的渗透浓度。对于那些食用营养丰富的婴儿配方奶粉、液体量受限、显性/不显性失水丢失多和肾浓缩能力差的婴儿,高溶质负荷的配方乳可能导致液体负平衡和脱水。

临床医生和营养师可参考制造商提供的最新产品信息,了解成分的变化和勺子的大小等信息,选择最适合患儿的"营养丰富"的配方乳。

二、水解蛋白配方乳

1. 水解蛋白配方乳分类 可根据蛋白质成分的水解程度分为 3 类:①完全水解蛋白配方乳,为 100% 游离氨基酸配方;②深度水解蛋白配方乳;③部分水解蛋白配方乳。其提供 67~68kcal/dl 的能量,并且铁强化。深度水解配方乳中的氮是酶解酪蛋白或乳清蛋白,并添加三种氨基酸——半胱氨酸、色氨酸和酪氨酸。这些配方乳含游离氨基酸和分子量<1 500kDa 的短肽。水解蛋白配方乳的脂肪由以下 6 种油脂组成:玉米油、大豆油、红花油、葵花籽油、椰子油和棕榈油。水解蛋白配方乳的碳水化合物由以下组成:变性玉米淀粉、变性马铃薯淀粉、麦芽糊精、玉米糖浆、乳糖和葡萄糖浆。100% 游离氨基酸配方乳和深度水解配方乳不含乳糖。

2. 水解蛋白配方乳适应证 目前主要用于:①牛奶蛋白过敏的婴儿;②牛奶蛋白过敏的高危

人群；③因胃肠或肝胆疾病导致吸收不良的婴儿。母乳喂养是婴儿的最佳营养来源，当母乳喂养的婴儿出现食物过敏症状时，首先考虑母亲限制牛奶和鸡蛋等食物的摄入。如果过敏症状持续存在，可考虑深度水解蛋白配方乳或100%游离氨基酸配方乳。深度水解蛋白配方乳和100%游离氨基酸配方乳被称为低敏配方乳。低敏配方乳必须在随机、双盲、安慰剂对照试验中证明其不会在90%已证实牛奶蛋白过敏的婴儿或儿童中引发过敏反应，且有95%以上的可信度。

部分水解蛋白配方乳在有过敏家族史的婴儿中可以有效预防过敏。部分水解蛋白配方乳比深度水解蛋白配方乳价格更便宜，口感更好，对于许多家庭可能是一个合适的选择。这些配方乳不应用于有严重过敏反应的牛奶蛋白过敏风险的婴儿。

小结：早产儿特殊配方乳喂养建议

1. 根据特定需求或特殊医疗情况而提供的特殊配方乳需结合早产儿病情、出生胎龄和体重、纠正胎龄和体重综合考虑，根据病情变化及时调整。

2. 早产儿使用高能量密度配方乳时需综合考虑患儿病情、液体量限制和能量要求，并斟酌渗透压增加对肠道负担和胃排空延迟的影响，以及氮和电解质含量对肾溶质负荷增加的影响。

3. 水解蛋白配方乳主要适用于牛奶蛋白过敏或过敏高风险的人群，早产儿使用该类配方乳需注意能量、蛋白质和矿物质等不足的风险。

（钱　甜）

参考文献

1. BROWN L D, HENDRICKSON K, MASOR M L, et al. High protein formulas: evidence for use in preterm infants. Clin Perinatol, 2014, 41 (2): 383-403.

2. KOLETZKO B, POINDEXTER B, UAUY R. Recommended nutrient intake levels for stable, fully enterally fed very low birth weight infants. World Rev Nutr Diet, 2014, 110: 297-299.

3. KEUNEN K, VAN ELBURG R M, VAN BEL F, et al. Impact of nutrition on brain development and its neuroprotective implications following preterm birth. Pediatr Res, 2015, 77 (1-2): 148-151.

4. FENTON T R, PREMJI S S, AL-WASSIA H, et al. Higher versus lower protein intake in formula-fed low birth weight infants. Cochrane Database Syst Rev, 2014, 2014 (4): CD003959.

5. KIM J H, CHAN G, SCHANLER R, et al. Growth and tolerance of preterm infants fed a new extensively hydrolyzed liquid human milk fortifier. J Pediatr Gastroenterol Nutr, 2015, 61 (6): 665-671.

6. HAY W W, ZIEGLER E E. Growth failure among preterm infants is not innocuous and must be prevented. J Perinatol, 2016, 36 (7): 500-502.

7. RICHARD C, LEWIS E D, FIELD C J. Evidence for the essentiality of arachidonic and docosahexaenoic acid in the postnatal maternal and infant diet for the development of the infant's immune system early in life. Appl Physiol Nutr Metab, 2016, 41 (5): 461-475.

8. TAM E W, CHAU V, BARKOVICH A J, et al. Early postnatal docosahexaenoic acid levels and improved preterm brain development. Pediatr Res, 2016, 79 (5): 723-730.

9. CHAN S H, JOHNSON M J, LEAF A A, et al. Nutrition and neurodevelopmental outcomes in preterm infants: a systematic review. Acta Paediatr, 2016, 105

(6): 587-599.

10. DORLING J, ABBOTT J, BERRINGTON J, et al. SIFT Investigators Group. Controlled trial of two incremental milk-feeding rates in preterm infants. N Engl J Med. 2019, 381 (15): 1434-1443.

11. 王丹华, 刘喜红. 早产低出生体重儿出院后喂养建议. 中华儿科杂志, 2016, 54 (1): 6-12.

12. DUTTA S, SINGH B, CHESSELL L, et al. Guidelines for feeding very low birth weight infants. Nutrients, 2015, 7 (1): 423-442.

第十章

早产儿喂养常见
问题及处理

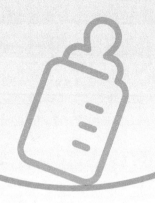

妊娠后期胎儿每天吞咽羊水量约 200~250ml/kg,羊水中除了酶和电解质,还含有生长激素、碳水化合物、蛋白质和脂质。胎儿可从吞咽的羊水中获得部分营养物质,并促进肠道上皮细胞的增殖和成熟。早产儿因提前脱离母体,肠道发育的宫内机制发生中断导致发育不成熟,使早产儿容易发生喂养不耐受、胃食管反流、胃潴留甚至肠道过敏等问题。早产儿特别是 VLBW 儿和 ELBW 儿的肠内喂养仍是一个挑战,早产儿出生后应尽早建立肠内营养,本章就早产儿喂养常见问题及处理进行阐述。

第一节 早产儿喂养不耐受

早产儿吸收功能远不如足月儿,易发生喂养不耐受(feeding intolerance,FI),这是常见的临床问题之一。早产儿喂养不耐受不仅限制了患儿经口喂养的能量供给,导致达全肠内营养时间延迟,住院时间延长,造成早产儿出现宫外生长发育迟缓,同时延长了肠外营养应用时间,引起一系列肠外营养相关并发症,如胆汁淤积症、肝功能损害甚至坏死性小肠结肠炎(necrotizing enterocolitis,NEC)。

 病例应用

病史摘要:患儿胎龄 29 周,在本院产科分娩,出生后呻吟,经复苏后使用 T 组合复苏器转运暖箱转运至 NICU。入科后给予无创呼吸机(nCPAP)辅助呼吸。查体:体温 36.2℃,体重 1 200g。早产儿外观,前囟平软,三凹征阳性,双肺呼吸音低、对称,闻及少许湿啰音,心率 138 次/min,律齐,未闻及杂音,腹平软,肝脾肋下未触及,肌张力低下。

住院经过:入院诊断为"新生儿呼吸窘迫综合征,早产儿、极低出生体重儿、适于胎龄儿"。入科后使用肺表面活性物质,继续 nCPAP 辅助呼吸及保温、营养支持等处理。

营养策略:出生后 4 小时开奶,先使用早产儿院内配方奶开奶,患儿出现反复喂养不耐受。4 天后改母乳喂养,微量喂养,同时配合非营养性吸吮和口腔按摩,间断性鼻饲喂养,仍不耐受,改持续性喂养,并每天腹部按摩促进肠蠕动。10 天后患儿喂养耐受,每日增加奶量 20ml/kg,监测腹围、肠鸣音。当母乳量达到 80ml/(kg·d)时开始添加母乳强化剂,出生后 25 天达全肠内营养。

一、病因

1. 生理性因素　主要原因是早产儿消化系统发育不成熟。早产儿肠内喂养不耐受的发生与消化系统的成熟程度密切相关,包括肠蠕动、消化酶、激素反应、肠道菌群及肠道内免疫发育等。肠道在胎龄 20 周基本形成解剖结构,孕晚期肠绒毛的吸收作用逐渐发育,肠道功能也逐渐成熟。早产儿胃酸和消化酶分泌不足,乳糖酶活性不足,消化功能未成熟。胎龄越小,消化道发育及功能越不成熟。因此,胎龄<34 周的早产儿在出生后早期经常出现胃食管反流、胃潴留、胎粪排出延迟、肠管扩张等。

除消化道发育及功能不成熟外,胃肠道动力不足也使胎龄<32 周的早产儿更易发生喂养不耐受。早产儿胃十二指肠的协同运动随胎龄的增加而不断完善。胃肠道运动一般分为 3 期:1 期(静止期)、2 期(不规则收缩期)、3 期(移行性复合运动期)。随着胎龄的成熟,肠蠕动的频率、振幅和时间逐渐增加,并能向下移行,足月时出现 1、2、3 相移行性复合运动。胎龄<31 周的早产儿胃肠道主要以非移行节律活动为主,呈低幅而无规律的收缩,几乎没有推进活动。胎龄<34 周的早产儿,与胃肠动力有关的吸吮 - 吞咽 - 呼吸协调性、胃食管括约肌收缩功能、胃食管括约肌胃排空功能、肠道蠕动能力等均不成熟。

2. 病理性因素　主要为感染和 NEC,其他还有牛奶蛋白不耐受、乳糖不耐受等。

乳糖不耐受症(lactose intolerance,LI)是指由于小肠黏膜乳糖酶缺乏导致乳糖消化吸收障碍,从而引起以呕吐、腹胀、腹痛、腹泻为主的一系列临床表现。根据发生原因,可分为先天性乳糖酶缺乏、成人型(原发性)乳糖酶缺乏、继发性乳糖酶缺乏和发育型乳糖酶缺乏。先天性乳糖酶缺乏是由于乳糖酶先天性缺乏或乳糖酶活性不足引起的,属于常染色体隐性遗传,比较少见。乳糖酶发育与胎龄有关,胎龄 26~34 周胎儿的乳糖酶活性是足月儿的 30%,不少新生儿和早产儿在新生儿期由于肠黏膜发育不够成熟及乳糖酶活性暂时低下,对乳糖暂时性不耐受,极早产儿可能出生时乳糖酶生成能力不足,可有暂时的乳糖酶缺乏,也称发育性乳糖不耐受(development lactose deficiency)。

二、诊断标准

喂养不耐受通常是指对肠内喂养不能耐受而表现的一系列症状和体征,如胃潴留、呕吐、腹胀、消化道出血等。喂养不耐受通常通过胃残余量、腹胀、呕吐或喂养的结局指标进行评价,至今喂养不耐受尚无国际统一的诊断标准。

2003 年美国儿科学会制订的新生儿喂养不耐受临床指南指出应包括任意一项以下因素:①严重的腹部膨胀或颜色变化;②胃潴留量≥间隔喂养 2~3 次总量的 25%~50%;③明显血便;④胆汁性反流或呕吐;⑤严重的呼吸暂停或心动过缓。因腹胀、大便性状及排便方式均对喂养不耐受有一定影响,故胃残余量不能单独作为喂养不耐受的诊断标准。目前大多数研究倾向于将腹胀或呕吐或两者均存在作为喂养不耐受的重要指标之一。

2015 年加拿大极低出生体重儿喂养指南指

出,喂养耐受性的评估不必常规检查胃内潴留物,不必常规测量腹围,只在达到每餐最小喂养量时检查餐前胃内潴留量。指南建议,出生体重<500g、500~749g、750~1 000g 和>1 000g 的早产儿每餐最小喂养量分别为 2ml、3ml、4ml 和 5ml。单纯黄色或绿色的胃残余物颜色不能作为喂养不耐受诊断的参考,同时提出不推荐使用腹围测量值诊断喂养不耐受,呕吐胆汁样物提示可能存在肠梗阻,有血性胃潴留物时需要禁食。

我国《早产儿喂养不耐受临床诊疗指南 (2020)》提出以下 2 条推荐意见,符合 1 条则可诊断为喂养不耐受。

(1)胃残余量超过前一次喂养量的 50%,伴有呕吐和 / 或腹胀(B 级证据,强推荐)。

(2)喂养计划失败,包括减少、延迟或中断肠内喂养(B 级证据,强推荐)。

同时指出不推荐通过测量腹围或观察胃残余物的颜色诊断喂养不耐受(C 级证据,弱推荐)。

胃残余量增加提示胃排空不良及胃肠动力减弱。有研究认为,喂养不耐受应具备以下 3 项之一。

(1)单次胃残余量大于前次喂养量的 50%。

(2)至少 2 次胃残余量大于前次喂养量的 30%。

(3)胃残余量大于每日总喂养量的 10%。

三、治疗

早产儿喂养不耐受防治建议见表 10-1。

表 10-1　早产儿喂养不耐受防治建议

处理方式	推荐	不推荐
乳品选择	亲母母乳(B 级证据,强推荐) 亲母母乳不足或缺乏时以捐赠人乳替代(B 级证据,强推荐) 人乳不足或缺乏时推荐早产儿配方乳(C 级证据,强推荐) 仅极重度喂养不耐受考虑使用水解蛋白或氨基酸配方乳(B 级证据,弱推荐)	常规使用水解蛋白或氨基酸配方乳(B 级证据,弱推荐) 常规使用低乳糖配方乳或乳糖酶(C 级证据,弱推荐)
母乳强化剂 (HMF)	个体化原则添加 HMF(C 级证据,强推荐) 选择牛乳或人乳来源的 HMF(B 级证据,强推荐) 选择水解或非水解蛋白 HMF(C 级证据,强推荐) 选择粉状或液态 HMF(C 级证据,强推荐)	
喂养方式	早期微量喂养(B 级证据,弱推荐) 间歇喂养,如不耐受选择持续喂养(B 级证据,强推荐) 个体化原则加奶(B 级证据,弱推荐) 初乳口腔免疫法(B 级证据,强推荐)	常规使用经幽门喂养(B 级证据,强推荐)
药物	益生菌(B 级证据,弱推荐)	常规使用红霉素、促排泄药,使用促红细胞生成素(B 级证据,弱推荐) 西沙必利、甲氧氯普胺(B 级证据,强推荐) 多潘立酮(C 级证据,弱推荐)
护理	口腔运动干预(B 级证据,强推荐) 袋鼠式护理(B 级证据,强推荐) 腹部按摩(B 级证据,弱推荐)	喂养后选择最佳体位(C 级证据,弱推荐)

（一）改善喂养策略

1. 口腔运动干预　口腔运动干预包括非营养性吸吮及口腔按摩。非营养性吸吮是指通过刺激口咽部迷走神经兴奋和成熟的吸吮行为，可激发酶和激素（脂肪酶、胃泌素、胰岛素等）分泌，促进胃肠道运动及黏膜成熟。非营养性吸吮干预可缩短达全肠内营养的时间，更好地转化为经口喂养，明显缩短住院天数。口腔按摩可通过被动刺激促进口腔肌肉及相关神经的发育。口腔按摩也可缩短达全肠内营养的时间。故目前提倡联合非营养性吸吮和口腔按摩预防或治疗喂养不耐受。研究表明，联合以上 2 种方式进行口腔运动干预的患儿发生胃潴留、腹胀及呕吐的比例明显减少。

2. 早期肠内微量喂养　肠内微量喂养（minimal enteral feeds，MEF）能促进早产儿消化道成熟和胃肠道动力，促进胃肠道激素分泌，改善早产儿喂养不耐受。2013 年《中国新生儿营养支持临床应用指南》和 2015 年加拿大极低出生体重儿喂养指南均建议出生后尽早微量喂养，认为其可促进胃肠道的成熟，改善喂养不耐受。我国《早产儿喂养不耐受临床诊疗指南（2020）》也推荐早期微量喂养（B 级证据，弱推荐）。

3. 肠内喂养量增长速度　目前对加奶速度尚无定论，缓慢增长喂养量为 10~20ml/（kg·d），快速增长喂养量为 20~35ml/（kg·d）。2017 年 Cochrane 的 meta 分析表明，与快速加奶［30~40ml/（kg·d）］相比，缓慢加奶［15~20ml/（kg·d）］达到全肠内喂养的时间延迟，且增加侵袭性感染的风险，但两者对 NEC 的发生风险无显著影响。Dorling 等的一项多中心平行随机对照研究显示，与缓慢加奶喂养［18ml/（kg·d）］相比，快速加奶［30ml/（kg·d）］对 VLBW 儿晚发型败血症、NEC 的发生风险和 24 个月时无中/重度神经发育障碍的生存率无显著影响。因此，对于出生体重<1 000g 的早产儿，推荐 MEF 后每天增加奶量 10~15ml/kg；出生体重≥1 000g 的早产儿，MEF 后每天增加奶量 20~30ml/kg，直到全肠内喂养达 150~180ml/（kg·d）。VLBW 儿和 ELBW 儿应分别在出生后 1 周和 2 周达全肠内喂养。

4. 持续或间歇喂养　持续喂养是指连续 20~24 小时用输液泵输注喂养，输液泵中的奶应每 3 小时进行更换。间歇喂养是指每次输注时间应持续 30 分钟~2 小时，根据患儿肠道耐受情况间隔 1~4 小时输注。持续喂养能克服早产儿胃容量小及胃排空缓慢的弱点，减少能量消耗，增强十二指肠的动力，能使胰岛素、胃动素及其他肠道激素维持在较高水平，维持自身代谢平衡状态。但持续喂养可能导致营养成分的丢失，特别是脂肪和钙。间歇推注喂养操作简单，更接近于生理喂养，能促进消化道相关激素水平峰值周期出现，减少胃食管反流的发生。目前尚不能确定哪种喂养方式更为适合，指南推荐间歇喂养，如不耐受则选择持续性喂养（B 级证据，强推荐）。

5. 经幽门喂养　经幽门喂养（即将肠饲管放置在十二指肠或空肠进行喂养），理论上可保证奶汁到达营养吸收的主要部位，减少反流。经幽门喂养虽然可以降低胃食管反流和吸入性肺炎的发生率，但由于不经过胃酸的消化，一些病原菌可直接到达小肠部位,增加了感染机会,也更容易出现消化系统功能紊乱,增加病死率,故不推荐常规使用经幽门喂养。但是,2015 年加拿大极低出生体重儿喂养指南指出若持续输注喂养和体位干预仍无改善,可选择经幽门喂养。

6. 初乳口腔免疫法　即使用初乳进行口咽部的预喂养,在喂养前 5 分钟用无菌注射器在患儿口腔内滴入初乳(一般为 0.2ml),初乳通过口腔黏膜吸收,刺激口咽部相关淋巴组织,可促进早产儿免疫系统成熟。早产儿使用初乳口腔免疫法可降低喂养不耐受的发生率。目前初乳口腔免疫法开始的时间、频次及持续时间尚未统一,但均主张早期使用。多选择在出生后 24 小时内进行,每 2~4 小时 1 次,持续 5~7 天。

(二)母乳喂养

1. 母乳的优点　无论是足月儿还是早产儿,母乳都是最佳喂养选择,现已成为共识。母乳富含抗炎因子、免疫因子及有益菌种,对新生儿有保护作用。母乳中消化酶、生长因子和激素能促进消化系统成熟。母乳中的许多活性因子,包括表皮生长因子、肝素化样表皮生长因子、促红细胞生成素、多不饱和脂肪酸等,都已被证明能降低 NEC 的发生率。与配方奶粉相比,母乳中富含丰富的乙酰基活化酶、细胞因子、生长因子、溶菌酶、IgG、前体微生物;即使是冷冻或者解冻后的母乳也不会降低所含的保护因子成分,仍然有预防 NEC 的作用。在不能获得亲母母乳时,捐赠人乳是第二选择,与配方乳相比可明显降低喂养不耐受的发生率。

2. 母乳喂养与母乳强化剂　由于母乳中能量蛋白不能满足小胎龄早产儿的营养需求,且微量元素及维生素也存在不足,需要进行强化。我国母乳强化剂使用指南推荐:出生体重<1 800g 的早产儿在母乳喂养量达 50~80ml/(kg·d) 时,应开始在母乳中加入 HMF。HMF 来源有 3 种:人乳、牛乳及其他乳制品。研究发现,纯母乳喂养、半强化母乳喂养及足量强化母乳喂养对早产儿的胃排空时间无影响,且不会增加喂养不耐受和 NEC 的发生风险。使用人乳和牛乳来源的HMF,二者发生早产儿喂养不耐受的差异无统计学意义,也不增加 NEC 的发生率。有文献显示,早产儿使用水解或非水解蛋白 HMF 喂养的耐受性均较好。2019 年我国《早产儿母乳强化剂使用专家共识》提出,需要使用 HMF 时,水解或非水解蛋白配方乳均可选择。粉状或液态 HMF 均可作为推荐。

(三)深度水解蛋白配方乳和氨基酸配方乳

深度水解蛋白配方乳(extensively hydrolyzed formula,eHF)能够加速早产儿胃肠道排空功能发育,减少喂养不耐受,增加排便次数,减少达全肠内喂养的时间。当早产儿出现严重喂养不耐受时,使用氨基酸配方乳可明显减少胃残余量。使用氨基酸配方乳喂养的早产儿,粪便中钙卫蛋白含量下降,提示氨基酸配方乳可能通过降低钙卫蛋白的致炎作用而降低肠道炎症,改善喂养不耐受。但这些特殊配方乳所包含的营养成分可能不适宜早产儿的特殊营养需求,氨基酸配方乳渗透压也较高,因此不推荐早产儿常规使用水解蛋白或氨基酸配方乳,仅在极重度喂养不耐受时可考虑使用(B级证据,弱推荐)。

(四) 低乳糖配方乳

早产儿乳糖酶活性不足,乳糖酶活性随着胎龄、肠内喂养量的增加而变化。一项 Cochrane 系统评价认为,目前证据尚不足以支持低乳糖配方乳或乳糖酶用于防治喂养不耐受,故暂不推荐。

(五) 药物治疗

1. 益生菌 正常情况下,人体肠道内寄居着大量正常菌群,构成肠道的微生态体系,维持机体内环境的稳定,在宿主的营养、免疫调节等方面发挥着重要作用,肠道菌群的失调可能导致机体内环境的失衡。益生菌能维护胃肠道黏膜屏障的完整性,抑制肠道细菌移位,产生抑菌物质,调节宿主免疫功能,对改善 VLBW 儿喂养有一定效果,可降低早产儿喂养不耐受,减少 NEC 发病率。目前研究较多的益生菌有乳酸杆菌、双歧杆菌、鼠李糖乳杆菌、罗伊乳杆菌、布拉氏酵母菌等,但针对益生菌的剂量、起始使用时间及疗程等尚无定论。但较长时间的益生菌使用也可能导致不良反应,有引起菌血症的可能,尤其是留置 PICC 的早产儿使用需谨慎。由于益生菌的菌株、不同菌株的特异性、菌株选择、共生菌株比例及使用剂量、疗程问题尚未成定论,仍需大量的临床试验来证明益生菌在新生儿和儿童中使用的安全性和有效性。

2. 胃动力药物 该类药物对改善 VLBW 儿消化系统功能虽有一定的益处,但有关其治疗喂养不耐受的安全性及有效性仍存在争议和质疑。早期使用的一些促胃动力药物,如西沙必利由于潜在的致心脏致死性 QT 间期延长,现已经被禁用。甲氧氯普胺可促进胃排空,使达全肠内营养的时间明显缩短,喂养暂停次数减少;但甲氧氯普胺是一种多巴胺拮抗剂,部分患儿用后可出现锥体外系不良反应,故不推荐使用。二代促胃动力药物,如多潘立酮,不容易透过血脑屏障,很少引起中枢神经系统严重的不良反应,可促进早产儿胃排空,减少早产儿喂养不耐受的发生率;但目前该药用于早产儿属于超说明书用药,其安全性和有效性还需大样本高质量的证据支持,故暂不推荐。

3. 大环内酯类抗生素 此类药物能竞争性拮抗邻近肠管胃泌素受体,增加内源性胃泌素分泌,兴奋胆碱能神经,从而增加胃肠道动力。小剂量红霉素能激活胆碱能神经元胃动素受体而产生轻度收缩活动,减少早产儿喂养不耐受。大剂量红霉素激活低亲和性的胃动素受体,产生胃窦部强有力收缩。达到抗药效应的过大剂量则可造成强有力的无传导性收缩,这种显著增强的动力作用可导致幽门肥厚。目前临床上多使用小剂量红霉素用于改善出生后一段时间仍不能建立的胃肠道喂养,使用前应排除有胃肠道病理解剖障碍的早产儿。

大环内酯类抗生素的给药剂量、给药途径、疗程等仍需进一步研究和证实。2015 年加拿大极低出生体重儿喂养指南提出,临床使用红霉素仍有争议,尚无足够证据支持使用红霉素可预防或治疗喂养不耐受。

4. 促进排泄药物 肠道阻塞、胎粪黏稠度升高会减慢胃肠运动、增加胃潴留等，所以胎粪的正常排尽与肠道功能及喂养不耐受密切相关。目前常用的促排泄方法包括甘油制剂灌肠、0.9%氯化钠溶液灌肠及口服渗透性导泻剂（如乳果糖等）。口服渗透性导泻剂有增加NEC的风险，故不推荐使用。研究发现，预防性使用促排泄药物不能改善达全肠内营养的时间及NEC的发生率，故不支持常规使用促排泄药物预防或治疗喂养不耐受，仅在胎粪排尽明显延迟时考虑促排泄。

5. 促红细胞生成素 促红细胞生成素（erythropoietin,EPO）是一种内源性糖蛋白激素，可促进红细胞生成，当EPO与新生儿肠道的EPO受体结合，可促进肠道细胞迁移，对肠道发育有重要作用。但针对EPO治疗或预防喂养不耐受仍存在争议。最近的研究认为，EPO不能减少喂养不耐受、呕吐及中断喂养的发生，且可升高中性粒细胞绝对值。故临床暂不推荐使用EPO治疗或预防喂养不耐受。

（六）护理

1. 袋鼠式护理 又称"皮肤接触护理"，即通过母亲与新生儿的肌肤抚触来进行护理。联合采用袋鼠式护理及常规护理比单纯采用常规护理可更加有效降低喂养不耐受患儿呕吐、腹胀及胃潴留的发生率，缩短患儿达全肠内喂养的时间，同时还可降低NEC的发生率。指南推荐采用袋鼠式护理以改善喂养不耐受（B级证据,强推荐）。

2. 腹部按摩 腹部按摩可显著减少早产儿胃残余量及呕吐次数。推荐腹部按摩频率为2次/d，每次15分钟，以顺时针方向轻柔按摩，根据患儿个体情况，按摩总时长为5~14天。

3. 体位改善 有研究认为，喂养后采用俯卧位及右侧卧位的胃残余量较仰卧位及左侧卧位少。但因早产儿俯卧位可增加婴儿猝死综合征的风险，需严密监护，故出院后不推荐早产儿使用俯卧位。2015年加拿大极低出生体重儿喂养指南则推荐喂养后患儿置于左侧卧位，30分钟后改为俯卧位，头抬高30°以预防胃食管反流，但未提及该体位可降低喂养不耐受。

 小结：早产儿喂养不耐受防治建议

1. 母乳是初始喂养、喂养不耐受情况下的最佳选择，在亲母母乳不足或缺乏的情况下，可选择捐赠人乳替代，仅在极重度喂养不耐受的情况下考虑使用水解蛋白或氨基酸配方乳。

2. 在母乳或捐赠人乳喂养情况下，按个体化原则添加粉状或液态、水解或非水解蛋白、牛乳或人乳来源的HMF。

3. 在喂养开始前、初始喂养和喂养不耐受期间给予初乳口腔免疫、非营养性吸吮、口腔按摩和袋鼠式护理。

（许丽萍）

第二节 早产儿胃食管反流

胃食管反流（gastroesophageal reflux, GER）是指胃内容物，包括从十二指肠流入胃的胆盐和胰酶等，反流入食管的一种病症。胃食管反流是早产儿常见的消化系统合并症之一。约80%~85%的早产儿在出生后2个月内会出现胃食管反流。大多数为生理性，不需要干预及治疗。病理性胃食管反流可引起呼吸困难、吸入性肺炎、反流性食管炎、慢性肺部疾病甚至猝死等严重并发症。

 病例应用

> **病史摘要：** 患儿以"胎龄26周，生后呻吟15分钟"为主诉入院。1分钟、5分钟、10分钟Apgar评分分别为4分、6分、8分，产房复苏后使用肺表面活性物质后收住NICU。入科后给予有创呼吸机辅助呼吸。查体：体温36.2℃，体重800g。早产儿外观，反应差，前囟平软，三凹征阳性，双肺呼吸音低、对称，未闻及啰音，心率138次/min，律齐，未闻及杂音，腹平软，脐部包扎，敷料干燥，肢端发绀，肌张力低下。
>
> **住院经过：** 有创呼吸机辅助呼吸支持1周后改为无创NIPPV辅助通气。出生后36天胸部X线检查提示慢性肺部疾病改变，无创通气不耐受，重新给予有创呼吸支持（SIMV模式），给予限液、高热量营养支持及小剂量地塞米松等综合治疗。出生后66天撤离辅助通气，改箱式吸氧，出生后75天完全停氧。
>
> **营养策略：** 出生后24小时开奶，每天5~10ml/kg微量母乳喂养，喂养逐步耐受后，按每天15~20ml/kg增加奶量，每天监测腹围、肠鸣音，出生后28天开始，奶量达23ml/次，每3小时1次，患儿常于喂奶后出现血氧饱和度下降，时有呕吐和呛咳，经检查考虑"胃食管反流"，改每2小时1次喂养，并在喂养后将患儿置于左侧位，约0.5小时后转至俯卧位，将头抬高30°，减少胃食管反流。缓慢加奶，至出生后42天达全肠内营养。

一、定义与分类

1. **定义** GER是指由于全身或局部原因引起食管下端括约肌（lower esophageal sphincter,

LES）功能不全、胃动力紊乱、排空延迟，导致胃或十二指肠内容物反流入食管的一种疾病。由于特殊的生理解剖特点，新生儿GER的发生率高达60%~85%。

2. 分类 新生儿 GER 分为以下 3 类。

(1)生理性反流：多发生于新生儿和婴儿喂奶后，属于暂时性反流；由于哭闹、咽下、吸吮、胃胀气等引起食管下段括约肌反射性松弛，而使食物进入食管内，或胃内过多气体通过食管排出体外造成反流，往往发生在喂奶时或喂奶后。约 73% 的新生儿在出生后 1 个月内出现 GER 现象，随着年龄的增加反流逐渐减轻，至 1 岁左右自然缓解，通常不需要进一步检查或治疗，不会引起不良后果。

(2)功能性反流：又称易发性呕吐，常见于 2 月龄以下的婴儿，小儿无器质性损伤。

(3)病理性反流：是由于食管下端括约肌的功能障碍和 / 或与其功能有关的组织结构异常，以致食管下括约肌压力(lower esophageal sphincter pressure，LESP)降低而出现反流，反流较重或持续存在可导致反流性食管炎、中耳炎、咽炎、支气管和肺部并发症、营养不良等一系列临床症状，称为胃食管反流病(gastroesophageal reflux disease，GERD)。在早产儿 GER 中，约 22% 为病理性。

二、早产儿 GER 发生情况

足月儿 GER 的发生率为 60.9%，早产儿高达 80%~85%。多种因素包括食管下端括约肌张力不成熟、仰卧位、胃容量小、胃排空延迟、胃肠动力下降和鼻胃管的存在都是导致早产儿 GER 的原因。研究证明 GER 与支气管肺发育不良(BPD)的发生有关。早产儿，尤其是 BPD 患儿，其 GER 的发生率较高，易引发吸入和微吸入。机械通气的早产儿，由于被动体位、仰卧位、气管插管的存在更容易发生吸入。有研究表明，反流引发的吸入在 VLBW 儿中的发生率为 2.8%~10%，在 BPD 患儿中的发生率为 18.4%~27%。Farhath 等收集 59 例早产儿的 256 份气管抽吸物进行分析，发现在死亡或发生 BPD 的早产儿中检测到的胃蛋白酶浓度比没有发生 BPD 的早产儿高 3 倍(865ng/ml *vs.* 269ng/ml，*P*<0.01)，进一步证实反流造成的吸入会导致 BPD 的发生。有些先天性疾病如先天性食管闭锁、食管裂孔疝、食管蹼、气管食管瘘、先天性膈疝、先天性肥厚性幽门狭窄、先天性小胃、肠旋转不良等术后易出现 GER。神经系统有缺陷的患儿因体位、躯体痉挛、神经调节紊乱等因素，易发生 GER。一些少见病，如先天性中枢性低通气综合征(Ondine 综合征)、囊性纤维性变等，GER 较为突出，与长期仰卧位、吞咽功能不协调或缺失、食管运动功能受损、胃窦 - 幽门 - 十二指肠动力异常、吞气症引起腹压增高、惊厥及一些药物作用有关。

三、发病机制

1. 食管下端括约肌抗反流屏障功能低下

(1)食管下端括约肌压力降低：抗反流屏障包括食管下端括约肌、胃食管角(由食管和胃贲门形成的夹角，又称 His 角)、膈食管韧带、脚膈肌等，其中食管下端括约肌是防止 GER 的最重要屏障。食管下端括约肌位于食管下段横膈食管裂孔处，该处环行肌略厚，其肌束分别与食管及胃的相应肌层延续，呈斜行螺旋状走向。食管下端括约肌收缩期使食管变窄及胃食管角变锐，起着括约肌样作用,在食管穿越膈肌处形成长1~4cm的高压区,在静息状态下,保持一定压力,并使下段食管关闭。当有吞咽动作时食管下端括约肌反射性松弛,压力下降,通过正常的食管蠕动推动食物进入胃内,然后压力又恢复到正常水平,并出现一个反应性的压力增高以防止食物反流。当胃内压和腹内压升高时,食管下端括约肌会发生反应性主动收缩使其压力超过增高的胃内压,起到抗反流作用。食管下端括约肌正常压力调节主要由壁内平滑肌、神经支配、神经递质、肽类激素以及某些药物、食物调节。因某种因素使上述正常功能发生紊乱时,可引起胃内容物反流入食管。如食管下端括约肌肌肉数量减少或肌细胞有缺陷,使LESP降低,且不随胃内压改变而变化,可致GER。

(2)食管下端括约肌周围组织作用弱:食管下端括约肌近端位于胸腔,中部位于横膈食管裂孔,远端位于腹腔内。缺少腹腔段食管,腹内压增高时不能传导腹内压至食管下端括约肌,使其收缩达到抗反流作用,如食管裂孔疝常出现GER。腹腔内的正压作用于食管下端括约肌,可部分抵消胃内容物反流入食管的压力,而在食管裂孔疝时,其食管下端括约肌在胸腔内,周围是负压,易出现反流。新生儿胃食管角较大(正常为30°~50°);横膈肌脚钳夹作用减弱;膈食管韧带和食管下段黏膜瓣解剖结构发生器质性或功能性病变等均可破坏食管下端括约肌正常的抗反流功能。早产儿食管短而狭窄,导致食管下端括约肌轻微移位,使抗反流屏障功能下降。此外,存在食管裂孔疝的患儿因食管下端括约肌在

胸腔内,食管内处于负压也易发生反流。食管下端括约肌发育不良是导致早产儿GER的主要原因。

(3)一过性食管下端括约肌松弛:一过性食管下括约肌松弛(transient lower esophageal sphincter relaxation,TLESR)是指与吞咽过程无关的短时间食管下端括约肌松弛,是造成生理性和病理性反流的重要因素。而胃扩张是造成TLESR的最关键原因。出生后2周内的新生儿LESP较低(<0.33kPa),至少到出生后6周才达成人水平(0.75kPa)。早产儿胃食管功能需2~3个月才能较成熟,才能建立起有效的防止反流的屏障。

2. 食管廓清能力降低 正常食管蠕动分为原发性和继发性2类。前者由咽下动作引起,始于咽食管连接处,蠕动波可产生一定压力,推动食团向下移动,上段食管蠕动快于下段。后者始于食管上括约肌(upper esophageal sphincter,UES)以下部分,可排出食管内原发性蠕动波未排尽的食物。正常情况下,食管的蠕动、唾液的冲洗和对酸的中和作用、食物的重力和食管黏膜下分泌的碳酸氢盐等构成了食管廓清能力,对反流物进行清除,以缩短反流物和食管黏膜的接触时间。当食管蠕动波振幅减弱、消失或出现病理性蠕动时,食管通过蠕动清除反流物的能力下降,延长了反流的有害物质在食管内的停留时间,增加了对黏膜的损伤,食管廓清能力降低,胃内容物可由逆蠕动波继续向上反流溢出,促进GER的发生。早产儿食管廓清能力降低可能与非蠕动波的食管运动增加有关。早产儿多呈仰卧位,

呕吐时胃内容物易进入气道,但咳嗽反射弱,不能及时将异物排出,并与胃内容物刺激喉部黏膜化学感受器有关,从而导致食管腔内反流的无效清除。

3. 食管黏膜的屏障功能破坏 屏障作用由黏液层、细胞内的缓冲液、细胞代谢及血液供应构成。反流物中的某些成分,主要是胃酸、胃蛋白酶,其次为十二指肠反流入胃的胆盐和胰酶,使食管黏膜屏障功能受损,黏膜抵抗力减弱,引起食管黏膜炎症。

4. 胃十二指肠功能失常

(1)胃排空功能减弱:使胃内容物和压力增加,当胃内压增高超过 LESP 时可诱发食管下端括约肌开放。胃容量增加又导致胃扩张,致使贲门食管端缩短,使抗反流屏障功能减弱。早产儿胃肠道的运动神经功能尚不完善,胃部肌肉可出现异常活动,均可使胃出现逆向蠕动而致反流。

(2)胃内高分泌状态:如 Zollinger-Ellison 综合征,胃内分泌量增加,酸度也增高,引起的食管黏膜损伤重,疗效差。

(3)十二指肠病变:使幽门括约肌关闭不全,导致 GER。由于酸性胃液反流,食管长期处于酸性环境,食管黏膜是鳞状上皮组织,对胃酸和胃消化酶缺乏抵抗力,可发生食管炎、食管溃疡和食管狭窄。反流物吸入气管甚至肺内,可引起反复发作的支气管炎、肺炎、肺不张;也可引起窒息,甚至猝死综合征。

5. 胃肠激素的影响 GER 与胃肠道激素水平关系密切,早产儿 GER 的严重程度与血清和胃液中的表皮生长因子(epidermal growth factor,

EGF)含量有关。胃泌素、胃动素、胆囊收缩素、P 物质、胰多肽、血管紧张素、脑啡肽等可使 LESP 增高,而血管活性肠肽、促胰液素、β 受体激动剂、肾上腺素受体拮抗剂、抗胆碱能制剂、多巴胺受体激动剂、钙通道阻滞剂、茶碱、一氧化氮、抑胃肽、前列腺素及巧克力、烟碱、咖啡、高脂食物、酒精等可使 LESP 降低,引起 GER。

四、临床表现

生理性反流仅出现于喂乳后的短时间内,如频发或持续时间长,且伴有一系列严重症状需要医学治疗,或者有相关并发症时,应考虑 GERD。病理性 GER 常并发频繁呕吐、吸入性肺炎、易激惹、生长发育迟缓或呼吸道症状加重。

1. 呕吐 是最常见的症状,可见于 90% 上的患儿。出生后第 1 周即可出现,表现为溢乳、轻度呕吐或喷射性呕吐,呕吐较顽固。

2. 易激惹 GER 偶尔会引起食管炎、食管狭窄或 Barrett 食管。易激惹可能是因为反流时疼痛而导致的。

3. 生长迟缓 80% 的患儿可出现喂养困难、体重不增、营养不良,体重常在第 10 百分位数以下。

4. 贫血 频繁的胃酸反流可导致食管炎,使食管发生糜烂或溃疡,可出现呕血及便血,导致缺铁性贫血,发生率约为 28%。

5. 并发症 呕吐物被吸入,可致肺部并发症,表现为窒息、呼吸暂停、发绀,可突然死亡或引起呛咳、夜间痉咳,导致反复发作性气管炎、吸入性肺炎、肺不张等。有的患儿呕吐并不严重,仅表现为夜咳等肺部症状。GER 治愈后,肺部症状随之消失。

6. Sandifer 综合征 病理性 GER 患儿呈现类似斜颈、仰头、躯体后弓的一种特殊"公鸡头样"的姿势,为一种保护性机制,以期保持气道通畅或减轻酸反流所致的疼痛,可同时伴有杵状指、蛋白丢失性肠病及贫血等。

五、辅助检查和诊断

GER 临床表现复杂且缺乏特异性,仅凭临床症状难以区分生理性和病理性 GER。目前依靠任何一项辅助检查均很难确诊,必须采用综合诊断技术。凡临床发现有不明原因的反复呕吐、咽下困难、反复发作的呼吸道感染、生长发育迟缓、营养不良、贫血、反复出现窒息、呼吸暂停等症状时,应考虑到 GER 存在的可能性,必须针对不同情况,选择必要的辅助检查以明确诊断。

1. 胃食管造影 方法简便易行,诊断阳性率在 75% 左右。可以观察食管形态、食管动力改变、胃食管区解剖形态及判断有无合并症存在,并对食管裂孔疝、食管蹼、食管狭窄、肠旋转不良等疾病做出明确诊断。虽然受哭闹等因素影响,且存在放射性暴露,但目前临床上仍广泛采用。新生儿可用泛影葡胺 5~10ml 稀释后喂入,检查时头低位,腹部加压可提高检出阳性率。应观察 5 分钟,有 3 次以上反流才能明确诊断。反流到食管下端即有诊断意义,如达食管中段或上段则意义更大。Mecagey 将 GER 造影检查分为 5 级:1 级,反流至食管下端;2 级,反流至气管隆嵴平面以上,颈部食管以下;3 级,反流至颈部食管;4 级,贲门完全松弛,反流至颈部食管;5 级,反流合并气管或肺吸入。缺点为不能区别是有意义还是无意义的临床反流,也不能诊断酸性或非酸性反流。检出阳性率为 25%~80%。假阴性占 14%,假阳性占 31%,故可作为初筛检查。

2. 食管下端 24 小时 pH 值监测加阻抗检测 24 小时连续监测食管下端 pH 值可反映 GER 的发生频率、时间、反流物在食管内停留的状况和反流与临床症状、体位、进食之间的关系,有助于区分生理性和病理性反流,其灵敏度和特异度为各种检查方法之首,是目前诊断的金标准。检查时将 pH 电极经鼻准确置于食管下端括约肌上缘以上 5cm 处。食管下端括约肌位置确定的方法有:①测压法;②pH 值梯度法;③透视法;④身高计算法,即食管下端括约肌中点距门齿距离为 0.226 × 身长(cm)+6.7cm,而食管下端括约肌中点距鼻孔距离为 0.252 × 身长(cm)+ 5cm。正常情况下,胃分泌酸 pH 值为 1.5~2.0,食管腔内 pH 值为 6.0~7.0。发生 GER 时,远端食管内 pH 值明显下降,新生儿采用 Boix-Ochoa 评分,主要有以下观察指标:①酸反流指数,为 pH 值<4 的时间百分比(时间 / 总监测时间);②24 小时内反流超过 5 分钟的次数及总次数;③最长反流时间;④反流与进食、体位、睡眠、活动及症状的关系;⑤症状指数,为 pH 值<4 的症状次数与总症状次数之比,并给予 Boix-Ochoa 综合评分。目前较公认的标准是 Boix-Ochoa 评分>11.99 为病理性反流。根据物质传导性不同,阻抗也有不同的原理,多通道腔内阻抗(multichannel intraluminal impedance,MII)技术得以发展,其可测定反流物中气体、液体的组成。食管腔内阻抗与 pH 值同步监测能区分反流成分及酸性或非酸性反流,还可确定反流的高度,也可用于监测食管的蠕动情况。特别是对经抑酸治疗后仍有症状的患儿,可评价是否仍存在反流,为进一步确诊或调整治疗方案提供依据。

3. 胃食管同位素闪烁扫描 用胶体硫酸锝(^{99m}TC)与牛乳混合喂入后做扫描检查,计算机采集图像和数据,可测出胃食管反流情况,并可观察食管廓清能力和胃排空功能,确定有无肺吸入。一次或一次以上食管下端有异常放射性核素浓聚,即为 GER 显像阳性,检出阳性率为59%~90%。30 分钟内反流 1~2 次为 1 级,3~4 次为 2 级,5 次以上为 3 级。若 90 分钟时胃内还检出 50%~70% 或以上的示踪物,说明有胃排空延迟,是进行幽门成形术的一个重要指征。食管下端有放射性核素浓聚,同时如肺内也有类似发现,证明呼吸道症状与 GER 有关。

4. 超声检查 1984 年 Naik 首先报道超声检查,此为无损伤性检查,较实用。超声检查可见食管下端充盈,胃与食管间有液体来回流动;可检测食管腹腔段的长度、黏膜纹理状况、食管黏膜抗反流作用;同时可探查有无食管裂孔疝,灵敏度达 95%,特异度 58%。观察指标包括食管下端括约肌的开放、胃内容物向食管远端移动、消除反流物的情况、食管下端括约肌的关闭、腹内食管的长度、反流持续时间及胃食管角。20 分钟内未见发作或一次发作时间<2 分钟为阴性。

5. 食管胆汁反流 24 小时监测 食管胆红素光吸收值(Abs)≥0.14 提示有胆汁反流,是诊断十二指肠胃食管反流的客观证据。

6. 其他 食管内镜检查、食管压力测定不适用于新生儿,无线 pH 胶囊遥测尚未用于新生儿。

六、鉴别诊断

对于反复呕吐的患儿,要排除其他疾病,如先天性肥厚性幽门狭窄、幽门前瓣膜病、小肠梗阻等外科疾病以及幽门痉挛、贲门失弛缓症、感染、牛奶过敏、遗传代谢性疾病、颅内压增高、尿路感染等内科情况。

七、治疗

对于生理性 GER 和未合并严重并发症的GERD,通常无需进行药物干预。通过改变患儿的生活模式,如体位治疗、合理喂养,即可有效改善症状。常用药物有抑酸药和促胃动力药两大类。Nissen 胃底折叠术和胃固定术可作为大龄儿童药物治疗失败的一种选择方案,但目前在新生儿中仅适用于存在危及生命并发症的患儿(表 10-2)。

1. 改变体位 目前推荐在喂养后将患儿置于左侧位,约 0.5 小时后转至俯卧位,将头抬高30°,俯卧位可防止反流物的吸入,促进胃排空。

2. 合理喂养 单纯性反流是由胃扩张引起的,故减少单次喂养量通常可以减少反流的频率和程度。母乳喂养仍然是 GER 新生儿的首选喂养方式,需改进母乳喂养方法(如采用坐位哺乳、少量多次喂养等),同时注意母亲的饮食结构。人工喂养可改变配方奶种类,少量多餐,延长喂养时间等。重症者采用鼻十二指肠管鼻饲。

表 10-2　早产儿胃食管反流防治建议

防治		干预方式			不良反应
预防	体位	喂养后置于左侧卧位,约 0.5 小时后转俯卧,头抬高 30°			可能增加猝死风险
	喂养	首选母乳喂养,改进母乳喂养方式(采用坐位哺乳,少量多餐喂养)			少量多餐喂养可能影响母乳营养成分
		增加食物稠厚程度(添加黄原胶、淀粉或米糊)			增加坏死性小肠结肠炎发生率
治疗(仅用于预防干预无效的中、重度反流)	药物	抑酸/抗酸药	H_2 受体拮抗剂	雷尼替丁、法莫替丁	增加感染、坏死性小肠结肠炎发生率
			质子泵抑制剂	奥美拉唑	与 H_2 受体拮抗剂类似
			其他抗酸药	镁盐、铝盐碳酸钙	骨质发育不良、小细胞性贫血和神经功能损伤
		胃黏膜保护剂	海藻酸钠		可能引起高钠血症、胃石形成
		促胃动力药	红霉素		菌群紊乱、肥厚性幽门狭窄、心律失常
			多潘立酮		心律失常、神经系统副作用
			甲氧氯普胺		神经系统副作用
	手术治疗	Nissen 胃底折叠术			新生儿耐受性差、缺乏远期疗效评估,应慎重考虑

3. 药物治疗　仅适用于经以上干预无效的中、重度 GERD 早产儿,常用药物有抑酸药和促动力药两大类。两类药物都有不良反应。因此,应慎重选择药物治疗。

(1)抑酸药:①H_2 受体拮抗剂(H_2 receptor antagonist,H_2RA)通过阻断胃壁细胞的组胺 H_2 受体抑制胃酸分泌。H_2RA 包括雷尼替丁、西咪替丁(cimitidine)、法莫替丁(famotidine)及尼扎替丁,可有效治疗反流性食管炎。西咪替丁每次 3~5mg/kg,日服 2~4 次;法莫替丁每次 1~2mg/kg,日服 2 次。目前推荐的是雷尼替丁每次 3~4mg/kg,日服 2 次,但雷尼替丁一般在治疗开始后的 6 周内迅速产生耐药性,疗效下降。早产儿应用雷尼替丁可增加晚发型败血症和新生儿 NEC 的发生风险,故不建议长期使用。②质子泵抑制

剂(proton pump inhibitor,PPI)作用于胃壁细胞胃酸分泌的关键酶 H^+-K^+-ATP 酶(又称质子泵),使其不可逆性失活而产生强大的抑酸作用。与 H_2RA 相比,PPI 除了可有效抑制基础胃酸分泌,还可抑制餐后胃酸分泌,并较长时间维持胃内 pH 值>4,因此抑酸作用比 H_2RA 更强、更持久。此外,长期使用 PPI 不易引起耐药。常用药有奥美拉唑(omeprazole),推荐剂量为 0.6~0.8mg/(kg·d);艾司奥美拉唑(esomeprazole),推荐剂量为 0.5~1.0mg/(kg·d),每天服用 1 次,1 个疗程为 4 周。虽然 PPI 在大龄儿童和成人中抑酸作用明确,但目前在新生儿和婴儿中的研究较少。PPI 与 H_2RA 一样抑制了胃酸分泌,影响肠道内细菌定植,可能增加早产儿 NEC 的发生风险。此外,PPI 可降低胃黏膜表面黏度、减少胃肠

蠕动、延缓胃排空,可能有利于病原体的生长,导致肠道菌群的破坏,故不建议早产儿 GER/GERD 常规使用抑酸剂。

(2)抗酸药:包括弱碱性的镁盐或铝盐及碳酸钙,在缓解新生儿 GERD 症状方面的效果并不明确。此外,使用含铝制剂可能增加新生儿体内的铝含量,从而导致其骨质发育不良、小细胞性贫血和神经损伤。故不推荐这类抗酸药长期用于新生儿及婴儿 GERD 的治疗。

(3)促胃动力药:促胃动力药则可以从增加 LESP、促进食管蠕动和加速胃排空方面用于治疗 GERD。常用药物包括红霉素、多潘立酮等。但各类促动力药对新生儿 GERD 的疗效并不确切,且均存在不同程度的不良反应,故选择时仍需慎重。

1)红霉素及其衍生物:为非肽类胃动素受体激动剂,能增加食管下端括约肌张力,胃底及胃窦强烈收缩,增加小肠收缩,促进胃排空及肠蠕动,减少胃内容物反流。研究表明,小剂量红霉素[一般为 3~5mg/(kg·d),分 3 次服用,疗程 3~7 天]防治早产儿 GER 是安全有效的,且不良反应少。但由于红霉素主要通过肝脏代谢,故可引起肝脏损害,此外,红霉素是抗生素,长期使用可引起肠道菌群失调及增加细菌耐药性。还有报道指出,出生后早期(尤其是出生 14 天内的新生儿)使用红霉素及其他大环内酯类药物有增加肥厚性幽门梗阻的潜在风险。

2)多潘立酮:广泛应用于儿科临床,是多巴胺 D_2 受体的竞争性拮抗剂,可改善胃排空、减少呕吐、增强食管下端括约肌,从而缓解 GER 及减轻 GER 的临床表现。建议每次 0.3mg/kg,喂奶前 30 分钟服,每日 2~3 次,连续应用 7~10 天。但由于多潘立酮易在新生儿尤其是早产儿中引起室性心律失常等风险,故鉴于其安全性,不推荐用于早产儿 GER 的常规治疗。

(4)胃黏膜保护剂:GER 时胃酸对食管黏膜产生刺激,有些药物可通过直接中和胃酸保护黏膜,如海藻酸钠,有报道其应用于治疗早产儿 GERD,可改善 GER 早产儿的临床表现,通过 pH 阻抗检测发现其有效减少了酸性反流的次数、食管酸的暴露量及到达近端食管的量。但由于钠含量相对较高,可能导致早产儿高钠血症,也有报道含海藻酸钠与胃石形成有关,故应用海藻酸钠治疗早产儿 GER 的安全性有待进一步证实。

4. 手术治疗 GER 需行手术治疗的患儿仅占全部患儿的 5%~10%。保守治疗 6 周无效,有严重并发症(消化道出血、营养不良、生长迟缓)的严重食管炎或缩窄形成,有反复呼吸道并发症等,为手术指征。常用的抗反流手术为 Nissen 胃底折叠术,可加强食管下端括约肌功能。95% 的患儿术后症状消失,体重增加,肺部症状改善,病死率为 0.6%。但新生儿耐受性较差,且缺乏远期疗效评估,手术治疗在新生儿期应慎重选择。有食管狭窄者应先扩张再行胃底折叠术,手术并发症发生率为 5%(复发、胃管连接部狭窄、胀气综合征等)。随着腹腔镜的广泛应用,腹腔镜下胃底折叠术逐渐替代腹腔开放性胃底折叠术。手术方法由原来的食管下端 360° 全包裹改为 180° 半包裹,对胃排空延迟者,同时在腹腔镜下行幽门成形术。术前准确的评估和手术技巧是抗反流手术成功的关键。

小结：早产儿胃食管反流防治建议

1. 预防早产儿 GER 首选母乳喂养，结合正确的喂养方式、体位护理，包括坐位哺乳，少量多餐喂养，喂养后置于左侧卧位约 0.5 小时后转俯卧，并将头抬高 30°。

2. 药物仅用于明确 GER 情况下的治疗，包括 H_2 受体拮抗剂（如雷尼替丁、法莫替丁）、质子泵抑制剂（如奥美拉唑）和促胃动力药物。

3. 仅在 GER 有严重并发症时考虑外科手术治疗。

（许丽萍）

第三节　早产儿胃潴留

早产儿胃潴留是指早产儿不能消化胃内容物、胃残余量（gastric residual volume，GRV）增加的一种表现。早产儿胃潴留非常常见，常被用作确定是否提前、推迟或停止喂养的标准。

胎龄<34 周的早产儿由于吸吮、吞咽和呼吸的协调能力较差，常同时伴有呼吸窘迫，经口喂养有发生误吸的危险，因此常采用管饲喂养。接受经鼻或者经口胃管进行肠内营养喂养时，每次喂养前需要进行胃潴留的回抽和评估，作为推断喂养不耐受的指标或是新生儿 NEC 的早期症状，也为下一次的喂养提供指导。

但是目前这项护理常规缺乏严格的循证依据，而且在胃潴留的评估和处理上也缺乏共识，如通过回抽胃液来确定胃管位置的方法是否准确、是否每次喂养前都应该进行回抽、抽出来的潴留液是应该还入胃内还是丢弃、如何根据胃潴留的量和性质确定其是否具有临床意义等，临床医生和护士大多根据自己的临床经验判断，往往造成不必要的肠内营养停止，延长肠外营养的时间，而回抽出来的潴留液若被丢弃，将会丢失大量的营养物质、胃酸、消化酶和电解质，造成胃肠发育和蠕动功能受阻。而这些对于早产儿来说可能会增加发生晚发型败血症和宫外发育迟缓的风险。

病例应用

病史摘要： 患儿，男，以"胎龄 28^{+3} 周，生后气促 20 分钟"为主诉入科。本院顺娩，分娩前因胎膜早破保胎 3 天，地塞米松 1 个疗程。出生体重 1 150g，羊水清，1 分钟、5 分钟、10 分钟 Apgar 评分分别为 8 分、9 分、9 分。生后哭声尚可，呼吸稍促，口吐泡沫，立即给予保暖、清理气道分泌物等处理，肤色转红润，仍呼吸较促，经复苏后 T 组合复苏器转运暖箱转运至 NICU。

住院经过：经检查患儿诊断为"新生儿肺炎，早产儿、极低出生体重儿、适于胎龄儿"。入科后行 nCPAP 辅助呼吸、保温、抗感染及营养支持等处理。

营养策略：出生后 3 小时开奶，母乳喂养，10～20ml/kg 鼻饲喂养，患儿反复出现呕吐、腹胀，胃管回抽残奶量反复大于 50%。给予非营养性吸吮、口腔按摩和腹部按摩促进肠蠕动，并在喂养后将患儿置于左侧位，约 0.5 小时后转至俯卧位，将头抬高 30°，促进胃排空。10 天后患儿喂养逐步耐受，胃潴留量减少，每日增加奶量 20ml/kg。每天监测腹围、肠鸣音，当母乳喂养量达到 80ml/（kg·d）时开始添加母乳强化剂。出生后 28 天达全肠内营养。

一、病因和危险因素

1. 早产儿生理特点 早产儿胃窦和十二指肠动力不成熟，两者之间缺乏协调的活动，导致胃排空延迟，早产儿胃排空时间为 60~90 分钟。胎龄<31 周的早产儿小肠呈低幅而无规律的收缩，几乎没有推进性活动，随着胎龄的成熟，蠕动的频率、振幅和时间逐渐增加，并能向下移行，足月时出现清晰可辨的移行性复合运动，因此在早产儿中较易出现腹胀、胃潴留等喂养不耐受的体征。早产儿胃潴留可持续存在，出生体重越低，持续时间越长。

2. 疾病因素 许多疾病会影响早产儿的胃潴留量。如低氧血症会降低胃肠道的血液供应和组织氧气供应，导致胃排空速率降低，胃潴留量增多。其他一些疾病，包括 NEC、动脉导管未闭（patent ductus arteriosus，PDA）、严重低血压、败血症及急性呼吸窘迫综合征等，都可以造成胃排空速率降低，胃潴留量增加。但是目前并没有针对这些特定疾病的胃潴留的处理方案。

3. 药物因素 许多药物会影响早产儿胃潴留的发生。如扩瞳剂或早产儿视网膜病变（retinopathy of prematurity，ROP）筛查时使用的药物都可以通过抑制十二指肠的运动而延缓胃排空。茶碱类药物会作用于腺苷-磷酸循环，促进钙的聚集和钾引导的去极化，从而延缓胃排空，因此也是造成胃潴留的高危因素。

4. 肠内营养

（1）肠内营养开始的时间：早期肠内微量喂养有利于促进胃动力成熟，提高胃排空率，缩短达到全量肠内喂养的时间。早期肠内微量喂养不是利用其营养作用，而是生物学作用，早期肠内微量喂养时肠道神经系统接受了来自肠黏膜受体的信息并刺激胃肠激素的释放，从而促进了胃肠道动力的成熟。

（2）肠内营养的方式：常见的喂养方式有间歇喂养和持续喂养两种。与间歇喂养相比，持续喂养能够提高十二指肠的运动反应性，加速胃排空。也有研究者认为对于肠道相对健康的早产儿来说，间歇喂养模拟正常的喂养模式并促进肠道激素的周期性释放，是更符合生理的喂养方式。目前并没有足够的证据来断定两种喂养方式的优劣，最终选择何种喂养方式，取决于对新生儿一般状况及胃肠耐受力等的判断。

（3）肠内营养液的选择：与配方奶相比，母乳能够促进胃排空，减少喂养不耐受的发生。在不能获得亲母母乳时，捐赠人乳与配方奶相比，可明显减少喂养不耐受的发生率。使用母乳添加剂不会导致胃排空速率降低，不会使胃潴留增加。

二、胃潴留与喂养不耐受的关系

喂养不耐受是根据胃潴留量、颜色，以及腹胀、呕吐、血便、呼吸暂停及心动过速等临床表现界定的，胃潴留是其中的重要指标，但是关于胃潴留的量尚存在争议。2015年加拿大早产儿喂养指南建议，不同体重早产儿胃残余量的可允许范围分别为 1 000g 早产儿 5ml，建议以 5ml/kg 作为早产儿最大胃残余量的截点，如果胃残余量大于截点，需考虑回注胃潴留物并禁食一餐或减慢喂养速度。虽然关于胃潴留量的多少，不同学者有不同的界定标准，但是目前临床上认为胃潴留量的增多是诊断喂养不耐受的重要指标。

三、胃潴留与 NEC 的关系

NEC 是新生儿期最常见的严重胃肠道急症，多见于 VLBW 儿。肠道喂养是 NEC 防治的临床控制因素之一。胃潴留是界定肠道喂养不耐受的重要指标，同时亦作为 NEC 临床分期的标准之一，然而胃潴留与 NEC 发生之间的相关性尚不清楚。

不少研究认为，胃潴留量的增多是发生 NEC 的早期指征，通过病例对照研究探讨胃潴留与 NEC 发生的关系，结果显示 NEC 组胃潴留最大量显著高于对照组，但是也有研究认为胃潴留量的增多并不能完全作为 NEC 的重要早期指征，而且具体潴留量各不相同。

胃潴留液的颜色也被认为是 NEC 的指征之一。有研究指出，血性潴留液可以预测 NEC 的发生，但是胆汁颜色的潴留液与 NEC 并没有直接联系。如果没有其他临床症状，<3ml 的绿色胃潴留液也不代表 NEC 的发生率增加。对于 VLBW 儿来说，胃潴留量<5ml/kg 可以视为正常。然而在临床上经常会因为黄色或者轻微绿色的胃潴留液而停止肠内营养，从而延缓了全肠外营养的进程。但需要注意的是，胆汁性的潴留液或呕吐液可能与肠扭转、肠梗阻有关。

四、胃潴留对喂养进程的影响

关于胃潴留管理的另外一个争议就是是否能够根据胃潴留的量来决定下一餐肠内喂养的速度和进程。有学者认为胃潴留量>5ml/kg 才有临床意义，如果没有其他临床指征，绿色的胃潴留液不能代表喂养不耐受，也不能推迟给予肠内营养的进程。也有研究认为，喂养的结局与胃潴留量没有关系，不能将胃潴留量作为预测早产儿肠内营养进程的指标。虽然临床上通过胃液的抽吸来测定胃潴留量，但是其实并没有科学依据。准确的胃潴留量与体位、胃管尖端在胃内的位置、胃管的大小都有关系，同时胃潴留量可能被低估 25%，而且与成人相比，由于新生儿胃容量比较小,这种变异就更加明显。

五、胃潴留的基本处理

1. 胃内容物回抽 在鼻饲患儿每次喂养前进行胃内容物的回抽,目的之一是确认胃管在胃内,另一个目的是通过胃潴留量来评估患儿的喂养耐受情况,为下一次喂养提供相应的指导。但是有研究指出,进行胃内容物的回抽不能作为确认胃管位置的唯一方法,仅仅是在其他方法的基础上多增加一重保险而已。同时目前的这种护理常规仅仅是建立在传统的基础上,缺乏科学的证据支持,还可能造成不良后果。当进行胃内容物的抽吸时,抽吸会使胃管的尖端与胃黏膜之间形成负压,对于早产儿来说,每次喂养前都进行回抽很有可能损伤早产儿脆弱的胃黏膜。国外学者做的一项前后对照研究发现,不进行胃内容物的抽吸能够增加每天的喂养量,减少喂养不耐受的发生。根据目前的临床经验和可及的证据,对于 VLBW 儿来说应该尽早开始肠内营养,提倡母乳喂养,建立科学的加奶速率,每 2~3 小时评估患儿喂养不耐受情况或者 NEC 风险,但是不能仅仅依靠胃潴留量,应该结合腹胀、呕吐等其他症状进行评估。

2. 胃潴留液的即时处理 胃潴留液回抽之后应该还入胃内还是应该丢弃,也是胃潴留临床护理中面临的问题。有研究认为,抽吸出来的胃内容物含有营养物质、胃酸和酶,能够帮助促进肠道的运动和成熟,如果丢掉会影响胃排空和胃肠系统的成熟。临床上对于胃潴留液应该还入还是丢弃尚没有统一的标准,但需要注意新生儿胃潴留液中含有胃酸、酶以及一些营养物质,应该根据临床情况做出决定。

六、胃潴留的治疗

早产儿胃潴留防治建议见表 10-3。

1. 非营养性吸吮 非营养性吸吮是指通过刺激口咽部迷走神经兴奋和成熟的吸吮行为,可激发酶和激素(脂肪酶、胃泌素、胰岛素等)分泌,促进胃肠道运动及黏膜成熟。研究证实,非营养性吸吮可以促进胃动力及刺激胃泌素分泌,以及降低生长抑素分泌,从而改善胃潴留情况,减少早产儿的住院日。

表 10-3 早产儿胃潴留防治建议

治疗方法			基本原理
非营养性吸吮			刺激迷走神经,促进胃动力及刺激胃泌素分泌,降低生长抑素分泌
体位护理			新生儿胃底发育差,胃体呈水平位,各肌层收缩功能差,胃容量小,早产儿发育更不完善,通过体位可减少食物胃内滞留
刺激排便			减轻肠道内压力,促进吸吮反射
药物治疗	促胃动力药	多潘立酮	阻断多巴胺对胃肠道平滑肌的抑制作用
		西沙必利	副作用明显,新生儿已禁用
		红霉素	促进食管收缩,增加食管括约肌压力,发挥胃收缩蠕动功能;小剂量产生轻度收缩,大剂量产生强有力收缩,多选用小剂量

2. 体位护理 新生儿胃底发育差,胃体呈水平位,且各肌层收缩功能差,胃容量小,特别是早产儿的机体发育更是未完善,生理特性导致了早产儿更易引起胃食管反流及胃潴留。通过调整早产儿体位可以减轻胃食管反流症状,减少胃潴留量。

3. 刺激排便 早产儿的小肠蠕动推进功能较弱,胎便排出较足月儿迟缓,易引起腹胀,增加胃残余量,所以刺激其排出胎粪可减轻肠道内压力、降低胃潴留的概率。有临床研究表明,刺激胎粪的排出还可促使新生儿吸吮反射明显增强,胃残余量可有不同程度的减少。

4. 药物治疗

(1) 促胃动力药:多潘立酮是一种长效的多巴胺受体拮抗剂,与胃肠道多巴胺受体有较强的亲和力,阻断了多巴胺对胃肠道平滑肌的抑制作用,从而促进胃排空。但因目前该药用于早产儿属于超说明书用药,其安全性和有效性还需大样本、高质量的证据支持,需慎重使用。西沙必利是一种全胃肠促动力剂,通过选择性作用于胃肠肌肉、神经丛,促进乙酰胆碱的生理性释放,提高食管下端括约肌张力,促进食管及胃的蠕动,从而增加胃排空,但西沙必利会引起的严重心血管不良反应,如心电图异常、QT 间期延长和扭转性室性心动过速,特别是与抑制代谢的药物同时应用时更易出现,已被禁用。

(2) 大环内酯类抗生素:红霉素是一种胃动素激动剂,胃动素由小肠的 M 细胞分泌,具有强烈的刺激上消化道机械运动的作用。红霉素可产生拟胃动素作用,通过结合胃动素受体促进食管收缩,增加食管下端括约肌和促进胃收缩蠕动来达到促胃动力的作用。红霉素剂量的大小对胃产生的治疗效果是不一样的,研究认为小剂量红霉素能激活胆碱能神经元的胃动素受体而产生轻度收缩作用,大剂量红霉素则激活低亲和性胃动素受体,产生强有力的收缩。使用小剂量红霉素治疗早产儿胃潴留较为常用,需要掌握合适的剂量和合理的疗程。

(3) 益生菌:可直接补充早产儿肠道内的生理菌群,这些生理菌群含有多种酶,能水解蛋白,分解碳水化合物,使脂肪溶化,溶解纤维素,从而促进食物的消化、吸收和利用;在代谢过程中还产生大量有机酸,刺激肠蠕动和促进胃排空,但是考虑到益生菌的安全性,并不推荐常规预防使用,需大样本量的随机双盲对照研究进一步证实其有效性和安全性。

🍼 小结:早产儿胃潴留防治建议

1. 早产儿胃潴留应结合呕吐、腹胀、是否有消化道畸形的可能等情况综合评估。

2. 早产儿胃潴留的防治主要采用非药物方法,包括非营养性吸吮,尽早开始并维持早期微量喂养,喂养后 1 小时将体位调整至右侧卧位或俯卧位,刺激排便。

3. 早产儿胃潴留的药物治疗可选择短期应用多潘立酮、小剂量红霉素、益生菌。

(许丽萍)

第四节 早产儿肠道过敏

早产儿肠道过敏是指机体对食物蛋白产生的由免疫机制介导的不良反应,是由于食物中的某些蛋白质分子在肠道中未经充分消化、裂解,进入肠黏膜组织引起的免疫反应。主要为牛奶蛋白过敏(cow's milk protein allergy,CMPA)。牛奶中含有的 5 种蛋白质以 β- 乳球蛋白抗原性最强,应用免疫生化法对本病患儿血清中各种抗牛奶蛋白沉淀素(IgG、IgA 或 IgE)检测,以 β- 乳球蛋白抗体的检出率最高,可达 82%,其他依次为酪蛋白抗体、α- 乳球蛋白抗体、牛血清球蛋白抗体和牛血清白蛋白抗体,多可检出 2 种或多种抗体同时存在。本病的免疫病理机制包括Ⅰ型、Ⅲ型及Ⅳ型变态反应。

早产儿由于其免疫机制尚不成熟等因素,肠道过敏的发生率相对较低,症状不典型,临床医师对此疾病的表现认识不足,常延误诊断,且易与早产儿 NEC、感染性腹泻、败血症等混淆,造成过度禁食、抗生素滥用,甚至接受不必要的外科手术等,导致住院时间延长,影响早产儿生长发育和预后。

一、流行病学

1. 发病率 目前针对足月儿新生儿期及早产儿纠正胎龄 1 个月内 CMPA 发病率的研究较少,且报道的发生率差别较大。Morita 等报道在 NICU 的 2 116 例新生儿中,CMPA 发生率约为 1.98%;一项多中心研究显示 69 796 例住院新生儿中,CMPA 发生率为 0.21%。

2. 性别 研究显示无论足月儿还是早产儿,男性新生儿 CMPA 发生率高于女性。Morita 等的研究显示诊断 CMPA 的足月儿和早产儿中 58.3% 为男性。国内资料也显示 CMPA 早产儿中以男性居多。

3. 家族史 研究显示与其他过敏性疾病相似,多数 CMPA 新生儿病例的父亲或母亲有过敏性疾病家族史。在 Morita 等的研究中,12 例 CMPA 足月儿中 10 例有父亲或母亲的过敏性疾病家族史,12 例早产儿中 8 例有此病史。

二、临床表现

1. 起病时间 研究显示早产儿 CMPA 平均或中位起病时间在出生后 3~4 周,足月儿起病时间约为 1~2 周,早产儿起病时间晚于足月儿,且胎龄越小,起病时间可能越晚,ELBW 儿起病时间明显晚于低出生体重(low birth weight,LBW)儿或正常出生体重儿。早产儿 CMPA 起病之所以晚于足月儿,可能是由于早产儿免疫系统发育不成熟,食物过敏反应发生的重要环节之一是肠道淋巴细胞被食物蛋白激活,从而产生相应的细胞因子诱发过敏症状,胎龄<32 周的早产儿免疫功能更不完善,不易表现出过敏症状。

2. 症状 CMPA 依据免疫机制不同可分

为 IgE 介导、非 IgE 介导和 IgE/非 IgE 混合介导,不同机制介导的临床症状不同。由于早产儿 CMPA 症状多样化以及肠镜等检查技术的限制,目前报道的很多早产儿 CMPA 病例尚不能归类为某一确切的发生机制。

3. 主要表现 分为以下三种类型。

(1)食物蛋白诱导的结直肠炎(food protein-induced-proctocolitis,FIP):是非 IgE 诱导的食物过敏相关胃肠道疾病的一种,与 FIP 相关的食物变应原有豆类、鱼、鸡蛋、小麦。消化系统表现为腹泻,粪便性状变化较多,有时为正常便,有时为黏液便、血便(从便中带有少量血丝到以较多血为主的大便),腹部触诊无阳性发现;全身表现为患儿一般状态不受影响,体重无减轻,可伴或不伴皮肤湿疹。需排除其他疾病如感染、NEC、肛裂、肠套叠、息肉及早发炎症性肠病等。

(2)食物蛋白诱导的小肠结肠炎综合征(food protein-induced enterocolitis syndrome,FPIES):是非 IgE 诱导的食物过敏相关胃肠道疾病中的一种,引起 FPIES 最常见的变应原是牛奶,除牛奶以外,常见变应原还有鸡蛋、大豆、南瓜、豆类蔬菜、燕麦、米、大麦、马铃薯、鱼、鸡、火鸡等。临床表现为腹泻(粪便呈水样或稀便,如病变累及结肠可出现血便)、呕吐。急性发作患儿,腹泻可出现在摄入食物后 2~6 小时,严重病例可出现脱水、低血压甚至休克。慢性发作患儿可表现为慢性腹泻、呕吐、易激惹、腹胀、吸收障碍、生长发育迟缓、低蛋白血症等。婴儿临床表现与食物蛋白诱导的肠病类似,但是因为 FPIES 病变涉及结肠和小肠两个部位,所以临床表现更严重。

(3)食物蛋白诱导的肠病(food protein-induced enteropathy,FPIE):发病部位主要在小肠,是非 IgE 介导的过敏反应。多数 FPIE 的变应原是牛奶蛋白,还有大豆、鸡蛋、鱼、鸡和米等。临床表现为呕吐、慢性腹泻。患儿还常出现吸收不良综合征表现,影响体重和身高,其中对前者影响更大。有些患儿伴脂肪泻和乳糖不耐受。回避变应原后,症状可以明显改善。有些患儿出现蛋白质丢失性肠病表现,如低蛋白血症、水肿等。

三、辅助检查

(一)非特异性检查

1. 嗜酸性粒细胞检测 Gordon 和 Clark 认为牛奶蛋白过敏可能是引起早产儿外周血嗜酸性粒细胞增加(>10%)的主要原因。但早产儿自身嗜酸性粒细胞比例呈动态变化,感染、支气管肺发育不良等疾病也可引起嗜酸性粒细胞增加,因此嗜酸性粒细胞增加与早产儿 CMPA 的关系还需要更多的研究证实。

2. 肠道菌群分析 尚处于研究阶段,尚无一致结论。目前的主要研究表明,CMPA 婴儿与健康婴儿肠道菌群存在显著差异,表现为菌种丰度降低、肠杆菌与类杆菌的丰度比例较高。不同的细菌种属代谢途径不同,影响肠道中代谢小分子如短链脂肪酸和生物胺的含量,从而影响人体的免疫功能。目前尚无早产儿的相关数据报道。

3. 消化道内镜检查 由于内镜检查具有侵入性,通常不对诊断较明确且治疗有效的婴儿进行内镜检查,在早产儿中应用更少。如果患儿在回避可疑食物后症状明显改善,不推荐行内镜检查。若症状控制不佳或诊断难以明确者需行内镜检查,组织学活检对诊断及随访有帮助。活检病理可表现为上皮内嗜酸性粒细胞明显增多、嗜酸性粒细胞脓肿形成;固有层细胞增多,被激活的固有层 CD4$^+$T 细胞和上皮间 CD8$^+$T 细胞增多,广泛嗜酸性粒细胞浸润,去极化;黏膜下层浅层见少许嗜酸性细胞,符合过敏性肠炎表现。

(二)特异性检查

1. 血清牛奶蛋白特异性 IgE 检测 血清牛奶蛋白特异性 IgE 检查(specific antibody immunoglobulin E,sIgE)对诊断 CMPA 尤其是 IgE 机制介导的 CMPA 具有一定的价值。国内对于牛奶蛋白 sIgE 诊断界值的相关研究尚少。Miyazawa 等对 98 例 CMPA 新生儿进行了牛奶蛋白 sIgE 检测,25 例(26%)sIgE 大于 0.7KU/L(2 级),29 例(30%)大于 0.35KU/L(1 级)。Morita 等的研究分别检测了 12 例 CMPA 足月儿和 11 例 CMPA 早产儿的牛奶蛋白 sIgE,17%(2/12)足月儿大于 2 级,9%(1/11)早产儿大于 2 级。脐血 IgE 水平升高且合并过敏家族史时对婴儿发生过敏性疾病具有一定的预测价值。变应原组分诊断是目前变应原检测的发展热点,重组或纯化的牛奶变应原组分 sIgE 检测可更精确地诊断 CMPA 及预测其进程,但尚未尝试在早产儿中应用。

2. 皮肤点刺试验 皮肤点刺试验(skin prick test,SPT)对诊断 IgE 介导的 CMPA 亦具有重要作用。通常 SPT 的阳性标准为较阴性对照组风团直径增加 3mm 以上。但因其对局部皮肤有创,在早产儿中很少应用。

3. 特应性斑贴试验 特应性斑贴试验(atopy patch test,APT)对非 IgE 介导的过敏性疾病具有一定的诊断价值,在早产儿中阳性率较 sIgE 及 SPT 更高。

4. 诊断性回避试验 为疑诊 CMPA 时的初步筛查方法,根据可疑的过敏症状不同,回避时间为 3 天~4 周。

母乳喂养的患儿母亲避免食用牛奶及奶制品,避免使用牛乳来源的母乳强化剂,或在回避试验期间直接给予患儿氨基酸配方乳喂养。可疑的过敏症状通常在 48~96 小时内改善,2~4 周内消失。如试验中症状改善,应再行激发试验确诊。

5. 口服食物激发试验 诊断 CMPA 的"金标准"是进行双盲、安慰剂对照的口服食物激发试验(oral food challenge,OFC)。由于有风险,OFC 不适用于高度敏感的患儿。由于早产儿 CMPA 的症状可能非常严重,OFC 的应用需严格把握指征及密切监测。

四、诊断及鉴别诊断

1. CMPA 诊断 早产儿 CMPA 的诊断目前缺乏可靠的辅助检查方法,诊断 CMPA 主要依据症状,同时排除其他疾病,再经诊断性回避试验及 OFC 明确。

(1)详细收集病史及体格检查:准确可靠的饮食记录等病史资料有助于 CMPA 的诊断。针对 CMPA 应重点收集婴儿配方奶或牛奶摄入时间及摄入量与症状的相关性。对于疑似 CMPA 的母乳喂养婴儿,应记录产妇牛奶摄入时间、摄入量与哺乳婴儿症状的相关性。对疑似过敏的婴儿应进行全面、细致的体格检查。

(2)筛查试验：SPT 和 sIgE 均可筛查 IgE 介导的 CMPA。筛查结果阳性提示牛奶蛋白特异性 IgE 抗体的存在，即为致敏，但致敏不等同于过敏。由于免疫系统发育不完善，新生儿、婴儿筛查试验易出现假阴性。

(3)牛奶蛋白激发试验：OFC 是诊断食物过敏的"金标准"。针对牛奶蛋白过敏可进行牛奶蛋白开放性激发试验、单盲激发试验和双盲安慰剂对照激发试验。牛奶蛋白 OFC 的第一步是回避牛奶蛋白 2~4 周。配方乳喂养的婴儿以氨基酸配方乳喂养，母乳喂养婴儿的母亲严格回避牛奶以及鸡蛋、大豆等易过敏食物。在回避牛奶蛋白 2~4 周后，如婴儿症状无明显变化，则排除 CMPA，可恢复原配方乳喂养或继续母乳喂养；如果婴儿症状明显改善则进一步肯定 CMPA，应行牛奶蛋白激发试验以确定诊断。新生儿、婴幼儿可采用开放性牛奶蛋白激发试验确诊。

牛奶蛋白激发试验应从小剂量开始，先将 1 滴牛奶滴在婴儿嘴唇，逐渐增加到 0.5ml、1.0ml、3.0ml、10.0ml、30.0ml、50.0ml、100.0ml、200.0ml。一般每次增量的间隔时间为 20~30 分钟。激发过程中监测并记录相关症状，当激发试验诱发出症状，即可确诊为 CMPA。一般激发试验完成后需临床观察 2 小时，避免漏诊迟发型反应。激发试验 1 周及 2 周后应安排临床回访时间。

(4)内镜检查：若病史提示为非 IgE 介导的 CMPA，可采用消化道内镜检查来辅助诊断。

2. 鉴别诊断 早产儿 CMPA 需要与如下疾病进行鉴别，其中 NEC 对早产儿的危害性相对较大，因此，早产儿 CMPA 的鉴别诊断中首先需要排除 NEC。

(1)NEC：早产儿 CMPA 症状多样，且易与 NEC 混淆。一些最终诊断为 CMPA 的早产儿，在疾病初期症状类似于 NEC 并被给予抗感染及禁食治疗，这些 CMPA 的早产儿在重新喂养时引入牛奶蛋白则再次出现类似于 NEC 的症状，必须给予去除牛奶蛋白的饮食才能好转。一般而言，NEC 腹部的阳性体征较明显。

(2)感染性肠炎：细菌、病毒、真菌、寄生虫均可引起。患儿常表现为发热、腹泻，并常在短时间内出现脱水及酸中毒，可与 NEC、败血症等其他感染性疾病并发，常伴 C 反应蛋白的明显升高，病程初期粪便细菌培养或病毒分离阳性率较高。而早产儿 CMPA 病情进展相对缓和，C 反应蛋白一般正常，粪便培养或病毒分离检验为阴性。

(3)消化道畸形：常见可致便血的消化道畸形有肠重复畸形、肠憩室、肠息肉等。这些疾病的便血量常较大，常伴有消化道梗阻症状如反复胆汁样呕吐、肠鸣音亢进等，经腹部 X 线检查、消化道造影或腹部超声检查可发现异常。早产儿 CMPA 通常便血量较小，不易出现肠梗阻，腹部 X 线及腹部超声检查多正常。

(4)其他疾病：肛裂可表现为便血，但此类患儿常合并便秘，排便时及排便后哭闹，血附着于粪便表面，查体可见肛周皮肤黏膜损伤；CMPA 早产儿大便中排出的血液常与粪便相混，肛周皮肤黏膜完整。肠套叠典型表现为腹痛、呕吐、便血,查体可及腹部包块,经空气或钡剂灌肠X线检查可发现,超声检查可见"同心环"征;CMPA早产儿腹部常无包块,腹部X线及腹部超声检查多正常。维生素K缺乏、凝血功能异常引起的便血可结合全身出血表现或凝血功能检验与CMPA相鉴别。

五、治疗

1. 避免变应原　饮食中清除致病的变应原可减轻症状,保持肠道的完整性,预防变应原吸收与逆转体液和细胞免疫介导的异常反应。对于母乳喂养儿,母亲需回避牛奶及奶制品2~4周,其间可继续进行母乳喂养,如症状好转则在母亲避食下继续母乳喂养;如症状无好转可考虑直接采用深度水解蛋白配方乳(轻中度)或氨基酸配方乳(重度)。

对于配方乳喂养及混合喂养儿,直接更换深度水解蛋白配方乳(轻中度)或氨基酸配方乳(重

度)。因早产儿CMPA的症状经常较重,且可能发生循环衰竭、反应低下或NEC等严重后果,故当母乳喂养或混合喂养的早产儿诊断CMPA时,可以考虑直接更换为氨基酸配方乳,同时嘱患儿母亲回避牛奶及奶制品,2~4周后重新引入母乳,母亲依然需要回避牛奶及奶制品。

母乳喂养的早产儿因母乳中营养不足,常需添加母乳强化剂,但CMPA患儿需回避牛奶蛋白来源的母乳强化剂,以人乳来源的母乳强化剂替换牛乳来源的强化剂。因交叉抗原的存在,不建议应用其他动物来源的配方奶,也不推荐大豆基质配方奶。牛奶回避建议至少持续6个月(图10-1)。

2. 对症治疗　黏膜保护剂,处理相关临床症状。

六、预防

研究显示母乳喂养对过敏有保护作用。长

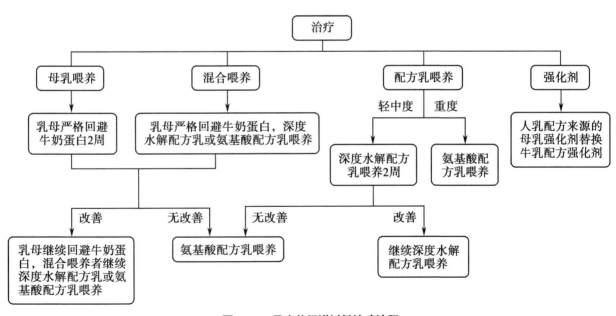

图 10-1　早产儿肠道过敏治疗流程

链多不饱和脂肪酸是母乳中的重要成分,母亲饮食中添加长链多不饱和脂肪酸可以减少早产儿过敏的发生。出生早期纯母乳喂养4~6个月,并持续母乳喂养,避免或减少牛奶或牛奶蛋白制品的暴露;对于不能纯母乳喂养的婴儿应采用有循证依据的适度水解蛋白配方乳喂养。不推荐采用大豆配方以及羊奶等其他动物乳预防CMPA(图10-2)。

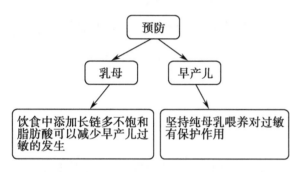

图10-2 早产儿肠道过敏预防流程

小结:早产儿肠道过敏防治建议

1. 母乳喂养是预防早产儿肠道过敏的最佳选择。

2. 早产儿肠道过敏多采用诊断性回避试验证实。

3. 对于母乳喂养儿出现肠道过敏症状且症状较轻时,母亲需采取严格的饮食回避(鱼、虾、蛋、奶)2~4周,期间可继续进行母乳喂养,如起始症状较重或母亲采取饮食回避后症状无好转可采用深度水解蛋白配方乳或氨基酸配方乳。

4. 对于配方乳喂养及混合喂养儿出现肠道过敏症状时,直接更换深度水解蛋白或氨基酸配方乳。

(许丽萍)

参考文献

1. 中国医师协会新生儿医师分会循证专业委员会. 早产儿喂养不耐受临床诊疗指南. 中国当代儿科杂志, 2020, 22 (10): 1047-1055.

2. QUIGLEY M, EMBLETON N D, MCGUIRE W. Formula versus donor breast milk for feeding preterm or low birth weight infants. Cochrane Database Syst Rev, 2018, 6 (6): CD002971.

3. 早产儿母乳强化剂使用专家共识工作组, 中华新生儿科杂志编辑委员会. 早产儿母乳强化剂使用专家共识. 中华新生儿科杂志, 2019, 34 (5): 321-328.

4. JANG H J, PARK J H, KIM C S, et al. Amino acid-based-formula in premature infants with feeding intolerance: comparison of fecal calprotectin level. Pediatr Gastroenterol Hepatol Nutr, 2018, 21 (3): 189-195.

5. OMAR O M, MASSOUD M N, GHAZAL H, et al. Effect of enteral erythropoietin on feeding-related complications in preterm newborns: a pilot randomized controlled study. Arab J Gastroenterol, 2020, 21 (1): 37-42.

6. LEE AS, LEE J S, HE Z, et al. Reflux-aspiration in chronic lung disease. Ann Am Thorac Soc, 2020, 17 (2): 155-164.

7. EICHENWALD E C, Committee on Fetus and Newborn. Diagnosis and management of gastroesophageal reflux in preterm infants. Pediatrics, 2018, 142 (1): e20181061.

8. EL-MAHDY M A, MANSOOR F A, JADCHERLA S R. Pharmacological management of gastroesophageal reflux disease in infants: current opinions. Curr Opin Pharmacol, 2017, 37: 112-117.

9. RYSAVY M A, WATKINS P L, COLAIZY T T, et al. Is routine evaluation of gastric residuals for premature infants safe or effective?. J Perinatology, 2020, 40 (3): 540-543.

10. KUMAR R K, SINGHAL A, VAIDYA U, et al. Optimizing nutrition in preterm low birth weight infants-consensus summary. Frontiers in Nutrition, 2017, 4: 20.

11. SCHANLER R J, GROH-WARGO S L, BRIDGET B R, et al. Improved outcomes in preterm infants fed a nonacidified liquid human milk fortifier: a prospective randomized clinical trial. J Pediatrics, 2018, 202: 31-37. e2.

12. HOGEWIND-SCHOONENBOOM J E, RÖVEKAMP-ABELS L, DE WIJS-MEIJLER D, et al. The effect of maternal milk on tolerance and growth in premature infants: a hypothesis-generating study. J Pediatr Gastroenterol Nutr, 2017, 64 (6): 971-974.

13. ATHALYE-JAPE G, NETTLETON M, LAI C T, et al. Composition of coloured gastric residuals in extremely preterm infants-a nested prospective observational study. Nutrients, 2020, 12 (9): 2585.

14. PARKER L A, WEAVER M, MURGAS TORRAZZA R J, et al. Effect of gastric residual evaluation on enteral intake in extremely preterm infants: a randomized clinical trial. JAMA Pediatr, 2019, 173 (6): 534-543.

15. ABIRAMALATHA T, THANIGAINATHAN S, BALAKRISHNAN U, et al. Re-feeding versus discarding gastric residuals to improve growth in preterm infants. Cochrane Database Syst Rev, 2019, 7 (7): CD012940.

16. BASUKI F, HADIATI D R, TURNER T, et al. Dilute versus full-strength formula in exclusively formula-fed preterm or low birth weight infants. Cochrane Database Syst Rev, 2019, 6 (6): CD007263.

17. PARKER L A, WEAVER M, MURGAS TORRAZZA R J, et al. Effect of aspiration and evaluation of gastric residuals on intestinal inflammation, bleeding, and gastrointestinal peptide level. J Pediatr, 2020, 217: 165-171. e2.

18. FERRETTI E, PILON S, BOLAND M, et al. Early onset allergic proctitis in a preterm neonate-A case report and review of the literature. Pediatr Dev Pathol, 2019, 22 (2): 152-156.

19. 魏铭, 李文斌. 新生儿牛奶蛋白过敏. 中华新生儿科杂志, 2018, 33 (6): 471-474.

20. 姜雅楠, 邢燕. 早产儿牛奶蛋白过敏诊疗进展. 中华预防医学杂志, 2021, 55 (5): 583-591.

21. 高源. 早产儿胃食管反流的研究进展. 国际儿科学杂志, 2020, 47 (9): 632-635.

第十一章

早产儿肠外营养

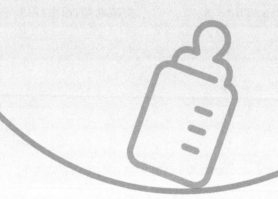

早产儿营养的目标是让早产儿在宫外能接受与宫内相似的营养供给,达到近似宫内的生长速度,同时对生长和发育没有不良影响。早产儿消化系统发育不成熟,可能同时合并各类疾病状态,因此出生后早期不能迅速建立肠内营养,需要肠外营养来满足机体代谢及生长发育的需求。大量研究证据显示出生后早期恰当的、积极的肠外营养策略能明显改善早产儿的生长发育结局。

第一节　早产儿肠外营养液成分

早产儿肠外营养液主要由碳水化合物、氨基酸、脂肪、电解质、微量元素、维生素和矿物质等成分组成。其中碳水化合物、氨基酸和脂肪是最重要的提供能量的营养素。

一、碳水化合物

肠外营养液中碳水化合物的代表为不同浓度的葡萄糖注射液(5%~50%)。早产儿糖原储备少、糖异生能力差且能量需求相对较高,若不能及时补充葡萄糖,极易发生低血糖。碳水化合物是大脑唯一的能量来源,低血糖容易导致脑损伤。肠外营养的葡萄糖进入体内后被组织利用或被转化为糖原、脂肪而得以贮存。部分葡萄糖在体内完全氧化,生成二氧化碳和水,经肺和肾排出体外,同时产生能量供机体使用,每克碳水化合物供能 3.4kcal。葡萄糖是非蛋白质能量的重要来源,可以节约氮的消耗。一方面,早产儿肝脏内源性葡萄糖释放率为 4~10mg/(kg·min),越小的早产儿释放率越高,因此需要静脉营养提供相似或略高的补糖速度以便碳水化合物储备。但另一方面,早产儿胰岛素活性较低,外周组织葡萄糖利用率较差,补糖速度增加后也容易导致高血糖。因此需严密监测血糖,及时调整葡萄糖输注速度,避免葡萄糖不足或超载。葡萄糖超载除了导致高血糖外,还会引起脂肪合成、脂肪组织沉积增加以及相关的肝脏脂肪变性,生成极低密度脂蛋白,引起甘油三酯升高,导致早产儿胆汁淤积或肝功能不全等。葡萄糖超载还会通过增加呼吸商导致二氧化碳增加,不利于早产儿肺部疾病的治疗。

二、氨基酸

氨基酸(amino acid,AA)是能量中蛋白质的来源,每克氨基酸可以产生 4kcal 热能。氨基酸为人体合成蛋白质和其他组织提供了氮源,部分氨基酸经氧化分解可成为供能物质,还能转化生成生理活性物质,从而维持组织及器官的功能。

胎儿期氨基酸自母体由胎盘主动转运至胎儿,所以胎儿氨基酸浓度高于母体,以供给胎儿生长、代谢及储备。对于早产儿,如果没有外源性摄入补充,体内蛋白质为满足代谢需求会迅速分解,越不成熟的早产儿其蛋白丢失越多。如果 VLBW 儿出生后不供给氨基酸,3 天就可以丢失体内 10% 的蛋白质。此外,氨基酸对稳定血糖亦有作用,氨基酸缺乏会使胰岛素及胰岛素样生长因子减少,从而限制葡萄糖转运和能量代谢,及时补充氨基酸可预防分解代谢,刺激胰岛素分泌,改善糖耐量。

研究显示早产儿出生后氨基酸摄入延迟、摄入量不足是宫外生长发育迟缓的危险因素。除了氨基酸摄入量和摄入时间,氨基酸种类对早产儿亦非常重要。目前推荐使用小儿专用氨基酸,其中富含必需氨基酸、支链氨基酸和添加牛磺酸的小儿氨基酸更适合早产儿。牛磺酸能够促进婴幼儿脑组织的生长发育和细胞增殖与分化;促进婴儿中枢神经及视网膜等的发育,提高神经传导和视觉功能;有效降低对肝脏的毒性作用,避免引起肝脏胆汁淤积。一般情况下,排除肾功能不全或怀疑氨基酸代谢异常等特殊情况,应在出生后 24 小时内尽早开始摄入氨基酸。

三、脂肪

早产儿脂肪储备不足,出生后若不及时补充脂肪会出现必需脂肪酸缺乏。脂肪能量密度较高,每克脂肪供能 9kcal,每克脂肪乳剂(20%)供能 10kcal。作为非蛋白质能量可减少氮的消耗,减少因碳水化合物摄入过多而产生的呼吸负荷。肠外营养中补充脂肪还能促进脂溶性维生素的储备,促进最佳的生长发育和身体组成。

早产儿肠外营养中宜使用 20% 脂肪乳剂作为脂肪来源。目前单纯长链脂肪乳剂不再适用于新生儿,更不适合早产儿。另外,儿科患儿不推荐常规使用纯鱼油脂肪乳剂,病例报告显示纯鱼油制剂可作为进展期严重肠道相关肝病的短期治疗手段,但缺乏足够的证据。

早产儿肠外营养常用 2 种脂肪乳剂:①中 / 长链混合型脂肪乳注射液(C8~24Ve):主要成分是大豆油,中链甘油三酯;②多种油脂肪乳注射液(C6~24):又称为 SMOF,S 代表精制大豆油(soybean oil),M 代表中链甘油三酸酯(medium chain triglycerides,MCT),O 代表精制橄榄油(olive oil),F 代表纯化鱼油(fish oil)。大豆油含有必需脂肪酸,包括亚油酸和亚麻酸等;中链脂肪酸能够被快速氧化,可以直接提供能量;橄榄油主要以单不饱和脂肪酸的形式提供能量;鱼油含有二十碳五烯酸(EPA)和二十二碳六烯酸(DHA)。DHA 是细胞膜结构的重要组成成分,EPA 则是二十烷类酸(如前列腺素、血栓烷、白三烯类化合物)合成的前体物质。多种油脂肪乳注射液(C6~24)优化了亚油酸(ω-6 脂肪酸)和亚麻酸(ω-3 脂肪酸)的最佳比例,同时发挥 4 种脂肪酸的固有优势,其中中链甘油三酯负责快速供能,大豆油补充足够的必需脂肪酸,鱼油(含有 EPA 和 DHA)调节机体免疫供能并发挥抗炎作用,橄榄油提供单不饱和脂肪酸,维生素 E 抑制脂质过氧化。SMOF 适用于 VLBW 儿、ELBW 儿及胆汁淤积、病情重或长期不能进食(需要长期静脉营养)的患儿。

四、电解质

早产儿肠外营养液中的主要电解质成分为钠离子(Na^+)、钾离子(K^+)和氯离子(Cl^-)。

1. 钠离子 是细胞外液中主要的阳离子,是新生儿生长发育的必需元素。维持血钠水平在135~145mmol/L 能确保早期更好的生长,与神经系统结局亦有一定相关性。与足月儿相比,早产儿肾脏发育不成熟,肾小球滤过率低,肾浓缩能力差,不显性失水多和保钠能力差,更容易发生高钠血症或低钠血症。钠离子的含量影响血管内和间质容量,急性低钠血症会导致细胞外液渗透压降低,细胞内液渗透压相对增高,水分内移,细胞特别是早产儿脑神经细胞肿胀,产生不良预后。急性高钠血症时,细胞外液渗透压升高,水外移,细胞脱水,小静脉、毛细血管充盈扩张甚至破裂,桥静脉亦可破裂,从而发生颅内出血。因此,正确评估钠离子的出入量,管理好肠外营养的钠含量对于早产儿预后尤为关键。

2. 钾离子 是主要的细胞内阳离子。细胞内钾离子浓度取决于 Na^+-K^+-ATP 酶活性,如果氧气和能量供应不足,Na^+-K^+-ATP 酶活性会受损。细胞外钾浓度并不是总与细胞内钾浓度相关,可能发生细胞内外的钾移位,如在酸中毒状态下钾离子与氢离子交换。钾离子对于维持早产儿细胞内液渗透压、容量、酸碱平衡,蛋白质、核酸及糖原合成,神经肌肉兴奋性,心脏的自律性、兴奋性和传导性,都有重要作用。

3. 氯离子 是细胞外液的主要阴离子。在不同时期,每单位体重可交换的氯离子保持相对恒定。氯平衡通常与钠平衡平行,因此与细胞外容量平衡密切相关。氯离子的损失和排泄也可能独立于钠离子发生,主要是与碳酸氢盐状态保持平衡。氯离子参与维持渗透压、水合作用和离子中性。

五、矿物质

钙、磷和镁是人体内最重要的矿物质元素,是骨骼的重要组成成分。98% 的钙、80% 的磷及65% 的镁储备在骨骼中。80% 的钙、磷、镁在孕后期 3 个月通过胎盘转运给胎儿,因此早产儿的矿物质储备不足。

1. 钙 对于早产儿而言除了骨骼矿物化外,对于维持神经肌肉正常兴奋性、细胞通透性等均有重要作用。早产儿离开母体后失去外源性钙来源,加上体内甲状旁腺素水平变化,尿钙排泄增多,药物作用(利尿剂、激素)等,容易发生低钙及骨发育受限。

2. 磷 80% 的磷参与骨质的形成,20% 的磷在组织中以磷脂形式参与细胞膜的组成。磷与许多代谢中的酶活性有关,在能量代谢中的作用至关重要。对早产儿来说早期磷的主要作用是能量代谢,骨代谢作用在生长期逐渐显现。

3. 镁 影响生物大分子的合成、骨发育、能量生成及心脏、神经和肌肉等功能,对血管平滑肌有舒张作用。静脉补充镁对早产儿储备不足、肝肠病变导致的吸收障碍、丢失过多等均有纠正作用,可减少低镁导致的神经肌肉兴奋性增高或代谢性骨病的发生。

肠外营养中钙、磷、镁的供给,大部分是为了早产儿骨骼正常发育,避免代谢性骨病的发生。骨骼中大部分的钙、磷都是以微晶磷灰石形式存在,只有当钙和磷以最佳比例同时存在时,才会在骨骼中形成这种骨矿物成分。通常将胎儿体内矿物质的沉积需求量作为肠外营养中钙、磷、镁补充量的参考。

六、维生素

在肠外营养中应添加维生素，补充人体所需要的 13 种维生素，包括 4 种脂溶性维生素和 9 种水溶性维生素。胎儿宫内从胎盘获取维生素的时间多集中于孕后期，早产儿存在脂肪储备低、白蛋白及脂蛋白水平低，光照少，后期容易罹患胆汁淤积等高危因素，脂溶性维生素缺乏较为明显。

维生素补充剂多为复合制剂，亦可分为水溶性和脂溶性 2 种。脂溶性维生素对于早产儿免疫、肺发育、凝血功能、抗氧化等都有明确的作用。

七、微量元素

微量元素是占生物体总质量 0.01% 以下的矿物质，是必需营养素，体内无法合成，对机体生长发育至关重要。铁与造血功能相关；碘是甲状腺素的原料；锌与组织再生和免疫功能相关；硒能维持细胞正常功能，保护心血管系统，促进生长发育；铬能增强胰岛素作用，促进蛋白质代谢等。与大多数微量营养素类似，几乎所有微量元素的累积都发生在孕晚期，因此早产儿出生时储备即不足。此外，出生后的快速生长、尚未明确的需求量、胃肠道不成熟、高内源性丢失和微量矿物质摄入的变化差异也进一步增加了早产儿微量元素缺乏的发生风险。

肠外营养中及时补充多种微量元素可以使无法进行足量肠内营养的早产儿避免出现微量元素缺乏而影响生长发育。不同的微量元素排泄途径不同，若临床存在胆汁淤积或肾功能不全，要调整微量元素补充量，并定期监测血微量元素水平。

八、其他静脉营养相关成分

1. 谷氨酰胺　谷氨酰胺是体内含量最丰富的游离氨基酸，属于非必需氨基酸，有重要的基础生理作用。胎儿时期谷氨酰胺是通过胎盘转运的最主要的氨基酸，早产儿出生后谷氨酰胺主要来源于肠内营养。人体应激时肠黏膜上皮细胞、免疫细胞等对谷氨酰胺的利用明显增加，血液和组织中谷氨酰胺浓度却显著下降，因此对于危重患儿、手术应激患儿或早产儿来说，谷氨酰胺是一种条件必需氨基酸。体外和体内研究显示，补充谷氨酰胺对免疫系统、肠道上皮修复等有益；危重成人患者补充谷氨酰胺可能降低败血症发生率和死亡率。

由于谷氨酰胺制剂溶解度和稳定性的问题，常规的肠外营养中不包含谷氨酰胺。目前早产儿研究发现 VLBW 儿补充谷氨酰胺对脓毒症发病率或死亡率的影响不显著，对喂养耐受性、NEC 或生长也无影响，因此现有的循证依据不推荐在早产儿肠外营养中常规补充谷氨酰胺。外科手术尤其是肠道手术后的早产儿，分解代谢和肠道上皮修复增加了谷氨酰胺的需求，同时肠内营养建立延迟使得谷氨酰胺供给受限，因此易发生谷氨酰胺缺乏，可在肠外营养中加入谷氨酰胺制剂以满足机体需求。

2. 精氨酸　精氨酸除了作为身体蛋白质的重要组成成分外，还影响胰岛素分泌及一氧化氮、肌酸、多胺的合成,在代谢及炎症反应中有重要作用,影响心血管、肺、免疫、肠道及神经功能。研究表明,精氨酸主要由肠道及肾脏产生,早产儿脏器功能不成熟导致精氨酸生成不足,因此需要外源性供应。Meta 分析提示精氨酸的补充能在一定程度上减少 NEC 的发生率及严重程度。但现有研究的病例数量有限,且对于补充精氨酸是否能对应提高体内精氨酸含量、目前补充足量氨基酸是否能够满足早产儿对精氨酸的需求、是否需要提高氨基酸制剂中精氨酸的含量仍有争议。

3. 左卡尼汀　左卡尼汀又称左旋肉碱,可作为长链脂肪酸的载体,提高脂肪的利用率,肉碱缺乏会引发一系列能量代谢紊乱相关综合征。早产儿储备不足、出生后早期肝脏合成肉碱的能力低下、摄入不足、长期禁食、静脉营养、肾性丢失等因素可能导致肉碱缺乏。如不能从肠内营养中获取肉碱,可在肠外营养液中加入左卡尼汀(肉碱的活性成分),添加肉碱能提高脂肪的吸收和利用以促进早产儿追赶生长,可能改善早产儿周期性呼吸。目前尚无充足依据支持常规添加或该以何种剂量添加。2019 年一项纳入 84 441 例新生儿的研究发现,极早产儿中 90% 不会发生继发性低肉碱,临床常规补充肉碱并不能改善体重增长情况,仅有不到 10% 的患儿在给予静脉营养一段时间后通过监测血串联质谱发现低肉碱,可给予补充左卡尼汀。

4. 乙酸盐(醋酸盐)　大多数新生儿监护室中钠、钾的摄入均为氯化钠或氯化钾,某些微量元素以氯盐的形式存在,而且肠外营养并非氯化物的唯一来源,因此容易发生高氯血症。目前已

有一些证据表明,静脉营养中加入乙酸盐能减少高氯血症,从而降低高氯血症引发代谢性酸中毒的风险,但对于乙酸盐用量无明确定义。2020 年英国国家卫生与临床优化研究所(National institute for Health and Care Excellence,NICE)指南指出,如果正确使用肠外营养成分或只用标准静脉营养袋可有效避免过多氯的输入,也不需要添加乙酸盐。所以对于乙酸盐的推广并无任何建议。

九、标准静脉营养袋

目前较多新生儿监护室使用的是预先配制的标准静脉营养袋,使用快速、便捷,只需要通过患儿体重计算出相应液体量等,就能在第一时间给早产儿提供足量的标准化的肠外营养液。对于标准肠外营养袋,现有证据不多,但 NICE 认为在以下条件下可使用标准化静脉营养袋:①设定的标准化静脉营养袋能适用于大部分患儿,且能在需要时快速获取;②能最大限度地减少医嘱错误及临床变化;③肠外营养生产、配药、处方和管理质量必须遵循国家标准,遵守国家规定的药品质量及无菌标准;④价格不高。

肠外营养标准化是一个概念,其有效性取决于对其中各营养元素是否适合患儿,其安全性与标准化制作有关。尽管目前证据表明个体化方案更有利于生长发育,但这些发现很大程度上取决于肠外营养标准袋中的具体组成成分及含量。

小结:早产儿肠外营养液成分特点

1. 碳水化合物、氨基酸、脂肪是最重要的供能营养素。因早产儿储备不足,这三类宏量营养

素都有最低摄入需求,以保证合成代谢等。

2. 电解质(钠、钾、氯)对于细胞内外液体、酸碱平衡等至关重要。电解质的补充与液体出入间存在直接的关系。

3. 矿物质对于早产儿骨骼、神经肌肉、能量代谢等均有重要意义。因缺乏孕后期胎盘的主动转运过程,早产儿骨骼中钙、磷、镁的不足需引起重视。

4. 维生素和微量元素必不可少。特别是脂溶性维生素,对于早产儿的骨骼、免疫、肺等的发育都有重要意义。

(朱 燕)

第二节　早产儿肠外营养适应证和用法

肠外营养是早产儿营养支持措施中的"利器",但只有正确使用才能收获最大效益。什么样的早产儿需要静脉营养,怎样选择、配制静脉营养液才能满足早产儿的生长及疾病消耗需求——这些问题需要新生儿科医生深入了解和认识,随着对早产儿营养的深入研究,越来越清楚"早产儿体内发生了什么"。早产儿肠外营养的使用和配制也在不断地更新和改进。本节根据近年最新的研究进展及指南,主要阐述早产儿肠外营养的适应证和用法。

 病例应用

　　病史摘要:胎龄 27^{+3} 周,出生体重 1 150g。因"早产、生后气促"入院,患儿出生后呼吸困难明显,给予呼吸机辅助通气,开放外周静脉,给予 10% 葡萄糖注射液 4ml/h(葡萄糖输注速度每分钟 5.8mg/kg)维持,转至上级医院,途中监测血糖为 4～6mmol/L。

　　营养策略:出生后 5 小时完成脐静脉置管,X 线检查确认置管位置正常,开始输注静脉营养。每日或病情变化时根据患儿疾病、液体量、肠内营养及各类元素目标摄入量,计算静脉营养配比和能量,逐步加用氨基酸、脂肪乳、电解质、钙、磷和维生素等。出生后第 2 天,经充分评估后开启肠内营养,逐渐加量。出生后第 5 天置入 PICC,拔除脐静脉置管,肠内与肠外营养同时进行。出生后 2 周肠内营养达到 130ml/kg,停用静脉营养,拔出 PICC,患儿后期肠内营养顺利,体重增长达到预期目标。

　　这是一个较为常见的早产儿病例,因各脏器不成熟,特别是出生后无法第一时间建立全肠内营养,需要在出生后尽早通过静脉补充所需能量及各类元素。

一、肠外营养适应证

对于早产儿肠外营养适应证，目前并没有明确证据支持，大多是临床经验性推荐。主要人群为不能或不能完全耐受肠内喂养的患儿：①先天性消化道畸形，如食管闭锁、肠道闭锁等；②获得性消化道疾病（如 NEC、短肠综合征等）；③重症疾病（如败血症、严重心功能不全）无法耐受全肠内营养；④早产儿或出生体重较低的患儿。在早产儿肠外营养的适应证中，大部分指南对于孕周和体重并没有一个明确的划分。

2020 年 NICE 指南中提出，新生儿肠外营养建议出生胎龄<31 周或≥31 周的早产儿出生后 3 天不能建立全肠内营养，应给予肠外营养补充。另外对于因疾病状态突然被禁食的早产儿，如果禁食时间>48 小时，应给予肠外静脉营养补充，而不仅是普通葡萄糖补液。在临床实践中，大部分出生胎龄<35 周、出生体重<2 200g 的新生儿仍需要部分静脉营养补充以获取足够时间达到全肠内营养。

对于符合适应证的患儿，什么时候是开始静脉营养的最佳时机？主要原则是越快越好，能即刻使用为最佳，这也是为什么临床希望能有一份标准静脉营养袋，随取随用，适用于各类早产儿。既往指南提出，若患儿符合肠外营养指征，最晚必须在出生后 12 小时内开始使用；而目前指南则将空窗期缩短在 8 小时内，以减少能量消耗和蛋白质分解，降低低血糖或电解质紊乱等风险。

什么情况下可以停用静脉营养？首先患儿能耐受肠内营养，肠内摄入量和成分已满足基本需求。权衡营养摄入的优势与静脉导管相关感染（败血症）风险；一些特殊情况如短肠综合征、造瘘丢失增加、生长缓慢等需要适当延长肠外营养时间。NICE 指南提示，出生胎龄<28 周的早产儿需在肠内营养达到 140~150ml/kg 时停用静脉营养；胎龄≥28 周的早产儿可在经口喂养达到 120~140ml/kg 时停用静脉营养。具体实施亦需考虑病情及静脉营养相关并发症，如置管感染、胆汁淤积等。

肠外静脉营养没有绝对禁忌证，在以下几种特殊疾病状态下，静脉营养部分成分需慎用：①严重感染、严重出血倾向、出凝血指标异常时，减少脂肪乳剂剂量；②血浆甘油三酯>3mmol/L 时暂停使用脂肪乳剂，直到廓清；③血浆间接胆红素>170μmol/L 时减少脂肪乳剂剂量；④严重肝功能不全慎用脂肪乳剂和非肝病专用氨基酸，当存在肝性脑病时需限制氨基酸摄入<1g/kg，尽可能选用儿童专用氨基酸，胆汁淤积时限制脂肪乳剂摄入量<1g/kg，当直接胆红素升高时，减少铜摄入（需求量的 50%），避免用镁剂；⑤严重肾功能不全者慎用脂肪乳剂和非肾病专用氨基酸，如果 BUN>80~100mg/dl 则限制蛋白摄入量至半量，限制钾、磷、钙、镁的摄入。在长期肾功能不全时注意减少或避免硒和铬的摄取。

二、肠外营养的配制方式

在明确了每一例早产儿疾病特点，所需的静脉液体量及能量等信息后，可以将碳水化合物、蛋白质、脂肪、电解质、微量元素、维生素、矿物质及水等成分通过合理优化配比，组成每一例早产儿专属的肠外营养液。

1. 静脉液体量　配制早产儿肠外营养,确定静脉液体量是第一要素。不同出生体重的早产儿在各个日龄时,每天的液体需要量见表11-1。但实际操作中个体差异很大,仍需要根据不同临床条件,疾病、治疗情况及环境因素等进行调整,如暖箱湿度、光疗、呼吸机、心肺功能及患儿各种疾病状况等。例如,光疗患儿因不显性失水增加,需要额外附加10%~20%的液体量。然而严重窒息,发生呼吸窘迫综合征或气管插管时充分湿化下的机械通气患儿,可适当减少10%~20%的液体量。

表 11-1　不同日龄新生儿每天的液体需要量　　　　单位:ml/(kg·d)

出生体重	第1天	第2天	第3~6天	>7天
<750g	100~140	120~160	140~200	140~160
750~999g	100~120	100~140	130~180	140~160
1 000~1 500g	80~100	100~120	120~160	150
>1 500g	60~80	80~120	120~160	150

2. 热量　提供足够热量是早产儿静脉营养最重要的任务。热量来源于宏量营养素——碳水化合物、脂肪和蛋白质。每克碳水化合物供能 3.4kcal,每克脂肪供能 9kcal,每克氨基酸供能 4kcal。对于早产儿生长发育最合理的分配如下,碳水化合物占 40%~50%,脂肪占 35%~45%,蛋白质占 15%。非氮类能量中,碳水化合物占 60%~75%,脂肪占 25%~40%。三大营养素的失衡容易导致肝功能损害或体质组成异常。肠内营养时,存在因代谢食物而额外消耗和经粪便丢失的能量,约为总热量的 5%~10%,所以静脉营养相对肠内营养能量需求量较少,主要为静息能量,附加追赶生长及运动消耗。静息能量可根据疾病需求增加或减少。出生后第 1 天过渡期能量为 40~60kcal/kg,出生后第 2~4 天逐渐上升到 75~100kcal/kg,4 天后维持在 75~120kcal/kg。危重疾病急性期过后,疾病稳定期为了追赶生长,能量需求可增加至静息能量的 1.3 倍,在恢复期(生长期)应进一步增加,初始体重丢失后的目标生长速度为至少每天 17~20g/kg。

3. 葡萄糖　推荐早产儿葡萄糖输注速度(glucose infusion rate,GIR)第 1 天为 4~8mg/(kg·min),第 2~3 天逐渐增加至目标量 8~10mg/(kg·min)。全静脉营养时 GIR 不能低于 4mg/(kg·min),即使出现难以控制高血糖亦不能小于该值。如有高血糖(8.33~10.00mmol/L)发生,GIR 按 1~2mg/(kg·min)逐渐递减,如 GIR 降至 4mg/(kg·min)仍不能控制高血糖,可加用胰岛素。若低血糖需要 GIR>12mg/(kg·min),需进一步评估低血糖病因,必要时给予胰高血糖素或激素升血糖治疗。

4. 氨基酸　2013 年《中国新生儿营养支持临床应用指南》推荐使用小儿专用氨基酸。出生后 24 小时内除肾功能不全外,即可从 1.5~2.0g/(kg·d)开始,每日递增幅度 1.0~1.5g/(kg·d),增至 3.5~4.0g/(kg·d)。补给氨基酸的同时,需摄入>65kcal/(kg·d)的非蛋白能量及微量营养素等。2020 年 NICE 指出每克氨基酸需搭配 20~30kcal 非氮能量。若非蛋白能量不足，氨基酸将较少用于组织合成。不推荐常规摄入量>3.5g/(kg·d)。

5. 脂肪　新生儿出生后 24 小时内即可使用，推荐剂量从 1g/(kg·d) 开始，按照 0.5~1.0g/(kg·d) 的速度增加，总量不超过 3g/(kg·d)。2018 年欧洲指南提出对于禁食新生儿，脂肪乳开始时间不能晚于出生后 2 天。脂肪乳剂最大不能超过 4g/(kg·d)。为避免早产儿必需脂肪酸的缺乏，亚麻酸最低摄入剂量为 0.25g/(kg·d)，等同于中/长链脂肪乳注射液 0.94g/(kg·d) 或 SMOF 1.6g/(kg·d)。

6. 电解质　2018 年欧洲临床营养指南中提出电解质（钠、钾和氯）的供给应早于血清电解质浓度下降到缺乏。与既往经验性营养策略不同，按照出生日龄添加钠、钾的方式很大程度上脱离了早产儿的实际需求。临床医生需要关注个体差异，不同疾病的早产儿进入多尿期的时间并不相同。对于 VLBW 儿和 ELBW 儿，当给予高氨基酸和高能量供应时，建议从出生第 1 天起使用钠和钾，前提是明确患儿尿量，并考虑到非少尿性高钾血症的潜在风险。氯摄入量应略少于钠与钾的总和以避免发生医源性代谢性酸中毒。如有胃肠道、胆道、乳糜等大量丢失需额外计算。

(1) 钠：临床常用的 10% 氯化钠注射液每毫升含 1.7mmol 钠，临床计算中需警惕非静脉营养来源的钠，如静脉抗生素、碳酸氢钠和甘油磷酸钠等含钠药物和血制品。早产儿钠需求为第 1 天 0~1mmol/(kg·d)，稳定期 2~5mmol/(kg·d)。早产儿因肾功能不成熟，肾小管重吸收障碍，易丢失大量 Na^+，后期钠需求量可能达到 2~8mmol/(kg·d)，

应定期监测血钠。

(2) 钾：10% 氯化钾注射液每毫升含钾 1.34mmol。早产儿钾需要量为 2~3mmol/(kg·d)。早期摄入足量氨基酸后机体处于正氮平衡，发生再喂养综合征（多见于出生后 2~5 天，详见本章第三节早产儿肠外营养并发症），这类患儿需要额外的钾来预防低钾血症。定期需监测血钾水平，调整补钾量。

(3) 氯：静脉营养中的氯多来自氯化钠和氯化钾。早产儿实际氯需求量如下：出生后 1~3 天为 0~3mmol/(kg·d)，后期为 2~5mmol/(kg·d)。静脉营养期间若出现严重代谢性酸中毒（pH 值<7.2），伴有碱剩余<-10mmol/L 或碳酸氢盐<12mmol/kg，可能是由过高的氯累积量引起的。过高氯累积的定义为前 3 天摄入总量>10mmol/kg 或前 10 天摄入总量>45mmol/kg。氯超量常见于部分高危儿（体重降低>15%、ELBW 儿）。有研究指出，可以选择非氯的钠钾盐补充成分，如乙酸钠或乙酸钾，以改善因高氯导致的代谢性酸中毒。

7. 矿物质　孕后期胎儿通过胎盘获取钙达 100~150mg/(kg·d)，磷 0.75~3.00mmol/(kg·d)，镁 0.12~0.20mmol/(kg·d)。推荐使用有机盐形式的钙磷静脉营养制剂，能有效避免钙、磷混合后发生沉淀反应。早产儿推荐剂量见表 11-2。

表 11-2　早产儿静脉营养钙、磷、镁需求量

单位：mmol/(kg·d)［mg/(kg·d)］

生长阶段	钙	磷	镁
生后早期	0.8~2.0 (32~80)	1.0~2.0 (31~62)	0.1~0.2 (2.5~5.0)
生长期	1.6~3.5 (64~140)	1.6~3.5 (50~108)	0.2~0.3 (5.0~7.5)

（1）钙：早产儿静脉营养中钙推荐量为起始 0.8~2.0mmol/（kg·d），稳定生长期为 1.6~4.0mmol/（kg·d）。钙的补充应与磷共同进行，推荐比例为（1:1）~（1.3:1）mmol，并根据患儿具体病情和血生化结果进行调整。临床用量可以通过监测尿钙、磷含量，直到两者开始同时排出，表明有轻微过剩，提示供给量充足。

（2）磷：目前葡萄糖磷酸二钠及甘油磷酸钠被广泛使用在静脉营养中，但在早产儿中使用需警惕其钠含量较高。磷需求量（mmol）=［钙沉积量（mmol/kg）/1.67］+［蛋白增长量（g）×0.33］。早产儿补磷起始剂量为 1.0~2.0mmol/（kg·d），生长期为 1.6~3.5mmol/（kg·d）。低磷血症可发生在以下 2 个阶段，即早期低磷和生长期低磷。早期低磷血症主要与合成代谢增加有关，因此静脉营养早期在优化了蛋白质和能量摄入后建议适当降低钙、磷的摩尔比（0.8~1.0），以降低出生后早期高钙、低磷血症的发生率。生长期低磷范围在 1.5~1.8mmol/L 可以通过计算肾小管磷重吸收率（fractional tubular reabsorption of phosphate，TRP）判断储备情况。TRP（%）=［1-（尿磷/尿肌酐）×

（血肌酐/血磷）］×100，正常值为 85%~95%。TRP >95% 伴有血磷下降提示机体磷缺乏。TRP 正常或降低，伴甲状旁腺激素（parathyroid hormone，PTH）增高可能提示机体钙缺乏。

（3）镁：静脉营养中镁制剂有硫酸镁和氯化镁。氯化镁中的氯会增加阴离子间隙，增加代谢性酸中毒的可能。硫酸镁与其他成分兼容性更好，故临床更推荐使用硫酸镁。2018 年欧洲推荐的早产儿镁补充剂量为起始 0.1~0.2mmol/（kg·d），生长期 0.2~0.3mmol/（kg·d）；2013 年国内指南推荐早产儿 0.3~0.4mmol/（kg·d），最大剂量 0.5mmol/（kg·d）。新生儿血镁建议维持 >0.7mmol/L。

8. 多种微量元素 目前国内使用的多种微量元素补充剂可分为儿童制剂及成人制剂 2 种。早产儿肠外营养应选儿童制剂。欧洲临床营养指南指出，对于预计持续肠外营养液 >1 周的患儿，出生后早期静脉营养中即可加入多种微量元素，输注时间不得少于 8 小时。在长期使用后应监测体内微量元素水平，避免过量积聚毒性。对于超早产儿，建议从肠内补充铁元素。早产儿微量元素推荐剂量见表 11-3。

表 11-3　早产儿肠外营养中微量元素需要量

	铁	锌	铜	碘	硒	锰	钼	铬
推荐量/（µg·kg^{-1}·d^{-1}）	200~250	400~500	20~40[a]	1~10	2~7[b]	≤1[a]	0.25~1.00[b]	0~0.2[b]
极限量	5mg/d	5mg/d	0.5mg/d	—	100µg/d	50µg/d	5µg/d	5µg/d

注：[a] 胆汁淤积的患儿应减少剂量或不推荐应用；[b] 肾功能不全的婴儿应减少剂量或不推荐应用。

9. 维生素 有水溶性和脂溶性复合制剂或单种类维生素补充剂。各类维生素的早产儿推荐剂量如表 11-4。脂溶性和水溶性维生素加入

脂肪乳剂中可提高其稳定性，但会相对缩短脂肪乳剂的保质期。相比而言目前的肠外营养有更长的保质期，因此维生素的稳定性更重要。

表 11-4　早产儿肠外营养水溶性和
脂溶性维生素推荐剂量

分类		早产儿推荐量
脂溶性维生素	维生素 A	700~1 500IU/(kg·d)
	维生素 D	200~1 000IU/d 或 80~400IU/(kg·d)
	维生素 E	2.8~3.5mg/(kg·d)
	维生素 K	10μg/(kg·d)
水溶性维生素	维生素 C	15~25mg/(kg·d)
	维生素 B$_1$	0.35~0.50mg/(kg·d)
	维生素 B$_2$	0.15~0.20mg/(kg·d)
	维生素 B$_6$	0.15~0.20mg/(kg·d)
	烟酸	4.0~6.8mg/(kg·d)
	维生素 B$_{12}$	0.3μg/(kg·d)
	泛酸	2.5mg/(kg·d)
	生物素	5~8μg/(kg·d)
	叶酸	56μg/(kg·d)

三、肠外营养的输注途径

肠外营养输注途径主要取决于早产儿的个体状况、特殊病情、肠外营养需求量、肠外营养预期持续时间、患儿血管条件及凝血功能等。目前对于早产儿肠外营养的输注可分为周围静脉输注及中心静脉输注 2 大类。

1. 周围静脉输注　外周静脉导管（peripherally inserted catheter,PIC）适用于短期（<5 天）使用或刚开始应用肠内静脉营养的患儿,可选取四肢或头皮静脉进行置管。PIC 操作简单,便于护理,并发症少,尤其是在中心静脉不能快速实现时能快速获取从而避免肠外营养液输注的延迟。但 PIC 存在局限性:单次 PIC 维持时间短;对于高渗透压及刺激性药物的耐受性差;外周补液中葡萄糖浓度不能超过 12.5%;渗透压一般<900mOsm/L;

外周静脉除紧急情况下,避免使用钙剂等刺激性药物。

2. 中心静脉输注　适用于高浓度糖营养、高渗透压及钙镁制剂的输注等。临床预计患儿在静脉输注开始后 1 周不能耐受肠内营养的,应当考虑中心静脉输注。中心静脉虽然获取较慢,但优势在于可长期使用,能适应高渗透压及刺激性药物的输注,减少穿刺次数及导管使用数量。中心静脉置管最好使用硅树脂或聚氨酯制成。中心静脉输注中,可选择以下几种方式:①中心静脉导管（central venous catheter,CVC）:颈内静脉、颈外静脉、锁骨下静脉等静脉置管进入上腔静脉或由股静脉进入下腔静脉。CVC 除了适合长期肠外营养或特殊药物的使用外,还可用于监测、评估循环生理参数和测量中心静脉压,中心静脉压在一定条件下能判断患儿容量负荷情况。②经外周静脉穿刺的中心静脉导管（peripherally inserted central venous catheter,PICC）:可由周围血管（上肢贵要静脉、肘正中静脉、头静脉、肱静脉或下肢大隐静脉）进入上、下腔静脉,保留时间长,但不能用于抽血或输注血制品（文末彩图 11-1）。③脐静脉置管（umbilical vein catheterization,UVC）:对于需要肠外静脉营养的早产儿,特别是 VLBW 儿和 ELBW 儿,是更安全、便捷的早期静脉通路方式,留置时间约 5~7 天。正确位置的 UVC 亦可用于监测中心静脉压。低位 UVC 只适用于临时急救复苏给药或换血,不可长期留置（文末彩图 11-2）。④输液港:完全植入人体内的闭合输液装置,包括尖端位于上腔静脉的高管部分及埋置于皮下的注射座。用于临床预计超过数月甚至数年的静脉营养,可用于短肠综合征、长期或居家静脉营养的输注,该方式在单纯早产儿中较少使用。

四、肠外静脉营养的输注方式

目前临床使用的静脉营养输注方式中主要可分为全合一(all in one,AIO)和二合一(two in one,TIO)2种。

1. **AIO 肠外营养液** 是将脂肪乳、氨基酸、葡萄糖、维生素、电解质和微量元素等成分在无菌条件下混合于一个容器中经静脉途径输注。对于符合适应证的新生儿,AIO 营养液可作为安全、有效、低风险的静脉营养液。优点是易管理,减少相关并发症,降低感染风险,有利于各种营养素的利用,节省费用。缺点是混合后不能临时改变配方。配制步骤:①电解质溶液、水溶性维生素和微量元素制剂先加入葡萄糖溶液或氨基酸溶液中;②脂溶性维生素注入脂肪乳剂中;③充分混合葡萄糖溶液和氨基酸溶液后,再与经②配制脂肪乳剂混合,轻轻摇动混合,排气后封闭,贴标签,保存于2~8℃,无脂肪乳剂的混合营养液注意避光。AIO 肠外营养液配制完毕后建议留样,保留至输注完24小时。电解质不宜直接加入脂肪乳剂,一价阳离子电解质浓度 ≤150mmol/L,二价阳离子电解质浓度 ≤5mmol/L,避免加入其他药物。

2. **TIO 肠外营养液** 将氨基酸溶液、葡萄糖电解质溶液与脂肪乳剂采用输液瓶串联或并联的方式输注。一份为脂肪乳剂、水溶性维生素和脂溶性维生素混合液,另一份为葡萄糖、氨基酸、电解质、钙、磷和多种微量元素等的混合液。优点是灵活,对于病情变化快的患儿易于调整配方。缺点是工作量大,易出现血糖、电解质紊乱,不利于营养素充分利用。脂肪乳剂输注时间应>20小时。应该尽可能将水溶性维生素和脂溶性维生素添加进脂肪乳或混有脂肪乳剂的混合配制液中以增加维生素的稳定性和吸收度。

五、肠外营养液的稳定性

肠外营养液的配制涉及营养液的稳定性、成分的相容性和过氧化等问题。一份完整的肠外静脉营养液中包含了100种以上的元素,这些元素之间可能会发生巨大的相互作用力。另外,因高压灭菌处理,不同批次的葡萄糖溶液中 pH 值亦不同,pH 值对于部分元素的溶解性、相容性有较大的影响。静脉营养混合过程中,部分会吸附在容器或管路上,使得微量元素分布发生变化。这一系列情况都可能影响肠外营养液的稳定性。如何避免静脉营养发生沉淀、变性、氧化等"变质"现象,有以下几点建议:①选择符合要求且已经证实安全、有效的成分,明确电解质和其他添加剂的配伍禁忌及使用限值。②尽量选用有机磷酸盐,合适的氨基酸和葡萄糖浓度,合适的 pH 值以免产生磷酸钙沉淀。如果选用无机磷酸盐,应注意钙、磷在不同条件下溶解矩阵及混合顺序。③尽量避免在静脉营养中加入其他药物,如各类抗生素。④注意避光,既往指南一直强调对于含脂肪乳剂的静脉营养液部分进行避光处理。最新 NICE 指南提示应对所有装有静脉营养液体的设施、设备均做避光处理,包括输液袋、针筒、输液管等。⑤避免氧化,可以选用多层结构的静脉营养袋,以减少氧气的进入。⑥注意维生素稳定性(维生素与脂肪乳剂合用等)。⑦外周静脉营养渗透压<900mOsm/L,以避免血栓性静脉炎的发生。⑧过滤器的使用。2018 年欧洲指南推荐使用静脉营养过滤器,脂肪乳剂膜孔径大小为 1.2~1.5μm,液体溶液为 0.22μm,但该推荐是基于儿童患者的随机对照试验,在新生儿研究中并没有显示出明确优势。

🍼 小结:早产儿肠外营养的适应证和用法建议

1. 适应证 ①胎龄 ≤ 31 周的早产儿或>31 周预计 72 小时不能达到足量喂养;②因疾病因素中断喂养,并且预计早产儿 48 小时不能开奶(2020 年 NICE 指南)。

2. 停用时机 胎龄<28 周的早产儿在肠内营养达到 140~150ml/(kg·d),或>28 周早产儿肠内达到 120~140ml/(kg·d)。

3. 能量 推荐出生后第 1 天为 40~60kcal/(kg·d),出生后 2~4 天逐渐加量达 75~120kcal/(kg·d),并在此后维持该浓度。

4. 宏量营养素 ①碳水化合物:前 4 天起始为 6~9g/(kg·d),后期逐渐加量至 9~16g/(kg·d);②氨基酸:前 4 天起始为 1.5~2.0g/(kg·d),逐渐加量至 3~4g/(kg·d)并维持;③脂肪:前 4 天起始为 1~2g/(kg·d),逐渐增加至 3~4g/(kg·d)。

5. 微量营养素 ①电解质:出生后第 1 天尿量充足时可以开始补充电解质;②钙:第 1~2 天为 30~40mg/(kg·d),之后 60~80mg/(kg·d);③磷:第 1~2 天为 1mmol/(kg·d),之后 2mmol/(kg·d);④维生素。

(朱 燕)

第三节 早产儿肠外营养并发症

早产儿肠外营养特别是长期的全静脉营养可能存在较多并发症,这些并发症大大增加了早产儿的病死率、住院时间及医疗成本。因此充分了解和掌握并发症、加强管理才能更好地避免其发生。可以按照急性与慢性起病或导管及静脉营养液相关病因进行分类(表 11-5)。

表 11-5 早产儿肠外营养并发症

导管相关并发症	营养液相关并发症
导管移位/异位	血糖/血脂/氨基酸紊乱
导管破裂/渗漏	电解质紊乱
导管梗阻	代谢性酸中毒
导管相关血栓(非导管内)	代谢性骨病
导管相关感染	静脉营养相关肝病
	宫外生长发育迟缓

病例应用

病史摘要：出生胎龄 26 周，出生体重 860g，生后出现新生儿呼吸窘迫综合征、早发大肠埃希菌性败血症、休克早期、应激性溃疡等问题，对应呼吸支持，抗感染治疗。禁食并全静脉营养 2 周，后开奶不顺利，需要肠外营养至出生后 4 周达到全量肠内营养。出生后 1 个半月发现直接胆红素进行性升高，诊断"胆汁淤积"入院。

营养策略：入院后评估发现患儿除胆汁淤积外还存在宫外生长发育迟缓（体重 $< P_3$），低磷、高 ALP 和 PTH 升高，X 线提示骨骼干骺端毛刷样改变，符合早产儿代谢性骨病；后期出现右手桡骨自发性骨折。在排除感染、代谢异常、胆道结构异常等病理因素导致胆汁淤积的同时，给予水解蛋白配方乳喂养，熊去氧胆酸利胆，补充脂溶性维生素后患儿胆汁淤积逐渐恢复。根据早期感染、长期缺乏肠内营养及静脉营养病史等，患儿符合静脉营养相关胆汁淤积。该患儿通过增加肠内能量摄入，添加钙、磷及维生素 D 等，体重、头围等增长改善，代谢性骨病好转。患儿出现的宫外生长发育迟缓及代谢性骨病亦与静脉营养有不可分割的关系。

一、导管相关并发症

在静脉导管相关并发症中，外周静脉导管并发症相对更容易识别及处理，包括局部皮肤破损和感染、出血、血肿、局部血栓形成、静脉炎及药物外渗导致组织损伤等，特别是含钙液体渗出后会导致组织坏死的严重后果。

外周静脉置管并发症预防要点：①严格遵守无菌原则；②尽可能选择最小规格的输液管；③外周静脉避免过高渗透压及高张力营养液的输注，非紧急情况下避免钙剂经外周静脉输注；④注意导管的维护和固定。

中心静脉导管相关并发症在早产儿中危害性更大。研究表明，中心静脉导管机械性并发症的发生率为每 1 000 个导管日发生 3.37 次，包括导管移位、导管异位、导管破裂及阻塞、导管相关血栓和导管相关感染等。无论是管腔移位还是损伤都可以通过 X 线检查定位明确。临床中导管应用前需完善定位。应当采取适当措施维护固定导管，保证安全性。

1. 导管移位或异位 中心静脉置管若出现位置异常，管腔头端会对血管或脏器造成损伤。动静脉的直接机械性创伤包括血肿、动静脉瘘、假性动脉瘤以及反复置管机械性摩擦导致血管内膜损伤。重要脏器的机械性创伤包括气胸（中心静脉置管中的气体进行胸膜腔）、肝内积气；管腔进入右心房刺激窦房结导致心律失常，严重时造成心脏穿孔和心脏压塞，长期摩擦刺激心内膜甚至可能导致心内膜炎、心房血栓等。导管位置过浅时，因静脉压力较高容易造成回血、堵管。

PICC 导管型号小,高渗液体输注时 PICC 尖端对血管壁压力较强。早产儿血管条件差,易造成液体渗漏,常有 PICC 相关胸腔积液的发生。该类胸腔积液需要与乳糜胸、感染性渗出等进行鉴别。脐静脉导管有引起门静脉高压、肝内积气、肝脓肿、肝撕裂或肠管缺血坏死等风险。

2. 导管损伤 因临床操作不当或局部受压等因素容易导致置管断裂、泄漏等。常见导管夹闭综合征,即当 CVC 在锁骨和第一肋骨之间,随着时间推移,重复受压如肩手运动,导致机械性阻塞、导管破裂、漏液的发生。当怀疑导管破裂或液体外渗时应立即检查,明确导管尖端定位,防止严重并发症。

3. 导管梗阻 管腔梗阻可分为非血栓性梗阻及血栓性梗阻。①非血栓性梗阻常见于静脉营养液沉淀相关问题,脂肪、钙磷混合物、配伍禁忌药物等,相遇后产生沉淀,沉淀物阻塞导管。临床若出现此类导管梗阻,有时可通过改变 pH 值来溶解晶体解决梗阻。脂质闭塞最容易发生在硅胶导管中,使用 70% 乙醇可溶解。中心静脉导管扭转贴壁及导管夹闭综合征亦会导致导管闭塞。②血栓性导管梗阻病程早期往往没有症状,以导管不通畅或血小板下降等为主要表现。纤溶药物是治疗血栓闭塞导管的首选。组织型纤溶酶原激活物(阿替普酶)是目前的推荐药物,也可以使用尿激酶和重组尿激酶。

4. 导管相关血栓 因导管的物理性刺激(对血管内膜机械性摩擦损伤)或营养液化学性刺激等因素产生的血栓。该类栓子可游走于导管附近的静脉回流路径中。若发生在上腔静脉,可导致头颈部肿胀、胸腔积液及球结膜水肿。若栓子游走至肺部可发生肺栓塞,表现为呼吸困难、低氧等。B 超及血管造影为最快、最准确的诊断方式。治疗方案主要为使用低分子量肝素以防止血栓增加或减少潜在的肺栓塞风险。除非有大血管被血栓栓塞,使其血流受阻,一般不推荐溶栓治疗。

5. 导管相关感染 导管相关感染在中心静脉导管并发症中发生率较高。外周静脉置管最容易发生局部皮肤感染、静脉炎。而中心静脉置管可能发生深部感染,如败血症、心内膜炎、骨髓炎、胆囊炎或肾炎等。在儿科相关研究中有导管相关性血流感染(catheter-related bloodstream infection,CRBSI)报道,每 1 000 个导管日发生 3.8~11.3 次。既往数据指出,CRBSI 的病原学主要为以下几种:①革兰氏阳性凝固酶阴性菌最多见,占 30%~40%;②凝固酶阳性葡萄球菌占 7.7%~15%;③革兰氏阴性杆菌亦不少见,占 30%~40%;④真菌占 4%~6%(真菌中以白念珠菌多见);⑤杂菌占 12%。

中心导管相关性血流感染(central line-associated bloodstream infection,CLABSI)在早产儿院内血源性感染中占 70%。长时间使用静脉置管的患儿中,CLABSI 是导致患儿疾病及死亡的重要因素,将明显延长患儿的住院时间及住院费用。

(1)CLABSI 的早期识别:有中心静脉置管的患儿若出现:①发热(体温 38.5 ℃以上或基础体温升高 1 ℃);②患儿出现活力低、代谢性酸中毒、低血糖、血小板减少及肠梗阻等临床改变;③实验室指标改变,如降钙素原和 C 反应蛋白水平升高,白细胞数量升高等,需高度怀疑 CLABSI,应即刻排查,直到找到其他病因。

(2)CLABSI 的诊断方式:以导管尖端培养为金标准。或可采取以下方式:①在抗生素使用前采 2 份血培养标本(一份为外周血,另一份为经导管抽血或导管尖端培养);②导管血培养中微生物菌落计数是外周血培养的 3 倍。成人的研究中曾提出一种在不拔出疑似导管的情况下确诊 CLABSI 的方式:分析外周或其他导管血培养与疑似感染的导管血培养间的阳性结果差异时间(differential time to positivity,DTP),病原菌生长差异时间至少为 2 小时即有意义。曾有新生儿监护室使用 DTP 诊断 CLABSI,证明 DTP>1 小时亦有意义,且有较高的灵敏度(94%)和特异度(71%)。

(3)CLABSI 的治疗方式:CLABSI 经验性治疗中,首先尽可能拔除中心导管,其次抗生素需涵盖革兰氏阳性凝固酶阴性或阳性葡萄球菌以及革兰阴性杆菌。因为早产儿置管困难,若想在保留导管的情况下治疗 CLABSI,必须满足以下几个条件:①抗生素治疗后 48~72 小时临床表现有改善、无体温波动、精神反应好转等;②微生物学有改善,48~72 小时复查培养,结果未见细菌生长;③在治疗过程中没有并发症的发生。这样的 CLABSI 治疗可以保留导管,抗生素足疗程为 10~14 天。但若出现临床恶化、持续反复菌血症或存在化脓性并发症,则建议移除导管。对于明确金黄色葡萄球菌、假单胞菌、真菌感染的 CLABSI,尽量移除导管。特别是真菌感染,若保留导管,数据显示其最终治疗成功率低,死亡率高。

(4)CLABSI 的预防方式:研究表明,实施以下几个步骤能明显降低 CLABSI 的发生率,包括选择合适的置管材质和置管位置、正确静脉通路的置管流程、导管护理及维护的规范化、定期监测评估、医疗人员及患儿父母的训练、多学科的计划及医院内感染的监控(服从率的督查)等,建立一整套预防及监控管理制度及流程,并有专人负责监督。越来越多的新生儿监护室开始采用集束化管理,2002—2016 年间 27 项关于预防 CLABSI 集束化管理的研究表明,只要能从每一个细节去管控、预防、管理,一定能在降低 CLABSI 方面取得成效。

二、营养液相关并发症

这里介绍的营养液相关并发症,主要是各营养元素含量及配比对早产儿造成的影响。急性期多见营养物质的代谢紊乱;慢性并发症主要为代谢性骨病、静脉营养相关肝病及宫外生长发育迟缓等。

1. 代谢性紊乱 肠外营养早期因早产儿脏器未成熟、特殊疾病状态或静脉营养配制不合理,容易发生一些急性代谢问题,如低血糖或高血糖、高血脂、代谢性酸中毒、高氯血症、铝和铬累积性酸中毒(主要来自静脉营养包装上的重金属物质)。

近年逐渐被重视的再喂养综合征(refeeding syndrome)易发生于宫内发育迟缓胎儿、VLBW 儿和 ELBW 儿,以及可以被解释为长期处于"饥饿"状态的患儿。这类早产儿在静脉营养支持时,获得了充足的氨基酸和碳水化合物等能量补给后,为了进行合成代谢,体内电解质及矿物质被动员起来。特别是钾和磷从细胞外大量转移至细胞内进行合成代谢,使得细胞外含量急剧减少。该情况往往出现在刚开始大量输注肠外静脉营养后,早产儿突然出现低血钾、低血磷和/或低血镁。此类早产儿的肾小管磷重吸收率会从正常值(85%~90%)升高至最大值。此外,因为低磷,钙元素无法沉积在骨骼内,从而发生高钙血症和高钙尿症。如果骨脱矿时间延长,骨质减少,还会发生肾钙质沉着症。如何预防、改善或避免再喂养综合征的发生呢?首先,对于高危儿,应该在数天内循序渐进地使用肠外营养液至目标量,逐步增加蛋白质、糖等的摄入。其次,在早产儿早期,特别是 VLBW 儿、ELBW 儿及小于胎龄儿,在优化蛋白质和能量的同时,适当降低钙磷摩尔比,适当增加磷的摄入,减低再喂养综合征的发生率。最后,定期监测血清电解质和矿物质,及时调整肠外营养液剂量,适时补充缺乏的电解质和矿物质。

2. 静脉营养相关的代谢性骨病　长期静脉营养后导致的代谢性骨病,在早产儿特别是 VLBW 儿和 ELBW 儿中并不少见。大部分由静脉营养供给不足导致,静脉营养包装中铝过量也是代谢性骨病的致病因素。铝过多沉积于骨骺表面,影响成骨细胞活性,可降低青春期脊柱骨矿物质和骨小梁面积。静脉营养相关胆汁淤积也将导致钙、磷、维生素 D 吸收不良及消耗增加。

3. 静脉营养相关肝病　长期静脉营养的并发症中,一个重要疾病为肠外营养相关性肝脏疾病(parenteral nutrition-associated liver disease,PNALD)。PNALD 包含肠外营养相关性胆汁淤积(parenteral nutrition associated cholestasis,PNAC)、肝功能损害、肝衰竭和肝纤维化,严重者可能发生门脉纤维化和肝硬化。这些并发症中胆汁淤积最常见(详见本章第四节早产儿肠外营养相关性胆汁淤积的营养支持)。

肝脏及胆道在碳水化合物及脂肪代谢中起了重要作用,包含对内源性或外源性亲脂性化合物和重金属的解毒和消除,以及合成和分泌白蛋白、胆汁酸、凝血因子、细胞因子和激素。静脉营养 2 个月以上的早产儿中,PNALD 发生率达到 50%。但其实在全静脉喂养 2 周后肝内就能发现胆汁淤积组织学改变,6 周能发现肝纤维化。

静脉营养相关胆汁淤积的诊断标准:①使用静脉营养>14 天;②连续 2 次检测直接胆红素>2mg/dl;③不伴其他导致肝损的病因,如感染、肝胆原发性疾病、遗传代谢病、先天畸形或染色体疾病等。

目前 PNALD 的病因不是很明确,但危险因素有早产、低出生体重、静脉营养时间长、缺乏肠内营养、感染(内毒素血症)、肠外营养素的光氧化、静脉营养配制不合理及潜在的毒性作用、个体的遗传易感性。早产儿器官功能不成熟,肝脏代谢能力不足,影响肝脏对胆盐及脂肪的摄取、处理及排泄的能力;胃肠功能弱,肠内营养推迟;营养储备低,必需氨基酸、脂肪酸、维生素的缺乏,导致与儿童、成人相比,早产儿在摄入长期肠外营养液后更容易发生肝纤维化。研究表明,大豆油脂肪乳剂中的长链脂肪酸会促进胆汁淤积，且含有高水平的植物甾醇，这与胆汁淤积的严重程度有关。碳水化合物、脂肪、氨基酸比例失调也与 PNAC 发病有关。葡萄糖能量过高时，在肝内转化为甘油三酯，高浓度葡萄糖刺激机体分泌胰岛素，后者能促进脂肪生成，并抑制脂肪酸氧化限速酶线粒体肉毒碱乙酰转移酶，使脂肪在肝内沉积。早产儿感染后的内毒素血症对于肝脏来说也是重大打击，过多的内毒素超过了肝脏的处理能力，造成肝脏免疫功能受损和慢性肝损伤的发生。关于个体的遗传易感性，三磷酸腺苷转运体 B4（ATP binding cassette transporter B4，*ABCB4*）基因编码多药耐药蛋白和磷脂输出泵，能将卵磷脂跨过毛细胆管膜转运至外侧，保护胆管黏膜免受游离胆汁酸损伤。

静脉营养相关的肝胆并发症大多是可逆的。除了预防以外，定期监测也很重要，早发现、早干预，尽早逆转肝损伤结局。临床查体可发现皮肤暗黄，肝脏增大；实验室监测肝功能，提示血清碱性磷酸酶、胆红素、谷氨酰转移酶进行性升高；B超显示肝脏细胞水肿或纤维化等。这些表现都是肝脏损伤的警告信号。

治疗 PNALD 最重要的是促进肠内营养，尽早开奶，最大化经口喂养（不包括微量喂养、非营养性经口喂养）；减少肠外营养，增强肠道适应能力，增加肠内激素及胆汁酸分泌；推荐 PNALD 患儿使用鱼油，避免使用纯豆油；避免营养过剩导致脂肪变性，严格控制血糖和血甘油三酯在正常范围；如临床判断 ELBW 或肠道畸形等需要长期静脉营养的患儿可预防性使用 SMOF，出现胆汁淤积后限制脂肪摄入（每天 1g/kg）；早期出现胆汁淤积时就可使用熊去氧胆酸；减少铜摄入至50%，尽量不摄入镁；定期监测血清肉碱，及时补充左旋肉碱；对于肝衰竭的患儿，尽早转入有经验的治疗中心或移植中心。

4. 宫外生长发育迟缓　营养的目标不仅是满足最基本的代谢需求，也是让早产儿在宫外正常的生长发育。然而多项研究显示，早产儿在经过了长期的静脉营养后，发生宫外生长发育迟缓的概率大大提高。即使目前的肠外营养技术已得到很大提升，但仍无法比拟宫内正常的母体胎盘供给。长期静脉营养对于早产儿身体成分也会造成影响，使瘦体重（去脂体重）及脂肪比例失常。研究发现，50% 的短肠综合征患儿和 70% 的肠病患儿在成年时身高常低于平均值 –2SD。部分患儿追踪至 10 年后，呈现极低或极高的体重指数（body mass index，BMI），脂肪含量过饱和或脂肪含量极低。然而这些异常的躯体组成对于患儿未来的代谢性疾病如高血压、糖尿病、高血脂等的发生都有很重要的警示作用。因此在早产儿肠外营养的使用过程中，需要定期监测体重、身长、头围及体内营养指标等，以调整肠外营养液的配比，促进早产儿在合理范围内生长，拥有合适的瘦体重及脂肪比例。

小结：早产儿肠外营养并发症防治建议

1. 保留长期中心静脉置管的患儿是 CRBSI 的高危人群，如果该类患儿出现发热（体温>38.5℃或提升>1℃）、临床体征改变或实验室指标升高，则是发生 CLABSI 的预警信号。

2. 在疑似 CRBSI 患儿开始抗生素治疗前，同时抽取 CVC 及外周静脉两份样本进行血培养检测。CRBSI 经验性抗感染治疗需要覆盖革兰氏阳性凝固酶阴性或凝固酶阳性葡萄球菌和革兰氏阴性菌。

3. 在保留导管的基础上，CRBSI 抗感染治疗一般需要 10~14 天，前提是临床症状及微生物学在用药后 48~72 小时改善，并且无明显并发症。

4. 如果出现临床恶化或持续、复发菌血症、化脓性并发症或发现特殊病原菌，应立即移除导管。

5. 纤溶剂可用于治疗导管血栓性梗阻。推荐使用组织型纤溶酶原激活物（如阿替普酶）。尿激酶和重组尿激酶也可以使用。

6. 只在通过验证或生产商认为安全的情况下，使用 Y 型管以二合一的形式输入脂质；否则脂类产品需通过另一条管路输注。避免在静脉营养管路中添加其他治疗药物，除非有生产商或实验室认证。

7. 在选择肠外营养液配制成分时，建议选用铝含量最低的。长期肠外营养患儿要定期评估骨矿化情况。

8. 静脉营养相关肝病的患儿中，最大限度增加可耐受的肠内营养能改善肝病预后。在胆汁淤积的情况下，应该避免使用纯大豆脂肪乳剂。当有胆汁淤积的生化迹象时，就可开始使用熊去氧胆酸。

9. 所有长期静脉营养患儿需要定期监测生长发育及身体组成。

（朱 燕）

第四节 早产儿肠外营养相关性胆汁淤积的营养支持

胆汁淤积是胆汁合成、转运、排泄受损的结局，病因复杂多样。新生儿胆汁淤积也称新生儿高结合胆红素血症，不同于以未结合胆红素升高为主的新生儿高胆红素血症，通常胆汁淤积都有病理性原因，应尽早评估并及时营养干预。胆汁淤积常见的病因有感染、静脉营养、肝胆结构异常、血管畸形、缺氧缺血、药物及毒素、遗传代谢异常、内分泌激素异常、免疫性肝病、遗传性肝病和先天性综合征等。早产儿胆汁淤积的最主要的病因被认为与肠外营养（parenteral nutrition, PN）的使用有关，也称早产儿肠外营养相关性胆汁淤积（parenteral nutrition associated cholestasis, PNAC），从名称可知该病的发生发展与肠外营养治疗相关，而发生这一疾病后积极的营养支持对病情恢复也至关重要。

病例应用

  病史摘要：患儿，男，出生 3 个月，因"发现黄疸进行性加重 1 月余"入院。出生胎龄 26^{+3} 周，出生体重 810g（约为 P_{50}）。出生后先后进行有创和无创呼吸机机械通气呼吸支持，PICC 置管静脉营养支持，早期反复多次开奶失败，于出生后 3 周余出现腹胀及可疑血便，诊断 NEC，给予禁食、胃肠减压及抗感染治疗，禁食十余天，症状改善后重新开奶，缓慢加奶，病程中曾有 3 次可疑 / 确诊感染加用抗生素，期间长期使用静脉营养。出生后近 1.5 个月（纠正胎龄 31^{+6} 周）时查血生化发现直接 / 总胆红素轻度升高，后随访呈进行性上升，近期因伴肝功能异常转至上级医院。转院前患儿已逐渐从无创通气过渡到鼻导管吸氧，奶量达全量，但因加用母乳强化剂出现腹胀而停。入院时纠正胎龄 39^{+4} 周，体重 2.32kg（$<P_3$），头围 32.5cm（$P_3\sim P_{10}$），身长 46cm（约为 P_3）。

  营养策略：入院后完善胆汁淤积初步病因检查，如肝胆、门脉及大脏器超声，感染病原体、炎症指标、代谢相关指标、基质金属蛋白酶 7、基因 Panel 等检测；生化、凝血功能、电解质及脂溶性维生素等检测评估肝脏及营养。给予熊去氧胆酸利胆对症治疗，同时积极营养管理、综合治疗，包括评估营养及喂养状况并加强营养支持。入院后呼吸稳定逐渐停氧，评估胃肠道及喂养耐受情况，无器质性病变，给予深度水解蛋白高 MCT 配方奶喂养［150ml/（kg·d）］，耐受良好，逐渐加浓冲配以提高能量摄入（68kcal/100ml、74kcal/100ml、78kcal/100ml、82kcal/100ml）。根据脂溶性维生素检测结果调整用量，因评估存在早产儿代谢性骨病给予调整钙、磷补充量。营养调整优化过程中，患儿喂养耐受好且需求量增加，渐加奶量至 170ml/（kg·d）［热量 140kcal/（kg·d）］。纠正胎龄 41^{+4} 周时体重开始出现追赶，随访生化指标有好转趋势。随访至纠正胎龄 45^{+5} 周时，体重 3.85kg（$P_3\sim P_{10}$），头围 36.5cm（$P_{10}\sim P_{20}$），身长 52cm（约为 P_3），复查生化显示胆汁淤积及肝功能较前好转（表 11-6）。

表 11-6 患儿血生化及肝功能动态情况

CGA/ 周	TBIL/ ($\mu mol\cdot L^{-1}$)	DBIL/ ($\mu mol\cdot L^{-1}$)	ALT/ ($U\cdot L^{-1}$)	AST/ ($U\cdot L^{-1}$)	TBA/ ($\mu mol\cdot L^{-1}$)	GGT/ ($U\cdot L^{-1}$)	ALB/ ($g\cdot L^{-1}$)
31^{+6}	60.90	17.01	15.20	112.40	25.40	—	—
35^{+1}	172.94	54.55	9.10	51.10	76.50	—	—
37^{+5}	135.90	81.80	44.20	100.80	102.60	—	31.80
39^{+4}	144.70	103.90	148.13	342.12	90.50	78.44	36.62
40^{+4}	224.70	161.60	198.61	307.00	77.50	83.35	38.29
41^{+4}	115.20	92.00	160.37	158.90	80.50	51.57	35.46
45^{+5}	107.50	74.50	136.72	225.94	113.00	150.13	39.17
52	16.00	6.70	123.77	95.30	41.10	119.50	39.60

  注：CGA. 纠正胎龄；TBIL. 总胆红素；DBIL. 直接（结合）胆红素；ALT. 谷丙转氨酶；AST. 谷草转氨酶；TBA. 总胆汁酸；GGT. γ- 谷氨酰转肽酶；ALB. 白蛋白。

一、早产儿 PNAC 的预防

PNAC 与肠外静脉营养使用相关,但已有的研究显示其发生机制不单纯只是静脉营养,还与早产、低出生体重、长时间缺乏肠内营养、静脉营养持续时间长、感染、营养成分过量或不均衡等多因素相关。因此,PNAC 的预防贯穿早产儿出生后的营养管理。

1. 肠内营养 尽早开始并达到全肠内喂养,避免或缩短禁食时间,是减少静脉营养使用、避免肠外营养相关并发症的最有效措施。早产儿出生早期胃肠功能不成熟且动力差,建立喂养有诸多困难,但长时间禁食使肠道缺乏刺激,缩胆囊素分泌减少,引起胆囊收缩力下降导致胆汁淤积,同时胃肠道激素水平降低导致肠淤滞,也使细菌滞留在肠道;加上新生儿肠道屏障功能、免疫系统不成熟,容易发生细菌易位,引起肠道细菌过度生长而继发感染。经胃肠喂养可促进胃肠微绒毛发育,患儿在没有绝对喂养禁忌证的情况下,应尽可能早地开始肠内喂养,肠内营养占总热量的 10%~20% 即可减少并发症的发生。母乳喂养有助于建立喂养和减少喂养不耐受,对确有喂养不耐受的患儿可行微量喂养,必要时可考虑母亲饮食回避过敏性食物、通便、益生菌、乳糖酶等帮助改善喂养,尽可能避免长时间禁食。

2. 避免过高脂肪乳剂摄入量 要避免脂肪来源的能量在总摄入能量中占比过重,一般为非蛋白质能量的 25%~40%,早产儿肠外营养中脂肪使用量不应超过 4g/(kg·d),建议有条件者使用含鱼油的脂肪乳剂。大豆脂肪乳是肠外营养中最常用的脂质类型,其含有的植物甾醇类的化学结构与胆固醇类似,会减少胆汁转运和肝细胞胆汁分泌,近来有研究也发现血浆植物甾醇浓度过高与肝毒性有关;大豆脂肪乳剂中以 ω-6 脂肪酸为主,具有促炎作用,可引起肝脏损伤;而过多来源于脂肪的热量可引起肝脏脂肪变性进而发生肝功能损害。2022 年 Ting-Ting Zou 等发表的 meta 分析显示,含鱼油脂肪乳剂可以减少 VLBW 儿 PNAC 的发生,特别是肠外营养持续时间超过 14 天和出生体重 <1 000g 的 ELBW 儿统计学差异更显著,分析纳入的 11 个随机对照试验中 9 个都使用 SMOF 脂肪乳剂。为减少脂肪乳剂对肝胆系统的副作用,对无法避免静脉营养的超早产儿及需要接受较长时间静脉营养的患儿,建议使用含鱼油的脂肪乳剂,如第三代脂肪乳 SMOF(组成为 30% 大豆油、30% 椰子油、25% 橄榄油和 15% 鱼油)。此外,有研究发现,无避光措施的肠外营养液反应性氧介质产生增加,脂质过氧化物水平升高与早产儿 PNAC 的发生有关,建议采取有效避光措施,并在 20~24 小时均匀输注。

3. 选用合适的肠外营养制剂 静脉营养中某些成分也与 PNAC 的发生有关,氨基酸中的甘氨酸和甲硫氨酸具有肝毒性。动物实验还显示苯丙氨酸静脉输注可导致肝损害,而一些必需氨基酸缺乏也与肝毒性相关,如牛磺酸是重要的必需氨基酸之一,可促进胆汁流动和降低石胆酸毒性,牛磺酸缺乏可能增加胆汁酸的糖结合物导致胆汁淤积,因此早产儿应使用添加牛磺酸的儿童专用氨基酸。静脉营养中的毒性成分还包括过量的铝、铬、铜、锰等微量元素,如铜和锰都是通过胆汁分泌、排泄,过量时对肝脏有潜在的毒性作用,可加重肝损害,但生理剂量的微量元素对本身储备不足又较长时间依赖肠外营养的早产儿也是必不可少,如锌、碘、铜等缺乏都可能引发相关的营养并发症,为避免部分微量元素过量,建议按早产儿推荐剂量给予微量元素,也推荐选用适合儿童的复合制剂。常规肠外营养缺少胆碱和肉碱,二者在脂肪代谢中非常重要,动物实验证明缺乏胆碱可引起肝脂肪变性,肉碱促进长链脂肪酸进入线粒体氧化分解,缺乏则可导致肝和肌肉脂肪变性,对长时间使用肠外营养的早产儿应适量补充以维持正常水平。

4. 综合营养管理 根据个体情况安全、快速地建立肠内营养,合理使用肠外营养,有利于早产儿生长和减少 PNAC 发生;需要兼顾体格测量、血生化及营养素指标检测的营养评估,帮助及时反馈并调整;也应根据每个患儿宫内发育及不同时期疾病的特殊情况,综合考虑营养方案。

5. 防治感染 许多研究表明,肠内营养建立缓慢、长期给予静脉营养的患儿,其肠道细菌过度生长及移位可导致或加重肠外营养相关的肝脏损伤,败血症是 PNAC 的高危因素;静脉通路是静脉营养使用必备途径,超早产儿静脉营养使用通常离不开中心静脉置管,常用的脐静脉和 PICC 置管都可能引发导管相关血流感染,尽早停用静脉营养、拔除中心静脉置管对感染防控也有积极作用。

二、早产儿 PNAC 的诊断

1. 诊断标准 目前新生儿胆汁淤积的诊断标准大多采用:总胆红素 ≤5mg/dl,直接胆红素>1mg/dl;或总胆红素>5mg/dl,直接胆红素>总胆 20%。早产儿静脉营养应用 1~2 周以上,出现以结合胆红素升高为主的黄疸,达到以上胆汁淤积诊断标准时应考虑到 PNAC,但确诊 PNAC 还需要进一步排除其他胆汁淤积病因。

2. 检测项目 临床出现以阴黄为特征的黄疸和/或大便颜色变淡应警惕胆汁淤积,及时进行血生化、总胆红素和直接胆红素检测可帮助尽快诊断。但早产儿特别是超早产儿以皮肤阴黄为表现的黄疸在发病早期通常不明显,随疾病进展逐渐加重,才被发现肉眼可见的黄疸。临床实践中,PNAC 作为肠外营养的常见并发症通常是在早产儿营养监测中被发现并诊断,而非出现临床症状后诊断。建议对高危早产儿或有消化道疾病建立胃肠道营养困难的患儿,使用静脉营养时应制订营养评估计划,定期随访可主动发现营养并发症,其中直接胆红素和总胆红素、转氨酶及碱性磷酸酶等应作为胆汁淤积筛查的常规指标,一旦出现直接胆红素进行性升高应当警惕 PNAC 的发生。

3. 鉴别诊断 符合上述诊断标准时应考虑到 PNAC,但由于早产儿胆汁淤积病因众多,不能单一使用静脉营养后发生胆汁淤积直接诊断 PNAC,在确诊之前应警惕排查其他病因。感染、遗传代谢因素、胆道结构异常、内分泌激素异常、肝脏占位、门脉血管异常等都可以是胆汁淤积的病因,考虑到早产儿医源性失血的影响,可根据伴随症状、胆汁淤积的发病时间、病情进展等逐步选择性排查。值得一提的是,早产儿胆汁淤积病因中感染的类型和病原体多样,如尿路感染及巨细胞病毒、真菌、支原体、衣原体、梅毒螺旋体等感染都有可能导致胆汁淤积和肝功能损害。发病时间对 PNAC 诊断也有一定帮助,已有多项研究和临床资料都显示 PNAC 的发病时间往往在开始静脉营养后 3~6 周,转氨酶升高在 6 周左右,早期 PNAC 为可逆性,停用静脉营养、加强营养管理后胆汁淤积和肝功能可逐渐恢复,但可持续较长时间。还有研究显示小于胎龄较适于胎龄的早产儿更易发生 PNAC,且发病时间也更早。

三、早产儿 PNAC 的营养支持

因各种原因无法建立肠内营养而依赖静脉营养是导致 PNAC 的原因,而发生胆汁淤积后容易继发营养代谢障碍,两者都可能影响患儿营养及生长状况,早产儿宫外生长发育迟缓为常见临床表现之一。重症胆汁淤积病例可出现肝脏损害后蛋白合成障碍,导致低蛋白血症,临床可有水肿,甚至出现胸腔积液和腹腔积液;脂溶性维生素吸收障碍及凝血因子合成受影响,继发凝血功能障碍,可有皮肤出血点、瘀斑、动静脉穿刺处出血、血肿等表现。因此,早产儿 PNAC 发生后,营养支持策略也应适当调整。

1. 补充能量　肝、胆是人体重要代谢器官,受损后代谢过程受到干扰,可导致营养物质消化、吸收和利用不当,更易发生营养不良,为满足患儿生长有更高的能量需求。有研究显示,胆汁淤积患儿可能需要同龄健康婴儿 120%~150% 的能量需求才能满足生长。

能量主要来源为三大宏量营养素。①碳水化合物:可适当使用复合碳水化合物用于增加能量摄入;②蛋白质:可以适当增加以免蛋白质能量供应不足,利于纠正负氮平衡,但在严重肝性脑病和肝衰竭时需要监测血氨,必要时限制蛋白质摄入;③脂肪:胆汁淤积及肝功能损害的患儿对长链脂肪酸(LCT)的消化吸收能力受损,中链脂肪酸(MCT)无需胆盐及胰脂肪酶乳化,直接经肠道上皮细胞吸收进入门脉循环,可帮助改善胆汁淤积患儿的脂肪乳化吸收障碍,可作为额外增加能量的添加剂,但同时应注意为避免必需脂肪酸缺乏应保留适量的 LCT。虽然三大营养素都可实现额外的供应能量,但新生儿中除因患代谢性疾病需要严格限制某一类营养素外,通常优先考虑高能量密度乳品方案以均匀提高营养,当患儿存在遗传代谢性疾病时可选用部分营养素提高能量,如尿素循环障碍时需限制蛋白质,只能通过增加碳水化合物和适量脂肪摄入达到提高能量的目的。因此,明确诊断 PNAC 后母乳仍是首选,为满足能量需求可选择合适剂量的母乳强化剂进行母乳强化;当母乳不足或特殊情况需要用到配方乳时,可考虑能量密度更高以及 MCT 含量略高的配方。患儿的生长应根据胎龄生长曲线设定合理的个体化目标,通过生长监测指导不同阶段具体的高能量需求。

2. 补充脂溶性维生素　是 PNAC 患儿营养管理中的另一个要点,患儿脂溶性维生素 A、维生素 D、维生素 E、维生素 K 需达到正常水平,以防止发生可能危及生命的缺陷,如维生素 K 缺乏性凝血功能障碍导致颅内出血;维生素 D 则和骨骼代谢关系密切,摄入不足可能导致早产代谢性骨病甚至自发性骨折；其他几种脂溶性维生素还与肌肉、皮肤及中枢和周围神经系统疾病相关。需要积极补充并仔细动态监测是否达到目标水平以及时调整用量，因为胆汁淤积患儿对脂溶性维生素的补充需求量可能远远超出一般早产儿的生理需要量，有文献提及胆汁淤积患儿的需求量可能至少为新生儿生理推荐量的 2~4 倍：胆汁淤积患儿维生素 A 补充量可达 5 000~25 000U/d；维生素 D 可达 800~5 000U/d；维生素 E 可达 15~25U/(kg·d)；维生素 K 可达 2.5~5mg/ 次，每周 2 次至每天 1 次。而在胆汁淤积改善过程中相应营养素需求量可能减少，需及时调整剂量，否则也可能过量，定期动态随访患儿脂溶性维生素水平是有必要的。

3. 建立肠内营养 是 PNAC 恢复的关键，因此患儿一旦有条件肠内营养必须充分利用，经口喂养是首选，如经口喂养有困难，鼻胃管滴注鼻饲喂养可作为备选。但由于肝胆疾病时有门静脉高压风险，可能引发胃底静脉曲张，不推荐胃造瘘。

对于胃肠道存在疾病、短期内无法实现全胃肠内喂养的患儿，静脉营养补充是营养供给的重要手段，这时使用静脉营养更需注意相关并发症的发生风险，应采取一定预防措施，并尽可能推进肠内营养的建立。例如，脂肪乳剂的使用，如前面预防部分所提及的，目前在 VLBW 儿和 ELBW 儿的研究中，静脉营养使用 SMOF 较大豆脂肪乳剂显示更多益处；PNAC 早产儿需要静脉营养时也强烈推荐避免使用大豆油脂肪乳剂，而使用含鱼油的混合制剂，但不推荐常规使用纯鱼

油脂肪乳剂；同时，也强烈推荐常规监测肝功能以及血清甘油三酯浓度，使用较大剂量脂肪乳剂或有明显高脂血症风险的患儿应增加监测频率。对于程度严重的 PNAC 患儿监测血氨、血串联质谱分析可帮助指导氨基酸用量，通过血清微量元素水平监测指导使用微量元素，警惕锌和镁缺乏，也需要注意锰和铜过量。

4. 保肝利胆 这些对症治疗的目的是减少胆汁酸在肝细胞的积累，因为胆汁酸可引发细胞死亡和炎症途径，从而促进肝损伤和纤维化，熊去氧胆酸（ursodeoxycholic acid，UDCA）通过刺激流出泵以及稀释有毒的胆汁酸池，从而降低胆汁酸毒性，并有潜在的细胞保护、抗炎和抗纤维化作用，尽管相关研究基本都关于成人，但熊去氧胆酸已被广泛用于新生儿及早产儿胆汁淤积症以促进胆汁流动。

5. 营养监测 包括生长发育监测和营养指标监测，可更好地帮助指导营养素供给，血生化是胆汁淤积诊断的必要检查，其中血直接胆红素和总胆红素是胆汁淤积诊断的直接实验室指标，有文献将其称为胆汁淤积的一级实验室指标；而进一步评估功能的谷丙转氨酶、谷草转氨酶、谷氨酰转肽酶、碱性磷酸酶、凝血功能、白蛋白、血糖、血氨等为二级实验室指标，虽不作为诊断标准，不帮助预测预后，但有助于病情评估。较新的研究有用谷草转氨酶与血小板比值指数（aspartate aminotransferase-to-platelet ratio index，APRI）作为超早产儿 PNAC 的预测指标，开始全肠外营养后 2 周 APRI 达 0.410 为诊断最佳界值，在 PNAC 的随访中是否有意义仍需进一步

研究。

总之，早产儿 PNAC 是早产儿常见的营养并发症，营养管理过程中积极预防是关键，早产儿一旦发生胆汁淤积，诊断时仍需注意排查其他病因，同时针对 PNAC 的营养支持也应及时启动。

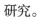 小结：早产儿肠外营养相关胆汁淤积的营养策略建议

1. 早产儿出生后在没有绝对喂养禁忌证的情况下，尽早开始并达到全肠内喂养，避免或缩短禁食时间，减少静脉营养使用是预防 PNAC 最有效的措施。

2. 早产儿发生胆汁淤积后，考虑诊断 PNAC 的过程中应注意排除其他可能引起胆汁淤积的病因。

3. 早产儿发生 PNAC 后营养支持要点包括补充足够能量满足生长需求、母乳不足时可添加高 MCT 配方乳人工喂养、补充足够剂量的脂溶性维生素、尽可能建立经口肠内营养，无法避免肠外营养的情况下脂肪乳剂推荐选用 SMOF 脂肪乳等。

4. 在 PNAC 患儿的营养管理和随访期间，生长及营养指标监测评估可帮助动态了解代谢状态，及时调整营养方案。

（王　瑾）

参考文献

1. RAY S. NICE guideline review: Neonatal parenteral nutrition (NG154). Arch Dis Child Educ Pract Ed, 2021, 106 (5): 292-295.

2. JOOSTEN K, EMBLETON N, YAN W, et al. ESPGHAN/ESPEN/ESPR/CSPEN working group on pediatric parenteral nutrition. ESPGHAN/ESPEN/ESPR/CSPEN guidelines on pediatric parenteral nutrition: energy. Clin Nutr, 2018, 37 (6 Pt B): 2309-2314.

3. MESOTTEN D, JOOSTEN K, VAN KEMPEN A, et al. ESPGHAN/ESPEN/ESPR/CSPEN working group on pediatric parenteral nutrition. ESPGHAN/ESPEN/ESPR/CSPEN guidelines on pediatric parenteral nutrition: carbohydrates. Clin Nutr, 2018, 37 (6 Pt B): 2337-2343.

4. VAN GOUDOEVER J B, CARNIELLI V, DARMAUN D, et al. ESPGHAN/ESPEN/ESPR/CSPEN working group on pediatric parenteral nutrition. ESPGHAN/ESPEN/ESPR/CSPEN guidelines on pediatric parenteral nutrition: Amino acids. Clin Nutr, 2018, 37 (6 Pt B): 2315-2323.

5. LAPILLONNE A, FIDLER MIS N, GOULET O, et al. ESPGHAN/ESPEN/ESPR/CSPEN guidelines on pediatric parenteral nutrition: lipids. Clin Nutr, 2018, 37 (6 Pt B): 2324-2336.

6. SENTERRE T, ABU ZAHIRAH I, PIELTAIN C, et al. Electrolyte and mineral homeostasis after optimizing early macronutrient intakes in VLBW infants on parenteral nutrition. J Pediatr Gastroenterol Nutr, 2015, 61 (4): 491-498.

7. JOCHUM F, MOLTU S J, SENTERRE T, et al. ESPGHAN/ESPEN/ESPR/CSPEN guidelines on pediatric parenteral nutrition: Fluid and electrolytes. Clin Nutr, 2018, 37 (6 Pt B): 2344-2353.

8. SEGAR D E, SEGAR E K, HARSHMAN L A, et al. Physiological approach to sodium supplementation in preterm infants. Am J Perinatol, 2018, 35 (10): 994-1000.

9. BISCHOFF A R, TOMLINSON C, BELIK J. Sodium intake requirements for preterm neonates: review and

recommendations. J Pediatr Gastroenterol Nutr, 2016, 63 (6): e123-e129.

10. MIHATSCH W, FEWTRELL M, GOULET O, et al. ESPGHAN/ESPEN/ESPR/CSPEN guidelines on pediatric parenteral nutrition: Calcium, phosphorus and magnesium. Clin Nutr, 2018, 37 (6 Pt B): 2360-2365.

11. HARTMAN C, SHAMIR R, SIMCHOWITZ V, et al. ESPGHAN/ESPEN/ESPR/CSPEN guidelines on pediatric parenteral nutrition: complications. Clin Nutr, 2018, 37 (6 Pt B): 2418-2429.

12. DOMELLÖF M, SZITANYI P, SIMCHOWITZ V, et al. ESPGHAN/ESPEN/ESPR/CSPEN working group on pediatric parenteral nutrition. ESPGHAN/ESPEN/ESPR/CSPEN guidelines on pediatric parenteral nutrition: iron and trace minerals. Clin Nutr, 2018, 37 (6 Pt B): 2354-2359.

13. BRONSKY J, CAMPOY C, BRAEGGER C. ESPGHAN/ESPEN/ESPR/CSPEN working group on pediatric parenteral nutrition. ESPGHAN/ESPEN/ESPR/CSPEN guidelines on pediatric parenteral nutrition: vitamins. Clin Nutr, 2018, 37 (6 Pt B): 2366-2378.

14. SHAH P S, SHAH V S, KELLY L E. Arginine supplementation for prevention of necrotising enterocolitis in preterm infants. Cochrane Database Syst Rev, 2017, 4 (4): CD004339.

15. RAMASWAMY M, ANTHONY SKRINSKA V, FAYEZ MITRI R, et al. Diagnosis of carnitine deficiency in extremely preterm neonates related to parenteral nutrition: two step newborn screening approach. Int J Neonatal Screen, 2019, 5 (3): 29.

16. RISKIN A, PICAUD J C, SHAMIR R. ESPGHAN/ESPEN/ESPR/CSPEN working group on pediatric parenteral nutrition. ESPGHAN/ESPEN/ESPR/CSPEN guidelines on pediatric parenteral nutrition: Standard versus individualized parenteral nutrition. Clin Nutr, 2018, 37 (6 Pt B): 2409-2417.

17. KOLAČEK S, PUNTIS J, HOJSAK I. ESPGHAN/ESPEN/ESPR/CSPEN working group on pediatric parenteral nutrition. ESPGHAN/ESPEN/ESPR/CSPEN guidelines on pediatric parenteral nutrition: Venous access. Clin Nutr, 2018, 37 (6 Pt B): 2379-2391.

18. CORMACK B E, JIANG Y, HARDING J E, et al. ProVIDe Trial Group. Neonatal refeeding syndrome and clinical outcome in extremely low-birth-weight babies: secondary cohort analysis from the proVIDe trial. JPEN J Parenter Enteral Nutr, 2021, 45 (1): 65-78.

19. PATEL P, BHATIA J. Total parenteral nutrition for the very low birth weight infant. Semin Fetal Neonatal Med, 2017, 22 (1): 2-7.

20. FELDMAN A G, SOKOL R J. Recent developments in diagnostics and treatment of neonatal cholestasis. Semin Pediatr Surg, 2020, 29 (4): 150945.

21. FELDMAN A G, SOKOL R J. Neonatal cholestasis: emerging molecular diagnostics and potential novel therapeutics. Nat Rev Gastroenterol Hepatol, 2019, 16 (6): 346-360.

22. HWANG J H, CHUNG M L. Predictive value of the aspartate aminotransferase to platelet ratio index for parenteral nutrition associated cholestasis in extremely low birth weight infant. BMC Pediatrics, 2019, 19: 126.

23. REPA A, BINDER C, THANHAEUSER M, et al. A mixed lipid emulsion for prevention of parenteral nutrition associated cholestasis in extremely low birth weight infants: a randomized clinical trial. J Pediatr, 2018, 194: 87-93.

24. LANE E, MURRAY K F. Neonatal cholestasis. Pediatr Clin North Am, 2017, 64 (3): 621-639.

25. SATROM K, GOURLEY G. Cholestasis in preterm infants. Clin Perinatol, 2016, 43 (2): 355-373.

第十二章

早产儿特殊临床问题的营养支持

早产儿各脏器发育未成熟,容易发生各种疾病,有些疾病的发生、发展和转归与营养密切相关,这些疾病的预防、治疗及预后有赖于积极和科学的营养支持。本章对几种重要疾病和临床问题的营养支持进行阐述。

第一节 **早产儿坏死性小肠结肠炎的营养策略**

坏死性小肠结肠炎(necrotizing enterocolitis, NEC)是极早产儿发病和死亡的重要原因之一。尽管该病可影响任何胎龄的婴儿(0.2/1 000个活产儿),但在VLBW儿中,该病发生率可高达7%。NEC病死率为3%,需要手术干预的NEC患儿病死率高达30%。NEC存活患儿面临许多并发症,尤其是胃肠道并发症,如短肠综合征,此外NEC存活患儿神经发育障碍和慢性肺病的风险也增加。

NEC发病是由于消化道发育不成熟、感染、炎症反应和肠内喂养等多因素所致。这些危险因素在临床实践中可改变肠道内喂养,尤其是肠内营养的配方、引入时机和加量方法。采用有利的肠内喂养方法已经被证实可以降低NEC的发病风险。同时,NEC发生后许多婴儿都有营养相关的并发症,包括胆汁淤积、手术切除小肠后造成吸收不良和特殊的营养需求等。本章将着重阐述营养支持在NEC预防和治疗中的作用和具体措施。

一、NEC预防的营养策略

1. 母乳喂养 母乳是唯一被证实可预防NEC发生的保护性因素。纯配方奶喂养婴儿的

NEC发病率比纯母乳喂养的婴儿高6~10倍。母乳含有多种生物活性成分,如分泌型IgA、生长激素(表皮生长因子、胰岛素和胰岛素样生长因子)、多不饱和脂肪酸和低聚糖等,具有协同保护作用,包括免疫调节、抗感染、抗氧化、促进肠道有益菌定植等。2019年的一项研究发现,出生后第1个月婴儿的IgA主要来自母乳,而且与同龄对照组相比,NEC患儿的IgA未结合细菌比例更高。在同一项研究中,Gopalakrishna等利用小鼠模型发现IgA缺乏的母乳喂养的幼崽缺乏针对NEC的保护作用。也有学者认为母乳的有益作用与饮食如何影响肠道菌群和免疫系统发育有关。人母乳含有的低聚糖可以刺激有益菌生长,同时小鼠模型证实其可以下调细菌相关的炎症信号通路。母乳的营养成分和生物活性成分会随着不同哺乳期而改变,适应早产儿的营养需求。

一项meta分析纳入了6项随机对照试验,共计1 626例新生儿,分析表明母乳较配方奶可明显降低NEC的风险,$RR=0.62(0.42\sim0.93)$,各主要研究之间存在显著的异质性($I^2=55.25$,$P=0.002$)。18项观察性研究对6 405名新生儿进行了母乳与配方奶粉的比较,总体结果显示母

乳喂养新生儿 NEC 的发病风险降低,*RR*=0.45(0.32~0.62,*P*<0.001),各主要研究之间存在显著的异质性(*I*²=55.25,*P*=0.002)。

虽然早产和低出生体重婴儿首选母乳,但当亲母母乳供应不足时,婴儿往往需要补充捐赠人乳或配方奶。在降低 NEC 发病的效果上,亲母母乳优于捐赠人乳,捐赠人乳优于配方奶。对全球人乳库的普查发现,目前已有 572 家人乳库,但分布不均。巴西的人乳库数量最多(214 家),其次是南非(44 家)、意大利(37 家)和欧洲(238家)。挪威、瑞典、芬兰、爱沙尼亚、瑞士、斯洛伐克和古巴每个早产儿拥有较多的人乳库。捐赠人乳较配方奶降低了 79% 的 NEC 风险,2019 年 Cochrane 数据综述 12 项试验发现,尽管配方奶喂养的早产儿和低出生体重儿的生长优于使用捐赠人乳喂养的婴儿,但也表现出了更高的 NEC 风险(*RR*=1.87,95% *CI*: 1.23~2.85)。

2. 喂养策略 从 NEC 预防的角度,早产儿肠内喂养需关注何时开始肠内喂养,如何推进肠内喂养,选择间歇喂养还是持续喂养。

(1)肠内喂养开始时间:既往认为延迟肠内喂养可以降低 NEC 的发病率。然而,2013 年 Cochrane 综述发现,在极早产儿(胎龄<32 周)或 VLBW(出生体重<1 500g)婴儿中,出生后 96 小时内早期开始微量喂养并持续喂养 1 周,与出生后 7 天或更长时间禁食再开始喂养相比,NEC 发病率没有增加。在同一人群中,早期开始肠内营养对 NEC 也没有保护作用。早期开始肠内喂养对早产儿和 VLBW 儿是安全的。Alshaikh 等在 2019 年进行了一项 meta 分析,比较了以 80ml/(kg·d) 开始全肠内喂养与以 20ml/(kg·d) 的常规量开始肠内喂养的安全性。当开始早期全肠内喂养时,NEC 或喂养不耐受的发生率没有差异,但可减少晚发型败血症的发生和 1.3 天的住院时间。然而这项针对<1 000g 和<28 周婴儿的 meta 分析中得出的结论是有限的,因为纳入分析的研究包括了胎龄 28~36 周和出生体重 1 000~1 500g 的早产儿。在 2019 年一项随机对照试验中,Nangia 等人比较了胎龄 28~34 周的 VLBW 儿出生后第 1 天全肠内喂养[80ml/(kg·d)]与常规肠内喂养[20ml/(kg·d)]并辅以静脉营养的婴儿,发现两组 NEC 发生率无差异,早期全肠内喂养组 NEC 发病率为 1.1%,常规肠内喂养组为 5.8%(*P*=0.12)。早期全肠内喂养组平均提前 3.6 天达到目标喂养;同时并发症更少,如败血症、喂养不耐受,最终住院时间更短。

(2)肠内喂养加奶速度:多数 NICU 加奶速度是 15~35ml/(kg·d),但每个中心仍存在差异,临床医生会根据患儿的出生体重、胎龄、临床疾病情况及是否需要心肺支持等各方面因素综合考虑调整喂养方案。Dorling 等在极早产儿(<32周)和 VLBW 儿中进行随机对照研究,比较慢速[18ml/(kg·d)]和快速[30ml/(kg·d)]喂养进度,结果显示随访 24 个月无中重度神经功能损伤患儿的生存率没有显著差异;与缓慢加奶组相比,快速加奶没有增加 NEC 的发病率;快速加奶可以使早产儿更快地增加能量摄入、更好地生长及减少肠外营养的持续时间。

(3)间歇喂养和持续喂养:间歇喂养具有促进肠道正常功能和组织成熟的优势。持续喂养可减少腹胀和腹泻,促进更好的耐受和吸收。在最近的一项 meta 分析中,Wang 等人发现 2 种喂养方式在生长情况和住院时间上没有差异,但与持续喂养的婴儿相比,间歇喂养的早产儿和低出生体重儿可更早达到全量喂养(平均差异值为 0.98 天),NEC 发生率相似。本 meta 分析包括体重在 2 500g 以下的婴儿,但在出生体重<1 000g 和>1 000g 的亚组分析中未发现差异。

3. 母乳强化剂 母乳强化剂可提高能量、蛋白质和矿物质的摄入,同时也增加了渗透压。目前认为高渗配方与 NEC 的发生风险增加有关,这是基于 20 世纪 70 年代的少数小规模研究,这些研究都未能解释黏膜损伤机制。最近,Miyake 等在 NEC 小鼠模型中比较了高渗肠内配方和稀释配方,发现 2 组的炎症反应、黏膜损伤和 NEC 发生率相同。其他动物研究显示高渗配方相关的不良结局是胃排空延迟。2016 年 Cochrane 的一篇综述得出结论,没有足够的证据表明营养强化会增加早产儿 NEC 的发病率,母乳强化确实能提高早产儿住院期间的生长速度[体重为 1.81g/(kg·d),身长 0.12cm/ 周,头围 0.08cm/ 周],但似乎不能改善长期生长发育状况。由于高渗的母乳强化剂补充额外的营养物质,改善早产儿住院期间生长速度,并且不增加 NEC 的发病率,目前仍主张需要强化母乳。关于母乳强化剂对早产儿长期的神经发育和生长影响的研究数据非常有限。一项研究发现,母乳强化剂在母乳喂养量>100ml/(kg·d) 时添加较 50ml/(kg·d) 时添加可降低 NEC 发病率。人乳来源的母乳强化剂在降低 NEC 发病情况方面优于牛乳来源的母乳

强化剂,但昂贵的费用限制了其临床推广。

4. 其他 如益生菌、益生元、长链多不饱和脂肪酸、乳铁蛋白和锌等营养素在预防 NEC 方面都有相关研究,但目前仍因安全性的顾虑和缺乏有效的临床证据并未在临床推广,可能是未来研究的热点。

二、NEC 的营养支持

NEC 的早期症状可能与喂养不耐受或其他消化道疾病相似。改良的 Bell 分期诊断标准包括中性粒细胞减少、血小板减少、凝血异常和代谢性酸中毒等实验室检查,可帮助临床医生诊断严重的 NEC。但这些实验室指标都是非特异性的,不是 NEC 早期的可靠生物标志物,也不能用于判断肠道恢复和再开奶是否安全。除了抗生素治疗,目前 NEC 的营养管理是主要的,包括禁食和肠外营养。

1. 禁食时间 患儿禁食的决策是由临床综合评估后决定的。临床症状改善包括呼吸暂停和心动过缓的减少,实验室检查包括血气分析异常、白细胞计数和血小板减少情况好转,以及腹部影像如门静脉积气或肠壁积气消失。尽管临床状况有明显改善,但由于缺乏反映最佳开奶时间的客观证据,临床医生可能会犹豫是否可在禁食后重新开始进食。Hock 等进行的一项 meta 分析发现,早期(NEC 诊断后 5 天内)和晚期(NEC 诊断后 5 天以后)开奶的患儿不良结局无显著差异。Bonhorst 等利用超声检查比较了连续 3 天无门静脉积气后开奶与 10 天无门静脉积气后开奶的结局,发现早期开奶与较少的并发症、较短的

抗生素疗程、更快达到全肠内喂养和较短的住院时间有关。

除了将影像检查作为是否重新开奶和其安全性的客观衡量标准,使用特定生物标志物也可以帮助临床决策。2019年的一项前瞻性观察队列研究,Kuik等测量了27名早产儿近红外光谱和尿液肠道脂肪酸结合蛋白,第一次开奶后这些标志物数值可预测NEC后肠狭窄,但不能预测NEC是否复发。最近一项针对纠正胎龄24~40周婴儿的研究发现,与无NEC婴儿相比,NEC患儿的粪便中肠道碱性磷酸酶(intestinal alkaline phosphatase,IAP)含量较高,而IAP活性较低,IAP可能也是判断疾病严重程度的生物标志物。临床医生应尽量减少禁食时间,一旦生命体征稳定,腹部查体改善,血小板减少缓解,腹部X线或超声检查确定临床改善,就开始重新进食。识别反映患儿疾病严重程度和肠道恢复情况的生物标志物,如IAP,对于个体化禁食时间及减少与禁食相关的并发症是有效的。非营养性吸吮也已被证实可以增加肠系膜血流。因此,开始肠内喂养时需要考虑以下因素:腹部体征好转,稳定的循环和呼吸,腹部X线显示好转,停止经验性抗生素。

2. 肠外营养 NEC在禁食期间必须通过静脉接受液体和营养支持,建议静脉通路首选中心静脉。NEC患儿容易发生水、电解质和内环境紊乱,如容量不足、渗漏、水肿、低钠血症、高钾血症和代谢性酸中毒。而在肠外营养治疗过程中,因患儿肝脏灌注不良导致脂肪代谢障碍,容易伴发高甘油三酯血症。在肠外营养支持治疗过程中,尤其是急性期,对电解质、血脂和血糖的监测并适时调整显得尤为重要。肠外营养由碳水化合物、氨基酸、脂类、电解质、矿物质和维生素组成,通过静脉注射保证肠道休息。NEC后应尽早开始肠外营养,提供充足的蛋白质[3.5~4.0g/(kg·d)],以维持正氮平衡,改善体重增加,并使损伤组织得到修复。但目前的研究表明,在NEC发病时补充肠外营养似乎并没有显著改善预后,也没有降低手术干预率或住院死亡率,一旦肠内喂养达到120~130ml/(kg·d)应及时停止肠外营养。

肠切除患儿在增加肠内营养时需要根据患儿的耐受情况逐渐增加,可能需要数周甚至数月时间。长期使用肠外营养引起胆汁淤积性肝病的风险将会增加,临床通过使用含鱼油脂肪乳制剂、间歇使用脂肪乳和避免过高的能量减少胆汁淤积性肝病的发生。脂肪乳是肠外营养的重要组成部分,提供必需脂肪酸和非蛋白质能量来源。选择肠外营养脂肪乳时应考虑几个因素:必需脂肪酸的含量、多不饱和脂肪酸 ω-6与 ω-3的比例、α-生育酚和植物甾醇的含量。

既往认为大豆油(soybean oil,SO)脂肪乳是为肠衰竭儿童提供脂肪酸的标准方案。然而,SO中 ω-6和 ω-3的比例是7:1,而减少炎症介质产生的最佳比例是4:1。SO中还含有高浓度的植物甾醇,与肝脏炎症和胆汁淤积有关。SO中的豆甾醇,在小鼠模型中也被证明会促进胆汁淤积、肝损伤和肝巨噬细胞活化。2012年Teitelbaum等统计了一组儿童肠功能衰竭队列,SO限制为1g/(kg·d),相较于历史剂量[3g/

（kg·d）]胆汁淤积明显减少。随后的研究表明，这种肠外营养低脂策略并不能降低肠功能衰竭相关肝病（intestinal failure associated liver disease，IFALD）的发生率，但可延缓其进展。2018 年，美国食品药品监督管理局批准一种鱼油（fish oil，FO）基质脂肪乳用于治疗儿童 IFALD。FO 主要由抗炎的 ω-3 脂肪酸（二十二碳六烯酸和二十碳五烯酸）组成，并含有少量的必需脂肪酸（亚油酸和 α- 亚麻酸）。以 FO 为基础的脂质富含 α- 生育酚，可清除过氧化脂质中的自由基，防止氧化后脂质损伤的扩散。静脉注射 FO 可使胆汁淤积生化结果逆转，并与血浆植物甾醇、细胞因子和胆汁酸的减少有关。尽管胆汁淤积在生化指标上有所改善，但组织学仍存在持续的显著肝纤维化。由于鱼油提供的必需 ω-6 脂肪酸少于儿童的推荐量，可能会导致必需脂肪酸缺乏症（essential fatty acid deficiency，EFAD）。然而，Calkins 等在一组肠外营养依赖的儿童研究中发现，从 SO 切换到 FO 的 6 个月可导致必需脂肪酸浓度下降，但没有 EFAD 的证据。而目前的新型脂肪乳剂 SMOF 中含大豆油（30%）、椰子油（30%）、橄榄油（25%）和鱼油（15%），已被证实对 IFALD 患儿有益。早产儿随机对照试验表明，SMOF 可增加二十碳五烯酸和二十二碳六烯酸的含量。Muhammed 等报道称，将基于 SO 的脂肪乳剂转换为 SMOF 后，胆汁淤积症患儿的血生化、肝功能指标得到了快速且显著的改善。由于植物甾醇含量低、维生素 E 含量高，SMOF 对转氨酶有正向影响，此外降低了脂质过氧化，提高了 ω-3 与 ω-6 多不饱和脂肪酸比值，降低了促炎作用。

3. 肠内营养　肠内喂养对肠道生长和成熟非常重要。当肠功能恢复后重新开始肠内喂养，肠内营养不仅能提供能量和营养素，同时对于损伤后恢复期的肠道，可以防止肠道上皮细胞萎缩，增强肠道黏膜适应性，促进肠道动力和生长。

母乳是 NEC 恢复时首选的肠内营养配方。母乳含有促进肠道适应的生长激素和帮助消化乳糖的乳糖酶，但相关的文献不多，临床上多因为腹泻、腹胀、造瘘量增多和呕吐等喂养不耐受表现而减少母乳喂养量，需要针对患儿原发病、剩余肠道情况和临床情况给予及时的调整和治疗。对于反复或无高危因素的 NEC，考虑牛奶蛋白过敏可能是病因时，可使用深度水解蛋白配方乳。氨基酸配方乳将游离氨基酸作为氮的来源，致敏性低，但渗透压较高，并不是 NEC 恢复期肠内营养的首选。引入肠内营养后仍可采用间歇喂养，加奶速度推荐 10~20ml/（kg·d），根据患儿的耐受情况逐渐增加，可通过经口、鼻胃管或胃造口管饲喂养。

肠内营养中的脂肪能促进肠道代偿适应，特别是长链脂肪酸。Choi 等将 50% 近端小肠切除术后的小鼠随机分为低脂（脂肪提供 12% 的能量）、中脂（脂肪提供 44% 的能量）和高脂（脂肪提供 71% 的能量）3 组，结果表明增加肠内脂肪浓度能减少小肠切除术后的分解代谢，并促进瘦体重增加。在另一个大鼠动物模型研究中，低脂饮食（热量摄入相同）对肠道代偿适应可产生负面影响，表现为体重下降、脂肪转运蛋白表达减少、绒毛高度降低和肠细胞增殖减弱。目前的研究多集中于临床前研究。

目前对于肠道术后肠内营养的蛋白质多关注于肠道吸收而不是促进肠道适应。对于罹患短肠综合征（short bowel syndrome，SBS）的儿童，游离氨基酸或短肽配方可以帮助剩余小肠最大限度地吸收。而由于肠结构和功能受损导致蛋白质从肠道丢失和含蛋白渗出物增多，这种双重打击类似蛋白质丢失性肠病，需要增加对蛋白质的需求以保证足够的生长。目前关于持续吸收不良和喂养不耐受的患儿从水解蛋白配方乳中获益的程度尚不清楚。一项针对4例SBS患儿的小样本研究发现，持续喂养不耐受的受试者在开始使用水解蛋白配方乳后能够在15个月内停止肠外营养。NEC患儿发生非IgE介导的牛奶蛋白过敏的风险增加，使用水解蛋白配方乳可改善消化道耐受性。也有研究表明，新生儿在大量肠切除后仍保留70%~90%的蛋白质吸收能力。同时深度水解蛋白配方乳的中链脂肪酸和低乳糖可能促进SBS患儿消化。

肠切除术后提供足够的氨基酸最重要。肠内营养的最佳蛋白质摄入量应考虑剩余肠道部位、长度、吸收能力和喂养耐受情况。目标是通过改善氮吸收达到正氮平衡。关于配方乳中蛋白质含量和组成对肠道适应影响的数据很少，而且配方乳之间的差异使对照研究变得困难。虽然没有可靠的证据表明要素配方乳优于整蛋白配方乳，但有数据显示SBS患儿可能对要素配方乳耐受性更好，而且通常被用于儿科SBS人群。

动物研究显示，肠道切除术后肠道代偿性增加关键消化酶和葡萄糖转运体的数量。因简单糖的高渗透压，临床需要避免过度使用。能量可以从结肠处理的复杂碳水化合物和可溶性纤维中获得。未消化的大分子被结肠细菌代谢而产生短链脂肪酸，如丁酸。丁酸是结肠细胞的主要燃料底物，已被证明在肠道适应中发挥重要作用。

三、NEC术后短肠综合征的营养支持

SBS是NEC最严重的远期并发症，由于肠道广泛缺血、坏死造成大量肠切除后剩余肠道很短而影响营养物质吸收，需要长时间的肠外营养。SBS治疗包括肠外营养和肠内营养联合支持，治疗的目标是提供患儿生长发育需要足够的能量和营养素，并尽可能刺激残余肠道生长和代偿。肠道康复过程需要多学科团队的支持治疗，可减少肠移植的需要。

SBS治疗分三个阶段。第一阶段为通过肠外营养补充日常需要量和额外丢失量，需要积极维持体液和电解质的稳定；第二阶段主要保持肠内营养和肠外营养的平衡，逐渐过渡；第三阶段为在数月或数年里根据具体临床情况对肠内喂养进行调整，制订相应计划达到患儿生长发育和肠道康复。

长期肠外营养需要在早期就考虑肠外营养相关性肝病和进行性肝纤维化的风险。减少肝脏损伤的保护性策略包括：①选择含有FO的脂肪乳剂，并注意脂肪乳剂量控制在1~2g/(kg·d)；②避免过量的葡萄糖输注，葡萄糖输注速率低于12~14mg/(kg·min)；③周期性使用肠外营养；④减少感染；⑤尽早开始肠内喂养。

肠内营养首选亲母母乳,无法获得亲母母乳建议用捐赠人乳替代,也可根据患儿肠道耐受情况选择深度水解蛋白配方乳或氨基酸配方乳。尽早开始肠内营养,从间歇喂养开始,对于喂养不耐受的患儿,改为管饲持续喂养,持续喂养可增加喂养耐受性,间歇喂养有助于改善肠道运动和肠道适应,减少高胰岛素血症的发生。奶量从 10~20ml/(kg·d) 开始,缓慢增加,当奶量达到 5ml/h 时可以开始经口喂养,建议每天 3~4 次,促进经口吸吮锻炼。为了最大限度地增加每日肠内喂养量,可结合经口间歇喂养和夜间持续管饲。肠内营养治疗过程中,定期随访患儿累计丢失量,包括呕吐、排便和造瘘量,造瘘量>30ml/(kg·d) 或排便量>20ml/(kg·d) 提示肠内营养耐受性差。并监测大便或造瘘液还原糖和 pH 值,或血液 D- 乳酸水平,有助于发现肠道细菌过度增殖和碳水化合物不耐受。同时注意钠平衡,钠缺乏与婴儿生长迟缓相关,可动态监测尿液钠含量。

NEC 是新生儿期起病的复杂疾病,具有高发病率和高病死率。营养管理在其中发挥重要作用,合理的肠外营养和肠内营养支持可以显著降低 NEC 相关的并发症,改善患儿的临床结局。

🍼 小结:早产儿坏死性小肠结肠炎的营养策略建议

1. 母乳喂养是预防早产儿发生 NEC 最优的营养策略,出生后 96 小时内早期滋养性喂养对早产儿是安全的。

2. 早产儿 NEC 营养管理包括适当的禁食、合理使用肠外营养及选择合适的肠内喂养制剂,亲母母乳仍是 NEC 后再开奶的首选。

3. 早产儿 NEC 后短肠综合征的营养治疗需要多学科团队管理,按照不同阶段制订不同的营养管理目标,合理使用肠外和肠内营养支持治疗,并积极预防和治疗肠外营养支持并发症,改善症状,促进肠道适应代偿。

(钱 甜)

第二节 早产儿围手术期的营养管理

随着围产医学和新生儿外科技术的发展,新生儿外科手术患儿的数量和存活率均显著增加。早产儿围手术期营养管理面临的挑战不仅是手术本身的创伤应激,还有患儿的生理特点、原发疾病和当前疾病状态,如小于胎龄儿、宫外生长发育迟缓、新生儿坏死性小肠结肠炎(NEC)大部分肠道切除术及肠道畸形(如肠闭锁、中肠扭转、

胎粪性腹膜炎或腹裂)手术后肠动力障碍。早产儿围手术期营养支持的目的是提供完整恰当的营养以维持机体代谢平衡、促进生长和伤口愈合,减少营养不良及感染等并发症的发生。

一、能量供给

新生儿生长迅速,但本身能量存储少,因此

不能耐受长时间饥饿。最小代谢率[g/(kg·d)]与非蛋白质能量(g/kg)储备的比值代表了能量储备的天数,足月儿为 20 天,成人为 100 天,胎龄 28 周的早产儿仅为 2 天。极低出生体重(very low birth weight,VLBW)儿的内源性能量储存仅为 200~400kcal,若没有外源性能量供给自身仅能维持 3~4 天的能量平衡,因此 VLBW 儿出生后急需充足的能量摄入。研究显示,外科手术后足月新生儿的静息代谢率存在显著差异[范围 33.3~50.8kcal/(kg·d)],足月儿和早产儿之间也存在这样的差异。这些用于维持代谢的能量变化差异解释了临床上接受类似能量摄入的外科新生儿为何存在不同的生长速率,可能代表了代谢活跃组织质量的差异,如器官和肌肉等。新生儿大型腹部手术会导致耗氧量和静息能量消耗(rest energy expenditure,REE)即刻(4 小时达到峰值)的中度(15%)升高,术后 12~24 小时迅速恢复到基线水平。在手术后的前 5~7 天内,能量消耗没有进一步增加。REE 与健康新生儿的生长速度呈正比,在急性代谢应激期间生长会迟缓。婴儿和年幼儿童经历大型手术期间,全身蛋白质总量、蛋白质合成、氨基酸氧化或蛋白质降解似乎没有发生变化,因此推测婴儿和儿童可以将蛋白质和能量从生长转移到组织中修复,从而避免在成人中看到的能量消耗和分解代谢的总体增加。

二、肠外营养

对于围手术期无法在短时间内建立肠内营养来满足代谢生长需求的早产儿,若无肠外营养禁忌证,应尽早开始肠外营养,预防分解代谢。肠外营养液由氨基酸、脂肪乳剂、碳水化合物、电解质、维生素、矿物质和微量元素等配制而成。

1. 液体量 术前应建立充足、有效的静脉通路,根据病情决定是否需要提前置入中心静脉导管。如果存在脐静脉或 PICC 置入禁忌证以及置管失败,可与外科和麻醉科医生沟通后在术中留置深静脉置管。术前的静脉液体量很大程度上取决于早产儿的胎龄、日龄、原发疾病、手术方式和手术预期。新生儿体液占体重比例大,足月儿总体水(total body water,TBW)为 75%~80%,超早产儿可达 85%~90%。除了 TBW 高,早产儿细胞外液 - 细胞内液比也较足月儿、儿童和成人高,因此极易发生水、电平衡紊乱。液体治疗的主要目的是保持水、电解质、酸碱平衡,减少分解代谢。根据患儿的胎龄、日龄和原发疾病给予适当的液体,注意监测体重、尿量和血清电解质,适时调整液体量。当存在病理性体液丢失(如腹裂、脐膨出、腹泻、大量胃肠减压或造瘘液体)时,应给予液体替代,避免循环塌陷。

术后由于原发疾病、手术应激,可能出现毛细血管渗漏、第三间隙液体蓄积或体液大量丢失等液体失衡状况,需要积极补充液体以避免有效血容量不足导致的循环障碍。需要注意的是,在保证有效血容量的同时也要防止液体量过负荷,研究显示,低出生体重儿术后液体量过负荷与动脉导管开放、NEC 和支气管肺发育不良等有关。可通过功能心脏超声、中心静脉压和血压监测,血乳酸、尿量、毛细血管充盈时间等检查,综合评估液体状态及对液体治疗的反应。胃肠减压、肠造瘘液或腹腔引流液>30ml/(kg·d)时需进行液体替代治疗。

2. 葡萄糖 葡萄糖是主要的能量来源,提供了非蛋白质能量的60%~70%。新生儿尤其是早产儿体内葡萄糖储备少、糖异生能力受限,容易发生低血糖,持续且严重的低血糖可能增加神经系统不良预后。ELBW儿由于胰岛细胞功能相对不足以及肝脏和外周组织对胰岛素相对不敏感,出生后早期更易发生高血糖。术后患儿易出现应激性高血糖,持续的高血糖会增加新生儿不良预后和病死率。围手术期尤其是术后应密切监测血糖并适时调整补糖速度,提供稳定的葡萄糖供应量,以确保体内血糖稳定,避免出现血糖紊乱。超过代谢需求的碳水化合物摄入会增加氧消耗、二氧化碳产生和静息代谢率,并通过脂质合成转化为脂肪,后者会蓄积在肝脏中。研究提示,新生儿外科术后葡萄糖摄入不宜>18g/(kg·d)。碳水化合物补充原则是在维持血糖稳定的前提下,满足能量需求同时避免葡萄糖超载风险。

3. 脂肪 脂肪不仅是能量的主要来源,还能防止必需脂肪酸缺乏以及保证脂溶性维生素的吸收。早产儿建议采用20%中长链混合型脂肪乳剂。SMOF减少了ω-6脂肪酸含量,同时增加了ω-3脂肪酸的含量,并提供大量的单不饱和脂肪酸。研究显示,此类多种油脂肪乳剂能降低氧化应激、减轻炎症反应和改善免疫功能。

左旋肉碱参与长链甘油三酯的氧化,将长链脂肪酸转移到线粒体进行β-氧化,从而为机体提供能量,因此在能量代谢中起重要作用。新生儿的左旋肉碱主要来源于孕晚期母体经胎盘转运、母乳或配方乳摄入,小部分由体内肝脏和肾脏通过赖氨酸和甲硫氨酸合成。早产儿存在宫内储存少、出生后体内合成不足、肾脏排泄增加、肠内营养建立延迟导致摄入不足等因素,且现有的常规肠外营养中不含左旋肉碱,因此早产儿是左旋肉碱缺乏的高危人群。肉碱缺乏会降低长链脂肪酸的氧化利用率,减少酮体和能量的产生,导致机体能量不足进而出现相关症状,如代谢性酸中毒、低血糖、周期性呼吸、肠道动力障碍、肌张力减低、生长迟缓等。研究显示,在肠外营养中补充左旋肉碱可增强脂肪酸氧化和清除,改善脂肪乳剂输注耐受性和氮平衡。

2012年美国肠外肠内营养协会建议对于不能从肠内营养中获得肉碱的新生儿在肠外营养中补充左旋肉碱2~5mg/(kg·d)。2018年欧洲儿童胃肠病学、肝病学和营养学协会建议早产儿可根据血肉碱水平在肠外营养中补充左旋肉碱20~30mg/(kg·d)。

4. 蛋白质 蛋白质的代谢取决于蛋白和能量摄入,国内外新生儿营养支持指南都推荐早产儿出生后应立即给予小儿专用氨基酸1.5~2.0g/(kg·d),并在出生后48~72小时内达到2.5~3.5g/(kg·d)。对于存在营养不良或额外丢失(空肠造瘘、回肠造瘘)的早产儿,蛋白质需求可能更高,需根据生长和血生化指标调整氨基酸摄入量。

谷氨酰胺是非必需氨基酸,是体内含量最丰富的游离氨基酸,具有重要的基础生理作用。胎儿时期谷氨酰胺是通过胎盘转运的最主要氨基酸,早产儿出生后谷氨酰胺主要来源于肠内营养。人体应激时肠道黏膜上皮细胞、免疫细胞等谷氨酰胺利用明显增加，血液和组织中谷氨酰胺浓度却显著下降，因此对于危重症、手术应激或早产的患儿，谷氨酰胺是一种条件必需氨基酸。体外和体内研究显示，补充谷氨酰胺益于免疫系统、肠道上皮修复等。在危重成人患者中补充谷氨酰胺可能降低败血症发生率和病死率。由于谷氨酰胺制剂溶解度和稳定性的问题，常规的肠外营养中不包含谷氨酰胺。目前早产儿研究发现，VLBW 儿补充谷氨酰胺对脓毒症发病率或病死率的影响不显著，对喂养耐受性、NEC 或生长也无影响，因此现有的循证依据不推荐在早产儿肠外营养中常规补充谷氨酰胺。但外科手术，尤其是肠道手术后的早产儿，分解代谢和肠道上皮修复增加了对谷氨酰胺的需求，同时肠内营养建立延迟使得谷氨酰胺供给受限，因此易发生谷氨酰胺缺乏，可在肠外营养中加入谷氨酰胺制剂满足机体需求。

三、肠内营养

1. 开奶时间　早产儿消化道手术后肠内营养建立通常延迟，应对术后肠道受损和肠道动力恢复情况进行个体化评估，尽可能早期开始肠内喂养。研究显示，肠道手术后早期喂养可减少住院时间，减少手术部位感染，且不增加吻合口瘘的发生率。早期微量喂养可促进肠道血流和消化酶分泌、肠上皮细胞修复，防止肠绒毛萎缩，维持肠道屏障和改善肠道免疫等，可降低败血症等感染发生率，不增加 NEC 发生率。大量研究均已证实早期微量喂养对肠道和机体的益处。消

化道手术后早产儿肠内营养的建立受到诸多因素影响，如肠道原发疾病、剩余肠道长度和完整性、是否保留回盲瓣、造瘘方式和位置等，但不要因此而轻易停止肠内营养。动物研究结果显示，术后肠外营养同时保持总能量的 10% 来源于肠内营养可促进大鼠巨噬细胞和脾脏细胞功能。

2. 喂养制剂　首选母乳，母乳的益处详见第七章早产儿母乳喂养。母乳中独有的营养成分和生物活性机制协同作用，刺激和 / 或调控未成熟器官和生理的最佳生长发育，预防 / 减轻炎症刺激、氧化应激和营养不良的损伤，为器官发育不成熟且容易受损的早产儿提供保护，降低早产儿相关疾病的发生率和严重程度。母乳中含有的游离氨基酸（谷氨酰胺）、长链脂肪酸、低聚糖、激素、免疫球蛋白和生长因子等可通过各种方式或途径促进肠道代偿。

无法提供亲母母乳的情况下可选用捐赠人乳。无母乳或有特殊病理生理状态时，根据适应证选择恰当的配方乳，如早产儿配方乳、整蛋白配方乳、水解蛋白配方乳、游离氨基酸配方乳、低乳糖配方乳和含 MCT 配方乳等。脂肪吸收障碍或胆汁淤积症时选用含中链甘油三酯的配方乳；如果存在继发于短肠综合征或严重肠黏膜损伤（如 NEC）的明显吸收障碍，可使用要素配方乳（游离氨基酸）或半要素配方乳（深度水解蛋白）。

鉴于深度水解蛋白的特点，当发生喂养不耐受或内外科并发症时可以考虑短期应用以达到建立肠内喂养和减少肠外营养的目的，但该配方不能满足早产儿的特殊营养需求，所以一旦肠内营养建立后，应适时转为常规配方乳喂养以避免

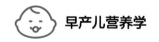

营养素的缺乏。

3. 喂养途径和方法 根据患儿临床情况选择口服或管饲(鼻胃管、口胃管、鼻空肠管、胃造瘘管或空肠造瘘管)进行喂养。口服可通过激活唾液腺促进唾液中上皮生长因子和其他营养因子的分泌,从而促进肠道代偿,同时尽早开始口服可以避免或减少日后喂养厌恶行为。当口服存在相对禁忌证或不耐受时,可采用管饲。胃管经胃喂养符合生理状态,可促进胃消化酶和胃酸分泌,此外还能耐受较大容量和较高渗透压,减少腹泻和倾倒综合征的发生。与口胃管相比,鼻胃管易固定,但新生儿呼吸以鼻通气为主,所以早产儿宜选择口胃管以减少上气道阻塞。幽门后喂养限于以下情况:不能耐受鼻胃管或口胃管喂养;存在吸入高风险或解剖学上有经胃喂养的相对禁忌证。

管饲方式包括推注、持续输注或两者结合的方式。推注法符合生理状态,可刺激胃肠动力,肝内胆汁酸循环和胆囊收缩,而持续滴注则不会引起胆囊收缩。当婴儿存在严重胃食管反流、胃排空延迟或肠道吸收障碍等情况而不耐受推注法喂养时,可使用 24 小时持续输注喂养,也可根据患儿情况选择间歇输注喂养,减少胃肠负担。

幽门后喂养时因胃缺乏容受性,应使用持续输注喂养。

🍼 小结:早产儿围手术期的营养管理建议

1. 早产儿手术会导致耗氧量和静息能量消耗增加,术后 12~24 小时恢复到基线水平。

2. 当围手术期早产儿无法在短时间内建立肠内营养来满足代谢生长需求时,若无肠外营养禁忌证,应尽早开始肠外营养,预防分解代谢。

3. 胃肠减压、肠造瘘液或腹腔引流液>30ml/(kg·d)时需进行液体替代治疗。

4. 术后患儿易出现应激性高血糖,应密切监测血糖并适时调整补糖速度,提供稳定的葡萄糖供应量以确保体内血糖稳定,避免出现血糖紊乱。

5. 消化道手术后的早产儿,分解代谢和肠道上皮修复增加了对谷氨酰胺的需求,在肠外营养中加入谷氨酰胺制剂满足机体需求。

6. 早产儿消化道手术后肠内营养建立通常延迟,对术后肠道受损和肠道动力恢复情况进行个体化评估,尽可能早期开始肠内喂养。

(张 蓉)

第三节 早产儿支气管肺发育不良的营养支持

支气管肺发育不良(broncho-pulmonary dysplasia,BPD)是影响早产儿死亡率和远期预后的主要肺部疾病。BPD 发病涉及多种病理生理因素,营养是其中关键的环节之一,其在肺发育、肺损伤和修复中都起着重要作用。胎儿宫内生长受限是早产儿发生 BPD 最重要的产前独立高危因素,重度 BPD 病例中死亡和气管切开的小于胎龄儿比例更高。出生后营养素缺乏也是超未成熟儿罹患 BPD 的独立预测因素。呼吸做功增加、激素应用、液体和能量摄入受限以及肠内营养的延迟建立,使 BPD 患儿常伴有宫外生长发育迟缓(extrauterine growth retardation,EUGR)。

罹患 BPD 的早产儿在纠正胎龄 6 个月和 12 个月时肺功能改善与线性生长增加有关。因此,对于 BPD 高风险早产儿,除了呼吸系统管理,从出生伊始即开始并贯穿整个住院过程的积极的营养支持是预防和治疗 BPD 的重要组成部分。

病例应用

病史摘要:患儿,男,38 天,因"出生后依赖呼吸机 1 月余"入院。出生胎龄 27 周,出生体重 1 030g(P_{50}~P_{90})。出生后一直机械通气,因考虑存在 BPD,限液 130ml/(kg·d)。曾有 PDA,给予布洛芬口服后 PDA 关闭。出生后 1 周母乳开奶,喂养欠耐受,至转院前奶量 14ml 每 3 小时 1 次[86ml/(kg·d)],母乳未强化。入院时纠正胎龄 32^{+2} 周,体重 1.3kg(P_{10}),头围 28cm(P_{10}),身长 38cm(P_3~P_{10})。胸部 X 线检查提示 BPD(图 12-1)。

营养策略:入院后给予综合管理,评估营养状况并进行营养支持。初期肺部病变显著,液体负荷较大,给予口服利尿剂。限制液体量的同时根据喂养耐受情况强化母乳,提高能量摄入,利用中心静脉优化钙、磷和微量元素的补充。治疗期间给予地塞米松(DART 方案)后撤离有创呼吸机。纠正胎龄 36 周时体重 2.2kg(P_{10}),头围 31cm(P_{10}),身长 43cm(P_3~P_{10})。根据心肺液体负荷评估,逐渐增加液体摄入量至 150ml/(kg·d);根据生长情况和血生化指标,超量强化母乳,肠内营养能量为 136kcal/(kg·d)。至纠正胎龄 42 周时体重 3.5kg(P_{15}),头围 35cm(P_{10}~P_{20}),身长 50cm(P_{10}),复查胸部 X 线检查提示肺部病变较前好转(图 12-2)。

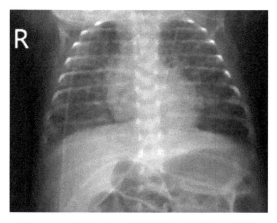

图 12-1　早产儿支气管肺发育不良胸部 X 线片

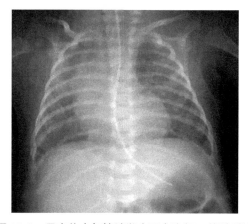

图 12-2　早产儿支气管肺发育不良胸部 X 线片随访

一、液体量

与足月儿相比,早产儿体液占体重的比例和细胞外液占总体液的比例均较高,肾功能不成熟,生后早期多余液体量排出能力有限。肺内液体负荷过多可能导致肺水肿、肺顺应性降低、气道阻力增加,从而增加呼吸支持力度、氧需求、机械通气时间、肺部感染和肺损伤。系统综述发现早产儿生后第1周适当限制液体量可显著降低动脉导管未闭和NEC的发生率,且BPD发生呈下降趋势。对于具有BPD高危因素的早产儿,在保证有效血容量和水、电解质平衡的前提下,生后液体起始量不宜超过80~100ml/(kg·d),第1周液体量不宜超过120~150ml/(kg·d),并需要密切监测体重、尿量和电解质(特别是血钠变化)等,适时调整液体量。

确诊BPD的早产儿基本达到了全肠内营养阶段。根据其发育的生理特点、肾溶质负荷、生长需求和肠道吸收率,肠内摄入量在140~150ml/(kg·d)可满足需求。关于最大液体量尚存在争议,也缺乏循证证据证实常规限制液体入量有益于已确诊BPD的患儿。因此应合理评估液体出入量、心肺液体负荷和生长状态,提供恰当的液体量和营养素以确保正常生长。

二、能量

能量不足除了影响生长发育,还可导致呼吸肌(膈肌)乏力、肺泡发育障碍、肺功能受损、肺表面活性物质生成障碍和修复障碍等。确诊BPD的患儿由于肺部病变导致呼吸做功增加,同时还因为存在心脏做功增加、炎症/感染消耗增加、进食吸吮费力和特殊药物的使用(如激素)等高代谢状态,其能量需求比未罹患BPD的早产儿更高。对于疾病活动期以及存在宫外生长发育障碍的患儿总能量需求可增至140~150kcal/(kg·d)。目前关于BPD患儿的最佳能量摄入尚无定论,治疗的关键在于保证早产儿的成比例的线性生长,因此提供高能量的同时监测生长发育尤为重要。

三、肠外营养

1. 宏量营养素 充足的宏量营养素摄入对生长发育至关重要。根据《中国新生儿营养支持临床应用指南》建议,早产儿出生后立即给予小儿专用氨基酸1.5~2.0g/(kg·d),出生后48~72小时内达到3.5~4.0g/(kg·d)。出生后24小时内即给予脂肪乳剂,推荐从1g/(kg·d)开始,以0.5~1.0g/(kg·d)的速度增加,72~96小时达到3g/(kg·d)。建议早产儿采用20%中长链混合型脂肪乳剂。新型的脂肪乳剂SMOF能降低氧化应激、减轻炎症反应和改善免疫功能。但尚无明确证据表明不同的脂肪乳剂对BPD的发生率影响有显著差异。碳水化合物是新生儿能量需求的主要供给来源,与脂肪相比,碳水化合物的呼吸商较高。BPD进展和确诊期早产儿的葡萄糖输注速率超过12mg/(kg·min)时,氧消耗和静息代谢率增加,因此当BPD合并高碳酸血症时,葡萄糖输注速率不宜超过10~12mg/(kg·min)。

2. 微量营养素 BPD患儿容易合并代谢性骨病,原因主要有:①储存量少:胎盘主动转运钙、磷主要是在孕晚期;②摄入不足:早产儿肠内营养建立延迟,静脉营养提供钙、磷有限;③丢失增加:髓袢利尿剂和甲基黄嘌呤类呼吸中枢兴奋药物增加肾脏的钙、磷排泄;④吸收障碍:胆汁淤积导致脂溶性维生素吸收障碍;⑤生长迅速:早产儿出生后追赶生长,骨骼尺寸增加大于骨矿化过程。严重的代谢性骨病会增加胸廓的不稳定性,影响呼吸,因此无论是肠外营养还是肠内营养都需要补充足量的钙、磷和镁等矿物质,同时定期监测钙、磷、血清碱性磷酸酶、25-羟维生素 D_3 和甲状旁腺激素水平。

维生素 A 具有抗氧化作用,也是上皮细胞生长和分化所必需的营养素。维生素 A 缺乏与肺发育和修复减缓有关。国外推荐方案是 ELBW 早产儿出生后早期开始肌内注射维生素 A,5 000IU/ 次,每周 3 次,共 4 周,但对于受益人群、最小剂量及最佳给药时间仍不明确。目前国内无维生素 A 肌内注射剂型,口服维生素 A 的血浆视黄醇浓度低,不能达到肌内注射的效果。

其他营养元素如维生素 E、谷氨酰胺、半胱氨酸、L- 精氨酸、DHA、肌醇、硒和促红细胞生成素等都是目前早产儿营养研究的热点,但尚缺乏循证依据明确治疗效果。

3. 肠内营养 首选亲母母乳喂养。母乳成分复杂,除了众所周知的营养益处之外,母乳中还含有抗氧化物质、大量生物活性因子(包括各种生长因子和免疫因子)等非营养性物质,使早产儿在获得营养的同时,减少氧化应激损伤和炎症反应,从而减少肺的损伤。与配方乳喂养相比,早产儿亲母母乳喂养可减少早产儿 BPD 的发生率。由于早产、母亲疾病或长期母婴分离等因

素,住院早产儿经常面临亲母母乳缺乏或不足的情况,此时可采用捐赠人乳。捐赠人乳多来自足月儿母亲,且需经巴氏消毒,其中能量、脂肪和蛋白质的含量及抗氧化物等生物活性物质水平均明显低于亲母母乳,理论上可能降低捐赠人乳的实际应用价值。但与配方乳相比,捐赠人乳同样对早产儿避免 BPD 有保护作用。母乳喂养的早产儿应适时添加母乳强化剂。

BPD 患儿常由于液体限制导致能量摄入不足,加剧了可能已经出现的生长不足,并增加远期的生长发育障碍及神经发育障碍。肠内营养时可通过增加喂养制剂的能量密度来增加能量摄入量,但可能会增加喂养不耐受或 NEC 的发生,需要注意观察腹部症状和体征。

4. 喂养方式 BPD 患儿通常存在不同程度的吸吮、吞咽问题,尤其是吞咽与呼吸的协调障碍更为显著,因此经口喂养建立通常延迟。BPD 患儿应尽早给予促进口腔运动技能优化的喂养策略,以便缩短到达完全经口喂养和 / 或母乳喂养的时间。对于纠正胎龄 28~29 周的早产儿,可开始让其尝试使用安抚奶嘴进行非营养性吸吮,非营养性吸吮模式更有序的婴儿可更早独立经口进食。纠正胎龄约 32~33 周时,婴儿开始出现营养性吸吮的技能,可以将吸吮、吞咽与呼吸相协调,并开始形成适应性呼吸道 - 上消化道保护机制。需要专业人员进行定期的口部运动和吞咽功能评估,制订清晰的喂养指导方案,必要时可给予口腔运动训练。

胃食管反流(gastroesophageal reflux,GER)与 BPD 之间的关联尚存争议。理论上幽门后

喂养可以减少 GER，但 meta 分析显示在生长发育或建立完全经口喂养时间方面经幽门喂养不具有优势，并且增加了胃肠道功能紊乱的发生率。但 2019 年回顾性队列研究显示，经幽门喂养可降低 BPD 的发生率和病死率，但胃肠道不良事件及生长无差异。因此在没有确定证据提示 GER 存在且影响疾病恢复或生长发育时，不常规推荐放置鼻空肠营养管进行幽门后喂养。重度 BPD 或合并胃食管反流病患儿可考虑选择经幽门喂养。

小结：早产儿支气管肺发育不良营养支持建议

1. 对 BPD 患儿应制订个体化的营养支持方案，满足生长需求，达到并保持稳步的宫外生长发育。

2. 应实时监测早产儿生长发育，定期进行血生化检查评估营养代谢状态，根据评估结果指导营养支持。

3. 应注意体重、长度和头围的成比例增长，避免盲目追求体重增长。

（张 蓉）

参考文献

1. SHARIF S, MEADER N, ODDIE S J, et al. Probiotics to prevent necrotising enterocolitis in very preterm or very low birth weight infants. Cochrane Database Syst Rev, 2020, 10 (10): CD005496.

2. TERESA C, ANTONELLA D, DE VILLE DE GOYET JEAN. New Nutritional and Therapeutical Strategies of NEC. Curr Pediatr Rev, 2019, 15 (2): 92-105.

3. BÜHRER C, FISCHER H S, WELLMANN S. Nutritional interventions to reduce rates of infection, necrotizing enterocolitis and mortality in very preterm infants. Pediatr Res, 2020, 87 (2): 371-377.

4. MOSCHINO L, DUCI M, FASCETTI LEON F, et al. Optimizing nutritional strategies to prevent necrotizing enterocolitis and growth failure after bowel resection. Nutrients, 2021, 13 (2): 340-362.

5. GUIDUCCI S, DUCI M, MOSCHINO L, et al. Providing the best parenteral nutrition before and after surgery for NEC: macro and micronutrients intakes. Nutrients, 2022, 14 (5): 919.

6. WANG Y, ZHU W, LUO B R. Continuous feeding versus intermittent bolus feeding for premature infants with low birth weight: a meta-analysis of randomized controlled trials. Eur J Clin Nutr, 2020, 74 (5): 775-783.

7. PEARSON F, JOHNSON M J, LEAF A A. Milk osmolality: does it matter？ Arch Dis Child Fetal Neonatal Ed, 2013, 98 (2): F166-F169.

8. BRINDLE M E, MCDIARMID C, SHORT K, et al. Consensus guidelines for perioperative care in neonatal intestinal surgery: enhanced recovery after surgery (ERAS) society recommendations. World J Surg, 2020, 44 (8): 2482-2492.

9. HAUG S, FAROOQI S, BANERJI A, et al. Perioperative care of the neonate. Pediatric and Neonatal Surgery, 2017.

10. 中华医学会肠外肠内营养学分会儿科学组，中华医学会小儿外科学分会新生儿外科学组，中华医学会小儿外科学分会肛肠学组，等. 儿童围手术期营养管理专家共识. 中华小儿外科杂志, 2019, 40 (12): 1062-1070.

11. LAPILLONNE A, FIDLER MIS N, GOULET O, et al. ESPGHAN/ESPEN/ESPR/CSPEN guidelines on pediatric parenteral nutrition: lipids. Clin Nutr, 2018, 37 (6 Pt B): 2334-2336.

12. VAN GOUDOEVER J B, CARNIELLI V, DARMAUN D, et al. ESPGHAN/ESPEN/ESPR/CSPEN guidelines on pediatric parenteral nutrition: Amino acids. Clin Nutr, 2018, 37 (6 Pt B): 2315-2323.

13. BARRINGTON K J, FORTIN-PELLERIN E, PENNAFORTE T. Fluid restriction for treatment of preterm infants with chronic lung disease. Cochrane Database Syst Rev, 2017, 2 (2): CD005389.

14. POINDEXTER B B, MARTIN C R. Impact of nutrition on bronchopulmonary dysplasia. Clin Perinatol, 2015, 42 (4): 797-806.

15. KAPOOR V, MALVIYA M N, SOLL R. Lipid emulsions for parenterally fed preterm infants. Cochrane Database Syst Rev, 2019, 6 (6): CD013163.

16. TYSON J E, WRIGHT L L, OH W, et al. Vitamin A supplementation for extremely-low-birth-weight infants. National institute of child health and human development neonatal research network. N Engl J Med, 1999, 340 (25): 1962-1968.

17. VILLAMOR-MARTÍNEZ E, PIERRO M, CAVALLARO G, et al. Donor human milk protects against bronchopulmonary dysplasia: a systematic review and meta-analysis. Nutrients, 2018, 10 (2): 238.

18. WATSON J, MCGUIRE W. Transpyloric versus gastric tube feeding for preterm infants. Cochrane Database Syst Rev, 2013, 2013 (2): CD003487.

19. WALLENSTEIN M B, BROOKS C, KLINE T A, et al. Early transpyloric vs gastric feeding in preterm infants: a retrospective cohort study. J Perinatol, 2019, 39 (6): 837-841.

20. 中国医师协会新生儿科医师分会营养专业委员会. 早产儿支气管肺发育不良营养管理专家共识. 中国当代儿科杂志, 2020, 22 (8): 805-814.

第十三章

早产儿营养评估

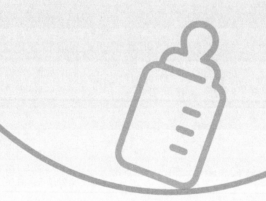

早产儿营养状况和生长发育问题需要通过科学评估才能被及时发现。早产儿营养和生长发育受许多因素影响，早产儿营养评估非常复杂，且需要动态定期评估。从出生时开始，评估宫内营养状况和基线状况，在出生后早期数月必须密切监测和评估宫外生长发育情况，及时发现问题并给予纠正，改善生长和预后。同时要随访至中远期，进行连续监测和评估。

第一节　早产儿出生时营养评估

早产儿营养评估应从出生时开始，出生时营养评估既是宫内胎儿营养和生长发育状况的评估，又是早产儿出生后营养状况的基线评估。早产儿出生时应进行全面的营养状况和生长发育评估，主要评估指标包括胎龄、出生体重、头围、胸围等。

一、胎龄评估

早产儿营养评估必须在准确胎龄的基础上进行，无论是出生时按同胎龄的出生体重判断是否为大于/小于胎龄儿，还是出生后按照纠正胎龄评估是否合理生长。胎龄为胎儿在宫内的发育时间，以周龄表示，反应胎儿的成熟度，也是早产儿生长的重要影响因素。胎龄一般根据母亲末次月经时间和孕早期超声判断。出生后通过早产儿外表特征和神经系统检查判断胎龄。所有早产儿均应在出生后12~48小时进行胎龄评估，刚出生时外貌特征和神经系统表现易受一些围产期疾病状态或母亲用药的影响，如足底水肿、足纹较少，由于产程的影响，头不容易竖立，这些因素会影响胎龄评分的准确性，需要一定时间才能恢复稳定。如超过48小时，评分结果则易发生误差。

用于出生后胎龄评估的量表较多，常用的有Dubowitz胎龄评估量表、Finnstrom胎龄评估量表、Ballard胎龄评估量表和简易胎龄评估量表。

1. Dubowitz胎龄评估量表　采用11个体表特征和10个神经肌肉成熟度指标判断胎龄，是比较全面的胎龄评估量表，但是需要检查21项体征，比较复杂，不易执行，评分操作时对新生儿干扰比较大。因该量表比较可靠准确，仍被部分医院采用，北美各医院大多采用该量表（表13-1、表13-2、表13-3）。外表体征评分和神经系统评分合计后根据表13-3和图13-1查出胎龄。

表13-1　Dubowitz胎龄评估量表外表特征评分表

外观表现	评分				
	0分	1分	2分	3分	4分
水肿	手足明显水肿（胫骨压痕）	手足无明显水肿（胫骨压痕）	无水肿		
皮肤结构	很薄，滑黏感	薄而光滑	光滑，中等厚度皮肤或表皮脱屑	轻度增厚，表皮皱裂及脱屑，以手足部位为著	厚，羊皮纸样，伴皱裂深浅不一

续表

外观表现	评分				
	0分	1分	2分	3分	4分
皮肤色泽(婴儿安静不哭时观察)	暗红	粉红色,全身一样	浅粉红色,全身深浅不一	灰色,仅在耳、唇、手掌及足跟部位呈粉红色	
皮肤透亮度(躯干)	静脉及毛细血管清晰可见,尤其在腹部	可见静脉及其分支	在腹部可见少数大静脉	少数大静脉隐约可见(腹部)	看不到静脉
胎毛(背部)		整个背部覆满长而密的胎毛	胎毛分布稀疏,尤其在下背部	有少量胎毛,间以光亮区	大部分无胎毛
足底纹	无皮肤皱褶	足掌前半部可见浅红色皱褶	<3/4足掌前区域可见较明显的红色折痕	>3/4足掌前区可见折痕	>3/4足掌前区见明显深折痕
乳头发育	乳头隐约可见,无乳晕	乳头清晰,乳晕淡而平,直径<0.75cm	乳晕清晰,边缘部高起,直径<0.75cm	乳晕清晰,边缘不高起,直径>0.75cm	
乳房大小	无法扪及乳腺组织	在一侧或两侧扪及乳腺组织,直径<0.5cm	两侧乳腺组织皆可扪及,直径0.5~1.0cm	两侧乳腺组织皆可扪及,直径>1.0cm	
耳郭	平如翼,无固定形状,边缘轻度或无卷折	部分边缘卷曲	耳郭发育较好,上半边缘卷曲		
耳的稳定性	耳翼柔软,易于弯折,不易复位	耳翼柔软,易于弯折,缓慢回位	耳翼边缘软骨已发育,但柔软,易回位	耳郭发育良好,边缘软骨形成,回位快速	
生殖器 男性	阴囊内无睾丸	至少有一睾丸位于阴囊高位	至少有一个睾丸位于阴囊位		
女性	大阴唇明显分开,小阴唇突出	大阴唇大部分覆盖小阴唇	大阴唇完全覆盖小阴唇		

表 13-2　Dubowitz 胎龄评估量表神经系统评分表

神经系统体征	得分					
	0分	1分	2分	3分	4分	5分
体位	软,伸直	软,稍屈曲	稍有张力,屈曲	有张力,屈曲	更有张力,屈曲	
方格(腕部)	90°	60°	45°	30°	0°	
踝背曲	90°	75°	45°	20°	0°	
上肢退缩反射	180°	90°~180°	<90°			
下肢退缩反射	180°	90°~180°	<90°			
腘窝成角	180°	160°	130°	110°	90°	<90°
足跟至耳	至耳	接近耳	稍近耳	不至耳	远离耳	
围巾征	肘至前腋线外	肘至前腋线和中线之间	肘在中线上	肘不至中线		
头部后退	颈软头后仰	头呈水平位	头稍向前	头向前		
腹部悬吊	颈软头下垂	头稍高但在水平位下	头呈水平位	头稍抬起	头抬起	

表 13-3 Dubowitz 胎龄评估量表总分与胎龄查对表

总分	胎龄 / 日	胎龄 /(周 ⁺ᵈ)
10	191	27^{+2}
15	202	28^{+6}
20	210	30
25	221	31^{+4}
30	230	32^{+6}
35	240	34^{+2}
40	248	35^{+3}
45	259	37
50	267	38^{+1}
55	277	39^{+4}
60	287	41
65	296	42^{+2}
70	306	43^{+5}

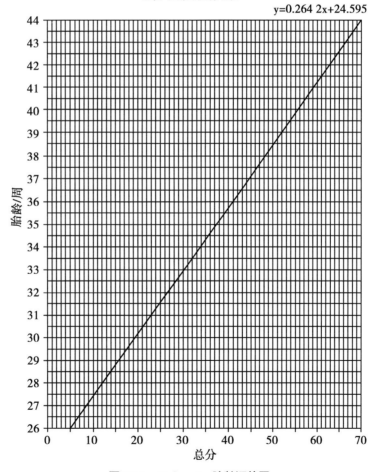

总分和胎龄的关系

$y=0.264\ 2x+24.595$

图 13-1 Dubowitz 胎龄评估图

2. Finnstrom 胎龄评估量表 采用 7 个体表体征评估胎龄，比 Dubowitz 胎龄评估量表简化，评分操作时对新生儿干扰较少，欧洲国家多采用该量表。但该量表准确性不如 Dubowitz 胎龄评估量表，小胎龄早产儿的评分结果可能比实际胎龄要高，而过期产新生儿的评分可能比实际胎龄小（表 13-4、表 13-5）。和 Dubowitz 胎龄评估量表一样，评估胎龄从 27 周开始，对于 <26 周的超早产儿不适合。

表 13-4 Finnstrom 胎龄评估量表

表现	1分	2分	3分	4分
皮肤	静脉多,腹部小静脉清楚可见	静脉及其支流可见	腹部大血管清楚可见	腹部少数大血管可见或看不见血管
耳郭	耳屏无软骨	耳屏有软骨感	耳轮有软骨	软骨发育已完成
足底纹	无	仅见前横沟	足底前 2/3 有纹	足底至足跟部有纹
乳房大小	<5mm	5~10mm	>10mm	
乳头	无乳头,无乳晕	有乳头和乳晕,但乳晕不高起	有乳头,乳晕高起	
指甲	未达到指尖	已达指尖	指甲顶较硬	
头发	细软,不易分清	粗,易分清		

表 13-5 Finnstrom 胎龄评估量表总分与胎龄查对表

分数	胎龄/日	胎龄/(周^{+日})	分数	胎龄/日	胎龄/(周^{+日})
7分	191	27^{+2}	16分	250	35^{+5}
8分	198	28^{+2}	17分	256	36^{+4}
9分	204	29^{+1}	18分	263	37^{+4}
10分	211	30^{+1}	19分	269	38^{+3}
11分	217	31	20分	276	39^{+3}
12分	224	32	21分	282	40^{+2}
13分	230	32^{+6}	22分	289	41^{+2}
14分	237	33^{+6}	23分	295	42^{+1}
15分	243	34^{+5}			

注：将评分分数加在一起，根据该表查出胎龄。

3. Ballard 胎龄评估量表 将神经肌肉和体格的评分相加得到总分。评估胎龄的范围为 20~44 周，所以能用于出生体重 <1 000g 的 ELBW 儿的胎龄评估。

4. 简易胎龄评估量表 检查项目少,操作简便。该量表参考了国外几种量表,经过 4 000 多例新生儿实践后,采用逐步回归分析,筛选出最重要的 4 项体征——足底纹理、乳头形成、指甲、皮肤组织,使之变成极为方便的简易评估量表,即总分 + 常数 27 就是该新生儿的胎龄周数,不必查表。评估的胎龄与 Dubowitz 胎龄评估量表结果相仿,而较国外几种简易评估量表更优。其误差多数在 1 周以内,仅少数会达到 2 周以上。该评估量表只要 2~3 分钟即可完成,不受检查者手法、力度和婴儿重度窒息、颅内外伤等疾病的影响,也不受保暖等条件限制,便于推广(表 13-6)。但是对于小于 27 周的超早产儿不适用。

表 13-6 简易胎龄评估量表

体征	0分	1分	2分	3分	4分
足底纹理	无	前半部红痕不明显	红痕>前半部,褶痕<前1/3	褶痕>前2/3	明显深的褶痕>前2/3
乳头	难认,无乳晕	明显可见,乳晕淡、平,直径<0.75cm	乳晕呈点状,边缘突起,直径<0.75cm	乳晕呈点状,边缘突起,直径>0.75cm	
指甲		未达指尖	已达指尖	超过指尖	
皮肤组织	很薄,胶冻状	薄而光滑	光滑,中等厚度,皮疹或表皮翘起	稍厚,表皮皱裂翘起,以手足最为明显	厚,羊皮纸样,皱裂深浅不一

注:各体征的评分如介于两者之间,可用其均数。胎龄周数 = 总分 +27。

二、出生体重评估

出生体重评估反映胎儿宫内营养和生长发育状况,按照同胎龄、同性别正常参考值进行比较。早产儿根据出生体重分为小于胎龄儿、适于胎龄儿和大于胎龄儿。我国制订的《中国不同胎龄新生儿出生体重曲线研制》(表 13-7、表 13-8、图 13-2、图 13-3)首次在全国七大区域内的 23 个省、市和自治区,共有 63 家医院收集新生儿的胎龄和出生体重数据,对我国新生儿出生体重曲线的重新制订,较准确地反映了我国新生儿出生体重现况。

目前尚无早产儿标准生长曲线,大多生长曲线以出生体重为参考制订曲线,胎龄在 24~42 周多见。现行使用的新生儿出生体重曲线中,研究对象中足月儿和大胎龄早产儿占大多数,小胎龄早产儿数量少,代表性不够。随着 ELBW 儿救治存活率地显著提高,现有的新生儿体重曲线已无法代表早产儿的生长情况,现在临床中小胎龄早产儿和近足月儿使用同一生长发育曲线,准确性和科学性较差。目前我国还未有早产儿出生后生长发育参考值,因此可随访正常早产儿出生后情况,制订早产儿出生后生长曲线为进一步研究方向。

表 13-7 中国不同胎龄男性新生儿出生体重百分位数参考值

胎龄/周	男性新生儿出生体重百分位数参考值/g						
	P_3	P_{10}	P_{25}	P_{50}	P_{75}	P_{90}	P_{97}
24	356	434	520	624	737	846	962
25	444	538	642	766	901	1 031	1 166
26	534	645	765	909	1 064	1 212	1 366
27	628	753	890	1 053	1 226	1 390	1 561
28	724	865	1 017	1 196	1 387	1 566	1 752
29	825	980	1 147	1 343	1 549	1 742	1 941

续表

胎龄/周	男性新生儿出生体重百分位数参考值/g						
	P_3	P_{10}	P_{25}	P_{50}	P_{75}	P_{90}	P_{97}
30	935	1 105	1 286	1 497	1 718	1 925	2 136
31	1 059	1 244	1 440	1 666	1 902	2 122	2 346
32	1 205	1 404	1 614	1 857	2 108	2 341	2 578
33	1 376	1 590	1 814	2 071	2 337	2 584	2 830
34	1 576	1 801	2 036	2 306	2 585	2 843	3 104
35	1 803	2 035	2 279	2 558	2 847	3 114	3 384
36	2 053	2 289	2 536	2 820	3 114	3 386	3 662
37	2 308	2 543	2 790	3 073	3 366	3 637	3 912
38	2 515	2 749	2 993	3 273	3 562	3 828	4 098
39	2 643	2 877	3 121	3 399	3 685	3 949	4 215
40	2 723	2 959	3 203	3 482	3 767	4 030	4 294
41	2 784	3 021	3 266	3 545	3 830	4 092	4 355
42	2 839	3 077	3 323	3 602	3 887	4 148	4 410

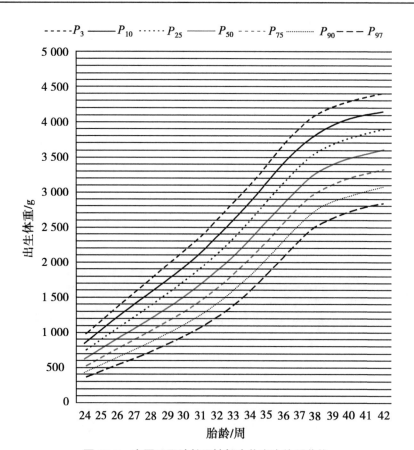

图 13-2　中国不同胎龄男性新生儿出生体重曲线

表 13-8 中国不同胎龄女性新生儿出生体重百分位数参考值

胎龄/周	女性新生儿出生体重百分位数参考值/g						
	P_3	P_{10}	P_{25}	P_{50}	P_{75}	P_{90}	P_{97}
24	304	359	425	513	622	740	880
25	395	466	550	662	796	939	1 105
26	487	575	677	811	968	1 132	1 319
27	582	686	806	960	1 138	1 321	1 525
28	680	799	936	1 109	1 306	1 504	1 723
29	781	917	1 070	1 261	1 474	1 686	1 916
30	890	1 042	1 212	1 419	1 648	1 872	2 112
31	1 012	1 181	1 367	1 591	1 835	2 071	2 319
32	1 152	1 338	1 541	1 782	2 039	2 285	2 541
33	1 314	1 518	1 737	1 993	2 264	2 519	2 781
34	1 503	1 722	1 955	2 225	2 506	2 768	3 036
35	1 719	1 951	2 193	2 472	2 760	3 028	3 298
36	1 960	2 197	2 445	2 727	3 018	3 286	3 556
37	2 204	2 439	2 685	2 964	3 251	3 515	3 782
38	2 409	2 640	2 879	3 153	3 433	3 691	3 950
39	2 543	2 770	3 006	3 275	3 550	3 803	4 058
40	2 623	2 849	3 082	3 349	3 621	3 872	4 124
41	2 681	2 905	3 138	3 402	3 673	3 921	4 171
42	2 731	2 954	3 185	3 447.70	3 716.51	3 963	4 212

三、身长评估

相比于体重,身长更能反映生长的情况,因为其一般不受体液因素的影响,所以可以更精确地显示瘦体重的状况。身长的测量一般每周 1 次,准确测量身长需要有效固定的测量工具,新生儿保持仰卧位,婴幼用标准的量板(头板、底板、足板、量床两侧刻度),需 2 位测量者配合。新生儿除去鞋、袜、帽仰卧于量板中线,助手将头扶正,使面朝上,头顶接触测量器头板;主测量者位于婴儿右侧,左手固定婴儿双膝使下肢伸直,右手移动头板和足板使其贴紧双足跟部;量床两侧刻度的读数一致时读刻度,精确到 0.1cm。

出生体重指数(ponderal index,PI)为出生体重与身长的关系,可帮助判断胎儿体格的匀称度,PI= 出生体重 (g)/ 出生身长 ^{3}(cm^3) × 100%。

四、头围评估

在胎儿、婴儿和儿童早期,头部的生长与脑发育有良好的相关性,过快或过缓的头围增长都提示着异常的临床情况。婴儿出生后前 2 年大脑发育迅速,新生儿理想头围增长为 0.5~1cm/ 周。

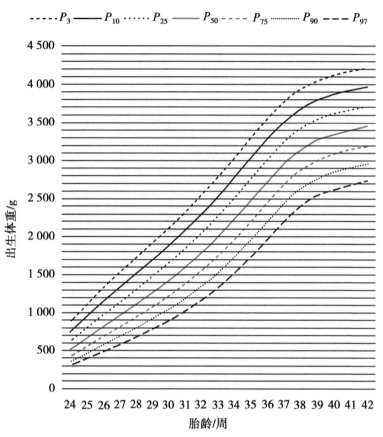

$----P_3$ —— P_{10} ······ P_{25} —— P_{50} --- P_{75} ·········· P_{90} --- P_{97}

图 13-3 中国不同胎龄女性新生儿出生体重曲线

一般头围每周测量 1 次,对于异常情况可以增加测量频次以动态评估脑部疾病状况。测量头围时需采用正确的测量方法以保证精确性和连续性。测量头围时选用软尺,用左手拇指将软尺零点固定在左侧眉毛的上缘,然后紧贴皮肤经过枕骨结节最高点绕头围一圈回到零点,读取的数值即头围。使用无创通气帽子时,需去除帽子后测量。

小结:早产儿出生时营养评估建议

1. 早产儿营养评估从出生时开始,出生时营养评估反映了宫内胎儿营养和生长发育状况,为早产儿生后营养状况提供基线评估。

2. 营养评估基于准确的胎龄评估,所有早产儿应在出生后 24 小时内进行胎龄评估,根据不同胎龄选择合适的评分标准。

3. 早产儿评估指标主要包括胎龄、出生体重、头围、胸围等。需选择合适的生长曲线进行标记。

(朱 丽)

第二节　早产儿体格生长评估

早产儿出生后营养状况和生长发育会受到各种因素的影响，容易发生宫外生长发育迟缓（extrauterine growth retardation，EUGR）。早产儿 EUGR 不仅反映近期的体格发育，还会影响远期预后，包括神经系统不良预后以及远期心血管疾病和代谢综合征风险，如高血压、糖尿病等代谢性疾病。因此，早产儿出生后应立即开始监测营养状况和生长发育，及时发现问题并调整营养策略，改善早产儿营养状况和生长发育。早产儿体格生长评估不仅在早产儿住院期间需要密切监测，在早产儿出院后仍需规律监测直至青春期。判断早产儿的体格生长是否合适时，需要使用生长曲线作为参考进行标定。

与儿童体格生长的常用指标相同，早产儿体重、身长、头围、胸围为体格生长的监测指标，其中，体重、头围和身长为主要常用指标。

一、早产儿生长评估曲线

早产儿体格生长评估是早产儿营养评估的主要内容之一。定期监测和评估早产儿的体格生长情况，可早期发现体格生长偏离，及时采取病因研究、营养指导、随访等有效措施，使早产儿生长异常得到及时诊断和干预治疗。生长曲线为临床常用的评估生长发育的工具，将不同纠正胎龄的体格测量数值按照百分位法绘成曲线，不仅能较准确地了解早产儿的发育水平，还能进行

定期纵向观察，了解生长速度，通过各体格指标等级的对比可以体现体格匀称程度。

1. 胎龄纠正　早产儿体格生长发育的评价应依据纠正后的胎龄，纠正胎龄后再参照相应胎龄的生长指标进行评估。纠正胎龄计算方法为出生胎龄 + 出生后周龄，如胎龄 28 周的早产儿出生后 2 月龄，该早产儿纠正后的胎龄为 36 周，评价该 2 月龄的早产儿时应与 36 周龄正常婴儿的生长标准来进行比较。出院时生长指标低于同胎龄、同性别婴儿生长曲线第 10 百分位数（P_{10}），诊断为 EUGR。若出院体重低于相应同龄、同性别婴儿第 3 百分位数则诊断为严重 EUGR。

2. 生长评估曲线　因体格生长受种族和地域影响较大，各国都很重视不同地域儿童生长发育研究和资料的积累，相继建立了自己国家和地区的生长发育参考值，并绘制生长曲线进行儿童生长监测。随着生活水平提高，儿童体格也逐年发生变化，所以通常建议每 5~10 年更新生长曲线。现行生长曲线多为横断面研究，也称现状调查，是在某一时间段，选择特定的地区、有代表性的对象，进行一次性的群体大样本人体测量。横断面调查的优势为可在短期内获得大量数据资料。纵向调查又称前瞻性调查，选择较小样本量为观察对象，研究期间内进行连续多次的体格测量，获得体格生长的动态变化规律，观察各项

发育指标间的相互关系、不同个体间生长速度的差别以及各种因素对生长发育的影响。因时间长、耗资多、研究对象易失访、严格的定期测量时间、测量技术统一等因素，使纵向调查难度较横向调查大。目前各国儿童生长发育调查多采用横断面调查，样本量大可弥补部分横断面调查的不足。有学者采用将观察对象按年龄段分段衔接的调查研究设计，称为混合纵向调查或半纵向调查。

出生体重曲线可帮助判断出生时婴儿的营养状况，但在婴儿出生后会有生理性体重下降，甚至有疾病和营养问题影响生长发育，尤其早产儿在住院期间的体重生长无法比拟宫内水平，如果使用体现胎儿宫内生长水平的出生体重曲线，大部分早产儿可能会被诊断为生长发育迟缓。

目前国际上新生儿常用的生长发育曲线有 Olsen 曲线、Bertino 曲线和 Fenton 曲线等。推荐纠正胎龄 36 周前使用 Olsen 曲线；Fenton 曲线较适合纠正胎龄 36~50 周；纠正胎龄为 1 个月后即可使用 WHO 0~2 岁儿童生长曲线。

3. 生长曲线的使用方法　使用者应进行生长曲线图的应用培训，学会正确地画点、描记及结果解释。立即按测量值描记生长曲线，以便及时发现异常情况。将定期测量数据描记在同一生长曲线图，多点连接就是该早产儿的生长曲线。早产儿恢复出生体重后，生长速度为体重 15~18g/(kg·d)，身长 1cm/周，头围 0.7cm/周。如果发现异常生长情况，应积极寻找原因，进行营养策略调整和指导，追踪生长

情况，必要时再次调整营养策略，直至恢复正常生长趋势。

早产儿医护人员可以将早产儿生长测量值标绘在早产儿参考指标的生长曲线图上，通过连续动态监测，描记早产儿个体的生长曲线，与正常曲线进行比对，确定是否有生长缓慢或者过快情况。如测量值低于第 10 百分位数或高于第 90 百分位数则存在营养风险并需要进一步评估。早产儿在理想状态下应沿着出生体重百分位数曲线生长，但在实际生长中会出现生长曲线之间的逐渐变化，称为改道(rechanneling)。例如，如果一名早产儿的体重在 1 个月内从第 25 百分位数下降至第 10 百分位数，临床医师应调查分析原因。早产儿生长易受到疾病状况和医疗措施的影响，早产儿都有出现生长不良的风险，必须接受密切监测，并可能需要采取干预措施改善生长情况。在治疗早产儿疾病的同时需关注生长情况，优化治疗策略，促进早产儿生长。

二、早产儿体格评估指标

早产儿早期营养和预后密切相关，改善早产儿早期营养和生长为住院期间早产儿救治的重要内容。生长测量是早产儿营养评估的重要部分，通过体格评估，包括身长、体重及头围，定期监测早产儿的生长情况，并和正常早产儿生长模式进行比较。虽然正常生长情况和早产儿的整体健康状况并不完全一致，但是体格生长异常为营养状态异常的结果。因此需密切监测早产儿营养问题，尽量避免早产儿营养相关并发症。通过定期监测体格生长情况，早期发现

营养问题。

1. 体重评估 新生儿出生后有体重下降的时期,早产儿生理性体重下降更加明显,可下降10%~15%,所以早期需关注早产儿尿量和不显性失水的情况,避免体重过度下降。当恢复至出生体重后,理想的体重增长应类似宫内生长速度,为15~20g/(kg·d)。体重的测量最好在每天固定的时间,使用相同的测量工具。测量时要脱去包被的衣裤、尿布等,尽量除去一些医疗用品(如气管插管、中心静脉置管或胃管等)的重量以保证测量的准确性。建议采用电子秤测量较为准确,精度为1g。

因早产儿出生后受疾病影响,影响体重增长,可导致EUGR。小于纠正胎龄同胎龄体重的第10百分位数的为EUGR。

早产儿出生后的生长情况主要通过体重增长值来监测,因为相比身长和头围,体重测量起来更可靠且可重复性更高,而身长和头围在短时间内变化不明显。但是体重测量也存在变异度,监测间隔时间越长,则变异性越小,估计体重变化趋势需动态监测数日,推荐以间隔5~7日体重变化为准。不同阶段生长速度不同,对于纠正胎龄(postmenstrual age,PMA)为23~36周的婴儿,体重增长目标可高达20g/(kg·d);胎龄28周至婴儿6月龄时,体重每周增加208g;出生后至3月龄,体重通常每日增加30g;3~12月龄,通常每日增加20g。生长速度并不是一成不变的,当存在感染或喂养不耐受导致的生长缓慢时,需要在其他时间加速生长来代偿。

(1)体重增长过快:早产儿出生早期或者疾病状态下容易出现体重增长过快,往往和出入液体量不平衡导致体内间质水肿相关,调整出入液体量和电解质平衡,疾病情况改善后,水肿可逐步好转。在病情稳定期间,早产儿体重出现增长过快情况,不建议立即调整奶方和营养干预,连续动态监测生长曲线百分位数变化。早产儿在追赶生长早期,关注体格发育情况,积极营养治疗,早期体重过快生长带来的儿童期及成人期的肥胖已成为全球公共卫生问题,所以维持早产儿在合理生长区间,不仅关系住院和出院后健康,对远期预后也有重要影响。

(2)体重增长缓慢:早产儿容易出现体重增长过慢,EUGR为VLBW儿和ELBW儿的常见并发症,对远期神经系统带来不良影响。体重增长过慢受诸多因素影响,如疾病状态、液体限制、药物治疗(如利尿剂)等。影响生长的常见高危因素如支气管肺发育不良、坏死性小肠结肠炎、喂养不耐受、腹泻、额外体液丢失、先天性心脏病、心功能不全、感染性疾病、肝功能不全、胆汁淤积、代谢性疾病、短肠综合征、手术等。病情平稳后,进入稳定生长期的早产儿,如果出现体重增加过慢的情况,应注意奶量、奶方和喂养方式的合理性,根据患儿情况,酌情增加奶量,强化奶方或者改变喂养方式,然后观察喂养策略更改能否促进早产儿体重增长,也需要动态观察,至少间隔1周时间。

为了改善体重异常状态,需要实时调整早产儿的营养实施,具体策略要遵循个体化原则,根据实际情况进行调整,肠外营养注意事项和调整方法详见第十一章早产儿肠外营养。肠内营养注意事项和调整方法详见第七章早产儿母乳喂养和第九章早产儿配方乳喂养。

2. 头围评估 妊娠晚期胎儿头围每周增加0.75cm，出生后至3月龄，每周增加0.5cm，此后每周约增加0.25cm。头围生长缓慢与发育迟缓有关，一项研究显示，相比头围正常的对照组婴儿，VLBW儿在纠正月龄8个月时头围低于正常水平，在8岁时的认知功能、学习成绩和行为均更差。早产儿头围快速增加可能提示出血后或其他原因致脑积水，或其他先天性畸形如成骨不全、软骨发育不全等。

所有头部生长异常均应接受神经影像学检查协助诊断病因。影像学评估包括X线检查、超声检查、CT或MRI检查。X线检查可发现原发性骨骼发育不良，也可显示颅内压增高相关的影像学表现，包括颅缝增宽、明显的颅骨内板脑回压迹及蝶鞍压痕；头部超声可发现脑室扩张或蛛网膜下腔积液等情况；与CT相比，优先选择MRI，减少电离辐射暴露。但MRI需要镇静，有些医院没有适合MRI的呼吸支持设备和监护设备，所以在危重情况下使用有局限。MRI能够显示脑室的大小和位置，识别脑白质改变、肿块病变、血管畸形、硬膜下积液及脑实质占位等情况，增强MRI或MRI血管造影可评估血管异常情况。CT主要用于紧急情况下，也可用于发现颅内钙化灶。

根据病史及体格检查的临床发现，预判可能出现的神经系统相关并发症，定期监测头围，定期选择合适的影像学评估，尽早发现异常，进行相关干预。

3. 身长评估 身长在短时间内变化不明显，可每周测量。在胎龄28~40周，身长每周增加约1.1cm；出生后3个月内，身长每周增加约0.75cm；在随后的2~3个月中，每周增加0.5cm。如出现身长增长较缓慢，排除疾病和营养状态影响，对比体重增长情况，身长生长轨迹落后，需考虑其他病理性疾病，如染色体异常或内分泌激素异常等。如可排除常见可干预性因素，身长落后在新生儿期无需干预，但需定期监测身长增长情况，如持续矮小，在0.5~1岁时到内分泌专科诊治。

🍼 小结：早产儿体格生长评估建议

1. 早产儿出生后需密切监测、动态随访生长情况，纠正胎龄后使用生长曲线帮助判断体格发育情况。

2. 早产儿出生后应立即开始监测营养状况和生长发育，及时发现问题，调整营养策略，改善早产儿营养状况和生长发育。早产儿体格生长评估不仅在早产儿住院期间需要密切监测，在早产儿出院后仍需规律监测直至青春期。

3. 早产儿出生后营养状态的改变可能为生理性过程，需进行区别。如考虑为异常病理现象，分析病因，针对性干预。

（朱　丽）

第三节　早产儿营养代谢评估

早产儿营养评估内容应该更加全面,从多方面评估营养状况。除体格生长评估外,营养代谢指标评估也非常重要。

一、碳水化合物

早产儿容易出现血糖不稳定,易出现低血糖和高血糖的情况,尤其在出生早期接受肠外营养时,以及病情变化应激状态,所以在这些情况下需要密切监测血糖情况。新生儿血糖<2.2mmol/L诊断为低血糖,血糖<2.6mmol/L需要处理;新生儿血糖>7mmol/L为高血糖。超早产儿肾小管功能不成熟,肾糖阈低,即使血糖在正常范围内,仍可能出现尿糖阳性。超早产儿对血糖波动敏感,低血糖易导致脑损伤;持续过高的血糖抑制胰岛素分泌、抑制免疫和伤口愈合,骨骼肌和心肌减少,脂肪浸润肝脏和心肌,降低血氧,增加乳酸。所以维持早产儿血糖稳定非常重要,如进行静脉营养时,需要精细调整葡萄糖输注速度,维持早产儿血糖在合理范围内。

二、蛋白质

超早产儿对蛋白质的需求最高,合理的蛋白质摄入可促进神经系统发育。通过监测血清尿素氮(BUN)水平来评估体内的蛋白质状态。BUN>10mg/dl提示蛋白质充足,但安全上限尚未确定。在临床实践中,当BUN>60mg/dl(假设肌酐和尿量正常)时需警惕,BUN升高可发生于能量摄入不足时。BUN与第3周体重增长存在线性相关关系。血浆蛋白水平可反映体内蛋白质状况。白蛋白和转铁蛋白为常用指标,但其半衰期较长(白蛋白为21天,转铁蛋白为8天),无法作为近期监测指标。血浆前白蛋白半衰期为2天,视黄醇结合蛋白半衰期为12小时,在一些研究中作为评估营养状况较灵敏的指标,但也有文献报道前白蛋白测量对营养状态的常规评估没有帮助。

三、脂肪

在实施静脉营养时,超早产儿易出现高脂血症,约10%的早产儿无法耐受推荐剂量的脂肪乳剂,因此需要通过血清甘油三酯水平监测超早产儿脂肪乳的耐受性。在增加静脉脂肪乳剂量达到目标推荐剂量之前,需持续监测甘油三酯水平,避免高脂血症出现。脂肪乳剂被认为会影响细菌的清除,在感染急性期停用或者减量使用。脂肪乳会与胆红素竞争结合白蛋白,所以在高胆红素血症时,也需减量或者停用。

四、电解质

ELBW儿早期容易出现多尿或少尿,内环境变化较大,血清钠离子和碳酸氢根会在短时间内出现波动,需密切监测pH值和电解质情况。即使在稳定生长期,一些疾病状态下(感染、心功能不全等)或者药物使用(利尿剂、血管活性药物等)会影响电解质水平,需要注意监测。当超早产儿体重增长异常或在限液状态下,易出现电解质紊乱情况,需根据病情动态评估。

五、骨代谢

妊娠期间,钙和磷从母体主动转运至胎儿,在妊娠 32~36 周时达到累积率峰值。因此,胎龄越小,钙和磷的需求就越大,ELBW 儿或胎龄<27 周的早产儿发生早产儿代谢性骨病(metabolic bone disease of prematurity,MBDP)的风险特别高。临床常用的血生化指标有血清钙、磷、碱性磷酸酶(ALP)、甲状旁腺激素(parathyroid hormone,PTH)和 25(OH)D。血 ALP>900IU/L,伴有血磷<1.8mmol/L,高度提示 MBDP。出生 3 周后血 PTH>180pg/ml,伴有血磷<1.5mmol/L,提示严重 MBDP。美国内分泌协会建议婴儿血清 25(OH)D 水平保持在 50nmol/L(20ng/ml)以上,MBDP 的主要病因是钙、磷缺乏,血清 25(OH)D 可正常、降低甚至升高,因此 25(OH)D 不作为 MBDP 的诊断指标。生化指标的变化趋势比单独的测量值更能反映营养状况。若连续 2 次检测(间隔 1 周)ALP 水平持续>800IU/L 或任意 1 次>1 000IU/L,则需进一步评估。尿生化指标包括尿钙、尿磷、尿钙-肌酐比、尿磷-肌酐比和肾小管磷重吸收率。影像学检查是基于骨矿物质密度的测定,主要包括 X 线检查法、双能 X 线吸收法(dual energy X-ray absorptiometry,DEXA)、定量 CT 法和定量超声法,不推荐使用 DEXA 作为 MBDP 常规筛查的检查。

六、微量营养素评估

1. 铁 铁缺乏症为最常见的营养素缺乏,早产儿贫血发生的时间比足月儿更早,且症状较重。缺铁性贫血(iron deficiency anemia,IDA)严重影响早产儿的体格生长、免疫功能及神经系统发育。目前尚无早期诊断早产儿 IDA 的特异性指标,并且对于早产儿 IDA 亦缺乏统一诊断和治疗标准。

早产儿相关贫血被认为与促红细胞生成素(erythropoietin,EPO)的生成减少相关,因 EPO 不能通过人类胎盘,胎儿体内的生成量随着胎龄增加而增加,因此早产儿 EPO 生成障碍为贫血的主要原因,但其他因素也可造成早产儿贫血,包括静脉采血所致失血。新生儿的红细胞寿命随出生胎龄减小而缩短,ELBW 儿的红细胞寿命缩短至 45~50 天,早产儿生长速度较快,铁利用增加,铁储备的消耗增加,这些因素共同作用导致早产儿贫血发生时间提前以及程度加重。

体内铁状态监测指标包括铁蛋白、血清铁和转铁蛋白饱和度。铁蛋白是急性期反应物,可能会因感染性或炎症性疾病升高,因此对于检测结果解读需谨慎。缺铁性贫血细胞计数和血涂片会提示小细胞(低红细胞平均血红蛋白含量)、低色素性(中心淡染区扩大)贫血。网织红细胞计数是所有贫血的重要检测指标,IDA 中的网织红细胞计数较低。以下铁检测结果提示存在 IDA:低血清铁,总铁结合力增加,转铁蛋白饱和度<16%,血清铁蛋白较低(<12ng/ml 通常即可

诊断为 IDA,但不同指南的阈值有所不同)。早产儿贫血往往为正细胞正色素性贫血,网织红细胞比例降低,骨髓红细胞前体细胞减少。建议 ELBW 儿在出生后数周内每周定期复查血常规,注意血红蛋白含量和红细胞压积水平,当 ELBW 儿病情平稳进入稳定生长期后延长复查周期。

2. 锌 锌是一种必需的营养素,参与能量、蛋白质、碳水化合物、脂类、酶和核酸的代谢,是组织合成的基本元素。早产儿因生长速度比足月儿快,对锌的需求更高;另外,ELBW 儿易出现喂养建立困难、长期依赖静脉营养或者胃肠液引流丢失,锌摄入减少和丢失增加,因此早产儿是锌缺乏的高危人群。锌缺乏的症状包括生长缓慢、易患感染性疾病和皮疹。血浆锌浓度检测是最常用的检测方法,但存在局限性,灵敏度和特异度不高。该检查项目需要静脉穿刺,检测样本易被污染,在许多临床实验室难以分析,所以不推荐对健康儿童进行常规筛查。由于锌是碱性磷酸酶活性的辅因子,所以血清碱性磷酸酶活性降低可能提示缺锌。锌作为炎症反应的一部分,急慢性感染时锌含量均可能会降低。

低锌血症被定义为血清锌<60μm/dl (<9.2μmol/dl)。血清锌水平受诸多因素影响,如上午样本的阈值更高,为 65~70μm/dl(9.9~10.7μmol/dl);饮食习惯也影响血浆锌浓度。一些生理病理状态如感染、炎症,血锌水平会下降,并随着急性分解代谢状态而增加。因此血清锌检测结果应结合临床情况进行判读。头发锌的检测结果受到不同部位的头发和不同的洗涤方法影响,不能准确地提供近期体内锌的水平,故不

在早产儿中应用。

3. 维生素A 由于脂溶性物质通过胎盘的能力有限,早产儿尤其是 ELBW 儿出生时体内储存量很少。ELBW 儿体内脂肪存储较少,蛋白质和脂蛋白运输水平低,发生脂溶性维生素缺乏症的风险更高,胎龄越小,维生素 A 缺乏的发生率越高。建议从出生早期就为 ELBW 儿补充足够的脂溶性维生素,推荐维生素 A 剂量为 700~1 500IU/(kg·d)［227~455μg/(kg·d)］。

维生素 A 储存在肝脏中,据研究报道,预防性补充维生素 A 可以预防支气管肺发育不良,并减少呼吸道感染等。体内维生素 A 水平和早产儿生长密切相关,早产儿维生素 A 的正常范围仍有争议,尤其在 ELBW 儿中。在早产儿中血清维生素 A 浓度<200mg/L(0.7mmol/L) 为缺乏,<100mg/L(0.35mmol/L) 为严重缺乏和肝脏储存耗尽。

4. 维生素E 维生素 E 是强大的生物抗氧化剂,是主要的细胞膜结合抗氧化剂,通过抑制脂质过氧化来保护生物膜的完整性。胎儿体内维生素 E 积累通常发生在孕后期。母亲孕期的疾病状态也会影响维生素的传输,如子痫前期和妊娠糖尿病增加了早产儿维生素不足的风险。组织中的维生素 E 浓度是评估维生素 E 水平的最佳参数。在早产儿中,只能检测血清维生素 E 的水平,维生素 E 浓度取决于血脂浓度。成人中检测维生素 E- 总脂质比被认为是更准确的方法。但超早产儿的血脂变化很大,尤其在使用静脉脂肪乳剂时,血脂水平会发生显著变化,而且该检查需要抽较多血液进行测定,不适合在超早产儿

中使用。一些研究认为测量红细胞中维生素 E 浓度较为准确，但与成人不同的是，新生儿中血红蛋白释放与血浆维生素 E 水平无关，目前无可靠的早产儿维生素 E 缺乏症的临床评估方法。研究发现，早期给早产儿服用维生素 E，血清水平达 1.0~3.5mg/dl，可以降低视网膜病变和失明的严重程度、颅内出血的发生率和严重程度以及支气管肺发育不良的发生率；但水平>3.5mg/dl 会增加败血症和 NEC 的风险。因此，目前血清维生素 E 推荐正常范围为 1~2mg/dl，并在肠外营养开始时或此后尽早开始补充维生素 E。

小结：早产儿营养代谢评估建议

1. 早产儿营养评估中营养代谢指标评估非常重要。代谢指标评估包括宏量营养素和微量营养素，需根据早产儿实际情况进行营养指标复查随访。

2. 贫血和代谢性骨病为早产儿常见的代谢性疾病，在早产儿诊治过程中应重视预防代谢性疾病发生，做好常规检查监测。

3. 为了监测营养不足和营养过剩，代谢指标监测结果的解读需根据早产儿实际情况和动态趋势综合判断，不建议只根据单次异常结果进行过度调整。

（朱 丽）

参考文献

1. LYNCH C D, ZHANG J. The research implications of the selection of a gestational age estimation method. Paediatr Perinat Epidemiol, 2007, 21 Suppl 2: 86-96.

2. HOFFMAN C S, MESSER L C, MENDOLA P, et al. Comparison of gestational age at birth based on last menstrual period and ultrasound during the first trimester. Paediatr Perinat Epidemiol, 2008, 22 (6): 587-596.

3. PAPAGEORGHIOU A T, KENNEDY S H, SALOMON L J, et al. International standards for early fetal size and pregnancy dating based on ultrasound measurement of crown-rump length in the first trimester of pregnancy. Ultrasound Obstet Gynecol, 2014, 44: 641-648.

4. GERNAND A D, PAUL R R, ULLAH B, et al. A home calendar and recall method of last menstrual period for estimating gestational age in rural Bangladesh: a validation study. J Health Popul Nutr, 2016, 35 (1): 34.

5. DUBOWITZ L M S, DUBOWITZ V, GOLDBERG C. Clinical assessment of gestational age in the newborn infant. J Pediatr, 1970, 77 (1): 1-5.

6. FINNSTROM O. Studies on maturity in newborn infants: I. external characteristics. Acta Pediatr Scand, 1972, 61: 24-26.

7. FINNSTROM O. Studies on maturity in newborn infants: IX. Further observations on the use of external characteristics in estimating gestational age. Acta Pediatr Scand, 1977, 66: 601-605.

8. BALLARD J L, NOVAK K K, DRIVER M. A simplified score for assessment of fetal maturation of newly born infants. J Pediatr, 1979, 95: 769-774.

9. 朱丽, 张蓉, 张淑莲, 等. 中国不同胎龄新生儿出生体重曲线研制. 中华儿科杂志, 2015, 53 (2): 97-103.

10. OLSEN I E, GROVEMAN S A, LAWSON M L, et al. New intrauterine growth curves based on United States data. Pediatrics, 2010, 125 (2): e214.

11. FENTON T R. KIM J H. A systematic review and meta-analysis to revise the Fenton growth chart for preterm infants. BMC Pediatr, 2013, 13: 59.

12. 王思弦, 梁琨. 早产儿追赶性生长与代谢综合征的关联性研究进展. 中国儿童保健杂志, 2019, 27 (7): 4.

13. KUMAR P, PERINO J, BOWERS L, et al. Cumulative impact of multiple evidence based strategies on postnatal growth of extremely-low-birth-weight infants. Clin Nutrition, 2021, 40 (6): 3908-3913.

14. VAN GOUDOEVER J B, CARNIELLI V, DARMAUN D, et al. ESPGHAN/ESPEN/ESPR/CSPEN guidelines on pediatric parenteral nutrition: Amino acids. Clin Nutrition, 2018, 37 (6 Pt B): 2315-2323.

15. CORMACK B E, HARDING J E, MILLER S P, et al. The influence of early nutrition on brain growth and neurodevelopment in extremely preterm babies: a narrative review. Nutrients, 2019, 11 (9): 2029.

16. RAY S. NICE guideline review: Neonatal parenteral nutrition (NG154). Arch Dis Child Educ Pract Ed, 2021, 106 (5): 292-295.

17. ABRAMS SA, Committee on Nutriton. Calcium and vitamin d requirements of enterally fed preterm infants. Pediatrics, 2013, 131 (5): e1676-1683.

18. HOGBERG U, WINBO J, FELLMAN V. Population-based register study of children born in Sweden from 1997 to 2014 showed an increase in rickets during infancy. Acta Paediatr, 2019, 108 (11): 2034-2040.

19. 常艳美, 林新祝, 张蓉. 早产儿代谢性骨病临床管理专家共识 (2021 年). 中国当代儿科杂志, 2021, 23 (8): 12.

20. DOMELLÖF M, SZITANYI P, SIMCHOWITZ V, et al. ESPGHAN/ESPEN/ESPR/CSPEN guidelines on pediatric parenteral nutrition: iron and trace minerals. Clin Nutrition, 2018, 37 (6 Pt B): 2354-2359.

21. BRONSKY J, CAMPOY C, BRAEGGER C. ESPGHAN/ESPEN/ESPR/CSPEN guidelines on pediatric parenteral nutrition: Vitamins. Clin Nutrition, 2018, 37 (6 Pt B): 2366-2378.

第十四章

早产儿营养相关性疾病

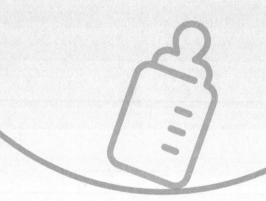

无论是通过肠内还是肠外营养途径,如果营养素供给不足或受到疾病、药物等因素影响导致营养素吸收障碍和丢失过多,不能满足早产儿快速生长发育的需求,均可导致营养相关性疾病。长期接受肠外营养的早产儿发生肠外营养相关并发症的风险升高。在早产儿管理过程中,需密切关注和重视早产儿营养相关性疾病的防治。

第一节　早产儿代谢性骨病

代谢性骨病(metabolic bone disease,MBD)又称骨质减少症,是指骨小梁数量减少、骨皮质变薄等所致的机体骨组织含量减少,伴或不伴有佝偻病样表现,严重者可出现骨折。早产儿代谢性骨病(metabolic bone disease of prematurity,MBDP)的本质是早产儿骨矿物质含量(bone mineral content,BMC)不能满足骨骼正常生长发育所需,对早产儿近期和远期预后均有影响。MBDP 的发病率与出生胎龄和体重呈负相关,多见于出生胎龄<32 周、出生体重<1 500g 的早产儿。国外研究报道 VLBW 儿 MBDP 的发生率约23%,ELBW 儿中高达 55%。

病例应用

病史摘要:患儿,男,52 天,因"早产儿出生后撤机困难 52 天"入院。出生胎龄 24^{+1} 周,出生体重 750g,入院体重 1 220g,头围 26cm,身长 36cm。出生后禁食,第 14 天开始母乳微量喂养,喂养不耐受,肠内营养建立困难。出生后第 27 天腹部 X 线检查提示新生儿坏死性小肠结肠炎,禁食 10 天后重新开奶。

营养策略:入院时深度水解蛋白配方乳 3ml,每 3 小时喂养 1 次[肠内营养 20ml/(kg·d)]。X 线检查提示右肱骨骨干骨折。血生化检查:钙 2.19mmol/L,磷 1.06mmol/L,镁 0.45mmol/L,ALP 1 220U/L,PTH 72.3pmol/L,25(OH)D 18.5ng/ml。早产儿代谢性骨病诊断明确。经中心静脉给予补充 10% 葡萄糖酸钙 3mmol/(kg·d)、甘油磷酸钠 2.5mmol/(kg·d) 和硫酸镁 0.2mmol/(kg·d),同时补充维生素 A 和维生素 D。2 周后复查血生化:钙 2.27mmol/L,磷 1.38mmol/L,镁 0.63mmol/L,ALP 1 170U/L,PTH 57.2pmol/L。患儿肠内营养逐步建立,减少肠外营养的同时增加肠内钙、磷摄入量,达到全肠内营养时摄入钙 200mg/(kg·d),磷 120mg/(kg·d)。1 个月后复查血生化:钙 2.38mmol/L,磷 1.82mmol/L,ALP 859U/L,PTH 14.7pmol/L,25(OH)D 23.5ng/ml。

一、病因

1. 钙磷缺乏 胎儿骨骼发育的重要阶段是孕晚期。宫内钙磷转运、沉积和骨骼矿物化主要从孕 24 周开始，24~37 周骨矿物化加速并达高峰，孕晚期完成了 80% 骨矿物化。至足月时，矿物质储备量钙约 20g（沉积率为每日 100~120mg/kg）、磷约 10g（沉积率为每日 50~65mg/kg）。早产儿，尤其是胎龄<28 周的早产儿，出生时钙磷存储明显减少。此外，早产儿出生后因肠内营养建立延迟、肠外营养配伍受限、钙磷制剂吸收率等因素影响，钙磷摄入不能满足生长需求。

2. 生长过速 新生儿期生长迅速，骨骼腔增长快于骨矿物质增长，骨矿物质密度（bone mineral density，BMD）在出生后逐渐下降。早产儿由于存在追赶生长，因此 BMD 较足月儿下降更为明显。

3. 维生素 D 缺乏 早产儿体内维生素 D 储备减少，缺乏由皮肤中 7- 脱氢胆固醇在日光中紫外线照射下转变为的内源性维生素 D_3。无论是母乳还是常规配方乳中维生素 D 含量都不能满足早产儿日常所需。

4. 其他因素 任何影响维生素 D 和钙磷吸收、代谢和利用的疾病（如胆汁淤积、慢性腹泻等）都会增加 MBD 的发病风险。长时间静脉营养，特殊药物的使用（激素、甲基黄嘌呤类、利尿剂和苯巴比妥）和被动活动的减少也会增加 MBDP 的发生。

二、临床表现

MBDP 通常出现在出生后 6~12 周，临床症状与骨脱矿物化程度有关。多数可无症状，直到出现佝偻病（颅骨软化、前囟增大和肋串珠等）和病理性骨折。肋骨软化或骨折可能会影响肺脏，导致呼吸问题或依赖机械通气。部分患儿可出现因肋骨软化而胸壁顺应性下降，导致的佝偻病性呼吸衰竭。MBDP 还可表现为生长速度减慢和低钙血症相关症状（抖动、手足搐搦）。MBDP 远期会影响牙齿发育、最终身高和成年骨骼状态。

三、诊断

诊断需要综合病史、临床表现、生化指标和影像学检查。MBDP 的确诊多基于典型的临床表现和 X 线片发现，但此时 BMD 已显著下降。MBDP 早期症状隐匿，无统一、明确的诊断方法，因此早期发现和诊断较为困难。

1. 血生化指标 临床常用的血生化指标为血清钙、磷、血清碱性磷酸酶（ALP）、甲状旁腺激素（PTH）和 25（OH）D。

体内血钙水平受降钙素和 PTH 共同调节。血钙降低时，机体在 PTH 调节下通过动员骨钙维持血钙水平，当机体缺钙时，血钙可正常或偏高，MBDP 晚期骨钙储备耗竭时才出现血钙降低，所以血钙对 MBDP 早期诊断无价值。血磷浓度可较好地反映骨磷储备状况，血磷持续降低提示磷摄入不足和骨质疏松的风险增加，血磷<1.8mmol/L 提示低 BMD 的特异度为 96%，但灵敏度仅为 50%，不适用于早期诊断。

ALP 是多种组织分泌的糖蛋白酶，至少

有 4 种同工酶。新生儿体内 90% 的 ALP 来源于骨骼,作为一种成骨细胞成熟的活性标志物,能较好地反映骨骼代谢状况。ALP 在出生后 2~3 周呈生理性轻度升高;当体内矿物质缺乏伴 ALP 进一步升高,才考虑 MBDP 的诊断。需要指出的是,胆汁淤积症、感染和铜缺乏等因素也会导致 ALP 增高,而锌缺乏或应用糖皮质激素可导致 ALP 反应性下降。Hung 等的研究发现,在胎龄 <34 周的早产儿中,采用前臂 X 线诊断 MBDP,血 ALP>700IU/L 的诊断灵敏度为 73%,特异度为 74%。Figueras-Aloy 等对 336 例 VLBW 早产儿进行了双能 X 线吸收法(DEXA)及血清 ALP、钙和磷指标的检测,发现 ALP>500IU/L 与低 BMD 相关。Backström 等发现,根据 DEXA 检查结果,ALP>900IU/L 伴有血磷 <1.8mmol/L 诊断 MBDP 的灵敏度和特异度分别达 100% 和 71%。ALP 水平的增高与 MBDP 的发生相关,可早于临床症状的出现。

PTH 的分泌主要受血浆钙离子浓度调节,通过动员骨质溶解、促进肾小管对钙的重吸收和磷酸盐的排泄,维持血钙水平。Moreira 等通过回顾分析发现,出生体重 <1 250g 的早产儿,出生后 3 周时 PTH>180pg/ml 诊断重度 MBDP 的灵敏度为 71%,特异度为 88%,联合血磷 <1.5mmol/L 的诊断灵敏度和特异度分别上升至 100% 和 94%。

25(OH)D 是维生素 D 在血液中的主要运输形式,正常的维生素 D 水平是确保钙和磷吸收的前提。美国内分泌协会建议婴儿血清 25(OH)D 水平保持在 50nmol/L(20ng/mL)以上。我国儿童(0~14 岁)血清 25(OH)D 参考值范围为 37.5~250.0nmol/L(15~100ng/ml)。MBDP 的主要病因是钙、磷缺乏,血清 25(OH)D 可正常、降低甚至升高,因此 25(OH)D 不作为 MBDP 的诊断指标。

2. 尿生化指标 尿生化指标包括尿钙、尿磷、尿钙 - 肌酐比、尿磷 - 肌酐比和肾小管磷重吸收率(tubular reabsorption of phosphorus,TRP)。尿钙、尿磷排泄与新生儿成熟程度、喂养方式和药物(利尿剂、激素)使用等有关,变异很大。ELBW 儿肾磷阈值很低,即使体内血磷偏低,仍可从尿中排泄磷。TRP 是通过检测经肾脏滤过后重吸收的磷来反映机体磷的储备状况,正常值约为 85%~95%。TRP>95% 伴血磷下降提示机体磷缺乏;TRP 正常或降低伴 PTH 增高可能提示机体钙缺乏。关于尿生化指标对 MBDP 诊断价值的研究结果还存在争议,目前不推荐单独将尿生化指标用于诊断 MBDP。

3. 影像学检查 影像学检查是基于骨矿物质密度的测定,主要包括 X 线检查法、DEXA、定量 CT 和定量超声法(quantitative ultrasound,QUS)。

MBDP 的 X 线片可表现为长骨末端骨质稀疏、干骺端杯口样或毛刺样改变,肋骨末端膨大,骨膜下新骨形成或骨折(图 14-1、图 14-2)。X 线仅适合诊断有明显骨质疏松或骨折的严重 MBDP,对骨量减少 <20%~40% 的骨质疏松并不敏感,因此尽管 X 线片用于诊断 MBDP 的特异度很高,但不适用于早期诊断。DEXA 是儿童和成人诊断骨质疏松的金指标,但将 DEXA 常规用于 MBDP 的筛查存在技术困难,包括操作可

行性、具有放射性、初始扫描的时机选择、重复频率、不同胎龄新生儿的正常值、干预切点及干预方式等。定量 CT 的优点是可测量骨立体密度，但具有与 DEXA 同样的局限性。

QUS 是二十世纪八十年代初研发的一种新型诊断技术，不仅可反映 BMD，也可反映骨微结构、骨弹性和强度等特性。该方法无辐射、无创、可床旁简便操作，在 MBDP 临床诊断中具有很大优势。体外研究证实，前臂 QUS 参数与骨强度显著相关，儿童研究中显示这些参数与 DEXA 评估的骨矿物情况一致。常用 QUS 参数是超声传播速度（speed of sound，SOS）。2018 年关于早产儿应用 QUS 的系统综述指出，SOS 测量能够反映新生儿的骨骼状态，与 BMD 有高度相关性。虽然早产儿 SOS 缺乏统一的标准参考范围，QUS 在筛查和诊断 MBDP 的阈值也尚未确定，但 QUS 在早产儿中的应用极具优势，有良好的临床前景。

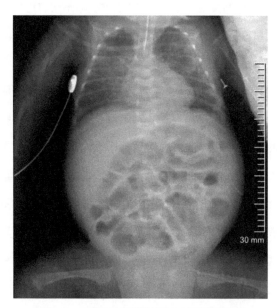

图 14-1　早产儿代谢性骨病右侧肱骨骨折

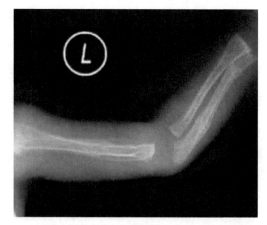

图 14-2　早产儿代谢性骨病左侧肱骨和尺骨骨折

四、治疗

MBDP 需要综合性营养管理措施。在强化肠内营养的基础上补足钙、磷及维生素 D 的摄入量以达到目标量。纠正低磷血症、继发性甲状旁腺功能亢进、维生素 D 缺乏等异常代谢状态。如果需要额外补充，磷起始剂量为 10~20mg/(kg·d)，最大剂量为 40~50mg/(kg·d)；钙起始剂量为 20mg/(kg·d)，最大剂量为 70~80mg/(kg·d)。治疗期间需定期监测血磷、血钙、PTH、ALP、25(OH)D 和尿 TRP 等指标，及时调整治疗方案，避免出现钙、磷负荷过多而导致的不良反应。

五、预防

MBDP 存在不良的近期和远期预后，因此预防尤为重要。

1. **肠内、肠外营养支持**　早产儿生后通过肠内和肠外营养获得充足的钙磷等营养素。肠外营养详见第六章早产儿喂养策略和技术。全肠内营养时推荐摄入量为钙 100~160mg/(kg·d)，磷 60~90mg/(kg·d)，维生素 D 400~1 000IU/d。

2. 筛查 目前国内外尚缺乏统一标准的 MBDP 筛查流程。《早产儿代谢性骨病临床管理专家共识(2021 年)》建议对具有高危因素的早产儿进行 MBD 筛查(图 14-3)。

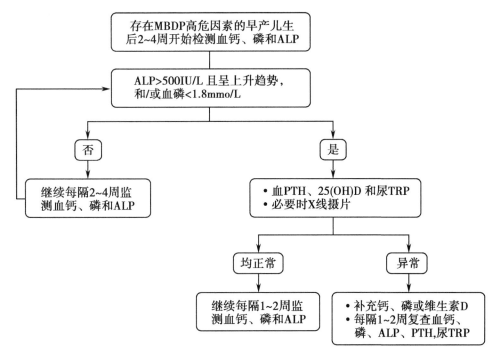

图 14-3 早产儿代谢性骨病筛查流程

MBDP. 早产儿代谢性骨病;ALP. 碱性磷酸酶;PTH. 甲状旁腺激素;
25(OH)D. 25- 羟维生素 D;TRP. 肾小管磷重吸收率。

🍼 小结:早产儿代谢性骨病防治建议

1. 血清 ALP>900IU/L,伴有血磷<1.8mmol/L 高度提示 MBDP。出生 3 周后血清 PTH>180pg/ml,伴有血磷<1.5mmol/L,提示严重 MBDP。不推荐将 25(OH)D 作为 MBDP 的诊断依据。

2. 具有 MBDP 高危因素的早产儿建议进行 MBDP 筛查。不推荐使用 DEXA 作为 MBDP 的常规筛查检查。

3. MBDP 高危儿生后早期部分肠外营养期间,推荐每日钙摄入量为 24~40mg/kg,磷 18~30mg/kg,钙磷比(1~1.3):1(质量比);当肠外营养达全量后,钙目标量为 65~100mg/kg,磷目标量为 50~80mg/kg,钙磷比可至 1.7:1。

4. MBDP 高危儿达全肠内喂养后,推荐每日钙摄入量为 100~160mg/kg,磷摄入量为 60~90mg/kg,钙磷比(1.6:1)~(1.8:1);通过强化母乳或早产儿配方奶补充钙磷摄入量。

5. MBDP 高危儿出院后应持续强化营养配方奶喂养至纠正足月或直至定期临床监测无合并 MBDP 的证据。

6. 早产儿每日推荐维生素 D 摄入量为 400~1 000IU,出生后 1~2 周开始通过添加母乳强化剂、早产儿配方奶或维生素 D 制剂补充,需定期监测血清 25(OH)D 的浓度以维持其水平>50nmol/L。

7. MBDP 在强化营养配方乳喂养基础上,需要额外补充钙、磷及维生素 D 制剂。当血磷恢复正常、血清 ALP<500IU/L 且有降低趋势时,可考虑停止钙磷治疗。

8. 应根据 MBDP 高危因素的风险程度及 MBDP 严重程度制订随访监测计划,定期监测骨代谢生化指标并评估治疗效果,必要时可结合 QUS 和 DEXA 等进行骨密度测定。

(张 蓉)

第二节　早产儿贫血

我国住院早产儿发生贫血的比例约为 30%~45%,贫血影响早产儿生长发育,还可增加其他并发症风险。针对早产儿贫血的病因及影响因素应积极早期干预,降低早产儿贫血的发生率和严重程度,对改善早产儿生存质量具有重要意义。

贫血是指外周血中单位容积内红细胞数量低于正常状态,临床上以血红蛋白(hemoglobin,Hb)浓度降低的程度来判断贫血的程度。健康足月儿出生时脐血平均 Hb 浓度为 170g/L(140~200g/L);出生后第 1 周因体液重新分布,Hb 水平轻度上升,1 周后恢复至出生时水平。早产儿脐血 Hb 浓度较足月儿稍低,出生体重 1 200~2 500g 者为 164g/L(135~190g/L),出生体重<1 200g 者为 160g/L(130~180g/L)。早产儿出生后第 1 周 Hb 水平会轻微下降。无论足月儿还是早产儿,出生 1 周后 Hb 水平都会进行性下降并持续一段时间,这段时期称为生理性贫血期。足月儿出生后 6~12 周 Hb 下降至 95~110g/L;出生体重为 1 200~2 500g 的早产儿出生后 5~10 周 Hb 下降至 80~100g/L;出生体重<1 200g 的早产儿出生后 4~8 周 Hb 下降至 65~90g/L。早产儿贫血的程度与胎龄、出生体重有关。早产儿胎龄越小,出生体重越低,贫血出现的时间越早,程度越重,持续时间越长(表 14-1)。

表 14-1　足月儿和早产儿生后第 1 年血红蛋白水平变化　　　　单位: g/dl

周龄	足月儿	早产儿(1 200~2 500g)	早产儿(<1 200g)
0	17.0(14.0~20.0)	16.4(13.5~19.0)	16.0(13.0~18.0)
1	18.8	16.0	14.8
3	15.9	13.5	13.4
6	12.7	10.7	9.7
10	11.4	9.8	8.5
20	12.0	10.4	9.0
50	12.0	11.5	11.0
平均最低值(范围)	10.3(9.5~11.0)	9.0(8.0~10.0)	7.1(6.5~9.0)
最低值出现时间/周	6~12	5~10	4~8

病例应用

病史摘要：患儿，男，因"早产生后气促、呻吟 1 小时"入院。患儿 G_1P_1，胎龄 30 周，因"胎儿宫内生长受限、胎盘早剥"剖宫产娩出，羊水血性，脐带绕颈 3 周，胎盘早剥面积约 1/3，出生体重 850g（$<P_{10}$），1 分钟、5 分钟 Apgar 评分分别为 5 分、8 分。患儿出生后气促、呻吟，给予气管插管、常频通气，气管内滴入肺表面活性物质。入院查体：早产儿貌，神清，反应欠佳，皮肤红润；气管插管、常频通气，自主呼吸急促；心音有力，律齐，未及杂音；腹软，肠鸣音可；四肢肌张力偏低，原始反射未引出。入院诊断：新生儿呼吸窘迫综合征、新生儿呼吸衰竭、早产儿、超低出生体重儿、出生窒息、胎儿生长发育迟缓、可疑新生儿感染情况待观察。

住院经过：住院期间先后给予有创通气、无创通气及鼻导管吸氧，咖啡因兴奋呼吸中枢，布洛芬关闭动脉导管，积极抗感染等对症支持治疗。患儿入院时 Hb 196g/L、红细胞压积（hematocrit，HCT）59.2%，定期监测血常规示 Hb、HCT 缓慢进行性下降，出生后 30 天降至 Hb 79g/L、HCT 23.9%（鼻导管吸氧），考虑早产性贫血，输注去白细胞悬浮红细胞 15ml/kg，复查 Hb 116g/L、HCT 36.1%。患儿于生后 77 天好转出院，出院时纠正胎龄 41 周，体重 2 220g，Hb 94g/L，HCT 30.1%（未吸氧）。

营养策略：患儿出生后 2 天捐赠人乳微量开奶、静脉营养支持，根据耐受情况逐渐增加奶量，达 80ml/（kg·d）时添加母乳强化剂，期间因反复腹胀加用西甲硅油、乳糖酶，于出生后 41 天首次达全肠内营养。患儿出生后 17 天、奶量达 100ml/（kg·d）时开始口服补充甘氨酸亚铁 2~3mg/（kg·d），逐渐加量至 4~5mg/（kg·d），期间监测铁蛋白 99.34~164.10ng/ml。

一、病因及影响因素

贫血的病因可分为红细胞生成减少、破坏增加及失血 3 类。

1. 红细胞生成减少性贫血 纯红细胞再生障碍、感染（如风疹和梅毒）、先天性白血病等。

2. 红细胞破坏增加性贫血 ①免疫性溶血性贫血：Rh、ABO 或少见血型不合、母亲自身免疫性溶血性贫血、药物性溶血性贫血等；②红细胞膜疾病：遗传性球形红细胞增多症、遗传性口形红细胞增多症；③红细胞酶缺陷：葡萄糖 -6- 磷酸脱氢酶缺陷、丙酮酸激酶缺陷、己糖激酶缺陷等；④血红蛋白病：地中海贫血等；⑤感染：细菌性败血症、TORCH 感染等。

3. 失血性贫血 ①出生前失血：胎盘出血、脐带出血、双胎输血、胎儿 - 胎盘输血、胎儿 - 母体输血等；②出生时失血：胎儿 - 母体输血、产伤等；③出生后失血：凝血因子缺乏、血小板减少、弥散性血管内凝血（disseminated intravascular coagulation，DIC）等。

此外,早产儿贫血还有下列影响因素。

1. 红细胞寿命短 早产儿红细胞寿命约为 40~60 天,而足月儿为 80 天,成人为 120 天。

2. EPO 合成减少、反应低下 EPO 是一种刺激骨髓造血、调节红细胞生成的糖肽类激素。胚胎早期 EPO 由肝脏生成,出生后主要由肾小管间质细胞分泌。早产儿生成 EPO 的主要部位为肝脏,数周后才过渡至肾脏。而早产儿肝脏感受器对缺氧相对不敏感,使其对低氧刺激引发的 EPO 合成反应不足。早产儿越不成熟,EPO 缺乏程度越重。另外,早产儿骨髓对 EPO 的反应亦相对迟钝。因此发生贫血时早产儿的红细胞生成反应欠佳。

3. 血容量扩大 早产儿需要快速扩充血容量以适应迅速生长的需要,血容量扩大导致血液稀释,从而发生贫血。

4. 医源性失血 早产儿生后数周内进行实验室检查采血较多,有研究表明出生后 2 周内累计采血量 ≥10ml/kg 是早产儿贫血的危险因素。对于体重 1 500g 的早产儿,采血量 7.5~15.0ml 即造成失血达总血容量的 5%~10%。失血不仅直接造成血红蛋白的下降,同时增加铁元素的丢失,可导致早产儿体内的铁储存量过早耗竭。

5. 营养因素 早产儿由于先天储备不足,消化道发育不成熟、吸吮和消化吸收功能较差,或合并感染、坏死性小肠结肠炎(necrotizing enterocolitis,NEC)等疾病,易发生铁、叶酸、维生素 B_{12}、维生素 E 等营养物质缺乏,从而导致红细胞生成减少或破坏增加,引起贫血。

(1)铁:铁缺乏可导致小细胞低色素性贫血。胎儿通过胎盘从母体获得铁,约 75% 的宫内铁转移发生于妊娠晚期。胎儿铁积累量约为 1.6~2.0mg/(kg·d),足月儿体内总铁储量约为 75mg/kg,其中 75%~80% 以血红蛋白铁的形式存在。由于早产儿错过了铁储备的关键时期,近 17% 的早产儿出生时即存在铁缺乏。研究发现,出生体重 <1 400g 的早产儿出生时骨髓可染铁少,到出生后第 8 周骨髓内已不能见到含铁血黄素,而足月儿骨髓储存铁到 20~24 周方耗尽,因此早产儿较足月儿铁缺乏出现时间更早。

(2)叶酸和维生素 B_{12}:叶酸的活性形式四氢叶酸是合成 DNA 必需的辅酶,而维生素 B_{12} 在叶酸还原为四氢叶酸的过程中起催化作用。叶酸和维生素 B_{12} 缺乏可引起巨幼细胞贫血。足月儿肝脏叶酸储存量约为 224μg,而低出生体重儿仅 159μg。新生儿叶酸水平是成人的 2~3 倍,由于生长迅速、代谢快,需要量为成人的 4~10 倍,出生后 3~4 周常降至缺乏范围,因此早产儿出生后 1~3 个月血清叶酸水平较低。出生体重<1 500g 的早产儿叶酸缺乏率为 10%~30%。反复感染或慢性腹泻的情况下对叶酸的需求量增加。新生儿出生时体内维生素 B_{12} 水平稍高于成人,在出生后 6~8 周内逐渐下降。维生素 B_{12} 缺乏相对少见,多由吸收不良(如内因子分泌减少等)而非摄入不足引起。

(3)维生素 E:维生素 E 是一种抗氧化剂,可灭活脂质过氧化物,对维持红细胞膜的完整性起重要作用。维生素 E 缺乏时细胞易发生脂质过氧化,损伤细胞膜。早产儿出生时血清维生素 E 水平约为 7.2~16.8μmol/L,是母体的 1/3~1/2 (11.6~46.4μmol/L)。胎龄越小,出生体重越低,血清维生素 E 水平越低。出生体重为 3 500g 的新生儿体内储存维生素 E 约 20mg,而出生体重为 1 000g 的早产儿仅储存 3mg。出生体重<1 500g 的早产儿出生后 6~10 周可因维生素 E 缺乏而发生溶血性贫血,红细胞形态异常、脆性增加、寿命缩短,网织红细胞增多,伴皮下水肿,多发生在眼睑、小腿和外阴,血清维生素 E 水平<11.6μmol/L,补充维生素 E 后症状迅速好转。

(4)铜:胎儿体内铜储存量的约 50% 在妊娠后 3 个月从母体获得,且乳类含铜量较低,因此早产儿易发生铜缺乏。血浆中 90% 以上的铜与铜蓝蛋白结合,可促进铁的吸收及储存铁的释放。铜缺乏可导致小细胞低色素性贫血,伴中性粒细胞减少。

二、临床表现

早产儿贫血的临床表现大多数是非特异性的,与贫血的病因、程度和速度有关。皮肤黏膜苍白是最常见的症状,此外还有嗜睡、心动过速或过缓、气促、呼吸暂停、喂养不耐受、生长发育迟缓、乳酸升高等。一方面,Hb 是氧转运的重要组成部分,当体内 Hb 水平较低时,血液携氧能力下降,可导致不同程度的组织缺氧。为改善组织氧合,心率和呼吸频率加快。另一方面,组织缺氧干扰细胞代谢和能量生成,可导致嗜睡、呼吸暂停、心动过缓、喂养不耐受和生长发育迟缓等。当组织缺氧严重到一定程度时,细胞进行无氧代谢,从而导致乳酸堆积。

三、辅助检查

1. **血常规**　红细胞计数、Hb、HCT 及红细胞平均值测定(平均红细胞体积、平均红细胞血红蛋白含量、平均红细胞血红蛋白浓度)是贫血的诊断依据,也是判定贫血程度和性质的重要依据。值得注意的是,急性失血早期血浆和红细胞成比例丢失,但血容量的自身代偿性增加不能及时补充血浆,此时红细胞计数、Hb、HCT 均不能作为判断贫血和估计出血量的指标。

2. **网织红细胞**　对贫血病因判断具有重要价值。出血或溶血所致的贫血网织红细胞通常增加;长期贫血伴网织红细胞减少需考虑先天性再生障碍性贫血。

3. **外周血涂片**　可发现红细胞形态异常,如球形、椭圆形等是遗传性红细胞膜异常的重要线索;红细胞中心淡染区异常扩大提示低色素性贫血。

4. **血清胆红素**　溶血性贫血及内出血患儿的血清未结合胆红素明显升高。

5. **抗球蛋白试验**　有助于诊断母婴血型不合导致的溶血性贫血。

6. **其他**　血、尿或脑脊液培养有助于感染诊断。怀疑宫内感染时需进行 TORCH 检测。怀疑 DIC 时需进行血小板、凝血酶原时间、纤维蛋白降解产物等检测。怀疑先天性再生障碍性贫血、先天性白血病等疾病时可做骨髓穿刺。排除隐匿性失血可行头颅及腹部 B 超、CT、MR 等检查。

四、治疗

早产儿贫血治疗的目标是确保组织得到适

当的氧合、改善贫血的症状,同时尽可能减少治疗引起的并发症。

1. 输血疗法 输注红细胞是纠正贫血的重要手段。住院期间需输注 1 次甚至多次红细胞的 VLBW 儿约占 40%,而 ELBW 儿则高达 90%。

(1)输血指征:临床上主要根据 Hb、HCT、胎龄、日龄及临床表现等因素决定是否输血及输血量。目前早产儿输血指征在全球尚未达成共识,输血实践在不同的单位存在显著差异,并且缺乏

循证依据来指导。根据我国早产儿管理指南,对于急性贫血,如失血量超过血容量的 10% 或出现休克表现,应及时输血;对于慢性贫血,如血红蛋白低于 80~90g/L,并出现以下情况者需要输血:胎龄<30 周、安静时呼吸增快至>50 次 /min、心率加快至>160 次 /min、进食易疲劳、呼吸暂停、每日体重增加<25g、血乳酸>1.8mmol/L。表 14-2 总结了部分国家指南中的早产儿输血阈值。

表 14-2　早产儿输注红细胞的静脉血血红蛋白阈值　　　　单位: g/L

日龄 / 天	英国			意大利		澳大利亚		加拿大	
	有创呼吸支持	吸氧 / 无创呼吸支持	离氧	呼吸支持	无呼吸支持	呼吸支持	无呼吸支持	呼吸支持	无呼吸支持
1~7	<120	<100	<100	≤104	≤90	110~130	100~120	115	100
8~14	<100	<95	<75	≤90	≤77	100~125	85~110	100	85
≥15	<100	<85	<75	≤77	≤68	85~110	70~100	85	75

注:离氧指脱离呼吸支持。

由于输血可能增加 NEC、支气管肺发育不良(BPD)、脑室内出血(intraventricular hemorrhage,IVH)和早产儿视网膜病变(ROP)等并发症的风险,并影响神经系统发育,因此多数机构倾向于采用限制性输血策略,目的在于维持最适宜的血红蛋白或 HCT 水平,改善血液携氧能力,纠正贫血症状,尽量减少输血风险,而非维持较高的血红蛋白水平。然而,近年来多项大型随机对照研

究显示,严格或宽松的输血指征对 ELBW 儿主要并发症的发生率及死亡率无明显影响。

可根据早产儿的健康状况,包括胎龄、出生日(周)龄、心肺功能、大脑和内脏血液循环的血氧状态、失血(包括医源性失血)状态、其他疾病等,综合分析和权衡贫血的危害、输血的益处及潜在风险,审慎选用严紧或者宽松的红细胞输血阈值(表 14-3)。

表 14-3　超低出生体重贫血患儿红细胞输血阈值

出生后日龄/天	严紧输血阈值				宽松输血阈值			
	危重[a]		非危重		危重[a]		非危重	
	Hb/(g·L⁻¹)	HCT/%	Hb/(g·L⁻¹)	HCT/%	Hb/(g·L⁻¹)	HCT/%	Hb/(g·L⁻¹)	HCT/%
≤7	115	34	95	28	140	41	120	35
8~21	100	30	80	24	125	37	105	31
>21	90	27	70	21	115	34	95	28

注：[a] 以下病情属于危重：①有创机械通气；②持续正压通气吸入氧分数>0.25，持续时间>12h/d；③需要治疗的动脉导管未闭；④即使已使用甲基黄嘌呤类药品和持续正压通气，患儿在 24 小时内依然出现需要刺激才能缓解的呼吸暂停>6 次，或者低氧发作>4 次（SpO_2<60%）；⑤急性脓毒症或坏死性小肠结肠炎，出现循环衰竭，需要强心和/或升压支持治疗。

（2）输血方法：输注 3ml/kg 浓缩红细胞或 6ml/kg 全血可使血红蛋白水平提高 10g/L。纠正早产儿贫血通常采用小剂量输注，每次 10~20ml/kg，2~4 小时内输入。红细胞来源通常选用浓缩红细胞或悬浮红细胞。目前主张将同一供血者的库存血分装成数份，专供同一早产儿，以降低暴露于多个供血者的风险。

（3）不良反应：输血可能导致血液传播性疾病如巨细胞病毒（cytomegalovirus，CMV）、乙型和丙型肝炎病毒、梅毒螺旋体、人类免疫缺陷病毒等病原体感染，移植物抗宿主反应（graft versus host reaction，GVHR）、电解质及酸碱平衡紊乱、溶血、免疫抑制、循环超负荷等，还会抑制内源性 EPO 产生。此外，还需注意抗凝剂和防腐剂的毒性作用。输血可能与 NEC、BPD、IVH 和 ROP 等早产儿主要并发症的发生发展有关，但仍需进一步研究。由于 CMV 主要存在于白细胞内，输注除去白细胞的血制品可降低 CMV 感染风险。使用辐照后的红细胞可减少 GVHR 风险。

（4）监测指标：目前临床上尚无令人满意的评估组织氧合的指标。血乳酸水平主要反映组织灌注情况，易受外周循环情况及机体清除率等因素影响，波动较大。近红外光谱分析可用于监测脑及内脏的血氧饱和度，反映局部组织氧合情况，但缺乏统一基线值。

2. 重组人促红细胞生成素（recombinant human erythropoietin，rHuEPO）　自 1989 年 rHuEPO 应用于临床后，有关 EPO 防治早产儿贫血的研究很多。理论上 EPO 能刺激红细胞生成，减少早产儿输血需求，但大量研究表明，早产儿应用 EPO 仅能轻微减少输血次数和输血量，临床意义有限，且最佳用药时机和剂量尚无定论。此外，应用 EPO 高昂的成本和可能带来的风险超过了潜在的有限获益，因此目前不推荐常规应用 EPO 防治早产儿贫血。

（1）用药方法：早产儿管理指南推荐每次 250U/kg，每周 3 次，皮下或静脉注射，疗程 4~6 周。与静脉注射相比，虽然皮下注射的血药峰浓度较低，但具有血浆清除慢、持续时间长的特点。使用 EPO 的同时可给维生素 E 10mg/d，分 2 次口服。1 周后再给铁剂，起始剂量为 2mg/(kg·d)，分 2 次口服，每周增加 2mg/(kg·d) 至 6mg/(kg·d) 维持。

研究表明，无论低剂量（每周 ≤750U/kg）还是高剂量(每周>750U/kg)、早期(出生后8天内)还是晚期(出生后8天后)应用EPO均可减少早产儿输血需求,且两者无明显差异。既往研究发现,早期应用EPO可显著降低IVH、脑室周围白质软化(periventricular leukomalacia,PVL)和NEC的发生率,改善早产儿纠正年龄18~24个月时的认知功能,但最新的随机对照研究显示早期大剂量EPO对早产儿死亡率、主要并发症发生率及远期神经发育无明显影响。

(2)不良反应:有关rHuEPO不良反应的报道较少。EPO是一种血管生长因子,有研究发现EPO可能增加早产儿发生严重ROP的风险,尤其是早期应用,但无统计学意义。EPO还可诱导一过性中性粒细胞减少、血小板增加,停药后缓解。使用EPO后红细胞生成加速,对铁的需求增加,如不及时补充可能导致铁缺乏。

3. 营养支持

(1)铁剂治疗:口服补铁可以提高早产儿血红蛋白水平,改善铁储备情况,降低铁缺乏和缺铁性贫血的发生率和严重程度。大多数指南推荐早产儿在耐受全肠内喂养或肠内营养达100ml/(kg·d)后(约出生后2~4周,不迟于2个月)开始口服补铁,至少持续至生后6~12个月。无论母乳还是配方乳喂养,推荐的铁摄入量为2~3mg/(kg·d)。由于应用EPO后红细胞生成加速,接受EPO治疗的早产儿至少应补铁6mg/(kg·d)。

然而,铁是一种强有力的氧化剂,非蛋白结合铁可促进活性氧生成,造成氧化损伤。早产儿抗氧化系统发育不成熟,BPD、ROP、IVH和NEC等疾病的发生发展可能与铁诱导的氧化应激作

用有关。此外,铁负荷过高还可能增加感染风险,影响锌、铜的吸收和代谢等。因此一般情况下早产儿口服补铁不宜超过5mg/(kg·d)。如接受大量输血或具有较高的血清铁蛋白水平,应延迟补铁,以避免铁超载。

与口服补铁相比,静脉补铁的早产儿具有更高的铁蛋白水平,但可能增加氧化应激的风险,目前临床应用较少。

(2)维生素E:有研究建议早产儿每天补充5mg(相当于3.5U)维生素E有助于预防溶血性贫血。由于早产儿母乳中维生素E含量较高且易于吸收,而过量维生素E可增加败血症和NEC的风险,因此母乳喂养的早产儿是否需要常规补充维生素E尚有争议。另外,铁可催化多不饱和脂肪酸(PUFA)的过氧化反应,故补充铁剂或富含PUFA配方喂养的早产儿维生素E需要量增加。

五、预防

1. 延迟脐带结扎 研究表明,出生时脐带延迟结扎至少30秒,可降低早产儿发生脑室内出血和严重贫血的风险,减少输血次数。但延迟脐带结扎可能导致红细胞增多症和高胆红素血症,增加光疗需求。

2. 合理采血 记录采血量,限制不必要的重复采血,尽量选择微量血样本检测方法完成必需的辅助检查,积极开展无创监护技术,减少医源性失血。

小结:早产儿贫血防治建议

1. 对于不需要复苏的早产儿,可以采用延迟

脐带结扎。

2. 应采取积极措施,减少医源性失血,记录和监控医源性失血量。

3. 应根据早产儿的具体状况,包括胎龄、出生日龄、心肺功能、失血状态等,综合分析和权衡各种

风险,审慎选用严紧或者宽松的红细胞输血阈值。

4. 不建议常规使用 EPO 防治早产儿贫血。

5. 如可耐受,早产儿应及时补铁以满足营养需求,但不支持常规补铁超过推荐摄入量。

(毛玮莹 张 蓉)

第三节 早产儿锌缺乏

锌是人体必需的微量元素,具有重要的生理作用,与生长发育、组织修复、维持正常的免疫功能等密切相关。早产儿由于先天储存量少、出生后摄入不足、吸收不良和排泄过多等因素的综合作用,是锌缺乏的高危人群。

病例应用

病史摘要: 患儿男,因"早产儿生后 2 月余,腹胀 1 月余"入院。患儿 G_1P_2,胎龄 32^{+6} 周,因"胎儿宫内窘迫"剖宫产娩出,双胎之小,羊水、脐带、胎盘无特殊,出生体重 1 330g,1 分钟、5 分钟 Apgar 评分分别为 8 分、8 分。患儿出生后 1 个月因"坏死性小肠结肠炎肠狭窄"行"剖腹探查术、肠粘连松解术、右半结肠切除术",术后仍有腹胀,为求进一步诊治转至上级医院。入院查体:神志清,反应欠佳,肤色苍白,口周、阴囊、肛周皮肤潮红、糜烂,部分已结痂(见文末彩图 14-4);心肺查体无殊;腹膨隆,右上腹可见一长约 4cm 的陈旧性手术伤口,右下腹造瘘口周围红肿,肝脾无肿大,肠鸣音可;四肢肌张力可。入院诊断:坏死性小肠结肠炎肠狭窄术后、败血症、皮肤感染、早产儿贫血、低蛋白血症、血小板减少症、生长发育迟缓、早产儿、双胎之小。

住院经过: 入院后完善下消化道造影,提示结肠狭窄,故行"小肠吻合术、结肠左曲乙状结肠吻合术、肠粘连松解术",术后给予深度水解蛋白配方乳喂养、积极抗感染等对症支持治疗,好转出院。

营养策略: 患儿入院时查血锌浓度偏低(56.80μg/dl),结合皮肤表现,考虑肠病性肢端皮炎,给予静脉补锌 250~500μg/(kg·d),加强皮肤护理,约 2 周皮损好转(见文末彩图 14-5)。建立肠内营养后改为口服甘氨酸锌 2 000~3 000μg/(kg·d)。

一、锌生理作用

人体内含锌金属酶约有 200~300 种,包括碳酸酐酶、碱性磷酸酶、血管紧张素转化酶、乙醇脱氢酶、DNA 聚合酶和 RNA 聚合酶、蛋白链延伸因子和铜锌超氧化物歧化酶等,参与糖、脂肪、蛋白质的重要代谢途径。锌能够维持蛋白质、细胞膜、核酸和核糖体的结构稳定,在基因转录、细胞信号转导、细胞凋亡和激素释放等方面也具有重要的调节作用。锌是机体抗氧化防御体系中的"缓冲剂",能抑制活性氧形成,增强抗氧化物之间的协同作用,提高机体抗氧化损伤能力。

在生命早期,锌缺乏可使核酸合成减少,蛋白质合成缓慢,造成组织和器官发育不同步,影响胚胎发育,导致胎儿生长迟缓、发育畸形,增加流产、早产的风险。据世界卫生组织估计,每年全球约有 80 万人死于锌缺乏,其中 50% 是 5 岁以下的儿童。

二、锌代谢

1. 分布 足月新生儿体内锌总量约 60mg,主要储存在肌肉(约 60%)和骨骼(约 25%)中,更新缓慢。肝脏和皮肤所储存的锌约占 8%~11%;血液仅储存 0.1%,其中 80% 存在于红细胞碳酸酐酶内。

2. 来源 锌的主要来源为肉类、动物肝脏、蛋、乳制品等。母乳的锌含量差别很大,并随着时间的推移而下降。初乳的锌含量为 8~12mg/L,1 周后降至 3~6mg/L,而 1 个月时母乳的锌含量仅 1~3mg/L。强化母乳和早产儿配方乳的锌含量为 6~12mg/L。尽管配方乳的锌含量更

高,但母乳的生物利用度明显高于配方乳[60% vs.(14%~24%)]。

3. 消化吸收 在消化过程中,锌与不同的配体(氨基酸、磷酸盐等)形成复合物,主要在十二指肠和近端空肠被主动吸收,其次为回肠和结肠,吸收率约为 20%~40%。锌 - 配体复合物经肠黏膜吸收后,大部分与血清白蛋白(70%)和 α_2-巨球蛋白(18%)结合运输,被外周组织(主要是肌肉和骨骼)和肝脏摄取,在肝脏中以金属硫蛋白的形式存在。

4. 排泄 大量内源性锌以金属酶的形式存在于在唾液、胰液、肠液中,因此锌主要经胃肠道排泄,其次为尿液(约 10%),少量经汗液排出。每天经粪便丢失的锌约 50~150μg/kg,这部分锌在肠道内可根据机体的锌营养状况被重吸收和利用,但易受到病理状态影响(如腹泻)。与足月儿相比,早产儿的尿锌排泄量较高,每天约 35μg/kg。

三、病因

1. 先天储存不足 胎儿体内约 2/3 的锌累积于孕晚期(妊娠 24 周后)。有研究显示在妊娠 24~40 周,胎儿每日可累积锌约 850μg。早产儿由于胎盘转移锌的时间缩短,体内锌储存量明显低于足月儿。胎盘向胎儿转移锌是主要由内吞机制介导的主动过程,不受母体血锌浓度调控,因此孕期补锌往往效果欠佳。

2. 摄入不足 早产儿在出生后最初 4~8 周内,锌的代谢处于负平衡状态,随着早产儿的快速生长,如果缺乏足够的补充,血清锌浓度将迅速下降,并在 6~12 周降至最低点。因此,长期静

脉营养未补充锌剂或仅摄入未强化母乳的早产儿易发生锌缺乏。

短暂性新生儿锌缺乏症(transient neonatal zinc deficiency,TNZD)是一种常染色体显性遗传病,母亲 *SLC30A2* 基因突变,乳腺 ZnT-2 锌转运体合成不足,母乳中锌的分泌受损,其各个阶段的母乳锌浓度都明显低于正常范围,从而导致新生儿锌缺乏。常见于单纯母乳喂养的新生儿,锌缺乏症状多在改为配方乳喂养或添加辅食后缓解。

3. 吸收不良

(1)消化道功能障碍:膳食锌经胃肠道消化、吸收进入人体。消化道手术、肠造瘘、短肠综合征、坏死性小肠结肠炎、炎症性肠病和胰腺功能不全等影响消化道功能的疾病会影响肠道锌吸收,引起锌缺乏。

(2)肠病性肢端皮炎:肠病性肢端皮炎(acrodermatitis enteropathica,AE)是一种常染色体隐性遗传病,可导致重度锌缺乏症。AE 患儿由于 *SLC39A4* 基因异常,锌离子转运蛋白 ZIP-4 无法顺利合成,肠道锌吸收减少,从而导致锌缺乏。AE 的临床表现包括皮肤、胃肠道、神经和免疫等多个系统联合病变表现,以肢端及口周皮炎、脱发和腹泻三联症为主要特点。

(3)植酸:谷物和豆类等植物性食物中含有高浓度的植酸,能在肠道中与锌结合形成不溶性复合物,抑制锌的消化吸收。

(4)药物:钙剂、铁剂等可通过竞争性抑制降低锌吸收率。青霉胺、部分抗生素如喹诺酮类、多西环素可与锌形成不溶性螯合物,阻碍锌吸收。

收。抗酸药如 H_2 受体拮抗剂西咪替丁等可造成胃内高 pH 值环境,减少锌的吸收。

(5)其他:严重缺乏维生素 A 可能会通过改变锌依赖性结合蛋白的合成而减少锌的吸收和淋巴转运。

4. 排泄过多

肾脏病变、腹泻等均可以导致锌的排泄异常增加。袢利尿药和噻嗪类利尿药可增加尿中锌的流失,造成锌缺乏。

四、临床表现

锌缺乏常见的临床表现包括皮炎、腹泻、生长发育迟缓、反复感染、伤口愈合延迟、夜盲症、脱发、味觉障碍、食欲减退等。轻度锌缺乏的症状和体征多不典型。越来越多的证据表明,中度锌缺乏对早产儿有显著的亚临床影响。

1. 皮炎

锌缺乏的皮疹多累及口周、肛周、四肢伸侧及肢端,表现为红斑、疱疹、糜烂、结痂、脱屑,易被误诊为念珠菌感染、湿疹或脓疱病。早产儿具有特征性的皮肤表现,早期为颈前皱襞处边界不清的红斑,多在 5 天内边缘逐渐清晰并出现鳞屑。补锌后皮损通常在 1 周内好转。

2. 腹泻

锌缺乏可降低消化酶活性,增加肠道通透性,延缓肠黏膜修复,影响肠道内水、电解质和营养物质的吸收,且肠道免疫屏障功能受损,肠道感染的风险升高,从而引起腹泻。另外,腹泻破坏肠黏膜的完整性,影响锌的吸收、加剧锌的丢失,易造成腹泻迁延不愈。

3. 生长迟缓

锌是合成生长所需蛋白质的关键元素,也对生长激素、胰岛素样生长因子的正常分泌起重要作用,因此锌缺乏可能限制早产儿体重增加和线性生长。研究表明,早产儿生后第 1 年的生长发育与锌摄入量密切相关,低血锌水平增加早产儿体重不增的风险。对已给予充足能量和宏量营养素供应后仍生长欠佳的早产儿,应考虑到锌缺乏的可能。

4. 神经精神变化 锌是中枢神经系统发育的重要营养物质。在大脑中,锌主要存在于调节认知、行为和情感反应的区域,包括海马、小脑和前额皮质。锌缺乏可影响海马椎体细胞发育和突触传递功能,造成精神萎靡、嗜睡、淡漠和学习、记忆能力下降。

5. 免疫功能受损 锌对免疫系统发育和功能的调节、维持起重要作用。锌缺乏导致胸腺萎缩,淋巴细胞转化障碍,辅助 T 细胞和抑制 T 细胞功能失调;免疫球蛋白活性降低;自然杀伤细胞、巨噬细胞和中性粒细胞的吞噬作用受损,易发生反复感染。

6. 伤口愈合延迟 锌在正常的伤口愈合过程中起重要作用。锌能激活促进生长和组织再生的细胞内信号通路,并通过锌依赖的基质金属蛋白酶促进细胞迁移和肉芽组织形成。锌缺乏导致伤口愈合速度减慢,瘢痕组织的拉伸强度降低。

7. 夜盲症 锌作为视黄醇结合蛋白的组成部分参与维生素 A 的转运,锌缺乏可使维生素 A 利用障碍,出现角膜混浊、暗适应能力降低等症状。

五、辅助检查

1. 血清或血浆锌浓度 血清 / 血浆锌浓度是目前应用最广泛的实验室检查方法,反映近期锌营养状况;受锌摄入量影响,亦可用于评价补锌效果。但血锌浓度的灵敏度和特异度有限,易受年龄、性别、采样时间(血锌浓度在上午高于下午和晚上)、机体疾病状态等因素影响,在全身感染、炎症、创伤、应激、使用激素等情况下降低,而在溶血、分解代谢状态下升高。由于大部分血清锌与白蛋白结合,故合并低白蛋白血症时血锌浓度测量值通常偏低。此外,环境暴露和不恰当的处理方法易使样本受到外源性锌的污染。因此,血清 / 血浆锌浓度不是评估全身锌营养状况的金标准,不适合作为常规筛查手段,应在临床高度怀疑锌缺乏症时进行检测,并结合临床表现、高危因素等依据解读结果。

足月儿血锌浓度的参考值范围($65\sim110\mu g/dl$,$10\sim17\mu mol/L$)与健康成人相仿。早产儿出生时血锌浓度($74\sim146\mu g/dl$,$11\sim22\mu mol/L$)高于足月儿,但在出生后第 1 个月迅速下降,因此纠正胎龄足月时早产儿血锌浓度可低于足月儿。

2. 发锌含量 发锌含量可反映人体长期的锌营养状况,标本易采集,但不能反映近期情况,也易受样本取材部位、处理方法、年龄、性别、季节、头发生长速度和头发颜色变异性等影响。目前对新生儿头发样本的采集、处理和分析尚未标准化,一般不推荐发锌含量作为锌缺乏症的诊断指标。

3. 金属酶活性 血浆、红细胞或其他特定细胞类型中的含锌金属酶活性也可作为反映锌营养状况的生物标志物。目前研究较多的是碱性磷酸酶。锌是碱性磷酸酶的辅因子,严重锌缺乏多伴血清碱性磷酸酶水平下降,而补锌后迅速升高,因此连续监测血清碱性磷酸酶水平可为锌缺乏提供依据,但特异性较低。

4. 锌结合蛋白　金属硫蛋白是一种存在于大多数组织的锌结合蛋白,尤其是肝脏、胰腺、肾脏和肠道黏膜。血浆中金属硫蛋白浓度与锌摄入量有关,随着锌摄入量的降低而降低。在感染、应激等情况下血浆金属硫蛋白浓度升高。因此,有研究建议联合血锌和金属硫蛋白来评估机体锌营养状况:血锌和金属硫蛋白水平均降低表明锌摄入不足;而低血锌浓度与较高的金属硫蛋白浓度则提示组织锌在应对感染和应激时重新分配,而非锌缺乏。

5. 细胞内锌浓度　与快速更新的血浆不同,细胞内锌浓度(红细胞、血小板、白细胞)可反映机体慢性锌缺乏状态,但灵敏度较差。检测细胞内锌浓度所需血量较多,且分离细胞所需的实验技术要求高,不利于推广。目前尚无新生儿的标准化参考值。

六、诊断

目前仍缺乏敏感且能准确反映人体锌营养状况的实验室指标,锌缺乏症的诊断主要依据临床表现、实验室检查及高危因素等各方面综合评估。详细的病史询问、生长状况评估和体格检查对临床诊断锌缺乏有重要的参考价值,临床上需检查患儿是否伴生长迟缓、具提示意义的皮损或皮炎等特征,辨识并评估锌代谢中各环节(摄入、吸收、流失等)是否存在易引起锌缺乏的原因。

七、治疗

锌可以通过肠外营养、强化母乳、早产儿配方乳或特定的含锌制剂(如硫酸锌、醋酸锌、葡萄糖酸锌和甘氨酸锌等)补充。早产儿在出生后2个月内处于锌负平衡状态,因此从出生时开始补锌是必要的,并且应以满足早产儿生长的锌需求为目标。早产儿的锌需求量与胎龄、体重相关,胎龄、体重越小,锌需求量越高(表14-4)。

表14-4　早产儿锌需求量

体重 /g	胎龄 / 周	锌需求量 / $(\mu g \cdot kg^{-1} \cdot d^{-1})$
<1 000	<28	500
1 000~1 999	28~34	400
2 000~3 500	35~40	300

为满足上述锌需求量,目前推荐的肠内摄入量为1 000~3 000μg/(kg·d),肠外摄入量为400~500μg/(kg·d)。合并腹泻、肠造瘘等情况下,锌摄入量应适当增加。

补锌的不良反应少见。锌过量可产生非特异性胃肠道症状,包括腹痛、腹泻、恶心和呕吐。由于锌可以抑制肠道对铜和铁的吸收,长期摄入大量锌可能导致铜和铁缺乏。

 小结:早产儿锌缺乏防治建议

1. 锌大量丢失(腹泻、严重皮肤病等)或长期肠外营养的早产儿需定期监测锌营养状况。

2. 监测血锌浓度可用于辅助诊断锌缺乏并反映补锌效果;评估血锌浓度需同时测定C反应蛋白和白蛋白水平。

3. 补锌可通过肠内或肠外途径,可与营养支持结合,亦可单独使用;甘氨酸锌、葡萄糖酸锌等有机锌的耐受性优于硫酸锌、氯化锌等无机锌。

4. 早产儿锌推荐肠内摄入量为 1 100~2 000μg/(kg·d),肠外摄入量为 400~500μg/(kg·d)。

(毛玮莹　张　蓉)

参考文献

1. RAYANNAVAR A, CALABRIA A C. Screening for metabolic bone disease of prematurity. Semin Fetal Neonatal Med, 2020, 25 (1): 101086.

2. REHMAN M U, NARCHI H. Metabolic bone disease in the preterm infant: current state and future directions. World J Methodol, 2015, 5 (3): 115-121.

3. CHACHAM S, PASI R, CHEGONDI M, et al. Metabolic bone disease in premature neonates: an unmet challenge. J Clin Res Pediatr Endocrinol, 2020, 12 (4): 332-339.

4. KELLY A, KOVATCH K J, GARBER S J. Metabolic bone disease screening practices among U. S. neonatologists. Clin Pediatr (Phila), 2014, 53 (11): 1077-1083.

5. NEHRA D, CARLSON S J, FALLON E M, et al. A. S. P. E. N. clinical guidelines: nutrition support of neonatal patients at risk for metabolic bone disease. JPEN J Parenter Enteral Nutr, 2013, 37 (5): 570-598.

6. 中国医师协会新生儿科医师分会营养专业委员会. 早产儿代谢性骨病临床管理专家共识(2021年). 中国当代儿科杂志, 2020, 23 (8): 761-772.

7. JOSEF NEU. Gastroenterology and nutrition: neonatology questions and controversies. 2nd ed. Philadelphia: Elsevier Saunders, 2012.

8. MILLS R J, DAVIES M W. Enteral iron supplementation in preterm and low birth weight infants. Cochrane Database Syst Rev, 2012,(3): CD005095.

9. 儿童锌缺乏症临床防治专家共识编写专家组, 中国研究型医院学会儿科学专业委员会. 儿童锌缺乏症临床防治专家共识. 儿科药学杂志, 2020, 26 (3): 46-50.

10. BRION L P, HEYNE R, LAIR C S. Role of zinc in neonatal growth and brain growth: review and scoping review. Pediatr Res, 2021, 89 (7): 1627-1640.

11. BERGER M M, SHENKIN A, SCHWEINLIN A, et al. ESPEN micronutrient guideline. Clin Nutr, 2022, 41 (6): 1357-1424.

12. DOMELLÖF M, SZITANYI P, SIMCHOWITZ V, et al. ESPGHAN/ESPEN/ESPR/CSPEN guidelines on pediatric parenteral nutrition: Iron and trace minerals. Clin Nutr, 2018, 37 (6 Pt B): 2354-2359.

13. AGOSTONI C, BUONOCORE G, CARNIELLI V P, et al. Enteral nutrient supply for preterm infants: commentary from the european society of paediatric gastroenterology, hepatology and nutrition committee on nutrition. J Pediatr Gastroenterol Nutr, 2010, 50 (1): 85-91.

14. 中华人民共和国国家卫生健康委员会. 儿科输血指南. 中华人民共和国国家卫生健康委员会, 2022.

15. National Blood Authority. Patient blood management guidelines: module 6-neonatal and paediatrics. Canberra: National Blood Authority, 2016.

16. NEW H V, BERRYMAN J, BOLTON-MAGGS P H, et al. Guidelines on transfusion for fetuses, neonates and older children. Br J Haematol, 2016, 175 (5): 784-828.

第十五章

早产儿宫外生长
发育迟缓

宫外生长发育迟缓（extrauterine growth retardation，EUGR）由美国学者 Clark 等首先提出，相对于宫内发育迟缓（intrauterine growth retardation，IUGR）而言，将早产儿出院时生长参数（通常以体重、身高、头围作为生长参数）仍低于同胎龄平均生长参数的第 10 百分位数（P_{10}）定义为 EUGR。

目前，在 EUGR 的评价时间、评价项目及评价标准方面存在较多争议，不同研究得出的结论有较大差异，导致临床实践的推荐出现偏差。评价时间大多选择出院时，其次是纠正胎龄 36 周，也有研究选择出生后 28 天、纠正胎龄 40 周或出院后 3 天，但相对较少。评价项目大多以体重、头围和身长作为评估的重要指标。由于存在多种生长曲线标准，采用不同的标准 EUGR 的发生率也会不同。目前国内较为公认的定义是生长参数（体重、身长、头围）低于同胎龄、同性别正常生长曲线的第 10 百分位数（P_{10}）称为 EUGR，低于 P_3 则为严重 EUGR。

第一节　早产儿宫外生长发育迟缓的流行病学

年龄别体重 Z（weight for age Z，WAZ）评分方法又称标准差的离差法，是衡量体格生长的统计学表示方法之一，可以进行不同质（不同性别、不同年龄、不同指标、不同人群）数据间的比较，用偏离该年龄组标准差的程度反映生长情况，可较为准确地描绘出个体或群体生长过程。百分位数法的评价为横向比较，存在一定的缺陷，对于在宫内就发生 IUGR 的患儿来说，出生后评价 EUGR 的起点不一样，不能真实地反映这部分群体出生后的生长状况。近年来，多项研究推荐采用 WAZ 评分法评价早产儿生后生长情况，该评估方法的优势是纵向及动态比较，以及不同样本间的比较，可较好体现个体生后自身生长状况是否适宜。EUGR 早产儿的 WAZ 评分具有一定的变化规律，动态观察早产儿营养和生长情况，同时可早期预测早产儿发生 EUGR 的可能性。

WAZ 评分计算公式为：Z 值 =（实测体重 − 同性别同胎龄体重平均值）/ 同性别同胎龄体重的标准差，Z 值没有单位。计算结果有 3 种可能：0、正数或负数。0 说明该实测值处于该性别该胎龄参照人群的均值水平（也就是 50% 水平），负数和正数分别表明实测值低于或高于该性别该胎龄参照人群的均值水平，总体上一般结果在 2 以内为正常范围，−1~−2 为轻度 EUGR，>−2 为重度 EUGR。通常以出院时 Z 值 <−1.28 为 EUGR，也有以 Z 值 <−1.68 或 −2 为标准。WAZ 评分法计算公式中的参数均来源于假设正态分布的数据，可更客观地评价生长发育情况。

也有学者提出，单纯以一个静态时间点的生长指标百分位数 <P_{10} 或 Z 值诊断 EUGR 难以真正地反映早产儿的宫外生长情况，建议以个体出生时的 Z 值或恢复出生体重时的 Z 值为第 1 个

基点,出院时或出生后某一时间点为动态节点,计算这一时间段的 Z 值变化情况(△Z 值)或称 Z 评分下降值(fall in Z-score,FZS)。并以 △Z 值<-0.67、-1.0 或 -1.28 作为标准评估 EUGR。

IUGR 与小于胎龄儿(small for gestational age,SGA)并非同义词。IUGR 是指由于胎儿、母亲或胎盘等各种不利因素导致胎儿在宫内生长模式偏离或低于其生长预期,即偏离了其生长潜能,胎儿的生长可通过胎儿超声的测量分析进行预测。其发生率为所有妊娠的 5%~8%,在低出生体重儿中占 38%~80%。SGA 可能是由 IUGR 所致,也可能是由其他原因引起。SGA 是指新生儿出生体重低于同胎龄儿平均出生体重的第 10 百分位数,有早产、足月、过期产 SGA 之分。其原因可能是病理因素如 IUGR 所致;也可能是非病理性因素,如性别、种族、胎次、母亲体格差异等。SGA 一定有 IUGR,而 IUGR 不一定是 SGA。从整体上来讲,SGA 和 IUGR 婴儿围产期病死率、EUGR 及远期疾病发生率均明显高于适于胎龄儿(appropriate for gestational age,AGA)。

一、SGA 发生率

2015 年北美 736 家医院,362 833 例 VLBW 儿的多中心研究资料显示,SGA 发生率为 19.9%。2005—2012 年间美国 132 家医院 25 899 例胎龄为 22~32 周的 VLBW 儿数据显示,SGA 总体发生率为 15.2%。

2009 年全国早产儿营养调查协作组对国内不同地区 10 所医院 974 例早产儿(胎龄<37 周)进行的回顾性营养调查结果表明,其中 696 例单

胎早产儿出生时以体重、身长和头围评价,SGA 发生率分别为 27.3%、28.0% 和 19.3%。2015 年中国医师协会新生儿专业委员会 - 营养专家委员会协作组对全国 15 家医院 572 例 VLBW 儿院内营养现状的多中心调查显示,以体重作评价依据,VLBW 儿中 SGA 发生率为 52.6%。2020 年全国多中心研究,以胎龄<32 周的极早产儿(very preterm infants,VPI)为研究对象,以体重评价,出生时 SGA、AGA、大于胎龄儿(large for gestational age,LGA)的发生率分别为 5.29%、90.33% 和 4.38%,与美国一项 VPI 的研究报道相近,其 SGA、AGA、LGA 发生率分别为 4.12%、90.85% 和 5.03%。考虑本研究对象为 VPI,纳入体重不限,故该研究中 SGA 发生率较国内其他 VLBW 儿相关研究报道略低。

二、EUGR 发生率

2003 年 Clark 等用自己研发的生长曲线,对 1997—2000 年美国 124 家 NICU 的 24 371 例出生胎龄 23~34 的早产儿进行评估,出院时以体重、身长、头围为评价指标的 EUGR 发生率分别为 28%、34% 和 16%。1995—2010 年以色列 28 家医院 13 531 例 VLBW 儿的多中心研究结果显示,EUGR 发生率为 35.5%,其中严重 EUGR 发生率为 8.1%。2015 年北美 736 家医院 362 833 例 VLBW 儿的多中心研究显示,EUGR 发生率从 2000 年的 64.5% 降至 2013 年的 50.3%,严重 EUGR 发生率从 39.8% 降至 27.5%。2016 年美国 132 家医院 25 899 例胎龄 22~32 周的 VLBW 儿的数据显示,EUGR 发生率从 2005 年的 47%

降至 2012 年的 38%。

2009 年国内不同地区的 10 所医院 974 例早产儿回顾性营养调查结果表明,其中 696 例单胎早产儿（<37 周）出院时以体重、身长和头围评价,EUGR 发生率分别为 60.1%、58.9% 和 29.5%。2013 年对广东省珠江三角洲地区 9 家医院 183 例 VLBW 儿的回顾性调查显示,以体重评价,出院时 EUGR 发生率为 72.1%,严重 EUGR 发生率为 38.3%。2015 年中国医师协会新生儿专业委员会 - 营养专家委员会协作组对全国 15 家医院 572 例 VLBW 儿的院内营养现状多中心调查,以体重评价的 EUGR 发生率为 80.9%。2020 年山东省 27 家医院 1 051 例 VLBW 儿 EUGR 发生情况的调查显示,超早产儿（extremely preterm infants,EPI）、VLBW 儿（≤32 周）和 ELBW 儿出院时 EUGR 发生率分别为 46.9%、60.7% 和 78.3%。

2020 年中国医师协会新生儿科医师分会营养专业委员会前瞻性收集全国 7 个不同地区 28 家三甲医院 <32 周早产儿 2 514 例,出院时以体重、身长、头围评价,EUGR 发生率分别为 47.3%、41.5% 和 33.3%,严重 EUGR 发生率分别为 22.6%、22.4% 和 16.0%;以体重评价,出院时 VPI、EPI、VLBW 儿、ELBW 儿的 EUGR 发生率分别为 47.3%、55.3%、60.1% 和 81.7%,与山东省的多中心研究基本一致。

小结:早产儿宫外生长发育迟缓流行病学特点

1. EUGR 较常用的评价标准:①生长参数（体重、身长、头围）低于同胎龄、同性别正常生长曲线的 P_{10} 称为 EUGR;②以个体出生时 Z 值或恢复出生体重时的 Z 值为基点,出院时或生后某一时间点为动态节点,以 △ Z 值 <-1.0 或 -1.28 为标准,评估 EUGR。

2. IUGR 与 SGA 并非同义词,SGA 一定有 IUGR,而 IUGR 不一定是 SGA。

3. 2020 年全国多中心研究示,VPI、EPI、VLBW 儿、ELBW 儿出院时以体重评价的 EUGR 发生率分别为 47.3%、55.3%、60.1% 和 81.7%。

（沈 蔚 林新祝）

第二节 **早产儿宫外生长发育迟缓的评估方法**

1996 年,英国营养学专家 Lucas 基于对早产儿的系列研究,又提出了"营养程序化（nutritional programming）"的概念,即在发育的关键时期或敏感时期的营养状况将对机体或各器官功能产生长期乃至终生的影响。科学评估早产儿早期是否达到理想的营养状态,对近期和远期的健康有着重要的意义。

早产儿理想的生长模式是可以充分发挥其生长潜力,包括体格匀称生长、血液指标正常、近远期功能发育良好等。早产儿 EUGR 的评价通常采用生长曲线百分位数和 WAZ 评分 2 种方法。生长曲线可分为地方性生长曲线、定制的个性化生长曲线和国际标准生长曲线(Intergrowth-21st标准,简称IG-21st)3类。地方性生长曲线包括2003年Fenton胎儿/婴儿生长曲线(WHO生长标准版)、2013年Fenton早产儿生长曲线、Clark早产儿生长曲线、加拿大早产儿生长曲线、美国早产儿生长曲线、韩国早产儿生长曲线、中国15个城市新生儿体重标准等。不同类型的生长曲线其研制初期参照的基础人群不同,不同国家或地区的新生儿生长曲线标准存在差异,目前关于应该采用各自标准还是统一标准仍存在争议。本节简单介绍几种常用的生长曲线。

一、EUGR评估方法

1. Fenton生长曲线　2003年加拿大Fenton制定的生长曲线描述了胎龄22~50周(纠正胎龄足月后10周)的胎儿和新生儿的头围、身长、体重等体格指标变化,用来监测和评估早产儿的生长发育状况。采用meta分析方法,纳入了来自瑞典、澳大利亚、加拿大、美国4个发达国家人口调查的研究数据,其诊断效能受数据来源的方法学质量和异质性的影响。该研究数据包括2部分:①从出生至纠正胎龄足月后测量的新生儿体格数据;②从纠正胎龄足月至足月后10周测量的新生儿体格数据。

2013年版为2003年Fenton胎儿/婴儿生长曲线的修订版,2003年Fenton生长曲线为男女共用一个生长曲线,2013年早产儿生长曲线按性别分为男、女2个生长曲线,即男、女EUGR的诊断标准不同。纳入样本量也更大,纳入了1991—2007年来自德国、意大利、美国、苏格兰、澳大利

亚、加拿大等地的数据,更好地与2016年WHO公布的0~5岁国际生长标准曲线相符合。2013年制订的生长曲线使用完整胎龄的概念,提高了对胎儿及新生儿分类的诊断效能,可用于新生儿AGA、SGA及LGA的分类。

2. Intergrowth-21st标准　IG-21st为了覆盖胎儿和新生儿生长发育的监测,参照WHO国际儿童生长标准的研究方法,制订了首个评价胎儿和新生儿生长的国际标准,并与WHO儿童生长标准相结合,全面覆盖了从胎儿期到学龄前期生长发育的全过程。该标准涉及了8个国家约6万名孕妇,并特别参照了超过4 600名健康与营养良好、能获得充足产前保健且生活在对胎儿即新生儿生长没有重大影响环境中的母亲。该研究认为,当母亲的营养和健康需求得到满足,并且影响生长发育的环境因素得到控制时,不同民族、种族、国家之间胎儿及新生儿的生长发育不存在差异。

3. 个性化胎儿生长标准　近年来,很多国家和地区通过超声监测当地妊娠期胎儿的双顶径、头围、腹围、股骨长等评估胎儿的生长状况,对胎龄、产妇身高和体重、产次、种族及胎儿性别等已知影响胎儿生长的生理变量进行调整,生成了上述变量的一系列系数,并且通过计算机软件估算胎龄相关最适合体重(gestation-related optimal weight,GROW),制订了个性化的胎儿生长标准。个性化胎儿生长标准既可评估产前胎儿的生长情况,也可评估早产儿生后的生长状况,目前国内多用于产前评估。2000年香港威尔斯亲王医院通过收集1 564名单胎妊娠的中国女性的身

高、体重、产次、胎龄和胎儿性别等数据，建立了中国个性化胎儿生长标准。有研究表明个性化胎儿生长标准的诊断效能明显高于基于人群的标准。

4. 国内早产儿生长曲线 该生长曲线系1986—1987年对中国15个城市(中国北方7个城市、中国南方8个城市)43家医疗保健单位，24 150例不同胎龄新生儿的前瞻性横向性调查的成果，是我国第一个大范围、大样本的新生儿体格发育参考标准，为新生儿按胎龄和出生体重进行分类提供了本地区的数据。该标准在1992年用新生儿出生体重实测值进行修正，并且按照性别绘制不同生长曲线，但该生长曲线不包括28周以下早产儿的数据，且胎龄28~32周新生儿体格数据的样本量较少，导致小胎龄组生长数据偏差较大。2015年中国新生儿协作网在此基础上做出更新，分性别制订新生儿生长曲线，相较于之前，样本量更大、覆盖范围更广。

二、不同方法评估 EUGR 的比较

近年部分研究比较了采用Fenton和IG-21st生长曲线评价SGA和EUGR的发生率。2018年Funda等进行了一项248例胎龄<32周的早产儿的研究，结果显示Fenton及IG-21st生长曲线评价的SGA发生率分别为15%和12%，EUGR发生率分别为31.5%和40.2%，比较均有统计学意义。出生时75.7%的婴儿采用两种方法都被评定为SGA，24.3%采用IG-21st生长曲线评定为SGA的婴儿，Fenton生长曲线评定为AGA；出院时77.8%的婴儿两种方法都评定为SGA，24.3%采用IG-21st生

评定为EUGR，22.2%的婴儿采用Fenton生长曲线评定为EUGR，IG-21st生长曲线评定为非EUGR；0.7%的婴儿采用IG-21st生长曲线评定为EUGR，Fenton生长曲线评定为非EUGR。

2019年Kellem等进行的一项603例胎龄≤32周婴儿的回顾性队列研究显示，出生时15.1%的婴儿采用2种方法都被评定为SGA，2.8%采用IG-21st生长曲线评定为SGA的婴儿，Fenton生长曲线评定为AGA，0.1%采用Fenton生长曲线评定为SGA的婴儿，IG-21st生长曲线评定为AGA。出院时45.7%的婴儿被2种方法都评定为EUGR，9.6%的婴儿采用Fenton生长曲线评定为EUGR，IG-21st生长曲线评定为非EUGR，2.3%的婴儿采用IG-21st生长曲线评定为EUGR，Fenton生长曲线评定为非EUGR。

2021年韩国一项1 356例胎龄<28周超早产儿的研究显示，以Fenton生长曲线评价的SGA发生率为6.4%，IG-21st生长曲线评定的SGA发生率为8%，相较于IG-21st生长曲线而言，Fenton生长曲线评价EUGR的发生率更高。2021年西班牙一项纳入635例VLBW儿的研究中，将非SGA组发生的EUGR定义为"真正EUGR"，采用Fenton与IG-21st两种方法评价，SGA的发生率分别为36.5%和35.1%，"真正EUGR"的发生率分别为44.3%和29.3%。

小结：早产儿宫外生长发育迟缓的评估方法建议

1. 早产儿EUGR的评价通常采用生长曲线百分位数和WAZ评分2种方法。

2. 目前较常采用的 Fenton 和 IG-21st 生长曲线评价 SGA 和 EUGR 的发生率,相较于 IG-21st,Fenton 评价 EUGR 的发生率更高。

（沈　蔚　林新祝）

第三节　早产儿宫外生长发育迟缓的危险因素和预后

早产儿生后生长发育状况及是否发生 EUGR 受许多危险因素影响,包括围产期各种因素、出生胎龄和体重、患病情况、营养支持等,应尽可能积极防治各种危险因素,降低 EUGR 发生率,促使早产儿良好生长发育。

一、EUGR 的危险因素

（一）围产危险因素

1. 出生胎龄和体重　大多营养素于妊娠最后 3 个月从母体转运至胎儿体内,早产儿因提前离开母体而失去了在宫内生长最快的阶段,生后各种营养物质储备不足,加之胃肠功能不成熟,易发生喂养不耐受等并发症,导致营养摄入减少及能量亏空,体重下降幅度增加、恢复出生体重时间延长,继而导致 EUGR 的发生。国内外多项研究表明,采用早产儿体重、身长、头围中每个参数标准评估 EUGR 发生率均随出生胎龄和体重的降低而上升,即 EUGR 发生率与胎龄和出生体重呈负相关,低出生体重儿比小胎龄早产儿发生 EUGR 的风险更高,有学者提出出生体重 P 值是 EUGR 的重要预测因子。也有部分研究结果显示 EUGR 的发生率并非随着胎龄增加而下降,如 2012 年广东省多中心研究显示胎龄>35 周者

EUGR 发生率最高,其次是胎龄<31 周者,胎龄为 33~34 周者较 31~32 周者 EUGR 发生率更高,考虑与这部分早产儿住院时间相对短、尚处于生理性体重下降期、未完成追赶生长有关。

2020 年全国多中心研究统计了 2 514 例 VPI 的胎龄分层的 EUGR 发生率,其中 EPI 占 12.1%,EUGR 发生率为 55.3%,31~31^{+6} 周早产儿占 30.4%,EUGR 发生率为 43.8%,胎龄分层的 EUGR 发生率比较,差异有统计学意义(P=0.008);2 514 例 VPI 的体重分层的 EUGR 发生率,其中 VLBW 儿占 69.6%,EUGR 发生率为 60.1%,ELBW 儿占 13.0%,EUGR 发生率为 81.7%,出生体重分层的 EUGR 发生率比较,差异有统计学意义(P<0.001)(表 15-1)。

2. 性别　2013 年修订的 Fenton 生长曲线中增加了男、女性别的各自比较曲线。Clark 等在 logistic 分析时发现,男性是发生 EUGR 的独立危险因素(OR=3.9)。英国一项纳入 797 名超早产儿的研究显示,男性在住院时间、死亡率、出生后激素的使用,以及肺出血、颅内出血等并发症的发生率,均高于女性。出生后能量消耗增加,使得男性婴儿在出生后早期追赶生长的难度增加,从而更易发生 EUGR。

表 15-1　极早产儿不同胎龄和出生体重分层的 EUGR 发生率

分组	例数	构成比 /%	EUGR 发生率[n(%)]	χ^2 值	P 值
胎龄 / 周					
<28	304	12.09	168(55.26)		
28~28^{+6}	347	13.80	175(50.43)		
29~29^{+6}	455	18.10	219(48.13)	13.924	0.008
30~30^{+6}	643	25.58	292(45.41)		
31~31^{+6}	765	30.43	335(43.79)*		
出生体重 /g					
<1 000	327	13.01	267(81.65)[bcde]		
1 000~1 249	659	26.21	428(64.95)[acde]		
1 250~1 499	764	30.39	357(46.73)[abde]	506.300	<0.001
1 500~1 999	719	28.60	136(18.92)[abc]		
2 000~2 500	45	1.79	1(2.22)[abc]		

注:＊代表与小于 28 周组相比,$P<0.004\,5$;[a] 与<1 000g 组相比;[b] 与 1 000~1 249g 组相比;[c] 与 1 250~1 499g 组相比;[d] 与 1 500~1 999g 组相比;[e] 与 2 000~2 500g 组相比,$P<0.004\,5$。

3. SGA　在宫内,胎儿通过脐静脉从母体接受营养,生活在几乎无菌、恒温和低氧的理想环境中。因此,正常胎儿在宫内的生长,尤其是体重的增长很快,在妊娠晚期增长会更加显著。早产儿的体内营养储存较少,母体来源的营养供应被突然切断,加之生后早期生活能力低下,营养素和能量摄入不足,易发生包括呼吸系统在内的多个系统并发症,从而导致其生长发育进一步落后,造成 EUGR。SGA 的危险因素主要包括围产期因素,如高龄、孕期被动吸烟、孕母营养不良、妊娠高血压、妊娠糖尿病、妊娠期感染、宫内感染、产前出血、胎盘与脐带异常、辅助生殖技术受孕、多胎妊娠,以及胎儿因素如先天畸形或染色体异常等。SGA 在宫内条件不利的情况下,蛋白质和能量的累积减少,宫内发育累积的落后将直接导致其生后的生长发育处于落后状态,发

生 NEC、代谢性疾病及其他并发症的风险更高,临床上更难实施积极的肠内喂养,因而更易发生 EUGR。SGA 已被证实是 EUGR 的独立危险因素,在相同胎龄的情况下,SGA 的 EUGR 发生率更高。

EUGR 是 SGA 的延续,宫内发育滞后将导致生后生长发育的落后状态,尽管 SGA 出生后接受积极的营养管理,其生长发育指标仍很难在出院时达到同胎龄儿的第 10 百分位数以上,且需相当长一段时间来完成追赶生长。有学者认为 SGA 发生 EUGR 的影响因素主要发生在宫内,因此,将非 SGA 组发生的 EUGR 定义为“真正 EUGR”。Senterre 的研究显示,仍有 80%SGA 出院时体重处于同胎龄第 10 百分位数以下。2015 年北美关于 VLBW 儿的多中心研究资料显示,2013 年 SGA 与非 SGA 的 EUGR 发生率

分别为 96.4% 和 38.3%，严重 EUGR 发生率分别为 78.4% 和 14.3%。2020 年全国多中心研究显示，2 514 例胎龄<32 周的早产儿中，SGA 组与非 SGA 组出院时的 EUGR 发生率分别为 98.5%、44.4%，严重 EUGR 发生率分别为 89.5%、18.9%，均远高于非 SGA 组，多因素 logistic 回归分析也证实 SGA 是 EUGR 的独立危险因素。因此，我们应加强围产期保健，注重孕前及孕期足够的营养摄入以减少 SGA 的发生。

4. 剖宫产和多胎　研究发现，选择性剖宫产、多胎妊娠儿更易出现 EUGR。相同胎龄的双胎儿出生体重较单胎小；双胎在出生前和出生后早期的生长模式与单胎儿存在差异：一方面，双胎与单胎在宫内所处环境不同，原本由单胎独占的宫内环境由双胎共享，且双胎是否单绒毛膜以及胎盘循环是否相连都会影响双胎儿的宫内发育；另一方面，同卵双胎具有相同的基因，而异卵双胎具有同等程度的遗传相似性，都会影响其生长。

（二）孕母合并症

妊娠期高血压疾病（hypertensive disorders of pregnancy，HDP）尤其是伴有子痫前期和/或脐动脉舒张期血流消失等宫内不利因素时，影响胎儿血流与营养供应，可引起宫内生长受限。在正常妊娠情况下，子宫血管的生理发育为子宫胎盘提供了血液供给，但妊娠高血压患者子宫基层蜕膜组织血管表现为急性动脉粥样硬化表型，表现为内膜细胞脂肪变性和血管壁坏死，血管管腔狭窄，直接影响母体血流对胎儿的供给，因此可导致胎儿生长发育障碍。山东新生儿协作网前

瞻性收集了 2018—2019 年 35 家不同等级医院 NICU 收治的 VPI 临床资料，探讨母亲 HDP 对 VPI 住院期间死亡及主要并发症的影响，多因素 Logistic 回归分析显示，HDP 为 EUGR 的独立危险因素。

（三）营养支持因素

1. 肠内营养

（1）母乳及母乳强化剂：国内外研究表明，母乳喂养的婴儿达全肠内喂养的时间、肠外营养时间均较非母乳组短，说明母乳喂养可加速早产儿胃肠道适应宫外环境的进程，尽早实现全肠内喂养。母乳含有的多种活性成分如表皮生长因子、分泌型免疫球蛋白 A（sIgA）、乳铁蛋白、多聚糖等可促进胃肠道黏膜免疫系统成熟、益生菌的定植及免疫调节作用。

多项研究显示，在早产儿母乳中加入含多种营养素的 HMF，可促进早产儿住院期间体重、身长及头围增长，早期添加可增加出生后 4 周内的蛋白质摄入，减少早期蛋白质累积缺乏，未增加喂养不耐受（feeding intolerance，FI）或 NEC 等并发症的发生风险。一项国际性调查显示，各地区 NICU 中母乳喂养婴儿常规使用 HMF 的比例：加拿大为 100%（n=29），包含挪威和瑞典所在的纳维亚半岛为 95%（19/20），澳大利亚为 89%（24/27），英国为 86.7（33/38）。

国外 HMF 临床研究的重点主要集中在 VLBW 儿，基于我国早产儿肠内营养支持不足、EUGR 发生率较高的现状，我国的《早产儿母乳强化剂使用专家共识》将 HMF 的应用对象扩大到出生体重<1 800g 的早产儿，建议母乳喂养量

达每天 50~80ml/kg 时开始使用 HMF,如早产儿耐受良好,3~5 天内应达到标准的足量强化。尽管母乳中添加 HMF 已达成共识,但 2020 年全国多中心研究显示,EUGR 组与非 EUGR 组添加 HMF 的时间均偏晚(107ml/kg vs.100ml/kg),达全强化所需的时间较长(11 天 vs.6 天),两组差异有统计学意义,且多因素分析结果显示两者均为 EUGR 的危险因素。表明我国 HMF 的使用还存在很多不规范之处,临床实践中应遵循早产儿营养相关指南,在母乳喂养耐受的前提下尽早添加强化剂并尽快达到全量强化。

(2)开始肠内营养的时间、达全肠内营养的时间、加奶速度:早期喂养能预防肠道黏膜萎缩,刺激胃肠系统成熟,促进喂养耐受,尤其是喂养初乳。有学者提出"微量喂养"的概念,微量喂养定义为 10~15ml/(kg·d)。微量喂养主要是对胃肠道的生物刺激而非主要供能方式,通过调节胃肠神经及神经内分泌系统促进胃肠动力成熟并刺激胃肠道激素释放,协助建立正常的肠道菌群。研究表明,早期微量喂养的早产儿住院期间体重增长速度较快、恢复出生体重的时间缩短,可降低肠外营养使用率,缩短 NICU 住院时间和呼吸机使用时间,但并不会增加吸入性肺炎、喂养不耐受和 NEC 的发生率。韩国新生儿协作网的数据分析显示,减少肠外营养使用天数,尽早实现全肠内喂养对于预防 EUGR 的发生是非常必要的。尽早开始肠内喂养,尽快达到足量肠内喂养可以缩短深静脉导管的使用时间,减少院内感染,对体格发育特别是头围增长及改善远期预后有重要意义。

2013 年《中国新生儿营养支持临床应用指南》推荐 VLBW 儿肠内喂养奶量增加速度为每天 20ml/kg;2014 年国外指南推荐 VLBW 儿肠内喂养奶量增加速度为每天 20~30ml/kg。2015 年加拿大极低出生体重儿喂养指南建议出生体重<1 000g 的早产儿起始营养性喂养量为每天 15~20ml/kg,增加奶量的速度为每天 15~20ml/kg,如果 2~3 天喂养能够耐受,可考虑以更快的速度增加,在出生后 2 周达到全肠内喂养。出生体重 ≥1 000g 的早产儿起始营养性喂养量为每天 30ml/kg,增加奶量的速度为每天 30ml/kg,在出生后 1 周达到全肠内喂养(表 15-2)。之前有研究认为较慢的加奶速度有助于预防 NEC 的发生,使得 VLBW 儿肠内喂养奶量增加过于谨慎。近年一项系统分析表明,与每天 15~20ml/kg 的奶量增加速度相比,每天 30~35ml/kg 的较快奶量增加速度,不会增加 NEC 的发生率或病死率,并可缩短达到全肠内喂养的时间和降低侵袭性感染的发生率。

(3)肠内喂养中断:禁食时,虽然肠外营养可以补充能量,但缺乏迷走神经刺激,减少了胃泌素和生长抑素等分泌,影响胃肠道黏膜上皮细胞的生长,减少对胃肠蠕动的刺激,引起胃肠黏膜萎缩、通透性增加及修复能力下降,应激性消化道出血及喂养不耐受发生率增加,蛋白质和能量摄入不足,加重累积营养损失量,延长达到全肠内营养的时间,导致体重增长缓慢,增加出院时 EUGR 的发生风险。

表 15-2　2015 年加拿大极低出生体重儿喂养指南的喂养建议

项目		喂养建议
达到完全肠内喂养 [150~180ml/(kg·d)] 的时间		<1 000g：2 周，需要注意喂养不耐受，个体化调整 1 000~1 500g：1 周
喂养频率		>1 250g：每 3 小时 1 次 <1 250g：暂无充分证据证实每 3 小时 1 次或每 2 小时 1 次哪种方式更好
非营养性喂养	开始时间	出生后 24 小时内
	奶量	10~15ml/(kg·d)
	持续时间	暂无充分证据证实微量喂养的持续时间
营养性喂养	开始时间	<1kg：自 15~20ml/(kg·d) 开始 ≥1kg：自 30ml/(kg·d) 开始
	加奶速度	<1kg：增加 15~20ml/(kg·d)，如 2~3 天喂养耐受可加快 ≥1kg：加 30ml/(kg·d)
开始喂养的乳类		母乳→捐赠人乳→早产儿配方奶
强化母乳		达 100ml/(kg·d) 开始，开始为 1：50，如耐受 48 小时内可增加至 1：25

2. 肠外营养

（1）肠外营养开始及停止的时间：有研究提出肠外营养（parenteral nutrition，PN）开始延迟是 EUGR 发生的原因之一。2013 年指南建议 PN 支持在生后数小时即可开始使用，当肠内喂养达每天 110kcal/kg 时，可停止 PN 支持。早期积极 PN 支持可防止蛋白质分解，促进正氮平衡和改善生长发育。在 PN 停止前，应对早产儿尤其是 VLBW 儿的生长速率进行评估，若生长速率低于每天 15g/kg 时，可适当延长静脉营养时间，将有利于降低 EUGR 的发生率。

（2）能量及营养素供给不足：2013 年营养指南推荐早产儿 PN 支持的能量摄入量为每天 90~100kcal/kg，肠内喂养能量摄入量为每天 110~135kcal/kg；建议生后尽早开始氨基酸输注，起始剂量为每天 1.5~2.0g/kg，早产儿目标剂量为每天 3.5~4.0g/kg；建议出生后 24 小时内开始

脂肪乳输注，起始剂量为每天 1g/kg，增加速率为每天 1g/kg，但总量不超过每天 3g/kg。调查显示，早产儿实际的 PN 支持情况与指南推荐仍有一定的差距。欧洲 4 个国家共 199 家 NICU 对 VLBW 儿的调查研究显示，仅一半的早产儿能量摄入量达到推荐量，21% 的单位给予的最大脂肪乳剂量小于推荐量，约 37% 的单位给予氨基酸的时间晚了 1 天，60% 入组单位给氨基酸的起始剂量小于推荐剂量。

早产儿能量摄入除要考虑胎龄、出生体重和基础代谢等因素外，还应适当储备能量以供追赶生长需要及补充累积营养损失量。能量亏损可使早产儿恢复出生体重的时间延长，追赶生长速度下降及出院时间延长。足量的蛋白质摄入量可促进宫外生长速度和体重的增加，也可满足机体对血浆蛋白及甲状腺素转运蛋白的需要，蛋白质的缺乏可能会影响多脏器的生长发育。碳水

化合物主要为大脑及其他葡萄糖依赖器官提供所需能量,住院早产儿的碳水化合物摄入来源包括静脉治疗液体、母乳及配方奶。

3. 生理性体重下降和生长速率 理想的早产儿营养目标是经积极的营养策略使早产儿达到宫内生长速率,获得与同胎龄胎儿相似的体格发育及体质成分。美国儿科学会推荐早产儿生后体重增长达到每天 15~20g/kg,即孕晚期相应的宫内生长速率的期望值。我国学者认为,早产儿在生后达到纠正胎龄 40 周之前的体重、身长和头围的理想目标,一般为每天体重增加 10~15g/kg,身长增加 0.75~1.0cm/周,头围增加 0.75cm/周。早产儿体重生长速率主要受能量摄入影响,身长和头围则受蛋白质摄入影响较大。

研究显示,生后早期较高的能量和蛋白质摄入与体重增长相关,且有降低 BPD 发生的风险,增加生后第 1 周的能量摄入可使出生后体重下降幅度减小,在出生后 4~6 天能量摄入每天增加 10kcal/kg,可使第 7 天的体重标准差评分(weight standard deviation score,WSDS)上升 0.08,EUGR 发生风险也相应降低,$OR=0.73$(95% CI:0.66~0.82)。西班牙一项胎龄 ≤32 周的早产儿的队列研究显示,EUGR 组出生后第 1 周能量摄入较低,其生长速率较非 EUGR 组慢[(8.6±4.0)g/kg $vs.$(13.8±5.0)g/kg],与 2020 年全国多中心研究一致(14.2g/kg $vs.$15.9g/kg),与 2015 年全国调查中 VLBW 儿每天(11.8±5.5)g/kg 的生长速率相比,2020 年有所进步,VLBW 儿出院时 EUGR 发生率从 80.9% 下降到 60.1%。

出生后 1 周内因奶量摄入不足、水分丢失、胎粪排出,可出现暂时性体重下降,或称生理性体重下降,约在出生后 3~4 天达最低点,下降范围为 3%~9%,以后逐渐回升。早产儿一般在出生后 1 周处于生理性体重减轻时期,提供足够能量和营养素,才能达到正常宫内生长速率,然后由于早产儿自身特点,往往存在器官功能不成熟,且部分患儿常由于喂养不耐受等原因不能获得足够的能量,使早产儿生后体重下降时间延长,体重落后于正常胎儿相似的宫内生长速率。研究表明,早产儿恢复出生体重的天数对早产儿 EUGR 的发生有显著影响,应尽早给予足够的能量从而缩短体重下降时间,降低 EUGR 发生率。

4. 生化指标 研究显示,血清前白蛋白水平越低,体格发育的增长速度越缓慢,EUGR 发生风险越高。前白蛋白的半衰期较白蛋白短,其血清浓度随摄入的蛋白质增加而升高,与体格指标相比能更早更准确地预测早产儿的生长发育,是对近期能量及蛋白质摄入较敏感的营养指标。研究表明,如早产儿生长不满意或血尿素氮浓度较低则提示蛋白质摄入不良,应额外补充蛋白质并增加 HMF 的用量。

胰岛素样生长因子(insulin-like growth factor-1,IGF-1)是生长激素生理作用过程中必需的一种活性蛋白多肽物质,是胎儿及新生儿早期生长发育重要的调节因子,IGF-1 与体格发育呈正相关,在婴儿期其分泌主要受营养因素及胰岛素的调控。与非 EUGR 儿童相比,青春期前 EUGR 儿童的脂联素水平较低,抵抗素和肿瘤坏死因子-α 水平较高,单核细胞趋化蛋白-1、C 反应蛋白、肝细胞生长因子和白介素-8 水平无明显差异。一些研究已经证实,出生后早期体重的变化可能会改变早产儿在纠正胎龄足月时的血清脂联素水平。

(四) EUGR 与其他早产儿疾病的关系

1. 喂养不耐受和坏死性小肠结肠炎 胎儿胃肠道的解剖发育于孕 20 周时完成,至妊娠 33~34 周时胃肠道动力才逐渐完善。早产儿因胃肠功能发育不成熟,胃液 pH 值低,胃蛋白酶分泌不足,蛋白质水解能力较弱,易发生喂养不耐受。此外,早产儿胃肠蠕动慢,肠道内 sIgA 水平低,肠壁通透性高,细菌及各种介质易进入肠道引发炎症,导致 NEC。喂养不耐受及 NEC 的发生增加了能量消耗,减少了营养摄入,达到全肠内喂养的时间延长,导致 EUGR 的发生。

喂养不耐受常见表现有呕吐、腹胀、潴留、肠型及消化道出血等,当 VLBW 儿发生明显的喂养不耐受表现时,如反复呕吐、进行性腹胀或伴呼吸暂停、心动过缓等全身感染表现,应行检查排除 NEC。NEC 患儿,无论是否手术治疗,EUGR 的发生风险均可增加 5 倍,这与长时间禁食或肠切除后发生的短肠综合征、肠梗阻、肠狭窄等引起的营养摄入减少和营养物质吸收不良有关。

2. 呼吸系统疾病 随着新生儿呼吸窘迫综合征(respiratory distress syndrome,RDS)及支气管肺发育不良(bronchopulmonary dysplasia,BPD)的早产儿救治成功率显著提高,营养及发育问题日益引起关注。有研究证实,住院期间有创呼吸支持时间为 EUGR 的独立危险因素,且 EUGR 与住院期间 RDS、中重度 BPD 和早产儿视网膜病变(retinopathy of prematurity,ROP)的发生密切相关。韩国新生儿协作网对 3 508 例 VLBW 儿进行研究,发现住院期间机械通气时间越长,出院时发生不良生长结局的可能性越大。生后接受有创呼吸支持的患儿往往基础疾病较重、代谢需求更高,可能本身具有较高的 EUGR 风险;且患儿血流动力学不稳定、喂养不耐受的发生率更高,临床上为预防 NEC 常经验性地限制奶量和加奶速度,使达全肠内喂养时间延长。生后早期的肠内营养对于促进肺泡和视网膜的发育和功能成熟,进而缩短有创通气时间,降低 BPD 和 ROP 的发生风险,具有重要作用。因此,对于生后实施有创呼吸支持的 VLBW 儿,临床医生应更重视其机械通气期间的肠内喂养。

美国一项 VLBW 儿的多中心研究显示,出生后 7 天仍依赖呼吸机、早期和持续肺功能障碍及地塞米松暴露与第 2~4 周的低生长速率有关。2020 年全国多中心研究中,EUGR 组的有创、无创机械通气时间较长,其他用氧时间较长,生后激素暴露比例较多,而 EUGR 组产前足疗程激素使用较少,考虑可能是产前激素可促进胎肺成熟,促进胃肠道和其他器官的成熟,进而减少 BPD 发生。多项研究结果提示中重度 BPD 是 EUGR 发生的独立危险因素。BPD 患儿由于呼吸支持时间长及呼吸做功增加、慢性应激、液体的限制、利尿剂和糖皮质激素的使用等原因,导致能量摄入不足,机体处于高分解状态,能量消耗增加,加之早产儿本身宫内储存不足,易出现负氮平衡,达全肠内喂养的时间延长,体重增长缓慢,导致 EUGR 发生率较高。

3. 胆汁淤积症 各种因素如早产、SGA、感染、药物作用、肠外营养等,特别是长时间禁食,常影响胆汁正常排泄,可导致肝细胞代谢异常,各种生长因子合成分泌减少,也可直接影响营养物质的消化、吸收和代谢,造成 EUGR。EUGR 患儿消化功能弱,应用静脉营养时间长,反过来也可能加重胆汁淤积。早产儿胆汁淤积最常见的是肠外营养相关性胆汁淤积(parenteral nutrition-associated cholestasis,PNAC),研究显示 EUGR 组发生 PNAC 更早、持续时间更长、严重胆汁淤积(结合胆红素 ≥4mg/dl,持续超过 1 个月)发生率更高。由于发育不成熟,肝脏运输和胆汁排泄功能差,肠内营养延迟,感染后毒素和细胞因子诱发肝细胞损伤,胃肠激素分泌减少抑制胆汁分泌,从而影响生长发育。除 PNAC 外,希特林缺陷病(citrin deficiency)、病毒感染相关性肝炎等导致的新生儿肝内淤积症等,靶细胞受体缺陷、受体信号转导异常等,也可能导致 EUGR 的发生。

4. 动脉导管未闭 动脉导管未闭(patent ductus arteriosus,PDA)是一种常见的疾病,影响 34%~56% 的妊娠 28 周前出生的婴儿,并与生长不良有关。主要治疗策略包括液体限制、利尿剂、环氧化酶抑制剂等药物治疗和手术关闭。血流动力学改变的动脉导管未闭(hemodynamically significant patent ductus arteriosus,hsPDA)可能存在大量左向右分流,可引起肺水肿及肠道供血不足,从而导致早产儿 NEC 和 BPD 等严重并发症。PDA 早产儿需更长的时间来建立完全的肠内喂养,且已经被证实体重增加较少。部分研究表明,早期 PDA 结扎可改善营养结局。但近期 Kunal 等的研究显示,与药物治疗或保守治疗的早产儿相比,手术治疗的早产儿有更大程度的生长迟缓。

（五）药物的影响

一项 Cochrane 系统评价显示,具有早产风险的产妇产前使用糖皮质激素可减少早产儿 RDS 的发生,此外,产前糖皮质激素还可加速早产儿胃肠道及其他器官的成熟,减少 NEC、早发型败血症、脑室内出血等早产儿合并症的风险,以及降低生后对机械通气的需求。对于极早产儿在分娩前 24 小时给予单疗程产前激素治疗,可以减少 EUGR 的发生。产后激素的使用现状表明,这部分患儿 BPD 病情较重,EUGR 的发生率也相对较高,且产后激素还导致蛋白质分解增加,能量应急消耗增加,造成负氮平衡,从而影响生长发育。

对于合并 hsPDA 的患儿可采用环氧化酶抑制剂进行药物关闭。吲哚美辛是最早用于关闭动脉导管的环氧化酶抑制剂,但其可能导致流向多个器官的血流减少,引起肾功能损伤、胃肠出血或穿孔、血小板功能改变和脑血流障碍等。一项 Cochrane 系统评价比较了吲哚美辛和布洛芬治疗早产儿 PDA 的作用,发现口服布洛芬不仅可有效关闭动脉导管,还可降低早产儿 NEC 的风险。利尿剂的使用会增加低钠血症、低钾血症风险,使维持正常生长所需的电解质不足,并且可能使代谢性骨病的风险增加,影响生长及肺部发育。早产儿是感染的高发人群,早期感染可致其体重下降增加、喂养困难等,抗生素使用时间越长提示患儿感染越重,因此发生 EUGR 的可能性也越大。

二、EUGR 预后

1. 生长发育 大多数早期早产儿在出生后 2~3 岁内实现追赶生长，部分早产儿追赶生长可持续至学龄期，出生后早期未能实现追赶生长可导致儿童期甚至成年期各项体格生长指标落后于同龄人。国外一项研究将小于胎龄极早产儿纠正胎龄 3 个月时体重 - 身长比值<（平均数 –2SD）定义为 EUGR，比较 EUGR 组及非 EUGR 组小于胎龄极早产儿在婴儿期、3 岁及 19 岁时的生长模式，发现 EUGR 早产儿持续落后于非 EUGR 早产儿。在 VLBW 儿中，无论是否为 SGA，EUGR 与 6 岁时的身材矮小和瘦弱均有关。

发育关键时期的营养失衡和生长受限对早产儿长期发育有不利影响，可能减少骨质蓄积，增加后期骨质疏松的发生风险，EUGR 患儿的骨密度和骨矿物质含量均低于非 EUGR 患儿。

2. 认知功能 EUGR 对早产儿的影响不仅限于近期的体格生长和相关并发症，更重要的是影响远期健康。部分早产儿特别是 VPI 在婴幼儿期表现出智力发育水平低于同龄儿，伴认知、视知觉、注意力、社会适应障碍及学习困难等问题的风险相对较高。生后早期营养不良可对新生儿中枢神经系统和长期预后造成重要影响，蛋白质供应不足可影响发育中脑的细胞分化和髓鞘形成，从而造成不可逆的认知、运动、行为发育异常。出生后最初的 3 个月是早产儿体重与身长生长的关键期，此阶段的生长速率对以后的体格生长有一定影响，身长体现早产儿的线性生长，头围增长与大脑发育相关，直接关系到早产儿以后的运动、感知和智力的发育水平。

Stephens 等观察了 124 例 ELBW 儿早期营养摄入对纠正月龄 18 个月时的生长与神经运动发育的影响，发现 1/3 的早产儿生长落后，29% 智力发育指数（mental development index，MDI）<70。2020 年一篇系统综述报道，9 项研究中仅 2 项结果显示神经发育与 EUGR 无显著相关性，其余研究共纳入 1 045 例 VLBW 儿，头围发育不理想的婴儿中，33% 智商（intelligence quotient，IQ）<70，22% 精神运动发育指数（psychomotor development index，PDI）<70。8 个月时头围异常是 8 岁时不良结局的独立预测因子，导致 IQ<70 的风险增加 5.7 倍，语言表达能力、计算和拼写能力也明显落后于健康儿童。2 岁时头围发育不良对 5 岁时 IQ 预测的阳性预测值为 27.4%，阴性预测值为 90.7%，在 PDI 中没有类似结果。2 岁时小头畸形与脑瘫相关（15%）。发生 EUGR 的 VLBW 儿在 8 岁时注意缺陷多动症及学习能力差的发生率增高。

3. 心血管疾病 健康与疾病的发育起源（developmental origins of heath and disease，DOHaD）学说，即在人类发育早期（包括胎儿、婴儿、儿童时期）经历的不利因素，将会影响成人糖尿病、心血管疾病、哮喘、肿瘤、骨质疏松、神经精神疾病的发病。生后早期是决定人体器官功能和长期代谢状态的关键发育时期，成年期心血管疾病可能源于发育关键期的不良事件，如 EUGR。研究发现，EUGR 可能通过组蛋白修饰和 DNA 甲基化等表观遗传机制调控各种生长因子、血管张力调节因子的表达，进而导致器官结构和功能发生可持续的适应性变化，最终导致心血管疾病发生，但具体机制尚不十分清楚，需进一步研究阐明。

2020 年一篇系统综述分析了 EUGR 儿童的心血管风险。在青春期前，有 EUGR 史的儿童收缩压和舒张压均高于无 EUGR 史的儿童，这些儿童中几乎有一半为高血压（收缩压 / 舒张压 > P_{95}）。EUGR 患儿的高密度脂蛋白胆固醇水平较低，血浆血糖水平较高。

4. 代谢性疾病　适当的追赶生长有助于 EUGR 患儿回归正常生长轨迹，但出生后第 1 年体重过快增长可能会造成脂肪堆积、胰岛素抵抗、2 型糖尿病等远期代谢性疾病的发生。早产儿生后体重增长过快可导致其青春期身体成分及代谢指标异常，如更高的脂肪含量、更高的空腹胰岛素水平和更低的胰岛素敏感性等。Regan 等研究发现，0~4 岁的体重增加与 10 岁时评估的胰岛素抵抗增加有关。正确认识追赶生长，对指导不同生长类型的新生儿的喂养策略具有重要意义。有学者提出早产儿"缓慢追赶生长"的观点，认为早产儿的追赶生长应平稳持续到学龄前期。目前的多数学者认为，防止 EUGR 将有效地避免不适当的追赶生长，从而防止相关代谢性疾病的发生。

5. 肠道菌群改变　对婴儿微生物组的宏基因组分析表明，肠道微生物组可能在营养吸收中发挥重要作用，直接影响早产儿的生长发育，并参与营养吸收及从饮食中获取能量，调节宿主的能量储存和代谢。研究发现，EUGR 和非 EUGR 患儿在肠道菌群分布和种类上存在明显差异，表明肠道菌群和 EUGR 之间可能存在联系，肠道微生物群的发育与早产儿的胎龄有关，但也受到新生儿重症监护病房的环境、婴儿营养和常见新生儿护理实践的影响，加之 EUGR 患儿住院时间较长，可能形成其独特的新生儿重症监护病房菌群。目前缺乏多中心大样本的临床研究，充分调查和比较不同地区 EUGR 患儿的肠道菌群。

小结：早产儿宫外生长发育迟缓的危险因素及预后

1. 围产期危险因素有出生胎龄和体重、男性、SGA、剖宫产和多胎；母亲合并妊娠高血压等。

2. 肠内营养因素有母乳及 HMF、开始肠内营养的时间、达全肠内营养的时间、加奶速度、肠内营养中断等；肠外营养因素有肠外营养开始及停止的时间、能量及营养素供给不足、生理性体重和生长速率下降、尿素氮等生化指标异常。

3. EUGR 与其他早产儿疾病如喂养不耐受、NEC、RDS、BPD、ROP、PNAC、PDA 等关系密切。

4. EUGR 的不良预后包括生长发育缓慢、认知功能障碍、心血管疾病、代谢性疾病及肠道菌群改变。

（沈 蔚　林新祝）

第四节 早产儿宫外生长发育迟缓的干预

随着国内外学界对早产儿尤其是 VLBW 儿和 ELBW 儿营养管理研究的不断深入,国内外各相关专业学陆续出台和更新关于新生儿尤其是 VLBW 儿肠内外营养的临床管理共识和指南,促进了国内早产儿肠内外营养管理水平的提高。

2006 年中华医学会肠外肠内营养学分会儿科协作组、中华医学会儿科学分会新生儿学组和中华医学会小儿外科学分会新生儿学组共同制订了《中国新生儿营养支持临床应用指南》,2013 年对该指南进行修订,对正确实施新生儿营养治疗方案起了很大的推动作用。2015 年加拿大麦克马斯特大学儿童医院发表了《极低出生体重儿喂养指南》,提出 VLBW 儿尽早达到足量肠内营养的喂养策略。近年欧洲儿科胃肠病学、肝病学与营养学协会、欧洲临床营养与代谢学会及欧洲儿科研究学会陆续发表了 14 篇儿科肠外营养系列指南。

临床研究表明,早期营养供给不足是发生 EUGR 的一个重要因素。因此,如何提供足量的营养促进早产儿适度生长,既保证良好的体格和神经系统发育,又避免过快生长,降低远期代谢性综合征的发生风险,改善其远期的生存质量,是新生儿学领域面临的一个非常严峻的问题。10 余年间指南不断更新,早产儿肠内、肠外营养管理日益进步,EUGR 发生率较前有明显下降,在临床工作中积极推进营养指南的实施是早产儿获得充足营养的保障。营养治疗是一项重要的生命支持措施,EUGR 的管理重在预防,有条件的单位应成立营养支持团队(nutritional support team,NST),包括新生儿科、儿童保健科、营养科、消化科、小儿外科、药学部和护理部的医护人员,才能做好统一、规范的营养程序化管理工作。

 病例应用

病史摘要:患儿男,胎龄 27^{+2} 周,因母亲"慢性高血压合并重度子痫前期、慢性胎儿宫内窘迫"剖宫产出生,出生体重 670g,出生时 1 分钟、5 分钟、10 分钟 Apgar 评分分别为 4 分、7 分、8 分,予以呼吸道清理、复苏气囊正压通气后转入 NICU。入院查体:体温 36℃,呼吸 48 次 /min,心率 144 次 /min,体重 670g(P_{10}),头围 23cm(P_{10}),身长 31cm(P_3)。早产儿外貌,心肺查体无特殊。入科时血气分析基本正常,血糖 3.7mmol/L,胸部 X 线片提示Ⅲ级 RDS。入院诊断:胎龄 27^{+2} 周早产儿,超早产儿,超低出生体重儿,新生儿呼吸窘迫综合征。

治疗经过：出生后即给予补充肺表面活性物质,同步间歇指令通气辅助通气 3 天后改为 nCPAP 辅助通气 1 个月。

营养策略：因家长拒绝配方奶、捐赠人乳喂养,故于出生后第 4 天开始亲母母乳喂养(1ml,每 6 小时 1 次,鼻饲),次日增加到 1ml,每 2 小时 1 次,当日出现明显腹胀及低氧发作,需调高 nCPAP 参数,无呕吐,给予禁食观察 1 天。腹胀好转后重新亲母母乳 1ml 每 6 小时 1 次喂养,之后加奶顺利,在增加肠内喂养的同时,逐渐减少静脉营养,2 周后顺利达到全量喂养,并于纠正胎龄 33^{+4} 周时开始训练患儿自行吸吮喂养,至纠正胎龄 35^{+4} 周时达全量自行吸吮喂养[奶量 160ml/(kg·d)],母乳喂养 80ml/kg+ 母乳强化剂半量强化,母乳喂养 120ml/kg+ 母乳强化剂足量强化。肠外营养:出生后第 1 天给予小儿复方氨基酸,次日加静脉脂肪乳。氨基酸从 2g/(kg·d) 逐步增加至 4g/(kg·d),脂肪乳从 1g/(kg·d) 逐步增加至 3.5g/(kg·d),糖速从 4mg/(kg·min) 逐步增加至 7mg/(kg·min),同时补充钙、磷、水溶性维生素、脂溶性维生素和微量元素等。

出院时纠正胎龄 40 周:患儿体重 2.5kg($<P_3$),身长 48.5cm(P_{20}),头围 33.5cm(P_{20})。

一、EUGR 的防治

1. 围产期保健 应加强围产期保健,注重孕前及孕期足够的营养摄入,以减少 SGA 的发生;对于孕周<34 周有早产风险的孕妇,产前给予 1 个疗程糖皮质激素;对伴有妊娠期高血压疾病因素的母亲,应尽早给予积极干预,以尽可能减少母体疾病对患儿的不良影响。

2. 院内积极的肠内营养 早产儿生后的营养方案首选肠内营养,早期的肠外营养为肠内营养的补充。肠内营养优先且不增加 NEC 的发生,是早产儿的最佳营养策略。早产儿尤其是 VPI、EPI、VLBW 儿、ELBW 儿,喂养的首要目标是在最短时间内达到全肠内营养,维持最好的生长和营养状态,并避免相关的不良并发症发生。

肠内营养策略如下:①开始喂养时乳品选择:首选母亲挤出的母乳或初乳,次选捐赠人乳,若均无法获得,可考虑早产儿院内配方乳喂养。②非营养性喂养:为最小喂养量(每天 10~15ml/kg),建议出生后 24 小时内开始非营养性喂养,3~5 天过渡到营养性喂养。EPI、ELBW 儿及生长发育受限的早产儿应谨慎处理。③营养性喂养的时机、喂养量及加奶速度:ELBW 早产儿自每天 15~20ml/kg 开始营养性喂养,每天增加 15~20ml/kg,观察 2~3 天,如果可以耐受再考虑提高加奶速度。>1 000g 的早产儿自每天 30ml/kg 开始营养性喂养,每天加奶 30ml/kg。避免不必要的禁食。④达全肠内营养的时间:ELBW 儿的喂养目标是出生后 2 周内达到全胃肠内喂养(每天 150~180ml/kg),VLBW 儿的目标是出生后 1 周内达到全胃肠内喂养。但本目标需个体化评估。⑤母乳 +HMF:早产儿出生体重<1 800g、

因疾病状况限制液体入量、EUGR、尚未完成追赶生长的小于胎龄早产儿、出院后早期生长落后的早产儿,喂养量达每天 50~80ml/kg 时开始添加 HMF,开始添加时的比例是 1:50,可以耐受超过 48 小时,则增加比例至 1:25。需个体化评估体格生长或生化指标及母乳成分,在医务人员指导和监测下使用和调整 HMF。个体化母乳强化的方法包括"目标性强化"和"调整性强化"。三种强化方法的实施方案见表 15-3。调整性强化基于早产儿的代谢反应进行强化,在肾功能和出入量正常的情况下,蛋白质摄入量与血 BUN 水平相关,BUN<3.2mmol/L 代表蛋白质摄入不足,BUN>5mmol/L 代表蛋白质摄入过量,据此方法

按早产儿代谢状况增加或减少 HMF 用量,可促进早产儿的蛋白质摄入及体格增长。2019 年欧洲人乳库协会(European Milk Bank Association, EMBA)母乳强化工作组建议 BUN 的阈值范围为 10~16mg/dl,BUN 过低代表蛋白质摄入不足,BUN 过高代表蛋白质摄入过量,其调整性强化方案如表 15-4 所示。⑥合理评估喂养不耐受:不常规评估残余奶,仅在达到每餐最小喂养量时,才考虑检查餐前残余奶,建议每餐最小喂养量为<500g 的早产儿 2ml,500~749g 的早产儿 3ml,750~1 000g 的早产儿 4ml,>1 000g 的早产儿 5ml。单纯的绿色或黄色胃残余物颜色不能作为喂养不耐受的诊断依据,不推荐使用腹围测量值评估喂养不耐受。

表 15-3　HMF 三种强化方法的实施方案及特点

强化类型	具体实施	特点
标准强化	半量母乳强化→全量母乳强化 早产儿耐受半量强化后,3~5 天内达到标准足量强化 如耐受性差,可适当延长达到足量强化的时间	简单方便,但由于其添加的营养素含量是固定的,无法随早产儿个体需求的差异而改变,仍易存在蛋白质相对含量不足的问题
个体性强化		
目标性强化	通过定期进行母乳成分分析,根据母乳中蛋白质含量及能量密度确定母乳强化剂的添加量	仅按蛋白质摄入值进行目标性强化,未参考早产儿个体代谢及营养吸收方面的差异,也可能存在实际营养摄入不足或过量的问题。需配备母乳成分分析仪
调整性强化	以早产儿的代谢反应为基础,通过检测早产儿的血尿素氮水平评估蛋白质摄入水平	监测指标简单,临床实用性相对较高

表 15-4　欧洲人乳库协会母乳强化工作组的调整性母乳强化方案

方案	每 100ml 人乳的强化水平和需要额外添加的蛋白质补充剂剂量 /g					
	-2 级	-1 级	0 级	1 级	2 级	3 级
母乳强化剂	1/4 量强化	半量强化	全量强化	全量强化	全量强化	全量强化
蛋白质补充剂	—	—	—	0.4	0.8	1.2

注:当尿素氮(BUN)在 10~16mg/dl 时,继续标准强化(0 级);当 BUN <10mg/dl 时,强化程度提高 1 级,即 1 级;若 BUN 仍<10mg/dl,再提高 1 级,即 2 级,依次类推,最高蛋白质补充剂添加量为 1.2g;如果 BUN>16mg/dl,强化程度降低 1 级,即 -1 级为半量强化;若 BUN 仍>16mg/dl,再降低 1 级,即 -2 级为 1/4 量强化。

3. 早期积极的肠外营养 作为新生儿不能或不完全能耐受肠内喂养时的补充,低出生体重早产儿、EUGR 婴儿、先天性消化道畸形患儿或 NEC、短肠综合征等获得性消化道疾病患儿,均需积极的肠外营养支持。肠外营养策略如下:①能量:早产儿每天 80~100kcal/kg,当早产儿发生"营养累积缺乏"即早期摄入能量不足导致生长受限时,应适当增加。②氨基酸:推荐使用小儿专用氨基酸,使用越早越好,可减少 EUGR 的发生并促进大脑发育和身高增长。起始量为每天 1.5~2.0g/kg,48~72 小时达到每天 3.5~4.0g/kg,依据胎龄、出生体重和是否需要追赶生长调节蛋白能量比(protein energy ratio,PER)。③脂肪乳:出生后 24 小时内即可开始使用,从每天 1g/kg 开始,按照每天 0.5~1.0g/kg 的速度增加,72~96 小时达每天 3g/kg。早产儿建议使用 20% 的脂肪乳,中长链混合型脂肪乳优于长链脂肪乳。近年有文献报道多种油脂肪乳可降低 PNAC、ROP 等并发症的发生率。④葡萄糖:起始剂量为 4~8mg/(kg·min),按 2mg/(kg·min) 的速度逐渐增加,最大剂量不超过 10~12mg/(kg·min)。⑤肠外营养中电解质、维生素和微量元素各项数值可参照表 15-5~ 表 15-7。

表 15-5 肠外营养期间新生儿所需的电解质推荐量

单位:mmol/(kg·d)

电解质	早产儿	足月儿
钠	2.0~3.0	2.0~3.0
钾[a]	1.0~2.0	1.0~2.0
钙	0.6~0.8	0.5~0.6
磷	1.0~1.2	1.2~1.3
镁	0.3~0.4	0.4~0.5

注:[a] 出生后 3 天内除有低钾证据外,原则上不予补钾。

表 15-6 肠外营养期间早产儿所需维生素的推荐量

维生素	推荐量
维生素 C/(mg·kg^{-1}·d^{-1})	15~25
维生素 B$_1$/(mg·kg^{-1}·d^{-1})	0.35~0.50
维生素 B$_2$/(mg·kg^{-1}·d^{-1})	0.15~0.20
烟酸 /(mg·kg^{-1}·d^{-1})	4.0~6.8
维生素 B$_6$/(mg·kg^{-1}·d^{-1})	0.15~0.20
叶酸 /(μg·kg^{-1}·d^{-1})	56
维生素 B$_{12}$/(μg·kg^{-1}·d^{-1})	0.3
泛酸 /(mg·kg^{-1}·d^{-1})	1.0~2.0
生物 /(μg·kg^{-1}·d^{-1})	5.0~8.0
维生素 A[a]/(μg·kg^{-1}·d^{-1})	150~300
维生素 D[b]/(μg·kg^{-1}·d^{-1})	0.8
维生素 K/(μg·kg^{-1}·d^{-1})	10.0
维生素 E[c]/(mg·kg^{-1}·d^{-1})	2.8~3.5

注:[a] 1μg 视黄醇当量(RE)=1μg 全反式视黄醇 = 3.3IU 维生素 A;[b] 10μg 维生素 D = 400IU 维生素 D;[c] 2.8mgα- 生育酚 = 2.8IU 维生素 E。

表 15-7 肠外营养期间新生儿所需微量元素的推荐量

单位:μg/(kg·d)

微量元素	早产儿	足月儿
锌	400~450	250(<3 个月),100(>3 个月)
铜	20	20
硒	2~3	2~3
铬	0	0
锰	1	1
钼	1.00	0.25
碘	1	1
铁	200	50~100

4. 积极治疗原发疾病,避免出现并发症 早产儿生后由于各方面发育不成熟,极易合并各种并发症,出现并发症的患儿机体处于高分解状态,能量消耗增加,易出现负氮平衡,使 EUGR 的

发生风险增加。疾病状态使早产儿有更高的代谢需求,对能量和蛋白质的需求增加,但他们常常比正常早产儿更容易发生喂养困难,其营养需求更难得到满足,从而造成营养不良和生长缓慢。应积极治疗原发疾病,避免出现 FI、NEC、RDS、BPD、PNAC、PDA 等相关并发症,尤其是中重度 BPD。

5. 促进早产儿肠内喂养的建立 有研究显示,在 NICU 对早产儿进行物理治疗,如早期的口部感觉、肌力训练和全身抚触康复治疗,能给早产儿带来很大的益处。由于早产儿体内各类消化酶及胆酸分泌不足,消化、吸收功能较差,对正常发育造成了严重影响。吸吮、吞咽、呼吸的协调对于成功完成独立经口喂养至关重要。早期康复介入可帮助患儿进行口部感觉及肌力训练,口部感觉刺激有助于中枢和周围神经系统成熟,肌力训练可加强口腔运动结构力量,对吸吮起重要作用。

全身抚触可加强头、颈和肢体姿势的控制,为吞咽、呼吸的稳定奠定基础,改善早产儿经口喂养的技能。抚触的潜在机制是通过触觉-动觉刺激,兴奋压力感受器和机械感受器,使迷走神经传入、传出通路激活,增加迷走神经活性,刺激胃动力,促进食物吸收,最终达到体重增加的目的。同时,腹部按摩不仅可刺激导致胃肠道反应的副交感神经活动,通过改变腹内压和对肠道产生机械和反射性效应加速肠蠕动,减少腹胀发生,也可缩短食物经过结肠的时间。早期康复介入治疗可降低呼吸暂停和喂养不耐受的发生率,缩短达到独立经口喂养的时间,降低 EUGR 的发生率。

6. 出院后喂养 出院后科学的营养管理不仅关系到早产儿的体格生长,而且影响神经系统发育,与成年期慢性疾病相关。早产儿出院后的喂养指导是出院后医学管理的重要内容,个体化指导喂养、促进适宜的追赶生长、最终达到良好的结局是新生儿科和儿童保健专业人员共同的任务。《早产、低出生体重儿出院后喂养建议》(以下简称喂养建议)提出,早产儿出院前应进行喂养和生长的评估,依据出生胎龄和体重、喂养情况、生长评估及并发症等,将营养风险分为高危、中危和低危 3 类,这是出院后个体化营养指导的基础,出院后需通过定期随访监测进行连续评估来调整喂养方案。喂养方案的选择既要考虑到早产儿营养风险程度的分类,又要根据随访中监测的早产儿体重增长速度及摄奶量等综合因素进行调整,使早产儿达到理想、适宜的生长状态。

对于胎龄<34 周、出生体重<1 800g 的早产儿,采用母乳或捐赠人乳加 HMF,增加母乳中能量、蛋白质、矿物质和维生素的含量,确保其营养需求。早产儿配方乳(premature formula,PF)适用于胎龄<34 周、出生体重<2 000g 的早产儿在住院期间应用,增加了能量密度及蛋白质等多种营养素,以满足早产儿在出生后早期生长代谢的需求。对于胎龄>34 周的早产儿或出院后早产儿,如长期采用 PF 可导致过多的能量、蛋白质及其他营养素的摄入,增加代谢负荷。故目前有介于 PF 与普通婴儿配方乳之间的过渡配方,即早产儿出院后配方乳(post discharge formula,PDF),

以满足早产儿继续追赶生长的营养需要。

出院后母乳仍为早产儿的首选喂养方式,并至少应持续母乳喂养至6月龄。强化营养指出院后采用强化母乳、PF或PDF喂养,主要对象为中危及高危的早产儿。中危、生长速度满意的早产儿需强化喂养至纠正月龄3个月左右;高危和有EUGR的早产儿可至纠正月龄6个月左右,部分可至1岁。具体应依据体格生长指标在纠正同月龄的百分位数决定继续还是停止强化营养,建议达到P_{25}~P_{50},小于胎龄早产儿>P_{10},再结合体重增长速度考虑,达到追赶目标则可逐渐终止强化喂养。准备停止强化喂养时应逐渐降低喂养配方的能量密度,再转换为纯母乳或普通婴儿配方乳。转换过程中需监测早产儿的体格生长指标和生化指标,酌情调整直至生长速度恢复正常。

7. 其他营养素的补充

(1)维生素:2010年欧洲儿科胃肠病学、肝病学和营养学协会推荐早产儿维生素A摄入量为每天1 332~3 330U/kg,出院后可按下限补充。早产儿每日维生素D摄入量为400~1 000IU,出生后1~2周开始通过添加HMF、早产儿配方乳或维生素D制剂补充,建议定期监测血清25(OH)D的浓度以维持其水平>50nmol/L。

(2)矿物质:依据喂养建议,早产儿出生后2~4周开始补充元素铁,每天2mg/kg至纠正年龄1岁。推荐钙摄入量为每天70~120mg/kg,磷为每天35~75mg/kg。所有矿物质推荐量包括配方奶、HMF、食物和铁、钙磷制剂中的含量。

(3)长链多不饱和脂肪酸(LCPUFA):对早产儿神经发育非常重要,尤其是二十二碳烯酸(DHA)和花生四烯酸(ARA),应在早产儿喂养时进行补充。母乳喂养是获取LCPUFA的最佳途径,早产儿母亲母乳中DHA含量高于足月母乳,但较易受母亲膳食影响,建议在哺乳期进行营养指导。目前对早产儿的推荐量为DHA每天55~60mg/kg,ARA每天35~45mg/kg,直至胎龄40周。

二、EUGR的随访

出院后定期评估,早产儿出院后管理的重点包括喂养评估、生长评估和营养代谢的评估。喂养评估包括早产儿的进食需求及状态转换、喂养方式、每日奶量,有无呕吐、腹胀、排尿和排便的次数和形状。母乳喂养应包括每日哺乳次数及每次持续时间,有无添加HMF及添加量,母亲的饮食及身体状况等。

生长评估:胎龄40周前按照2013年修订后的Fenton早产儿生长曲线;胎龄40周后按照纠正年龄参照正常婴幼儿的生长标准进行,与群体的横向比较采用2006年WHO儿童生长标准。在评估早产儿生长状况时应全面衡量其体重、身长和头围各项指标及其关系,关注其生长趋势。依据个体化生长曲线的动态变化及其与标准生长曲线的关系,对早产儿进行客观评价及营养指导。

营养代谢评估的常用指标包括血红蛋白(Hb)、尿素氮(BUN)、碱性磷酸酶(ALP)、钙(Ca)、磷(P)、前白蛋白(PA)和25(OH)D等。监测频率为出院后6月龄以内每月1次,6~12月龄每

2个月1次。高危早产儿第1年应每月1次,尤其在出院后1~2周应进行首次评估(表15-8、表15-9)。

家长教育方面,应进行出院前教育、喂养指导,提高随访的依从性。

表15-8 低危早产儿的随访次数

纠正年龄	随访次数
出院后至6月龄	1~2个月1次
7~12月龄	2~3个月1次
12月龄后	至少半年1次

表15-9 高危早产儿的随访次数

纠正年龄	随访次数
出院后至1月龄	2周1次
1~6月龄	1个月1次
7~12月龄	2个月1次
13~24月龄	3个月1次
24月龄后	半年1次

注:根据随访结果酌情增减随访次数。纠正年龄12月龄后,若连续2次生长发育评估结果为正常,可转为低危早产儿后期随访管理。

小结:早产儿宫外生长发育迟缓的干预建议

1. 加强围产期保健,积极治疗原发病,避免出现并发症。

2. 促进早产儿肠内喂养的尽早建立。早产儿生后的营养方案首选肠内营养,早期的肠外营养为肠内营养的补充。

3. 出院后母乳仍为早产儿的首选喂养方式,强化营养的主要对象为中危及高危的早产儿。应依据体格生长指标在校正的同月龄的百

分位数决定继续还是停止强化营养,建议达到 P_{25}~P_{50},小于胎龄早产儿 $>P_{10}$,再结合体重增长速度考虑,达到追赶目标则可逐渐终止强化喂养。

4. 出院后定期评估,早产儿出院后管理的重点包括喂养评估、生长评估和营养代谢的评估。在评估早产儿生长状况时,应全面衡量其体重、身长和头围各项指标及其关系,关注生长趋势。

(沈 蔚 林新祝)

 参考文献

1. 早产儿营养调查协作组. 新生儿重症监护病房中早产儿营养相关状况多中心调查974例报告. 中华儿科杂志, 2009, 47 (1): 12-17.

2. 极低出生体重儿营养与生长发育研究协作组. 极低出生体重儿院内生长发育状态多中心回顾性研究. 中华儿科杂志, 2013, 51 (1): 4-11.

3. 中国医师协会新生儿专业委员会- 营养专家委员会协作组. 极低出生体质量早产儿院内营养现状多中心调查. 临床儿科杂志, 2015, 33 (1): 32-37.

4. 山东省多中心极低出生体重儿预后评估协作组. 极低出生体重儿宫外生长发育迟缓危险因素的多中心研究. 中华儿科杂志, 2020, 58 (8): 653-660.

5. 沈蔚,郑直,林新祝,等. 住院极早产儿宫外生长迟缓及相关因素的多中心前瞻性研究. 中国当代儿科杂志, 2022, 24 (2): 132-140.

6. 中华医学会肠外肠内营养学分会儿科学组,中华医学会儿科学分会新生儿学组,中华医学会小儿外科学分会新生儿外科学组. 中国新生儿营养支持临床应用指南. 中华小儿外科杂志, 2013, 34 (10): 782-787.

7. 丁国芳. 极低出生体重儿尽早达到足量肠内营养喂养策略—《极低出生体重儿喂养指南》解读. 中国实用儿科杂志, 2016, 31 (2): 85-89.

8. 中华儿科杂志编辑委员会,中华医学会儿科学分会

儿童保健学组, 中华医学会儿科学分会新生儿学组. 早产、低出生体重儿出院后喂养建议. 中华儿科杂志, 2016, 54 (1): 6-12.

9. 早产儿母乳强化剂使用专家共识工作组, 中华新生儿科杂志编辑委员会. 早产儿母乳强化剂使用专家共识. 中华新生儿科杂志, 2019, 34 (5): 321-326.

10. 张蓉, 林新祝, 常艳美, 等. 早产儿支气管肺发育不良营养管理专家共识. 中国当代儿科杂志, 2020, 22 (8): 805-814.

11. 林榕, 吴明远. 生长曲线评估早产儿生长发育的研究进展. 国际儿科学杂志, 2019, 46 (1): 1-4.

12. 孟涵燕, 吴明远. 早产儿宫外生长受限研究进展. 临床儿科杂志, 2021, 39 (4): 304-307.

13. 倪文思, 张永红, 李婷, 等. 早期康复介入降低早产儿宫外生长发育迟缓的研究. 中国当代儿科杂志, 2018, 20 (2): 97-101.

14. FENTON T R, KIM J H. A systematic review and meta-analysis to revise the Fenton growth chart for preterm infants. BMC Pediatr, 2013, 13: 59.

15. ARSLANOGLU S, BOQUIEN C Y, KING C, et al. Fortification of human milk for preterm infants: update and recommendations of the european milk bank association (EMBA) working group on human milk fortification. Front Pediatr, 2019, 7: 76.

16. HORBAR J D, EHRENKRANZ R A, BADGER G J, et al. Weight Growth velocity and postnatal growth failure in infants 501 to 1500 Grams: 2000-2013. Pediatrics, 2015, 136 (1): e84-92.

17. GRIFFIN I J, TANCREDI D J, BERTINO E, et al. Postnatal growth failure in very low birthweight infants born between 2005 and 2012. Arch Dis Child Fetal Neonatal Ed, 2016, 101 (1): F50-55.

18. BONNAR K, FRASER D. Extrauterine growth restriction in low birth weight infants. Neonatal Netw, 2019, 38 (1): 27-33.

19. CARDOSO-DEMARTINI A A, BOGUSZEWSKI M C S, ALVES C A D. Postnatal management of growth failure in children born small for gestational age. J Pediatr (Rio J), 2019, 95 Suppl 1: 23-29.

20. MARTÍNEZ-JIMÉNEZ M D, GÓMEZ-GARCÍA F J, GIL-CAMPOS M, et al. Comorbidities in childhood associated with extrauterine growth restriction in preterm infants: a scoping review. Eur J Pediatr, 2020, 179 (8): 1255-1265.

21. VILLAR J, CHEIKH ISMAIL L, VICTORA C G, et al. International standards for newborn weight, length, and head circumference by gestational age and sex: the Newborn Cross-Sectional Study of the INTERGROWTH-21st Project. Lancet, 2014, 384 (9946): 857-868.

第十六章

早产儿追赶生长

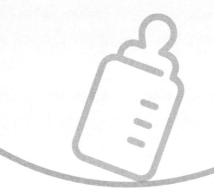

追赶生长（catch up growth）又称补偿性生长，是指早产儿在生长发育过程中，去除营养不良或疾病等导致生长迟缓的病理因素后，出现生长加速的过程，以重新回到遗传决定的生长轨道上。追赶生长是早产儿、低出生体重儿、生长受限或迟缓的儿童特有的生长发育现象。早产儿由于发育未成熟、累积能量不足、蛋白和矿物质的缺失及不同程度的宫内不良因素影响，出生后面临着生长偏离、生长发育迟缓等问题。追赶生长与早产儿生存质量息息相关。尽管早已发现追赶生长这一现象，但至今对追赶生长的特点、影响因素、进行营养干预的敏感期及如何实现最适宜的追赶生长等问题仍未得出统一结论。

第一节　早产儿追赶生长特点

1954 年 Tanne 在从肾病综合征中恢复的儿童中发现了其体格增长速度超过了预期的增长率，首次提出了"追赶生长"的概念。1963 年 Prader 提出追赶生长是指因营养、疾病、药物等因素使生长受到限制的儿童，在脱离不良环境后 1~3 年出现的加速生长现象，并证实了在几种临床条件下的追赶生长。早产儿、低出生体重儿的追赶生长现象在多项研究中得到证实。

关于追赶生长的目标目前国内外尚无统一定义。一些文献将追赶生长的目标定义为在随访期间，任何时间体重和 / 或身长在同月龄标准的第 3 百分位数（P_3）以上或超过平均值 2 个标准差（SD），或 Z 值 ≥ −1.28（相当于 P_{10}）。也有将追赶生长的目标定义为身长和 / 或体重 Z 值增加 ≥ 0.67，Z 值增加 0.67 在标准生长曲线图中相当于第 25~50 百分位数（P_{25}~P_{50}）。《早产 / 低出生体重儿喂养建议》中指出，理想的早产儿生长水平应为各项体格发育指标匀称增长，适于胎龄早产儿在同月龄标准的第 25 百分位数（P_{25}）以上，小于胎龄早产儿在同月龄标准的第 10 百分位数（P_{10}）以上，应视为较满意的追赶生长。

一、追赶生长的时机

早产儿出生后生长根据营养管理的目标可分为 3 个阶段，即"转变期""稳定 - 生长期"和"出院后时期"。追赶生长存在"窗口期"，其"机会之窗"是纠正胎龄 40~48 周，该时期的追赶生长对早产儿神经系统发育至关重要。追赶生长的关键期是"出院后时期"，此期目标是达到理想的追赶生长。出院后和纠正年龄 2~3 个月的生长状况与发育呈正相关。即使在纠正年龄 40 周前出现生长迟滞，如果在纠正年龄 1~2 个月的生长并未低于平均值 1 个标准差，则到纠正年龄 18 个月的发育优于纠正年龄 1~2 个月时生长低于平均值 1 个标准差的婴儿。从出生到纠正胎龄足月的早产儿，其出生后身长和体重增长速度远远优于 Fenton 生长曲线的参考标准，尤其是体重，具有普遍的追赶生长。有研究对 321 例早产儿进行体重、身长和头围的定期监测,发现早产儿大多在纠正月龄 6 个月内实现追赶生长。2019 年李蕴慧等的研究指出,早产儿实现追赶生长主要出现在 12 月龄以内,以 6 月龄之前最快。虽然早产儿的出生体重和身长均低于足月儿,但适宜的追赶生长可以帮助早产儿在婴儿期赶上足月儿的体格生长水平,最终获得与足月儿基本一致的生长轨迹。早产儿 1 岁以内为追赶生长的最佳时期,体重、身长和头围的追赶生长呈先快后慢的特征,体重追赶生长优于身长、头围。

二、追赶生长的特点

不同胎龄、不同出生体重早产儿的追赶生长呈现不同的变化趋势。小于胎龄儿与适于胎龄儿追赶生长的特点有所不同,早产儿在宫内为提高生存概率会发生一系列适应性改变,包括对宫内生长和代谢的适应,出生后生长代谢会出现不同于 AGA 的变化。与 AGA 相比,SGA 具有更大的生长潜力。研究表明,约 70%~90% 的 SGA 在出生后表现出追赶生长,主要发生在 6 个月 ~2 岁,大约 85% 的 SGA 将在 2 岁时赶上正常适龄儿童。吕峻峰等的研究指出,小于胎龄早产儿在纠正年龄 7 月龄内体重追赶生长较好,但身长追赶生长则相对较差,头围追赶最差。何必子等比较小于胎龄早产儿与适于胎龄早产儿在住院期间的体格发育增长情况,显示 SGA 生后体重、头围增长均快于 AGA,而身长增长差异无统计学意义,提示小于胎龄早产儿生后存在追赶生长,但体重的增速较身长的增速明显。Brandt 等的研究显示,59% 的小于胎龄早产儿 12 个月前头

围完成追赶生长,但多数在 6 个月前;头围追赶组成年后的头围与适于胎龄早产儿、足月儿和其父母无显著差异,而头围无追赶组成年后的头围更小。Knops 等 10 年追踪研究发现 AGA 基本能达到正常身高,而早期快速体重增加的 SGA 追赶生长则更为显著。对 VLBW 的小于胎龄早产儿进行的研究显示,46% 的 SGA 组到成年期实现完全身高追赶,其中 71% 比目标身高更高,而 72% 无追赶生长或者一开始有追赶但后面无追赶的儿童比目标身高矮。接近 50% 有头围追赶的儿童也获得了身高追赶,身高追赶不超过 6 年。Sentere 等通过对 102 例出生体重<1 250g 的早产儿进行为期 2 年的前瞻性、非随机、连续观察性研究同样发现,VLBW 的 SGA 体重增加更早、更高,生长速度追赶更明显。

极早产儿的追赶生长特点:出生胎龄越小和出生体重越低,器官发育水平越差,早期出现喂养不耐受和合并症的情况更多,导致能量、营养素摄入明显不足,但通过早期肠内外营养,缩短住院时间和合理喂养照护,这些早产儿同样可以实现理想的追赶生长。Troutman 等对 1 063 例早产儿的体重、身长进行定期随访,发现胎龄 25~28 周的早产儿也存在追赶生长。瑞典一项对 52 例胎龄<29 周的极早产儿进行的从出生到 7 岁生长发育纵向回顾性研究显示,这些早产儿体重增长速度在纠正年龄 6 个月 ~2 岁增加迅速,身长的增长速度在纠正年龄 2~12 个月最快,随后的追赶生长期在 4~5 岁,在 7 岁时,只有 2 例没有达到人群的正常身高范围。Farooqi 等通过对 247 例胎龄 23~25 周的极早产儿进行长达 11 年

的随访研究发现,在纠正胎龄前 3 个月极早产儿的身高和体重 Z 值显著下降,之后在 11 年间体重和身高呈现追赶生长,头围追赶生长主要在出生后 6 个月内,之后无明显追赶。BMI 的 Z 值增加显著,极早产儿组 1~11 岁 BMI 增加变化值高于正常足月儿组。

小结:早产儿追赶生长特点

1. 追赶生长是早产儿、低出生体重儿、生长受限或迟缓儿特有的生长发育现象,不同胎龄、出生体重的早产儿追赶生长呈现不同的变化趋势。与 AGA 相比,SGA 具有更大的生长潜力。

2. 追赶生长存在“窗口期”,通常认为“出院后时期”是实现追赶生长的关键窗口期。

3. 早产儿理想的生长发育是各项体格发育指标匀称增长,适于胎龄早产儿在同月龄标准的第 25 百分位数(P_{25})以上,小于胎龄早产儿在同月龄标准的第 10 百分位数(P_{10})以上应视为较为满意的追赶生长。

(林 榕 林新祝)

第二节 早产儿追赶生长的影响因素和干预

影响追赶生长的因素包括胎龄、出生体重、疾病程度、住院期间的营养、生长状况及出院后的营养、疾病管理等,多胎、低出生体重、宫内发育迟缓等都是阻碍追赶生长的危险因素。

病例应用

病史摘要: 患儿,女,胎龄 26 周,试管婴儿,G_5P_1,顺产娩出。母亲分娩前使用足疗程地塞米松促胎肺成熟。出生后 1 分钟 Apgar 评分 2 分,全身青紫,呼吸表浅,对刺激稍有反应,心率 <100 次 /min,四肢无肌张力。经保暖、清理呼吸道、气管插管复苏后,5 分钟 Apgar 评分 5 分,后携带气管插管经转运温箱转至 NICU。入院查体:体重 530g(P_6),身长 30.5cm(P_{14}),头围 21.5cm(P_9),体温 35.5℃,心率 150 次 /min,呼吸 55 次 /min(机械通气下),超早产儿貌,全身皮肤呈胶冻状,前囟 0.5cm×0.5cm。呼吸机辅助通气下双肺闻及送气音,心音有力,心前区未闻及杂音。腹部、四肢无异常。

治疗经过: 出生后第 1、2、5 天使用 3 次肺表面活性物质,第 18 天不能撤离有创呼吸机,使用激素(DART 方案)1 个疗程,45 天撤离呼吸机。

营养支持: 出生后第 1 天,开始母乳口腔护理,第 2 天母乳微量喂养(0.5ml/ 次,每 6 小时 1 次)每天约 2ml/kg,第 10 天每天 10ml/kg,第 32 天每天 50ml/kg,第 51 天每天 80ml/kg+

母乳强化剂半量强化,第 56 天每天 120ml/kg+ 母乳强化剂全量强化。7 天口服补充维生素 A(1 500IU)、维生素 D(500IU)。肠外营养:氨基酸,从第 1 天每天 2g/kg 逐步增加至第 3 天 4g/kg;脂肪乳,从第 1 天每天 1g/kg 逐步增加至第 4 天 3.5g/kg;糖速从 4mg/(kg·min)逐步增加至 7mg/(kg·min),同时补充钙 2mmol/kg、水溶维生素、脂溶性维生素、微量元素等。

出院情况:纠正胎龄 40 周,体重 3 100g(P_{23}),身长 48.5cm(P_{20}),头围 32.5cm(P_6)。该超早产儿通过积极的肠内、肠外营养,出生体重从 P_5 增长到出院时的 P_{23},实现了体重的追赶生长。

一、追赶生长的影响因素

1. 疾病 随着围产医学的发展及新生儿急救技术的不断进步,早产儿存活率逐年升高,但早期相关合并症可能对早产儿追赶生长产生不利影响。Klevebro 等研究了来自加拿大、美国、瑞典共 2 521 例胎龄 23~30 周的早产儿从出生至纠正胎龄 36 周的体重数据,发现合并 ROP、BPD、NEC 对早产儿早期体重的增长有不利影响。Yesinel 等研究显示,生后早期存在 IVH ≥ 3 级、出血后脑积水或机械通气治疗史,是 VLBW 儿实现身长(高)追赶生长的危险因素,ROP、BPD、NEC 对身长(高)追赶生长无明显影响。Dilli 等对有无合并 NEC 的 VLBW 儿各 20 例进行的病例对照研究发现,两组在纠正年龄 18~24 月龄时的体重、身长、头围均无明显差异,但合并 NEC 组的运动发育指数(psychomotor developmental index,PDI)和智能发育指数(mental developmental index,MDI)均明显低于对照组。Radom-Aizik 等通过大鼠模型发现生命早期缺氧介导的新生儿损伤会阻碍追赶生长,且在恢复正常氧供后很长一段时间内仍不能完成追赶生长。

2. 营养 研究表明,影响早期追赶生长的因素中营养仍是最重要因素之一。根据"健康和疾病发育起源(DOHaD)"及"营养程序化(nutritional programming)"理论,生命早期的营养匮乏会对机体产生持久的甚至终身的不良影响。因此,营养在妊娠期至早产儿出生后的追赶生长中始终起着重要作用。在早产儿出生后早期给予积极的营养策略显得尤为重要,直接影响儿童的整体生长发育水平和日后的健康状况。文献报道,早产儿在 NICU 住院期间的生长速率在早产儿神经系统发育结局和体格发育方面发挥了关键性的、不可被取代的作用。国际早产儿喂养共识推荐在优先给予早产儿母乳喂养的同时添加母乳强化剂强化营养。添加母乳强化剂或强化营养配方的早产儿配方乳,能够显著降低出后生长迟缓的风险,强化母乳喂养组的体重、身长和头围均优于单纯母乳喂养组,每天摄入更多奶量更容易实现追赶生长。有研究表明,积极的肠外营养支持及早产儿配方乳和母乳强化剂的广泛使用,使早产儿代谢性骨病发病率呈现下降趋势。充足的营养供给可以加速早产儿骨骼矿化及线性生长。

3. 性别 性别在生长发育和疾病发生发展方面的影响是显而易见的。2013 年修订后的 Fenton 早产儿生长曲线图也新增了性别之分。Skiöld 等发现胎龄<27 周的男性早产儿在纠正年龄 30 月龄时的平均认知评分和平均语言评分均较女性对照组低,并通过 T_1 和 T_2 加权的磁共振成像发现男性早产儿的认知及运动能力低可能与小脑发育有关,而女性对照组的语言能力可能与白质及大脑皮质的发育有关。Peacock 等也发现,与女性相比,男性极早产儿的病死率、氧依赖率和肺出血发病率、总住院时间、激素使用率更多,说明男性是出现神经发育迟缓和呼吸道发育异常的一个重要危险因素,故在评估追赶生长时需要考虑性别因素,以采取更合适的干预措施。

4. 成熟度 胎龄越小,体重越轻,成熟度越差,出生后各系统功能越不完善,可能影响其追赶生长的速度。我国一项多中心研究表明,小胎龄是早产儿追赶生长的危险因素,胎龄越小,新生儿期并发症越多,越会阻碍追赶生长。国内一项随访研究表明,胎龄<32 周较 ≥32 周的早产儿在纠正年龄 6 月龄时的体重、身长及头围<P_{10}者所占比例更高,其中体重的这一比例趋势持续到纠正年龄 12 月龄。此外,该随访研究还发现两组早产儿在纠正年龄 24 月龄时的 PDI、MDI 均明显低于同龄足月儿,其中以胎龄<32 周的早产儿组落后更为显著。Aarnoudse-Moens 等发现,胎龄 ≤33 周的早产儿及 VLBW 儿在学习成绩(数学、阅读、拼写),注意力,内化行为(退缩行为、抑郁症状)及执行功能(语言流畅性、工作记忆、认知灵活性)方面存在中至重度的缺陷,并认为这与其出生时成熟度密切相关。而这一劣势可能在 5~22 岁持续存在,对早产儿进行定期随访监测评估,早发现、早干预可能有助于改善其生长发育状况、降低潜在的精神障碍发生率。

5. SGA Campisi 等对足月 SGA 追赶生长的全球流行病学进行了系统评价,发现追赶生长发生率的中位数为 87.4%,87.4%~96.6% 的 SGA 在 2 岁前可实现追赶生长,其中,69%~82.2% 的 SGA 在 1 岁前即完成追赶。上海一项基于社区的纵向队列研究中,按年龄别体重评分(WAZ 评分)对 3 004 例足月 SGA 在 0~2 岁的五个体重增长模式进行了描述,其中追赶生长过快(Z 值 ≥1)占 10.7%,快速追赶生长(0<Z 值<1)占 19.7%,适度追赶生长(Z 值≈0)占 55.7%,缓慢追赶生长(−1<Z 值<0)占 10.2%,几乎没有追赶生长(Z 值 ≤−1)占 3.7%。

Tanis 等报道,虽然胎龄<32 周的 SGA 学龄儿童组较 AGA 对照组,在操作智商、选择性注意力、视觉感知和运动能力(尤其是精细运动能力)方面表现稍差,但差距很小,研究认为引起小于胎龄早产儿功能障碍的主要原因是早产本身而非小于胎龄。有研究将小于胎龄早产儿组和适于胎龄早产儿组 3 岁时的情况比较,身长追赶无明显差异,SGA 较 AGA 更易出现生长迟缓,但多数 SGA 通过合理喂养可在 2~3 年内达到正常水平。因此,若经过个体化强化营养方案喂养后,仍生长缓慢,应注意除外某些遗传因素和内分

泌疾病等，并应动态跟踪和筛查早产儿，尤其是小于胎龄早产儿的注意力、智力发育及运动发育情况。

6. 激素　生长发育受多种激素的调控。生长激素（growth hormone，GH）可以促进全身组织、器官尤其是骨骼和肌肉的生长，并可通过介导外周靶细胞产生胰岛素样生长因子（insulin-like growth factor，IGF）发挥作用。但目前认为，包括 IGF-1、IGF-2、IGF 结合蛋白 -3（insulin-like growth factor binding protein-3，IGFBP-3）等在内的 IGF 系统可能才是胎儿生长发育中的主要作用因子，而 GH 对生长调节的影响直到婴儿期才更突出，并在青春期达到高峰。IGF-1 可以通过增加母体营养物质向胎儿转移而刺激胎儿生长发育。它在胎儿期主要受营养调节而自分泌或旁分泌。出生后循环 IGF-1 主要来自肝脏（内分泌作用），除肝以外的其他多数组织也能合成（以自分泌、旁分泌等多种方式发挥作用），受 GH 及营养状态共同调控，可以促进软骨生长，并对脑和内耳的发育起关键作用，故 IGF-1 分泌减少或功能缺陷可能引起宫内及出生后生长受限，感觉神经性耳聋和智力缺陷。IGFBP-3 可与 IGF-1 或 IGF-2 及一个酸敏感性亚基结合形成高分子量复合物，延长 IGF-1 半衰期，其本身也具备促细胞分裂作用，直接参与胎盘形成及胎儿的生长发育。

出生后主要受 GH 调控，IGF-2 的主要作用是促进胎儿生长发育，可能是通过介导细胞生长和组织特异性细胞增殖来完成的。早产和宫内生长受限时血清 IGF-1 浓度明显下降，低 IGF-1 水平不仅与体格生长缓慢密切相关，还可能对神经系统的发育产生不良影响，并增加多种新生儿疾病（如 ROP、BPD）及青少年时期出现心血管疾病、代谢综合征的风险。激素在机体的生长发育过程中起着至关重要的作用，激素水平及释放模式的紊乱（尤其是 IGF 系统）可能在某种程度上影响早产儿的追赶生长，对于小于胎龄早产儿更应早期监测 IGF-1 含量，若 IGF-1 含量处于较低水平，需及时评估其运动发育水平，警惕脑性瘫痪的发生。而更高的出生体重、循环高水平生长激素释放肽和 IGF-1 则是 SGA 追赶生长的有利因素。

7. 遗传因素　尽管追赶生长的影响因素众多，但遗传因素仍起决定作用，评价儿童生长情况时应考虑遗传对生长潜能的影响。有学者对 117 例 VLBW 儿进行研究，发现在纠正年龄 3 岁时，以身高 $<P_3$ 作为生长迟缓的标准，有 2.5% 的早产儿未达到追赶生长，而根据遗传身高纠正后有 12.8% 未达标。身高尤其是母亲的身高与追赶生长结局显著相关。韩国的一项研究发现，在 471 例 SGA 受试者中，无追赶生长组父母身材矮小的比例更高。与生长相关的基因异常往往导致追赶不佳，如致病性 IGF-1 受体突变、11p15-ICR1 区甲基化异常及上述提及的印记基因异常等。Nemoto 等通过大鼠模型发现，怀孕期间未获得足够的营养会导致后代肝脏中 miR-322 表达增加，进一步使生长激素受体的表达降低，从而导致追赶生长失败，并且这种作用能够遗传给下一代，这说明营养程序化在 SGA 中同样存在，并影响其生后的追赶生长。遗传可以在一定程度上决定儿童的生长潜能，影响早产儿的追赶生

长,通过对早产儿进行早期综合干预,增加有利因素(如良好的饮食习惯、适量运动等)可以改善其体格及神经发育结局,提高其生存质量。

8. 其他 多项研究发现,卫生保健水平、护理人员的教育背景、家庭教育背景、母亲与婴儿的日常接触、家庭中女性数目、每月平均家庭收入等均是影响追赶生长的相关因素。Yes'inel 等对 VLBW 早产儿家庭收入水平、父母受教育程度、居住条件等进行综合评估,发现生长落后组早产儿的综合平均得分与其对照组相比较无明显差异,该结果可能与研究组的父母经济水平和受教育程度普遍较低及家庭为了孩子的发展所采取的保护态度有关。而 Quansah 等在分析影响加纳共和国儿童健康的社会因素时指出,儿童的营养管理、健康决策受母亲受教育程度高低的明显影响,尤其是在发展中国家。母亲受教育程度低与儿童死亡率呈正相关,并且在家庭收入水平低的儿童中更易出现营养不良及预防接种不能完成的情况。家庭社会相关因素可能在一定程度上影响早产儿追赶生长,如何营造更好的家庭、社会环境仍需进一步探讨。

二、追赶生长的营养干预

早产儿、低出生体重儿通常都面临器官发育不成熟、功能不健全、消化和吸收能力差、营养储备不足等问题。早产儿经历与足月儿不同的体格生长趋势,当限制生长的因素被去除,早产儿会出现生长速度增加即追赶生长现象,利用早产儿追赶生长的特点,通过合理的营养干预,能帮助早产儿尽早实现理想的追赶生长,促进生长发育,改善远期的预后。

1. 营养风险评估 营养风险评估是早产儿出院后早期营养管理的重要基础。依据早产儿出生体重、胎龄、宫内发育情况、体重增长情况、奶量、经口喂养是否协调、宫外生长及并发症发生情况,将早产儿营养风险类型分为高危、中危和低危(表 16-1)。其中,高危风险早产儿同时也属于发生宫外生长发育迟缓高危儿,其早期营养状况与远期神经发育、智力发育、体格发育关系密切。循证依据表明,出生时体重低于第 10 百分位数、体重增长缓慢、开始喂养时间延迟是早产儿发生早期生长迟缓的重要因素。

表 16-1 早产儿营养风险程度的分类

早产儿营养风险分级	胎龄/周	出生体重/g	宫内生长迟缓	经口喂养	奶量/($ml \cdot kg^{-1} \cdot d^{-1}$)	体重增长/($g \cdot d^{-1}$)	宫外生长迟缓	并发症[a]
高危	<32	<1 500	有	欠协调	<150	<25	有	有
中危	32~34	1 500~2 000	无	顺利	>150	>25	无	无
低危	>34	>2 000	无	顺利	>150	>25	无	无

注:[a] 并发症包括支气管肺发育不良、坏死性小肠结肠炎、消化道结构和/或功能异常、代谢性骨病、贫血、严重神经系统损伤等任一条。

2. 母乳喂养 母乳是所有婴儿的最佳营养来源,对早产儿尤为重要。母乳喂养有助于早产儿尽快建立肠内营养,减少住院期间感染及坏死性小肠结肠炎等疾病的发生,并有利于神经系统发育。WHO 积极倡导在新生儿重症监护病房进行母乳喂养，首选亲母母乳喂养，次选为捐赠人乳，以降低早产相关疾病的发生率。出院后母乳喂养仍为早产儿的首选喂养方式，并至少持续母乳喂养至 6 月龄。然而，因早产儿摄入量的限制，母乳中蛋白质和主要营养素含量随泌乳时间延长而逐渐减少，单纯的母乳喂养不能满足早产儿出生后早期的生长需求，长期使用未经强化的母乳还会导致代谢性骨病等并发症。在母乳中添加包含多种营养素的母乳强化剂可以提高能量及营养密度，减少宫外生长发育受限的发生以及矿物质和微量营养素的缺乏，改善早产儿生长发育状况，保证营养均衡，对于追赶生长所需的营养支持至关重要。

3. 强化喂养 指出院后采用强化母乳、早产儿配方乳或早产儿过渡配方乳喂养的方法。强化母乳喂养属于营养风险中、高危早产儿出院后营养管理的关键措施，有利于满足早产儿的特殊营养需求，降低喂养不耐受及感染风险，确保生长发育速度稳定。多中心临床研究指出，强化母乳喂养能够促使早产儿恢复到正常胎儿的生长速度，败血症发生率减少 2/3，医院感染率下降50%，优化喂养耐受情况。2019 年《早产儿母乳强化剂使用专家共识》推荐对出生体重<1 800g的早产儿使用母乳强化剂（HMF）。此外，EUGR早产儿、尚未完成追赶生长的小于胎龄早产儿、因疾病状况限制液体入量的早产儿、出院后早期生长落后的早产儿等，需个体化评估体格生长或生化指标，在监测下使用母乳强化剂。另外，在最大程度确保、鼓励母乳喂养的同时，还应当依据基础疾病情况、体格生长状况，引入能量密度不同的配方乳以弥补母乳喂养的不足。从早产儿骨健康、体内所储存的营养素量较少的角度，若其出院时体格发育低于同龄人群的第 10 百分位数，在不能获得母乳或捐赠人乳的情况下，适当使用早产儿配方乳亦具有可行性，但要密切监测，避免增长过快。

出院后强化营养持续时间国内外尚未统一，强化营养的时间有个体差异。早产儿出院后营养强化的强度及时间需根据生长状况决定和调整。2006 年欧洲儿童胃肠病学、肝病学和营养学协会（ESPGHAN）推荐，一旦出院时存在体重增长欠佳，母乳喂养者需使用母乳强化剂，非母乳喂养者至少需使用早产儿出院后配方乳直至纠正胎龄 40 周，甚至可能需要使用到纠正胎龄 52周。美国儿科学会建议，早产儿出院后营养强化至纠正月龄 9~12 个月，或者身长 / 体重维持在第25 百分位以上。

我国《早产、低出生体重儿出院后喂养建议》推荐，中危、生长速度满意的早产儿需强化喂养至纠正月龄 3 个月左右；高危、并发症较多和有宫内外生长发育迟缓的早产儿强化喂养的时间需较长，可至纠正月龄 6 个月左右，个别早产儿可至 1 岁（详见第十七章早产儿出院后营养）。需要注意的是，即使营养风险程度相同的早产儿其强化营养的时间也存在个体差异，要根据体格生长的各项指标在纠正同月龄的百分位，决定继续还是停止强化营养，最好达到 $P_{25} \sim P_{50}$，小于胎龄早产儿$>P_{10}$，再参考个体增长速率的情况，注意避免体重 / 身长$>P_{90}$。达到追赶目标则可逐渐终止强化喂养。

准备停止强化喂养时应逐渐降低配方的能量密度至 67kcal/100ml，即转换为纯母乳或普通婴儿配方乳。转换期间需监测早产儿的生长情况和血生化指标，如生长速度和各项指标的百分位数出现下降或血生化异常等，可酌情恢复部分强化，直至生长速度恢复正常。

三、追赶生长的评估与监测

积极的营养策略有利于改善早产儿体格生长和认知功能，但过度的追赶生长可导致代谢综合征风险增加，故在生长过程中应对早产儿的体格发育进行评估，通过实验室监测和代谢组学等方法对代谢性疾病及指标进行监测，及时调整营养策略。

1. 体格发育评估 评估早产儿生长状况时要结合出生胎龄和生后年龄进行衡量。最重要和临床最常用的体格生长指标为体重、身高（身长）、头围、坐高（顶臀长）和胸围。还可以根据早产儿的具体情况，选择其他重要的体格生长指标，如皮肤褶厚度是推测全身脂肪含量、判断瘦体重、皮下脂肪储备情况的一项重要指标，为超重、肥胖的类型判断和干预提供重要依据；腰围作为反映中心性肥胖的重要指标，体现了内脏脂肪的储备情况等。

2. 匀称度评估 包括体形匀称度和身材匀称度。2岁以内儿童用于评价消瘦、超重和肥胖等最常用的体形匀称度指标是身长别体重，≥2岁儿童用于评价消瘦、超重和肥胖的指标是体重指数（body mass index，BMI），BMI= 体重（kg）/身高 ^{2}（m^2）。对于早产儿，应注意避免身长别体重或BMI>第90百分位数。身材匀称度是以坐高（顶臀长）与身高（长）的比值反映下肢的生长状况，主要用于生长发育迟缓的鉴别（判断是否匀称）。

3. 生长轨迹监测 生长轨迹监测是早产儿保健的重要组成部分，近年来对早产儿和足月儿的生长评价更多使用生长曲线图。一般根据胎龄分为纠正胎龄40周之前和40周以后2个阶段。不足40周的按照2013年修订后的Fenton早产儿生长曲线图（分性别）。胎龄≤36周可以选择Olsen和Bertino生长曲线图，纠正胎龄40~50周（足月后10周）时，Fenton生长曲线仍然是评估该阶段早产儿纵向生长的最佳图表。

纠正年龄满40周时使用何种儿童生长曲线，建议根据情况，选择2006年WHO儿童生长标准或2005年根据中国九市儿童的体格发育数据制订的中国儿童生长参照标准。其中，2006年WHO儿童生长标准更易早期发现超重和肥胖，有助于进行国家间的比较。生长为一动态过程，定期随访描记生长曲线图可以获知个体的生长趋势，监测频率为出院后6月龄内每月1次，6~12月龄每2个月1次，1~3岁每3个月1次，高危早产儿第1年内均应每月1次。一般情况下，早产儿生长评估应至纠正年龄2岁，胎龄<28周的早产儿可至纠正年龄3岁。根据生长趋势给予针对性的营养指导和干预，可改善早产儿预后。

4. 实验室监测 早产儿营养的实验室评估包括肝功能和血脂代谢的监测。通过监测有无负氮平衡、血脂异常,可以指导营养治疗。脂代谢紊乱是代谢综合征发生发展的关键环节。动物实验发现,追赶生长大鼠的血脂检测存在异常。一项关于早产儿和足月儿脐带血中脂类的研究表明,随着胎龄的增加,测定的347种脂质中有136种浓度会随BMI的增加而相应降低,其中的许多变化类似于成人BMI增加和血脂谱之间的关联。因此,早期监测血脂的变化,可为远期代谢综合征提供一定的依据。在早产儿人群中,支链氨基酸浓度较低,丙氨酸-赖氨酸比率显著增高,这与心血管疾病紧密相关,因此长期随访是必要的。此外,有学者对胃促生长素参与追赶生长过程进行研究,表明其在追赶生长中有一定预测作用。

5. 代谢组学监测　相对于单一指标的静态监测,代谢组学在代谢性疾病监测方面的运用越来越被关注。动态发现相关的有意义的小分子代谢标志物可用于识别代谢综合征和其他相关的健康风险因素,从而更好地预防和治疗代谢综合征。Stevens等结合代谢组学和基因组学研究,发现完成追赶生长的小于胎龄儿在4~9岁时的代谢和转录图谱变化可能与心脏病发生风险相关。对不同生长速度的早产儿定期追踪代谢组学监测,从而获取脂质的关键代谢变化趋势数据和特征,以寻找可能的早期诊断胰岛素抵抗的血清生物标志物。

🍼 小结:早产儿追赶生长的干预建议

1. 合理优化的强化营养能够帮助实现出院后适宜的追赶生长,但也需注意,早产儿作为发育不成熟、脆弱的特殊群体,不仅需要考虑营养不足所引发的健康问题,还需要考虑营养过度摄入所带来的风险。

2. ESPGHAN推荐,早产儿追赶生长时,每日能量摄入应为110~135kcal/kg。出生体重<1 000g的早产儿,院内每日蛋白质摄入量为4.0~4.5g/kg,出院时为3.5~4.5g/kg。出生体重为1.0~1.8kg的早产儿,院内每日蛋白质摄入量为3.5~4.0g/kg,出院时为3.2~4.1g/kg。

3. 经早产儿院内配方乳、出院后配方乳逐步过渡到普通婴儿使用的标准配方乳,方可完成院内-院外营养转换,避免不利于早产儿的营养"跳级"。

(林 榕　林新祝)

第三节　早产儿追赶生长的预后

早产儿是一个特殊的脆弱群体,科学合理的干预措施对早产儿的近期和远期预后有积极的影响。早产增加了生长发育障碍、神经认知缺陷、行为问题、语言障碍、学习能力下降及代谢性疾病的风险。适宜的追赶生长会减少这些风险的发生,是早产儿实现后期健康成长的必要条件;不适宜的追赶生长可能增加神经损害、心理损害、成年期代谢性疾病的风险。早产儿追赶生长的具体机制仍需进一步探究。关注追赶生长的关键期与高危人群(如小于胎龄儿等),既保证神经认知发育,又最大程度地降低代谢性疾病的发生风险,这将是未来早产儿追赶生长研究的重点内容。

一、早产儿追赶生长的有利影响

1. 促进神经认知发育 胎龄是反映婴儿脑发育成熟的重要指标,而脑皮质成熟是各种认知能力发育的基础,因此早产儿更容易出现认知障碍。早产儿、低出生体重儿的生长状况直接关系到脑细胞发育,营养不良造成的生长速度缓慢不仅影响体格生长,更会影响神经系统发育。早产儿的神经认知行为发育结局一直备受关注,如脑瘫及认知发育障碍。2岁前婴幼儿脑的可塑性很强,早期充足的营养摄入及干预可促进脑结构的改变,改善早产儿神经发育水平,降低脑瘫发生率。

Raghuram 等对胎龄<29周的早产儿进行回顾性队列研究,发现较差的头围生长与16~36个月的运动和认知延迟有关。Guellec 等为明确宫内外生长发育对极早产儿长期神经功能预后的影响,对出生胎龄在22~32周的极早产儿随访至8岁,结果显示追赶生长失败的极早产儿出现中重度认知障碍的风险显著增加。追赶生长可以改善认知和学习能力,早期追赶生长有利于神经发育。动物实验表明,营养受限后有追赶生长的小鼠的学习曲线与无营养受限小鼠相似,而没有追赶生长的营养受限小鼠则表现出学习障碍,这可能与较低的突触后致密蛋白-95活性和突触激

素调节的功能障碍有关。一项针对945名早产儿的研究表明,从足月到4个月的快速成长与18岁时更高的智商有关。ELBW 儿出生后早期的体重增长速度及出院后的追赶生长与学龄前期的认知功能密切相关。

有研究显示多数 SGA 通过适宜的喂养可出现不同程度的追赶生长,在2~3年内达到正常水平,而无追赶生长的 SGA 易出现神经系统的不良结局。Lestari 等通过对 SGA 在2~3岁有无追赶生长的发育情况进行比较,发现有追赶生长的 SGA 在粗大运动、精细运动和解决问题方面有明显的改善。Lundgren 等开展的一项队列研究显示,低出生体重、短出生身长、出生时小头围和早产都增加了儿童日后智力和精神疾病的风险,身长的追赶生长有利于 SGA 的智能发展。

VLBW 早产儿在学龄前的总语言、接受性语言、表达性语言、语音意识和语法能力等方面的表现比同龄人差。就语言的发展历程来说,Nguyen 等研究结果显示了40%的早产儿有语言发展障碍,是正常足月儿的8倍。中晚期早产儿对比足月儿在生长发育领域有很大的差异,各方面表现都相对落后,尤其是语言发育更加明显,平均差异约为0.7SD。随着儿童保健学科的不断发展,各项干预训练与引导的不断完善,在早产儿的语言发育初期对其进行干预与训练,会得到很好的追赶生长。2017年曹敏辉等的研究显示,早产儿在15月龄时认知语言发育能追赶上足月儿,甚至在24月龄时会超过足月儿。

Palumbi 等对晚期早产儿神经发育和情绪行为结果的观察性研究发现,在68例平均年龄在

7.5 岁的晚期早产儿中,32.4% 的早产儿存在语言障碍,23.5% 存在注意力缺陷多动障碍,19.1% 存在发展性协调障碍,22.1% 存在特殊学习障碍,13.2% 存在孤独症谱系障碍,并且还有 28.0% 的患儿同时存在以上 2 种障碍。在生长发育的各个时期,早产儿拥有比足月儿更多的行为问题。日本一项基于全国人口的研究发现,2.5 岁仍无追赶生长的儿童更容易发生动作认知发育落后,8 岁时发生攻击行为的风险也会增加,并且在整个学龄前到学龄期有注意力缺陷问题。Takeuchi 等的研究结果显示,未实现追赶生长的儿童发生行为问题的风险增加,包括注意力不集中等症状。2016 年熊家玲等研究结果显示,越早完成早产儿追赶生长,对神经行为发育越有利,并且大大降低了后期行为问题的发生,这表明了早产儿早期追赶生长的重要性。

发达国家的专家共识认为高蛋白摄入,在实现快速增长的同时,可提高早产儿随后的认知功能,如对胎龄<31 周早产儿进行高蛋白配方饮食证实对脑结构和功能有利,可增加 10% 尾状核体积,表现出更高的智商(IQ)。Isaacs 等通过研究胎龄<30 周早产儿的儿童早期饮食对青少年期认知结局的影响发现,在 8 岁和 16 岁时通过韦克斯勒儿童智力量表(WISC-R)测定的 IQ 结果显示,高营养素组的言语智商、操作智商、总智商均高于标准营养组。Brandt 等发现,VLBW 儿和 SGA 在 18 个月 ~6 岁时每天每千克体重的能量摄入与其发育商和成年智商相关。但 Bellagamba 等的研究发现,增加氨基酸、蛋白质摄入,无论是肠外还是肠内营养,都不能促进出

生体重 500~1 249g 早产儿的生长和神经发育。早期营养与生长效应敏感的窗口期还未知,早期营养、生长效应与神经发育之间的风险效益比仍有待进一步的论证和探索。

2. 改善成年后身高　追赶生长可弥补 SGA 出生时的身材矮小,改善成年后身高。一项纵向人群研究显示,有 7.9% 出生身长<平均值 –2SDS 的 SGA 患儿在成年后身高仍低于平均值 –2SDS,而在出生体重<–2SDS 的 SGA 中为 6.4%,而若在 3 岁之前能实现追赶生长,SGA 身长持续矮小的风险将大幅降低,SGA 体重持续低下的风险也将降低。最佳的追赶生长对早产儿达到正常身高、体重有重要的促进作用。2019 年山东一项研究纵向观察了 599 例无新生儿并发症和营养问题的健康晚期早产儿,随访了出生时和纠正胎龄足月(40 周)时的生长参数、生长速度,身长和体重的追赶生长率分别为 30.7% 和 46.2%。

3. 抵抗感染和提高儿童生存率　追赶生长在短期内对抵抗感染和提高儿童生存率有利,特别是在儿童死亡率高的发展中国家。Victora 等在巴西南部进行的一项队列研究表明,追赶生长与再住院风险及死亡率降低相关,20 月龄出现追赶生长的 SGA 其随后的住院治疗减少了 65%,5 岁以下死亡率降低了 75%,并且这种差异持续到了 6 岁,其再入院率和死亡率与 AGA 相似。

二、早产儿追赶生长的不利影响

动物实验表明,给予宫内生长受限的新生鼠高能量饮食后,其成年后死亡时间比正常对照组更早。研究表明,发生追赶生长的 ELBW 儿增加

了胰岛素抵抗和冠心病的风险；另有研究发现，1岁以内体重追赶生长过快（SDS>0.67）的SGA，具有较高的胰岛素抵抗水平和胰岛素指数水平。因此，过快的增长扰乱了早产儿自身适应性改变的"程序化"过程，降低了对成年期疾病的抵御能力。这些研究结果与Barker提出的DOHaD理论十分相符，且目前越来越多的研究及循证依据证实了DOHaD理论。出生后早期过快的追赶生长使处在成熟过程中的下丘脑饮食中枢发生了结构改变，这种改变可能持续终生，影响体重、食欲、代谢及脂肪沉积的激素轴调节，导致相关疾病发生。因此，有学者提出"适度追赶生长"的概念，即在前4个月，体重快速增长至同年龄同性别儿童的第30百分位数左右，然后，以较为缓慢的速度增长，至7岁时达到第50百分位数的模式。

1. 肥胖 早产儿追赶生长对身高、体重等体格生长具有促进作用。但早产儿体格发育程度不均衡，体重最明显，身高次之，这使得BMI增大，导致肥胖，成为全球公共卫生问题。瘦素在维持体重稳定方面起着重要的作用，游离瘦素受体作为瘦素的一种亚型，是调节循环瘦素水平的重要因素。Silveira等通过两个独立的队列研究发现，追赶生长与儿童生命的最初几年冲动行为发展有关，如对可口食品更容易产生冲动，而这也是SGA更易肥胖的原因之一。

追赶生长不仅发生在骨骼系统，全身各组织器官都以相似的模式进行细胞增殖。在追赶生长的过程中，机体对组织的能量供应具有选择性，早产儿在早期追赶中，脂肪受到很大的影响，在生后追赶生长的诱导下，脂肪重塑，并改变脂肪组织基因表达。因此，宫内生长相对较弱的脂肪组织在发育过程中会获得较强的生长潜力，通过增大脂肪细胞直径的方式产生以腹部、内脏脂肪积累为主的腹型肥胖。SGA患儿的追赶生长可能有增加腹部脂肪的倾向。Modi等利用磁共振成像发现生长受限婴儿6周龄时腹部脂肪增加与线性生长高度负相关，并且即使在完成追赶后，腹部脂肪仍继续增加。在SGA患儿中，4岁时的总脂肪、腹部脂肪量、胰岛素水平及6岁时的内脏脂肪量与0~2岁的体重增加率紧密相关。腹部脂肪堆积的易感性可能是早期追赶生长对脂肪细胞功能或胰岛素抵抗的影响造成的，并且这些影响在2岁前就已经存在。一项关于早产儿早期体重增长与成年疾病关系的研究表明，纠正胎龄3个月的体重增长与21岁时的体脂率和腹围呈正相关，并与成年期总胆固醇、低密度脂蛋白水平呈正相关，体重增长最高的组别其体脂率、腹围、胰岛素抵抗水平都显著高于其他组。

母乳喂养可降低远期肥胖的发生。有研究表明，配方乳喂养的早产儿比母乳喂养的早产儿有更快的生长速度，这种生长模式导致成年后肥胖的风险增加。另有研究表明，与出生后第1年接受高蛋白配方乳作为主要喂养方式的早产儿相比，接受低蛋白质配方乳的早产儿在6岁患肥胖的风险较低，然而以母乳喂养和低蛋白质配方乳作为主要喂养方式的婴儿，在5岁前的BMI值是相似的。早产儿，尤其是VLBW儿以母乳喂养为主时，蛋白质和能量难以满足其生长发育的需求，因此，迫切需要更好的母乳强化策略。

2. 胰岛素抵抗和代谢综合征 代谢综合征是胰岛素抵抗引起高胰岛素血症进而导致的一系列代谢性疾病。胰岛素抵抗不仅是 2 型糖尿病的发病基础,更贯穿于多种代谢性疾病的主线,是这些疾病的共同病理生理基础。早产儿早期的追赶生长,使自身产生多种代谢变化以满足生长需求,可能导致代谢机制紊乱并持续至成年期,增加成年后胰岛素抵抗和代谢综合征的风险。

在 SGA 中,胰岛素抵抗最早出现在 1 岁时,不良的子宫营养环境下,胎儿为了促进重要器官的生长和发育,使促生长激素减少,而出现追赶生长的低体重儿的胰岛素和 IGF-1 等促生长激素往往高于非追赶生长儿,作为一种代谢防御机制,可能会导致胰岛素抵抗,以保护机体免于低血糖。一项中国的随访研究显示,与 2~4 岁的 AGA 相比,有追赶生长的 SGA 表现出更强的胰岛素抵抗倾向,并且胰岛素抵抗指数与生命第 1 年的追赶生长相关。Singhal 等的研究发现,SGA 在出生后的前 3 个月体重增长加快,会使 18~24 岁时胰岛素敏感性和高密度脂蛋白降低、甘油三酯浓度升高的风险增加,学龄期的血压与生后前 6 个月的体重增长率存在剂量 - 反应关系。营养限制后的追赶生长会加剧成年后对葡萄糖的不耐受性,可能是肝糖原异生增加、肌肉葡萄糖转运减少以及肝脏胰岛素信号转导受损引起的。罗马尼亚的一项纵向研究发现加速生长的儿童表现出更高的糖化血红蛋白和 C 反应蛋白水平,这些标志物可能独立于胰岛素抵抗。

早产儿体重快速增长对健康的影响存在关键期,有学者认为婴儿早期的追赶生长不会对成年后代谢综合征有影响,但儿童期的继续追赶生长会存在明显影响。Embleton 等对 153 名平均出生胎龄 30.8 周、中位出生体重 1 365g 的早产儿随访至青春期(中位年龄为 11.5 岁),定期评估其婴儿期的生长指标,至青春期进行身体成分、血压、胰岛素敏感性和血脂谱的测定。根据早产儿出院后体重增加的追赶生长程度分组,发现婴儿期体重增加与其后期代谢之间没有显著关联。然而,儿童期体重增加过快(1 岁以后)和随后的身体成分(更高的脂肪质量百分比、脂肪质量指数和腹围)、代谢标志物(更高的空腹胰岛素水平、血压和更低的胰岛素敏感性)之间存在强烈关联。这一研究提示,在婴儿早期快速增重对青春期的代谢状态没有显著影响,但儿童期快速的体重增加会促进代谢综合征的发生。这些观察结果表明,优化婴儿追赶生长模式的策略,可以为遏制当前全球非传染性疾病流行做出重大贡献。

3. 心脑血管疾病 心脑血管疾病泛指由高脂血症、血液黏稠度增加、动脉粥样硬化、高血压等导致的心脏、大脑及全身组织发生缺血性或出血性疾病。早产儿在追赶生长过程中,过度能量摄入导致脂肪堆积,可能引起高脂血症、血液黏稠度增加、动脉粥样硬化、高血压等一系列疾病。Eriksson 等研究发现,出生体重较低的男童在 3 岁时体重的追赶生长与成年后冠心病的关系十分密切。Leunissen 等研究证实,出生后体重的追赶生长决定了青春期的血压高低。在追赶生长过程中,有证据表明,婴儿期 BMI 持续较高或生长过快,将增加成人期患心血管疾病的风险,即使后期 BMI 降低,风险也不能改善。许多研究将胰岛素抵抗作为早产儿追赶生长导致心脑血管疾病的可能机制之一。从组织细胞的角度来看,胰岛素抵抗伴随的血管平滑肌细胞胰岛素信号受损会导致动脉粥样硬化。而在分子机制方面,胰岛素抵抗通过改变血清高密度脂蛋白胆固醇(high-density lipoprotein cholesterol,HDL-C)的含量促进心脑血管疾病的发生。Moriyama 等研究发现,HDL2-C/HDL3-C 的比率与胰岛素抵抗的程度呈负相关,而甘油三酯 /HDL-C 比率与胰岛素抵抗呈正相关。

SGA 出生后的早期追赶生长已被认为是成年后心血管疾病的独立危险因素。有研究评估了出生体重和胎龄对心血管危险因素和肥胖的影响,发现与 AGA 组相比,早产儿 SGA 组心血管疾病患病率增加。除此以外,在宫内生长受限伴追赶生长的婴儿中,6 岁时可发现亚临床动脉粥样硬化的迹象。研究发现,母体营养不良引起的宫内生长受限会导致主动脉发育受损,随后是与加速生长相关的肥大性重塑,从而使主动脉弹性和顺应性降低,更易发生心血管疾病。另外,有研究发现有追赶生长的 SGA 患儿在 1 岁和 2 岁时的颈动脉内膜中层厚度比 AGA 对照组更厚,并且这种差异到 6 岁时仍然存在,表明 SGA 个体化血管老化与动脉粥样硬化前病变的发展可能会加速。这些心血管疾病具有高患病率、高致残率和高死亡率的特点,故对早产儿早期监测、早期预防、早期治疗相当重要。

4. 其他 Zheng 等研究发现了营养诱导的追赶生长对肠道菌群的编程作用,追赶生长后代的肠道微生物群更容易受到干扰,乳杆菌百分比与腹膜内葡萄糖耐量试验的血糖浓度呈负相关。

早产儿早期追赶生长可促进其后期身高增长、免疫力提高和智力发育,但也会增加其成年后 2 型糖尿病、肥胖以及心脑血管疾病等成年期慢性疾病的发生风险。这种矛盾的结果给早产儿的早期喂养干预带来了巨大的困扰,在早产儿早期干预过程中是否应鼓励追赶生长,追赶生长是否存在最佳的幅度和最佳模式将是未来临床上急需解决的问题。

小结: 早产儿追赶生长的预后

1. 早产儿追赶生长有利于改善早产儿成年后的身高和认知功能,但过度的追赶生长又与成年后肥胖和代谢性疾病密切相关。

2. 早产儿追赶生长的过程中,需为早产儿制订优化的个体化科学营养管理策略,对追赶生长进行监测,把握追赶生长的关键"时间窗",权衡利弊以促进早产儿适宜的追赶生长。

3. 进一步探索早产儿最佳的追赶生长模式,实现"健康的追赶生长"应该是未来研究的目标。

(林 榕 林新祝)

参考文献

1. MARCOVECCHIO M, GORMAN S, WATSON L, et al. Catch-up growth in children born small for gestational age related to body composition and metabolic risk at six years of age in the UK. Horm Res Paediatr, 2020, 93 (2): 119-127.

2. HAN J, JIANG Y, HUANG J, et al. Postnatal growth of preterm infants during the first two years of life: catch-up growth accompanied by risk of overweight. Ital J Pediatr, 2021, 47 (1): 66.

3. JOHNSON M, LAPILLONNE A, BRONSKY J, et al. Research priorities in pediatric parenteral nutrition: a consensus and perspective from ESPGHAN/ESPEN/ESPR/CSPEN. Pediatr Res, 2022, 92 (1): 61-70.

4. NI Y, LANCASTER R, SUONPERA E, et al. Growth in extremely preterm children born in England in 1995 and 2006: the EPICure studies. Arch Dis Child Fetal Neonatal Ed, 2022, 107 (2): 193-200.

5. TAINE M, FORHAN A, MORGAN A, et al. Early postnatal growth and subsequent neurodevelopment in children delivered at term: The ELFE cohort study. Paediatr Perinat Epidemiol, 2021, 35 (6): 748-757.

6. JAIN V, KUMAR B, KHATAK S. Catch-up and catch-down growth in term healthy Indian infants from birth to two years: a prospective cohort study. Indian Pediatr 2021, 58 (4): 325-331.

7. MCLAUGHLIN E, HISCOCK R, ROBINSON A, et al. Appropriate-for-gestational-age infants who exhibit reduced antenatal growth velocity display postnatal catch-up growth. PLoS One, 2020, 15: e0238700.

8. LEROY J, FRONGILLO E, DEWAN P, et al. Can children catch up from the consequences of under-nourishment? Evidence from child linear growth, developmental epigenetics, and brain and neurocognitive development. Advances in nutrition (Bethesda, Md), 2020, 11 (4): 1032-1041.

9. MIHATSCH W, BRAEGGER C, BRONSKY J, et al. ESPGHAN/ESPEN/ESPR/CSPEN guidelines on pediatric parenteral nutrition. Clinical nutrition (Edinburgh, Scotland), 2018, 37 (6 Pt B): 2303-2305.

10. 《中华儿科杂志》编辑委员会, 中华医学会儿科学分会新生儿学组, 中华医学会儿科学分会儿童保健学组. 早产、低出生体重儿出院后喂养建议. 中华儿科杂志, 2016, 54 (1): 6-12.

11. CHO W K, SUH B K. Catch-up growth and catch-up fat in children born small for gestational age. Korean J Pediatr, 2016, 59 (1): 1-7.

12. CAMPISI S C, CARBONE S E, ZLOTKIN S. Catch-up growth in full-term small for gestational age infants: a systematic review. Adv Nutr, 2019, 10 (1): 104-111.

13. TAINE M, CHARLES MA, BELTRAND J, et al. Early postnatal growth and neurodevelopment in children born moderately preterm or small for gestational age at term: a systematic review. Paediatr Perinat Epidemiol, 2018, 32 (3): 268-280.

14. SINGHAL A. Long-term adverse effects of early growth acceleration or catch-up growth. Ann Nutr Metab 2017, 70 (3): 236-240.

15. NAM H K, LEE K H. Small for gestational age and obesity: epidemiology and general risks. Ann Pediatr Endocrinol Metab, 2018, 23 (1): 9-13.

16. FENTON T R, NASSER R, ELIASZIW M, et al. Validating the weight gain of preterm infants between the reference growth curve of the fetus and the term infant. BMC Pediatr, 2013, 13: 92.

第十七章

早产儿出院后营养

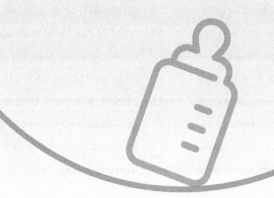

早产儿出院后科学、恰当的营养管理,不仅是早产儿实现体格上追赶生长的保证,也是促进神经系统发育、心理行为正常发展的有效措施。越来越多的研究表明出生后过快的生长会增加早产儿在儿童、青少年乃至成年期代谢性疾病如肥胖、高血压、糖尿病、代谢综合征等慢性疾病的患病风险。在出生后住院期间,早产儿的营养管理目标是维持营养和代谢的平衡,并逐步实现稳定生长。出院后的营养管理目标是达到恰当的追赶生长,"恰当"是指早产儿体格生长稳步增长,逐渐达到同龄儿童生长标准,同时最大限度地有利于其远期健康。

第一节 早产儿出院后营养管理和随访

大多数早产儿出院时胎龄不足 40 周,体重在 2 000g 左右。由于宫内营养(包括能量、各类营养素)储备少,各系统发育不成熟,出生后存在宫外生长发育迟缓的状况以及面临的患病概率较普通足月儿更高。早产儿在生长、发育上面临的风险高,需要的营养支持更为显著。出院后早产儿更是面临满足正常生长及达到追赶生长两方面的需求,因此早产儿出院后的营养通常仍需强化。胎龄、出生体重、出生后严重并发症等众多因素都会对早产儿的生长产生影响,在出院后的追赶生长过程中,不同早产儿面临的营养风险存在很大差异,这样的差异应成为对早产儿进行营养管理的考量因素。根据 2016 年中华医学会儿科学分会儿童保健学组与新生儿学组共同制订了《早产、低出生体重儿出院后喂养建议》,指出在早产儿出院时进行营养风险程度的评估和分类是对早产儿进行出院后营养管理的第一步,随后根据评估分类的不同进行喂养指导、喂养方案的制订,并在随访和监测过程中进行动态评估与调整,从而实现每一个早产儿个体化有针对性的营养管理。

一、早产儿营养风险程度的评估

早产儿在宫内生长、生理等各方面的成熟度和足月儿有着显著差异,在补足宫内营养缺口、促进出院后生长、维持生理功能发展上每个早产儿之间也存在明显差异。对每个早产儿进行精准的营养管理需要以发现、良好地衡量差异为基础,对每个早产儿的营养需求进行初步评估是实现个体化精准管理的前提。在每个早产儿出院前进行早产儿营养风险程度的评估可以初步评估早产儿的营养需求,评估的内容包括出生胎龄、出生体重、是否有宫内发育迟缓、经口喂养能力、已达奶量、体重增长、是否有宫外生长发育迟缓以及并发症等 8 个方面(表 17-1),评估结果分为高危(high risk,HR)、中危(moderate risk,MR)和低危(low risk,LR)3 类,新生儿科医生应根据营养风险的评估结果给予出院后喂养的初步建议。应注意的是,营养风险程度的分类是相对的,喂养的初步建议仅代表早产儿出院当时的适宜喂养方式,早产儿随后的喂养可能会有变化,在早产儿出院后的连续随访、监测中应进行动态评估,根据评估结果随时调整喂养方案。

表 17-1　早产儿营养风险程度的分类

早产儿分级	胎龄/周	出生体重/g	IUGR	经口喂养	奶量/(ml·kg⁻¹·d⁻¹)	体重增长/(g·d⁻¹)	EUGR	并发症#
高危	<32	<1 500	有	欠协调	<150	<25	有	有
中危	32~34	1 500~2 000	无	顺利	>150	>25	无	无
低危	>34	>2 000	无	顺利	>150	>25	无	无

注:IUGR.宫内发育迟缓;EUGR.宫外生长发育迟缓;# 包括支气管肺发育不良、坏死性小肠结肠炎、消化道结构或功能异常、代谢性骨病、贫血、严重神经系统损伤等任一条。

二、早产儿出院后喂养

根据早产儿出院时营养风险评估的分级结果选择相应的喂养方案,喂养方案应兼顾乳类食物的选择与使用、半固体食物与固体食物的添加、其他营养补充剂的使用。

1. 乳类制品的选择与使用　早产儿出院后喂养可考虑使用的乳类食物包括母乳、母乳＋母乳强化剂、早产儿配方乳、早产儿过渡配方乳(又称早产儿出院后配方乳)、普通配方乳、特殊配方乳,每种乳类食物对能量、蛋白质、脂类、碳水化合物及各种微量营养素的供给量存在很大差异(表 17-2)。以母乳添加母乳强化剂、早产儿配方乳、早产儿出院后配方乳对早产儿进行喂养的方式称为强化营养,其中母乳添加全量母乳强化剂、早产儿配方乳为全量强化营养,母乳添加半量母乳强化剂、早产儿出院后配方乳为半量强化营养。一系列研究表明,出院后进行强化营养的早产儿在体重、身长、头围的追赶生长上表现出明显优势,同时强化营养也有助于改善早产儿的身体组织成分,增加瘦体重的比重。

在具体制订乳类食物的喂养方案(表 17-3)时,母乳喂养应作为首选。从营养素供给上看,母乳虽然不能满足早产儿所有营养素的需求,但母乳在营养物质的消化/吸收与利用、疾病的预防、母婴良好关系的建立上有着其他代乳品不可替代的优势。其次,需要根据营养风险程度判断早产儿出院后是否需进行强化营养:中危、高危早产儿应选择强化营养,一般而言,中危、生长速度良好的早产儿强化营养至纠正月龄 3 个月左右;高危、并发症多、存在宫内外生长发育迟缓的早产儿强化营养至纠正月龄 6 个月左右,个别生长速度一直平缓的早产儿可至 1 岁。随后根据母乳量的供给是否充足确定喂养时的具体操作方案。如早产儿诊断为牛奶蛋白过敏且母乳不足,则需使用深度水解蛋白配方乳或氨基酸配方乳,因为目前尚无早产专用的深度水解蛋白配方乳或氨基酸配方乳可供选择。

表 17-2 每 100ml 不同乳类制品的主要营养素含量

乳类制品	早产儿母乳	全量强化母乳	早产儿配方乳	早产儿过渡配方乳	普通婴儿配方乳
能量 /kJ	280	334~335	334~343	305~309	281~284
蛋白质 /g	1.6	2.5~2.8	2.8~3.5	2.6~2.8	1.4~1.6
脂肪 /g	3.5	4.1~4.3	4.1~4.3	3.4~4.1	3.5~3.6
碳水化合物 /g	7.3	7.9~9.6	9.7~11.0	9.9~10.5	7.3~7.6
钙 /mg	25	112~138	135~180	100~120	51~53
磷 /mg	14.5	60.0~78.0	75.0~100.0	58.0~66.0	27.0~36.0
铁 /mg	0.09	0.46~1.36	1.80~1.90	1.60~1.80	1.00~1.20
维生素 A/IU	48	983~1 210	750~1 500	350~460	200~204
维生素 D/IU	8.0	120.0~304.0	150.0~240.0	70.0~91.0	40.5~41.0
维生素 E/IU	0.39	4.20~6.00	4.00~6.50	3.10~4.40	1.35~1.36
维生素 K/µg	2.0	7.7~11.0	7.5~12.0	8.0~11.0	5.4~5.5

表 17-3 早产儿乳类喂养方案

营养风险分级	母乳喂养	部分母乳喂养	配方乳喂养
高危早产儿	全量强化母乳喂养至胎龄 38~40 周后,调整为半量强化 半量强化时鼓励部分直接哺乳、部分全量强化的方式	母乳量>50% 时,全量强化 + 早产儿配方乳至胎龄 38~40 周,调整为半量母乳强化 + 早产儿过渡配方乳 母乳量<50% 时,母乳直接哺喂 + 早产儿配方乳至胎龄 38~40 周,调整为母乳直接哺喂 + 早产儿过渡配方乳	早产儿配方乳至胎龄 38~40 周,调整为早产儿过渡配方乳
	一般应用至早产儿纠正月龄 6 月龄,或达到理想追赶生长指标		
中危早产儿	全量强化母乳喂养至胎龄 38~40 周后,调整为半量强化 半量强化时鼓励部分直接哺乳、部分全量强化的方式	母乳量>50% 时,全量强化 + 早产儿配方乳至胎龄 38~40 周,调整为半量母乳强化 + 早产儿过渡配方乳 母乳量<50% 时,母乳直接哺喂 + 早产儿配方乳至胎龄 38~40 周,调整为母乳直接哺喂 + 早产儿过渡配方乳	早产儿配方乳至胎龄 38~40 周,调整为早产儿过渡配方乳
	一般应用至早产儿纠正月龄 3 月龄,或达到理想追赶生长指标		
低危早产儿	鼓励直接哺乳,按需喂养,保证哺乳次数,最初喂养间隔应在 3 小时之内,包括夜间 追赶生长不理想、血生化指标异常时,应用母乳强化剂,直至生长满意、血生化正常	鼓励直接哺乳 + 普通婴儿配方乳 追赶生长不理想时,普通婴儿配方乳调整为早产儿过渡配方乳,直至生长满意	采用普通婴儿配方乳

（1）高危早产儿的乳类选择与使用：首选母乳喂养，出院时进行全量强化。此时为保证全量强化，每次母乳需挤出以奶瓶喂养。至纠正胎龄38~40周后，母乳强化调整为半量强化，此时喂养方式有2种选择：一种是继续泵母乳，添加的母乳强化剂减半，以奶瓶喂养；另一种是一半时间母亲亲自哺乳、另一半时间泵奶后添加全量母乳强化剂，同样达到总母乳量的半量强化，这种方式应予以鼓励与支持。在临床上指导母亲亲自哺乳，可为将来停止强化后母亲直接哺乳做准备。如果母亲母乳量不足，则需根据母乳量的多少衡量和安排喂养方案。出院时如果母乳量≥50%每日总量，则母乳全量强化，不足部分添加早产儿配方乳至纠正胎龄38~40周，之后转换为母乳半量强化，不足部分添加早产儿过渡配方乳；母乳量<50%每日总量，采用母亲直接哺乳加早产儿配方乳的方式喂养至纠正胎龄38~40周，之后改为母亲直接哺乳加早产儿过渡配方乳，为保证和维持母乳的分泌，建议每次婴儿饥饿时均先母亲喂哺母乳，不足时再添加奶粉，即采用补授法以保证母亲喂哺次数可达到每天8次以上。在无法进行母乳喂养或出院时母亲已放弃母乳喂养时，则选择早产儿配方乳喂养至纠正胎龄38~40周，之后转换为早产儿过渡配方乳。通常高危早产儿乳类强化营养至纠正月龄6月龄或达到理想的追赶生长目标。

（2）中危早产儿的乳类选择与使用：与高危早产儿的强化营养一致，主要区别在于强化营养维持的时间不同。同样首选母乳喂养，出院时进行全量强化至纠正胎龄38~40周后，母乳强化调整为半量强化，鼓励部分由母亲亲自哺乳、部分母乳添加全量母乳强化剂，实现半量强化母乳喂养。母乳量不足时，亦分为两种情况：①母乳量≥50%，则全量强化母乳加早产儿配方乳至纠正胎龄38~40周，之后转换为母乳半量强化加早产儿过渡配方乳；②母乳量<50%，则母亲亲自哺乳加早产儿配方乳的方式喂养至纠正胎龄38~40周，之后转换为母亲直接哺乳加早产儿过渡配方乳（鼓励补授法）。在完全配方喂养时，先应用早产儿配方乳喂养至纠正胎龄38~40周，后转换为早产儿过渡配方乳。通常中危早产儿乳类强化营养至纠正月龄3月龄左右或达到理想的追赶生长目标。

（3）低危早产儿的乳类选择与使用：出院时评估为营养风险低危的早产儿初始时不建议乳类强化营养，而采用普通婴儿的喂养方案，即鼓励、支持纯母乳喂养，当母乳不足时，以补授的方式添加普通婴儿配方乳，如不能进行母乳喂养，则建议给予普通婴儿配方乳。需要关注的是，虽然这类早产儿胎龄较大（>34周）、出生体重较大（>2 000g）、出生前后无生长迟缓的情况、不伴有严重的并发症，营养风险程度相对低，但因为是早产儿，与普通足月儿相比，仍然存在营养累积少、生长需求大的特点，因此需要保证足够的喂养次数和奶量。在母乳喂养时坚持按需哺乳，指导母亲学会识别婴儿饥饿的信号及时哺喂，保证每天的喂养次数，最初喂养间隔应在3小时之内，包括夜间哺乳间隔时间也不应超过3小时。而在随访监测中，如果发现低危早产儿出现生长缓慢或血生化异常，应给予及时的强化营养，包括母乳喂养者添加母乳强化剂,部分母乳喂养者将普通婴儿配方乳转换为早产儿过渡配方乳,直至生长满意或血生化正常。

(4)乳类强化营养的持续与停止:中危、高危早产儿是出院后进行强化营养的主要人群。一般情况下,建议中危早产儿强化营养至纠正月龄3个月左右,高危早产儿强化营养至纠正月龄6个月左右。在早产儿个体化营养管理中,更为强调根据早产儿的个体生长状况来决定强化营养停止时间。个性化的停止时间有赖于对早产儿理想追赶生长目标的确定,理想的早产儿生长是达到合适追赶生长与预防慢性病发生之间的平衡。目前的共识是将"早产儿体格生长各指标(包括体重、身长、头围)达到纠正同月龄的P_{25}~P_{50},小于胎龄儿达到纠正同月龄>P_{10},同时注意避免身长别体重(体重/身长)>P_{90}"设为追赶生长目标。达到上述理想指标时可逐渐停止强化营养,转换为普通婴儿的喂养方式,同时注意进行连续的监测。

2. 过渡期食物的引入 随着婴儿月龄的增长,营养素需求发生变化,体格生长、消化系统功能和神经心理行为的逐渐发育,均要求婴儿逐渐完成纯乳类向成人化的固体食物的转换,食物的转换不是一蹴而就的,通常会经历一段较长的过程,该过程被称为过渡期,这一时期从固体食物引入开始通常会持续到儿童2岁。在过渡期中添加的各种非乳类食物,包括固体、非固体、液体食物及各种商品化的食物,被称为过渡期食物,又称辅食或断乳食物。过渡期食物的引入会直接影响婴幼儿各种营养素的摄入量,在此期出现

的营养缺乏或过量,很大程度上与过渡期食物引入不当有关,而早产儿因辅食添加不当引起的风险是足月儿的4~10倍。而在过渡期的营养管理中,除了需要考虑营养素的供给,提供合适的食物种类外,还需要兼顾婴幼儿运动、口腔感觉运动、社会情绪等心理发展的需要,提供合适的食物性状以及恰当的喂养行为,促进婴幼儿饮食技能与行为的发展。根据食物的性状和种类,过渡期食物可分为第一阶段半固体食物及第二阶段固体食物。半固体食物是泥糊状、蓉状的食物,通常适用于纠正月龄4~6月龄刚开始添加辅食的早产儿;固体食物是增加了食物黏稠度、粗糙度的种类丰富的婴幼儿食物,适用于已适应半固体食物的纠正月龄7~9月龄以上的早产儿。

(1)食物引入的时间:早产儿过渡期食物的引入时间需要考虑其生理、心理发育成熟度,食物引入过早不仅会影响乳类摄入量,还可能因添加食物与消化功能的成熟度不相符而造成消化不良、食物不耐受,食物引入过晚则可能导致营养素摄入得不合理、进食技能与行为得不到适宜的锻炼等不利情况。与普通婴儿引入时间相似,引入乳类以外食物的时间并无严格规定,一般为纠正月龄4~6月龄,胎龄大、发育成熟度良好的早产儿引入时间相对早,胎龄小、成熟度差的早产儿引入时间相对迟。从已有的文献报道中可知,相较于辅食添加过迟,辅食添加过早在早产儿中更为多见,主要是因为家长或医务人员不考虑纠正月龄而直接从生理年龄出发添加食物。个体化地评估早产儿各方面的能力,判断婴儿是否具备了适应过渡期食物的能力,可以帮助家长掌握

每个婴儿添加辅食的合适时机。

当早产婴儿达到纠正月龄4月龄以上,并出现了以下行为表现时,可以考虑尝试添加辅食:①在扶坐时头控良好,可通过转头表示对食物的需要,如头转向食物或勺子表示接受食物、吃饱后头转开表示拒绝;②挺舌反射消失,即用勺子喂养时婴儿不会将食物或勺子吐出;③规律喂养,每次乳类喂养后表现得不满足,容易饿;④对成人进食的兴趣明显增加,看到他人进食出现流涎、伸手等表现。

(2)引入食物的选择:满足婴幼儿的营养需求是辅食添加的重要原因,辅食的引入必须考虑婴幼儿营养的需要。根据WHO的建议,理想的婴幼儿辅食应富含能量、蛋白质及各种微量营养素(尤其是铁、锌、钙、维生素A、维生素C和叶酸)。为了维持正常的生长速度,辅食的能量应至少达到每100ml或100g提供60kcal左右的能量,如果母乳是主要的乳类来源,应尽量达到每100ml或100g辅食提高80~100kcal能量,这就需要辅食比较稠厚并含有一定的脂类。从不同天然食物的营养价值分析,谷类、薯类食物和淀粉类蔬菜水果是提供碳水化合物和能量的主要来源,但蛋白质、脂肪含量低;各种动物性食物是蛋白质、铁、锌的良好来源,其中畜类(猪牛羊)的瘦肉、动物肝脏可提供血红蛋白来源的更易吸收的铁且可提供丰富的维生素A;蛋黄也可提供较高含量的蛋白质和维生素A,但无法提供足够的铁元素;豆类及其制品是蛋白质的良好来源,并可提供一定量的铁;新鲜蔬菜水果是提高维生素C的主要食物,其中深色的水果、蔬菜,如胡萝卜、南瓜、芒果、木瓜、菠菜等,还富含胡萝卜素,可在体内转换为维生素A。随着工业化程度的提高,商品化的婴幼儿辅食也越来越丰富,其中强化食品可为婴幼儿提供相应的强化营养素。

为婴儿选择的第1种辅食应易消化和吸收、易制备、不容易导致过敏且富含铁元素,通常把强化铁的米粉作为首选。随后逐渐增加辅食品种,每次只引入一种新的食物,逐渐做到食物多样化,食物来源于不同种类是保证食物多样化的有效方法。联合国儿童基金会(United Nations International Children's Emergency Fund,UNICEF)将婴幼儿食物分成了8大类:①母乳;②谷物、根茎类,如面粉、大米、小米、红薯、土豆等;③豆类、坚果和种子类,如黄豆、豆腐、花生仁、核桃仁、腰果等;④奶制品类,包括配方奶、鲜奶、酸奶、奶酪等;⑤肉类,如畜肉、禽类、鱼类及肝脏等动物内脏;⑥蛋类,包括鸡蛋、鸭蛋、鹌鹑蛋等;⑦富含维生素A的蔬果水果,如胡萝卜、羽衣甘蓝、南瓜、绿色蔬菜、芒果、蜜橘等;⑧其他蔬菜水果,如小油菜、娃娃菜、生菜、苹果、香蕉、梨等浅色蔬果。食物多样化是指达到上述八类食物中的五类及以上。此外,油脂(如植物油)虽不作为食物的主要种类,但也是婴幼儿辅食的重要组成部分,在添加过程中需要考量食物品种所属的种类,不过分强调食物的添加顺序,而是根据食物的营养价值、营养评估显示的婴儿的个体需要选择哪些食物优先添加。

(3)引入食物的制备:辅食的制作应保证清洁卫生、健康美味,同时适合婴幼儿进食技能的发展。随着月龄增长及口腔感觉、运动能力的发展,制作的食物应逐渐从泥糊状转换为碎状、颗粒状,再过渡至小块状、团状、块状,以有益于婴儿咀嚼、吞咽功能的发展。当婴儿表现出自主进食的愿望时,应准备一些便于用手抓握的"指状食物",鼓励其尝试自喂,如煮熟的土豆块和胡萝卜条、香蕉段、面包片、撕碎的鸡肉等。同时为了保证婴儿味觉的发展,应提供各种味道丰富的自然食物,并保持食物原味,不加盐、糖及刺激性调味品,这对于预防1岁后的偏食、挑食十分重要。而清淡食物也有利于保持健康的饮食模式,培养良好的饮食习惯,降低儿童期乃至成人期肥胖、糖尿病、高血压、心血管疾病的发生风险。辅食还应单独制作,尽量现做现吃,选择安全、新鲜的食材和水,整个制备过程保持清洁卫生、生熟分开,吃剩的食物不应给婴儿再食用,这是避免食物污染、预防感染的必要措施。

(4)食物引入原则:同普通婴幼儿添加辅食的过程一致,早产儿在引入过渡期食物时应遵循循序渐进的原则,即坚持由少到多、由稀到稠、由细到粗、由一种到多种、由单一到混合的原则。每次添加一种新食物,从少量开始逐渐加量,每种新食物需适应3~5天后再添加另一种,期间观察有无皮疹、呕吐、腹泻等不良反应。待辅食的种类和量逐渐增多,可从单一辅食转换为混合食物,如蛋黄米粉、蔬菜肉粥等。虽然辅食量和种类的增加会逐渐替代部分乳类,但乳类仍是早产儿在婴幼儿期重要的营养来源,纠正月龄6~9月龄应保证每日奶量在700~900ml,纠正月龄9~12月龄应保证每日奶量在600~800ml,纠正月龄12~24月龄应保证每日奶量在400~600ml。

(5)进食技能培养:进食技能是过渡期婴幼儿很重要的一项能力,早产儿亦是如此,应提醒和指导养育者有意识地为其提供进食技能发展的机会,包括进餐时安排合适的餐桌椅、提供与其发展水平相适应的食物和餐具,有针对性地逐步训练早产儿自主进食的能力,最终实现与家人一致的规律进餐模式。由于早产儿发育障碍、运动障碍等发育障碍性疾病的发生风险较高,进食技能的培养不应简单地以纠正月龄下的足月儿为标准给出进食技能培养的普遍建议,而应以个体化发育评估、喂养评估的结果为基础,提出适宜的喂养建议。

3. 早产儿顺应喂养 在喂养中协调养育者与婴幼儿的喂养互动,对促进婴幼儿生长发育、保证健康与社会性发展、培养良好的进食行为和习惯具有积极的意义,也越来越受到营养学家、儿科学专家的关注。"顺应喂养"的理念应运而生,并成为众多国家婴幼儿喂养建议中的重要组成部分。顺应喂养是在顺应养育模式框架下发展起来的婴幼儿喂养模式,强调喂养过程中父母和婴幼儿之间的互动,鼓励婴幼儿发出饥饿和饱足信号,并给予及时、恰当的回应,让婴幼儿逐步学会独立进食,从而获得长期健康的营养及维持适宜的生长。

早产儿的顺应喂养也是基于婴儿发出的信号或按需喂养,父母与其相互协调的喂养过程,顺应喂养应贯穿在早产儿出院后所经历的所有喂养中。在出院早期,由婴儿决定喂养时间、喂养间隔和喂养的量,但父母需要预设在两次喂养间隔中最长允许安静或睡眠的时间,以及最大的喂养量。顺应喂养强调养育者捕捉到喂养信号，早产儿的早期喂养信号主要包括安静-觉醒状态、手口姿势、吸吮手指或拳头；面露苦相、伸舌头、摇动手臂、踢脚、伸展身体、腿蹬自行车的状态等信号一般在哭闹之前出现，而哭闹是喂养的晚期信号。对于早产儿，哭闹时再给予喂养，父母已经错失开始喂养的重要信号，并导致母乳喂养婴儿含接不良、快速吸吮及吸入过多空气，并增加小儿的喂养精力和能量消耗，也会提高早产儿发育脆弱期的应激水平。

有研究表明，如果将喂养质量而非喂养的量放在优先考虑的地位，更有利于建立愉快的喂养技能和顺应婴儿的步伐，提高父母的育儿经验和新生早产儿的满足感。添加辅食后顺应喂养强调养育者提供安静、愉悦的就餐环境，与婴儿保持面对面目光的接触，一方面可以有效地观察和关注到早产儿关于食物的饥饱需求和食物偏好，另一方面可通过积极、鼓励的表情、手势和语言鼓励其进食。此外提供适合的食物、餐具，发展早产儿的进食技能也是进行顺应喂养的重要内容。顺应喂养观念的传递和家庭实践不仅可为早产儿带来积极的营养管理措施，而且有助于良好亲子关系的建立，促进心理行为的健康发展。

4. 营养素的补充 即使使用强化营养，通过乳类及其他食物提供的部分营养素有时还是不能完全满足早产儿的营养需求，这在微量营养素上表现得更为明显，为保证、维持早产儿的理想生长，促进健康，往往需考虑其他营养素的补充。尤其是胎龄<34周、出生体重<1 500g、存在宫内发育迟缓、出院前母乳喂养未使用强化营养的早产儿，被认为是铁、锌、维生素D、钙、磷及长链多不饱和脂肪酸（LCPUFA）缺乏的高危人群，在出院后的营养管理中应重视这些营养素的额外补充。

（1）维生素：母乳中的脂溶性维生素和水溶性维生素均难以满足早产儿追赶生长的需要，而母乳中水溶性维生素的含量与母亲的饮食相关，指导母亲饮食可以在一定程度上改善水溶性维生素不足的情况，而早产儿母乳很难满足维生素A与维生素D的需要。不同国家和专业机构对维生素A、维生素D的推荐有所不同，根据我国中华预防医学会儿童保健分会的《中国儿童维生素A、维生素D临床应用专家共识》，早产儿在出生后推荐补充维生素A制剂1 500~2 000U/d，前3个月按照上限补充，3个月后调整为下限；自出生后1周开始，早产儿补充维生素D制剂800U/d，3个月后改为400U/d。这些补充量应包括食物及营养素补充剂中的含量。

（2）矿物质：铁缺乏在早产儿中十分常见，出院后早产儿强化铁营养已成为普遍的共识，根据目前大部分国家采用的建议，早产儿出生后2~4周需开始补充铁元素2mg/（kg·d），直至纠正年龄1岁。在营养管理中，更强调根据血红蛋白和血清铁蛋白浓度进行个体化调整，建议出院时进行铁蛋白的检测，如果铁蛋白<35μg/L，可将铁元素量增加到3~6mg/（kg·d）；如果铁蛋白>300μg/L，通常是住院期间多次输血的结果，则应延迟补铁。锌是一种与生长发育密切相关的微量营养素，锌含量在哺乳期的最初几个月将逐渐下降，从初乳中的8~12mg/L到出生后1个月的 1~3mg/L,而有研究显示早产儿母乳中的锌浓度明显低于相应纠正月龄足月儿母乳中的锌浓度,但由于锌缺乏状态的检出尚无准确的生物学标志物,难以判断锌不足的程度和作出锌缺乏的诊断。关于预防性补锌的剂量、频率和持续时间,还没有相同的建议,倾向于在生命第 1 年给予锌元素的补充,特别是生长缓慢的母乳喂养早产儿,补充量可参考锌的预防量 1~2mg/(kg·d)。

钙、磷对早产儿的骨骼发育非常重要,代谢性骨病的发生与钙、磷营养状况直接相关。全肠内喂养的早产儿,美国儿科学会(AAP)推荐钙补充量为 140~160mg/100kcal,磷补充量为 95~108mg/100kcal;ESPGHAN 推荐钙补充量为 70~140mg/100kcal,磷补充量为 50~86mg/100kcal。我国关于钙、磷的推荐摄入量为钙元素 70~120mg/(kg·d),磷元素 35~75mg/(kg·d)。至于钙、磷补充的持续使用则尚无明确说明,鉴于早产儿达到骨矿化正常需经历较长时间,母乳喂养的早产儿至 2 岁时才能达到足够的骨矿化,Laura 等推荐 1 岁内考量钙、磷的补充,并在随访中检测骨代谢情况。

应注意的是,以上所有矿物质的补充量、推荐量均包括了母乳、母乳强化剂、配方乳、各种食物和营养补充剂中的总量。

(3)长链多不饱和脂肪酸(LCPUFA):LCPUFA 对于早产儿视力和神经发育具有非常重要的作用,二十二碳六烯酸(DHA)和花生四烯酸(ARA)是最主要的 LCPUFA,而且 DHA 和 ARA 按合适的比例同时配给似乎比单独补充其中一种更为重要。母乳喂养是获得 LCPUFA 的最佳途径,

早产儿母乳中的 DHA 虽高于足月儿的母乳,但母乳中 LCPUFA 的含量受母亲膳食影响较大,应对母亲的膳食进行营养指导,保证摄入足够富含 LCPUFA 的食物,如鱼类、坚果类食物。目前对早产儿的推荐补充量为 DHA 55~60mg/(kg·d),ARA 35~45mg/(kg·d),建议补充至胎龄 40 周。

5. 早产儿出院后喂养的常见问题

(1)小于胎龄早产儿的喂养:小于胎龄早产儿存在明显的宫内生长受限,可能与母亲、胎盘及胎儿自身相关,不同的原因在追赶生长过程中表现出的特征有所不同,多数 SGA 通过适宜的喂养方案可出现不同程度的追赶生长,在生后 2~3 年内达到正常水平。根据目前的研究结果,SGA 的喂养策略主要应根据胎龄而不是出生体重来确定,营养风险程度评估为中危及高危的早产儿也需要进行强化营养,而理想的追赶生长指标为体格生长各项指标达到 P_{10} 以上,尤其是头围与身长的增长,以有利于远期健康。对于存在严重宫内发育迟缓($<P_3$)的小于胎龄早产儿在使用强化营养过程中始终处于生长缓慢的状态时,应分析原因,除外内分泌、代谢、染色体基因异常等,及时转诊治疗。此外,对于线性生长速度正常的 SGA,即使未达到 P_{10} 的追赶目标,也不宜无限延长强化喂养的时间。

(2)强化营养中的乳类转换问题:在强化营养转换为普通喂养的过程中,应逐渐减少母乳强化剂或早产儿配方乳(或早产儿过渡配方乳)的使用,强化并不只有全量和半量两种选择,可以根据早产儿的奶类摄入量、强化营养的接受度、耐受情况及生长速度调整强化营养的使用,1/3 强

化、1/4 强化可以在强化营养中过渡或维持使用。市售不同品牌的母乳强化剂、早产儿配方乳、早产儿过渡配方乳的营养素含量虽在统一的标准范围内，但仍具有明显的差异性，无论是进行哪种乳类强化方式，均应对早产儿使用的强化物有所了解，并根据使用情况对早产儿主要营养素的摄入情况进行计算。

（3）辅食添加的误区：在保证一定奶量的基础上添加辅食家长往往能够做到，但在添加过程中家长常忽视辅食也是食物的事实，频繁喂养、在规律喂养奶类食物的同时随时喂养辅食十分多见，在喂养指导时应关注辅食添加后合适进食安排的指导。在纠正月龄 4~6 月龄时，需综合评估早产儿生理、心理发育成熟度，适时、恰当地引入辅助食品，保证早产儿合理地添加辅食，并帮助、引导其进食能力的不断升高（图 17-1）。开始添加辅食时，辅食作为奶类的补充，可以在一次奶类喂养后添加，也可以在两次喂养之间添加，此时会逐渐拉长乳类的喂养间隔，随着辅食量的增加，辅食的量可以替代一次乳类，达到每天辅食喂养 1 次，乳类喂养 5~6 次；至纠正月龄 7~9 月龄时，可以每天辅食喂养 2 次，乳类喂养 4~6 次；纠正月龄 10~12 月龄时，每天辅食喂养 2~3 次，乳类喂养 4~5 次；纠正年龄 1 岁后每天辅食喂养 3 次，乳类喂养 3 次。

三、营养随访与监测

如果说喂养是早产儿出院后营养管理的最重要家庭措施，那么随访与监测就是早产儿出院后营养管理的最重要医学措施，喂养与监测共同构成了早产儿出院后营养管理最重要的两个举措。

1. 随访与监测频率 一般根据纠正月龄安排随访时间和监测频率，建议出院后至纠正月龄 1 月龄每 2 周随访 1 次，纠正月龄 1~6 月龄每月 1 次，纠正月龄 6~12 月龄每 2 个月 1 次，纠正年龄 1 岁后每 3~6 个月 1 次，2~3 岁每 6 个月 1 次，3 岁后每年 1 次，建议随访在儿童期持续进行，以了解其最终的生长结局。对于营养风险程度高的早产儿，在生命早期应增加监测频次，高危早产儿在出院后 1~2 周应进行出院后的首次随访，并在 1 岁内尽量每月随访 1 次。在监测过程中，如遇到生长不良、营养代谢紊乱等情况，应随时增加监测频次，缩短随访间隔，动态观察、评估是监测的核心。

2. 随访与监测内容 早产儿出院后的随访监测以生长、发育监测及定期评估为中心，内容涉及营养评估（具体见本章第二节早产儿出院后营养评估）、神经心理发育评估、实验室检查、视听等特殊检查等。虽然营养评估是营养管理的主要内容，但不应忽视其他监测在早产儿喂养指导中的重要作用，姿势、运动、认知、社交沟通等各种能力的发展直接影响早产儿喂养，而营养状况也会影响到早产儿神经、心理的发育，应以"全人观""整体观"评价、监测早产儿的整个生长发育过程，细致、精准地做好早产儿出院后管理，而不应在管理中顾此失彼。

3. 转诊与多专科合作 根据我国各地区的医疗条件，参与早产儿出院后管理的专业人员包括了新生儿科、儿科、儿童保健科的医务人员。

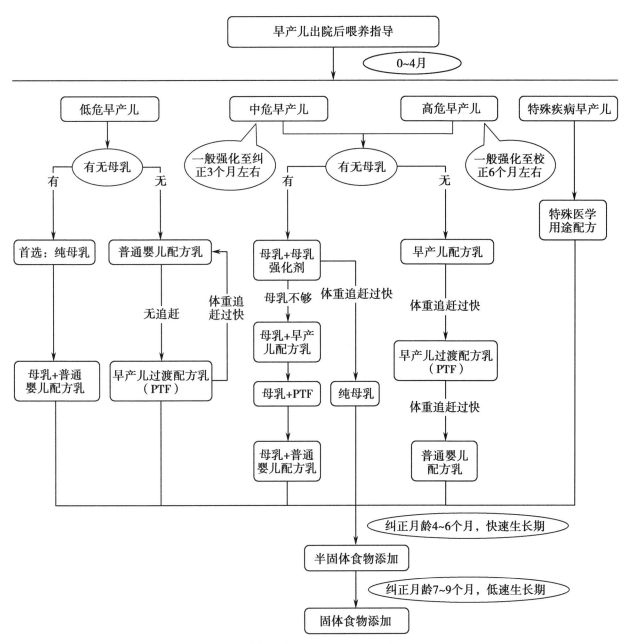

图 17-1 早产儿出院后喂养方案

对于管理中发现、识别、诊断的由于支气管发育不良、胃食管反流、多种食物过敏、严重先天性心脏病、短肠综合征、神经系统损伤等疾病原因造成的营养不良、生长迟缓、喂养困难应寻求多专科的合作或及时转诊，相应可能涉及的专科包括呼吸科、消化科、康复科等，其间的定期监测和随访仍是必不可少的。

四、家长宣教

在早产儿出院后的管理中，家长宣教是不容

忽视的重要部分,早产儿出院后的喂养、护理、疾病预防均有赖于家长育儿技能的掌握。在早产儿出院前,应指导家长家庭喂养和护理的方法,学会观察早产儿生命体征和异常情况,如何预防和紧急处理喂养过程中的不良事件,包括吐奶、呛咳、排便困难等。在随访过程中,应就每次的评估结果与家长进行讨论,就存在的问题、改进的方法提出指导意见和建议,便于家长在家庭中展开营养干预、发展促进,使家长在随访中掌握每个阶段早产儿发展的特点,不断提高自己的养育技能,从而了解随访的必要性,肯定随访给早产儿带来的帮助,提高随访依从性。

小结:早产儿出院后营养建议

1. 早产儿出院后营养管理和随访是个性化的过程,出院时必须进行营养风险评估,这是出院后喂养指导的起点。

2. 对中高危营养风险的早产儿需及时进行乳类制品强化营养的应用,根据个体喂养的耐受状况、母乳量、母婴喂养技能等合理使用,包括母乳强化剂、早产儿配方乳、早产儿出院后配方乳在内的强化营养制品。

3. 及时补充其他营养素制剂,如维生素、矿物质、多不饱和脂肪酸等。

4. 早产儿纠正月龄4~6月龄时,需综合评估早产儿生理、心理发育成熟度,引入辅助食品。

5. 监测和随访是保证实施个体化营养与喂养管理的有效而必要的工具,在随访中需要与家长密切合作,才能共同做好早产儿管理的工作。

(张 敏)

第二节 早产儿出院后营养评估

营养的内涵包括营养物质、营养行为与营养氛围,与之相适应的营养评估包含营养状态评估与饮食行为评估。营养状态评估是了解个体的营养状况,分析个体是否存在能量及营养素缺乏、过剩或不均衡。饮食行为评估是了解个体在进食中的进食技能、进食行为及喂养行为,饮食行为的发展有一定的过程,儿童早期的饮食行为与其营养物质的获得及健康良好饮食习惯的习得具有密切联系。早产儿出院后的营养评估也应包含营养状态评估与饮食行为评估。

一、营养状态评估

营养状态评估的主要内容包括体格测量与生长评价、临床表现、体格检查、膳食调查与分析,在实际操作中通常按"ACDB"的流程进行,即"A"体格测量(anthropometric measurement)是第一步,通过生长评价对营养状况做初步了解;随后通过病史询问与采集,辨别有无营养不良发生的相关高危因素、症状与体征,这属于第二步"C"临床表现(clinical indicators);第三步"D"膳食评价(dietary assessment),了解儿童进食安排、进食种类与量,通过食物摄入量换算出营养素摄入量,评价营养素摄入减少或过剩的发生风险;最后进行第四步"B"生化或实验室检测(biochemical or laboratory tests)辅助诊断、明确营养状态,评估是否存在营养缺乏、过剩或不均衡的情况。

二、体格测量和生长评价

生长评价是最直观、最简单评估儿童营养状况的方法,早产儿的生长评价应贯穿在每次的随访管理过程中,且生长评价应包括生长水平评价、生长速度评价与匀称度评价。

1. 体格测量指标　体格测量的指标众多,在早产儿生长评价中应使用的指标有年龄别体重、年龄别身长、年龄别头围、身长别体重。需要注意的是,WHO 的"2006 年 5 岁以下儿童生长标准"(简称世卫标准)中 2 岁及以下使用身长,2 岁以上使用身高;根据我国 2005 年九省(市)儿童体格发育调查数据制订的"中国 0~18 岁儿童生长参照标准"(简称九市标准)中 3 岁及以下使用身长,3 岁以上使用身高。医生根据所选择的参照标准来确定测量时儿童的体位,如儿童在测量时不能很好地独立站立或哭闹,可以选择仰卧位测量身长,身长值减 0.7cm 约等于身高值。

2. 生长标准的选择　生长评价基于与生长标准的比较,早产儿生长评价的标准选择可分为胎龄 40 周前和胎龄 40 周后 2 大类。

胎龄 40 周前,倾向于选择不足 40 周的胎儿/新生儿的生长指标作为早产儿的生长标准。随

着各类研究的开展,基于不同人群、不同方式制订的早产儿生长标准逐渐增多,如 Fenton 生长曲线、胎龄相关最适体重(gestation-related optimal weight,GROW)早产儿生长标准、Intergrowth-21st 标准等,但比较公认和普遍使用的仍是 Fenton 生长曲线,我国《早产、低出生体重儿出院后喂养建议》中也推荐将 Fenton 生长曲线作为胎龄 40 周前的生长标准。Fenton 生长曲线最初成形于 2003 年,采用 meta 分析的方法纳入来自加拿大、瑞典、澳大利亚、美国 4 国大样本的人口调查研究数据制成,反映了胎龄 22~50 周(即纠正胎龄足月后 10 周)的胎儿及新生儿的体重、身长、头围等体格指标的变化。

研究数据包括 2 部分:①从出生至纠正胎龄足月期间测量的新生儿体格数据;②纠正胎龄足月后测量的新生儿体格数据。2013 年 Fenton 等对其进行了修订,纳入更多国家、地区的早产儿生长数据,样本量约有 400 万,增加了性别之分,并能更好地与 2006 年 WHO 儿童生长标准衔接与协调,支持将早产儿的生长发育监测过渡到对儿童生长发育的监测。同时,2013 版 Fenton 早产儿生长标准使用精确胎龄的概念,可以根据新生儿胎龄、体重、身长、头围等数据计算新生儿当下生长状况所处生长曲线准确的百分位数及 Z值(详见第十三章早产儿营养评估)。

胎龄 40 周后可参考普通足月儿的生长标准,我国目前儿童生长评价所参照的生长标准主要有 2 种——世卫标准和九市标准。两种标准均可在临床选择使用,考虑种族等因素对生长的影响,建议 2 岁以上儿童选择我国本土的生长

标准。

儿童生长标准参照值通常被制作成生长标准数值表和生长曲线图供临床上使用。生长标准数值表和生长曲线图均有"百分位数法"和"标准差法"2种表示形式。

3. 生长评价内容

(1)生长水平:指儿童个体在某一年龄时点所测单项体格生长测量值(身长/身高、体重、头围、身长别体重)与参照的生长标准进行比较,体现了被测儿童个体在同年龄同性别人群中所处的位置,为该儿童生长的现况水平。早产儿在参照世卫标准或九市标准时,均应以纠正年龄作为年龄时点与参照标准进行比较,一般情况下,早产儿应用纠正年龄至2岁,<28周早产儿可纠正至3岁。纠正年龄是以胎龄40周(预产期)为起点计算后得出的年龄,计算方法为纠正月龄=实际月龄-早产周数,早产周数=足月胎龄-出生胎龄。如一早产儿胎龄为32周,如果实际年龄为出生后3月龄,其早产周数=40周-32周=8周(2个月);其纠正年龄=3个月-2个月=1个月,该早产儿目前纠正月龄为1个月,生长评价时应与1月龄正常婴儿的生长标准进行比较,比较结果通常以标准差法(离差法)或百分位法表示。

(2)生长速度:是对某一单项体格生长指标进行定期、连续测量所获得的该项指标在某一时间段内的增长值,单位如g/周、cm/月。定期、连续测量的数据比单次测量的数据更有意义,纵向观察儿童生长速度可掌握儿童个体自身的生长轨迹,更能准确地评判儿童个体的体格生长

情况。

早产儿早期(胎龄40周前)的生长速度可参考胎儿宫内生长速度,约15~20g/(kg·d)。胎儿在宫内生长是非匀速的,评估不同胎龄早产儿的生长速度需参考胎龄进行(表17-4)。早产儿未满胎龄40周前可直接在Fenton生长曲线上描绘测量的体重、身长、头围值,动态监测相应指标的生长速度。

表17-4 胎儿宫内的生长速率

胎龄/周	体重增长/(g·kg⁻¹·d⁻¹)
<28	20.0
28~31	17.5
32~33	15.0
34~36	13.0
37~38	11.0
39~41	10.0

达到预产期后,早产儿的生长速度可参照普通婴幼儿的生长速度标准进行,世卫标准中有0~2岁纵向生长标准,但该数据为健康足月儿的生长速度,早产儿在追赶生长过程中应超过该标准,以早产儿纠正月龄相应月龄的生长速度为目标更为合适。此外,针对早产儿的不同纠正月龄生长速度目标值也可作为早产儿生长速度的评价标准(表17-5)。应用所选择生长标准的生长曲线图评价生长速度是最常用的生长速度评估方法,将早产儿不同纠正年龄时点的测量值在生长曲线图上描绘并连接成一条曲线,与生长曲线图中的参照曲线比较,即可判断该个体在此段时间的生长速度是正常、增长不良还是过速的。

表 17-5　早产儿生长速度参数

参数	胎龄 40 周 ~ 纠正 3 月龄	纠正 3~ 6 月龄
体重增长 /(g·周$^{-1}$)	170~227	113
身长增长 /(cm·周$^{-1}$)	1.0	0.5
头围增长 /(cm·周$^{-1}$)	0.5	0.2

（3）匀称度：早产儿的体格生长不应忽视匀称度的评价，匀称度可分为体型匀称度及身材匀称度。身长别体重（体重/身长）是常用的婴幼儿体型匀称度指标，在早产儿强化营养过程中，该指标也被视为停止强化营养的指标，避免身长别体重持续增长是防止过度营养、减少后期慢性代谢性疾病风险的重要措施。2 岁以上儿童常用年龄别 BMI 指标代表体型匀称度，尤其是对于儿童超重、肥胖的判断优于身长别体重。顶臀长（坐高）/身长（身高）、上部量/下部量等指标反映身材匀称度，在临床上主要用于协助判断内分泌代谢及骨骼发育异常疾病。

三、营养状况的临床表现

临床表现基于病史采集和体格检查两部分获得，在营养状态评估的病史采集中，应围绕与营养摄取、营养消化/吸收的相关症状、喂养史、疾病史等展开询问，引导早产儿的养育者客观、详细地描述病情现况、回忆既往，从而发现对诊断和干预有价值的信息。早产儿出生时的高危因素与并发症的发生等情况往往与其营养状态结局密切相关，即使患儿出院时已进行营养风险评估，在随访时医务人员仍应详细了解早产儿出生及出院前的疾病与处置情况。对于有明显症状的早产儿，应详细问询养育者患儿的症状，包括起始时间/年龄、部位、性质、诱因、持续时间、程度，也要问询症状的发展过程，如程度的变化、不同症状出现的先后次序、是否存在缓解或加重的各种因素等，以及已经历的诊治经过、已经做过的检查和结果。

早产儿每次随访均应进行详细的体格检查。一方面，体格检查可以帮助获得疾病的体征，为疾病判别提供方向；另一方面，通过全身体格检查还有助于发现可能的营养不良相关征象。营养状态异常可涉及全身各系统，不同的营养素可导致相同系统出现相似的体征，一种营养素的缺乏也可能导致不同系统出现生理功能变化，表现出多系统的体征（表 17-6）。

表 17-6　临床体征与可能缺乏的营养素

部位	临床体征	可能缺乏的营养素
全身	低体重、生长缓慢	蛋白质 - 能量
	水肿、活动水平下降	蛋白质
皮肤	干燥、干鳞状	维生素 A、必需脂肪酸
	干燥、变厚	亚油酸
	角化过度、毛囊周围斑秃	维生素 A
	苍白	铁、叶酸、维生素 B_{12}、铜
	日光性、压力性、外伤性皮炎	烟酸

续表

部位	临床体征	可能缺乏的营养素
皮肤	水肿	蛋白质
	瘀斑、瘀点、紫癜	维生素 C、维生素 K
	外阴、阴囊皮炎	核黄素
	伤口愈合延迟	维生素 C、锌
	皮下组织菲薄	能量
头发	无光泽、发色改变、干枯、易断	蛋白质 - 能量
指甲	薄、匙状甲	铁
眼睛	灰色结膜	铁、叶酸、维生素 B_{12}、铜
	结膜干燥、角膜软化	维生素 A
	比奥斑	维生素 A
	角膜周围充血	核黄素
口唇 / 黏膜	口角发炎	核黄素、铁
	口角干裂、唇干裂	B 族复合维生素
	牙龈肿胀、出血	维生素 C
	牙龈发红	维生素 A
	味觉减退	锌
	鼻唇沟皮脂溢出	维生素 B_6
牙齿	龋齿、牙釉质斑点或凹凸不平	氟
	牙釉质发育不全	维生素 A、维生素 D
舌	舌炎、紫色、浮肿	B 族复合维生素
颈	甲状腺肿大	碘
胸	串珠肋	维生素 D
腹部	肝大	蛋白质 - 能量
	腹胀	蛋白质 - 能量
骨骼 / 肌肉	软骨症	维生素 C、维生素 D
	颅骨软化、方颅、骨骺增宽	维生素 D
	骨压痛	维生素 C
	骨骼突出、肌肉消瘦、肌肉松软	蛋白质 - 能量
	肌肉压痛、肌肉疼痛	维生素 B_1
神经系统	眼肌麻痹	维生素 B_1、维生素 E
	手足搐搦	钙、镁
	反射减弱	维生素 E
	共济失调、感觉丧失	维生素 B_{12}、维生素 E

四、膳食评价

膳食评价是通过调查个体一定时间内膳食所摄取的能量及各种营养素的数量,分析和评定调查对象正常营养需要得到满足的程度。

1. 膳食调查方法 主要有 24 小时膳食回顾法、膳食史法、食物频数法、称重记录法、记账法等。对于年幼个体以 24 小时膳食回顾法较为简单方便,称重法较为准确。

(1)24 小时膳食回顾法:通过询问,仔细了解儿童 24 小时内实际膳食摄入情况,对其食物摄入量、种类、结构进行计算评估的一种方法。随年龄增长儿童摄入的食物种类和量波动愈发明显,而且常常在家长工作日和休息日的饮食规律和内容上差别巨大,因此单天的 24 小时膳食调查结果往往缺乏代表性,常规上选择回顾连续 3 天的情况,通常包含 2 个工作日和 1 个休息日。对于仅以奶类为唯一食物的早期婴儿而言,1 日调查就可有代表性。

回顾调查时,应调查每 24 小时内的完全进食情况,包括所有奶类、非奶类食物、水及其他饮料、零食的种类和量,可按进餐时间顺序进行询问。如无特别说明,膳食调查的重量为可食部分的生重;询问记录是否为可食部分,以便计算时去掉不可食的部分;遇到多种原料组成的混合食物,详细询问食物组成,准确估算每种食物的比例;问询儿童是否吃完全部,估算进食比例。需要注意的是,市售商品的调查应详细询问品牌、使用方法,如早产儿是否应用强化营养、强化的方式如何、强化剂如何使用、配方奶粉如何冲调、婴儿摄入的实际量等,对于过渡期的食物及其他

食物,调查前可使用食物模型或图谱帮助养育者认识各种食物大小的参考重量,并问询家中常用的容器和餐具的容量大小信息,以尽量保证估算量的准确性。此外,需要问询营养补充剂的食用情况,明确营养素补充的种类和剂量;也要问询食用油和调味品的使用情况和大致用量。

(2)食物频数法:食物种类增多后,可通过询问了解儿童在指定的一段时期内进食某些食物的频率,进行膳食的定性或半定量调查,通常回顾过去 1 周至 1 个月内的进食情况。这种方法可以较好地反映儿童较长期的饮食习惯和营养素摄取模式。

(3)称重法:通过精确称量儿童每日每餐(包括零食或点心)各种食物的生重、熟重和剩余量,计算营养素的摄入量。此方法属于前瞻性的调查,得到的膳食分析结果较为准确,但过程烦琐,门诊很少应用。

2. 膳食评价内容 膳食调查分析的结果主要是与膳食参考摄入量进行比较,从而分析能量、各种营养素摄入的量是否充足。当个体的摄入量低于平均需要量(estimated average requirement,EAR)时,说明其摄入不足的概率可达 50%;摄入量在 EAR 和推荐摄入量(recommended nutrient intake,RNI)之间时,则摄入不足的概率至少为 2%~3%;当摄入量达到或超过 RNI 时,可认为没有摄入不足的风险。通常评价能量摄入以 EAR 为参考值,评价蛋白质和其他营养素摄入量以 RNI 或适宜摄入量(adequate intake,AI)为参考值。

早产儿出院后营养素推荐量尚无统一范围,总体原则为追赶生长阶段需要的各类营养素较多,达到追赶生长、由强化营养转换为普通喂养方式后,

可参考纠正年龄相应的营养素推荐量。除了评价营养素摄入的量是否充足外，膳食评价内容还包括宏量营养素供能比例、餐次中能量分布。因为个体对营养素的需求存在很大差异，在膳食评价的实际应用中，不能简单地以评价结果说明儿童的营养状态，应结合营养状态评估的其他内容综合评价。

五、实验室检查

目前营养素缺乏统一、可靠的生物学检测方法，实验室检查结果所提供的数据可能与营养素在体内的真实状况有一定的差距，不能作为儿童营养评估的主要指标，但直接、间接的实验室检查指标可为儿童营养状况的判定提供有用的线索。在早产儿出院后评估中，营养代谢指标的应用必不可少，主要集中在蛋白质、钙磷代谢、铁代谢指标的使用上。尤其是营养风险程度高的早产儿，营养代谢指标应予以定期评估与监测。

常用的代谢指标包括前白蛋白、尿素氮、碱性磷酸酶、钙、磷、血红蛋白、25-羟维生素 D 等。白蛋白、前白蛋白、尿素氮用于评估蛋白质营养状态；血红蛋白是评价铁营养的常用指标，但缺乏敏感性，血红蛋白降低提示已是铁缺乏的贫血期，应关注血常规中平均红细胞体积、平均红细胞血红蛋白含量的变化，或者以血清铁蛋白作为监测指标，动态关注铁营养，及早识别铁缺乏。碱性磷酸酶、钙、磷、甲状旁腺素、25-羟维生素 D 是常用的骨代谢指标。早产儿代谢性骨病（MBDP）发病率较高，严重影响其骨骼健康，早产儿出院后应根据 MBDP 高危因素的风险程度及 MBDP 严重程度制订随访监测计划，定期（可选择在出院时和纠正月龄 1 月龄、3 月龄、6 月龄）监测骨代谢的生化指标并评估治疗效果，同时可结合定量超声、双能 X 线吸收测定等方法进行骨密度测定，评价早产儿骨营养状况。

六、饮食行为评价

与其他行为发展一样，儿童饮食行为随着年龄、各种能力的提高经历发展的过程，从依靠他人喂养至自主独立进食，通常需要经过 2~3 年的发展过程，而良好饮食习惯的形成和持续需要更久，在此期间常伴随各种问题的发生。饮食行为问题的发生与儿童器质性疾病、口腔功能、发育进程、养育环境、不良进食经历、气质等各种因素有关，早产儿是发生饮食行为问题的高危人群。对怀疑或确认有器质性疾病的儿童，应及时转诊至专科治疗；如排除或治疗器质性疾病后，饮食行为问题、喂养困难仍持续存在，则应进行详细的饮食行为评估和干预，同时密切监测儿童的营养状态。

1. 评价内容 对于仍处在喂养阶段的婴幼儿，喂养涉及喂养人（养育者）及被喂养人（婴幼儿），喂养评估的内容应全面考虑两者在喂养活动中的表现，主要包括以下几个方面：婴幼儿的进食状态、进食技能、口腔感觉与运动技能、婴幼儿与喂养者的关系及喂养者的喂养技能等。

2. 进食状态 可分为生理状态及精神状态。

（1）评估进食的生理状态：观察进食时是否有特殊的体位及姿势，如躯干、颈部、四肢过度伸展或过度屈曲。生理状态还包括生命体征在进食时的变化，尤其是早产儿出院后的首次喂养评估时，应注意母乳喂养或使用奶瓶喂乳类制品时是否会出现心率、呼吸频率、面色等生理改变。

（2）评估进食的精神状态：从进食前的准备至喂养后的表现均能反映婴儿进食的精神状态，应观察婴儿是否喂养前即开始出现紧张状态（是否与喂养者、餐具、餐椅、用餐的房间等相关联）；进食过程中是否有哭闹、咳嗽；是否喂养后出现情绪紧张、反流、呕吐或过度哭闹。也需综合评价进食过程的整体状态，是否精神萎靡，对周围环境不感兴趣，与他人缺少言语及眼神交流；是否对除了进食以外的任何事情均感兴趣，注意力易分散，进餐时难以安坐。

3. 进食技能　这部分主要是评估对食物的主动摄取需求及能力与相应的年龄是否相适宜，与其他发展评估一致，2 岁内早产儿进食技能的发育需考虑其早产因素，不能以生理年龄作为衡量标准。评估内容包括是否可以进食与年龄相适应的食物内容和质地（糊、碎末、块、手指状食物）；是否常常回避某一种类、质地或稠度的食物；是否愿意尝试新食物（引入新食物时，家长通常会尝试多少次）；是否可以使用适合相应年龄的进食器具（手抓、勺、筷子、杯、婴儿座椅），是否具备相应年龄的自主喂食能力。通常情况下，婴儿在 7~9 月龄可以开始自己抓取食物进食，用唇从勺中吃食物，尝试自己从小口杯中饮水；10~12 月龄可以开始训练儿童自己用勺进食；12~14 月龄开始训练儿童自己用普通杯喝水；在 18~24 月龄时儿童逐渐掌握自主使用勺子完成一餐进食的能力，可以双手捧杯喝水，可以打开食物的简单包装纸和打开装食物盒子的盖子。

4. 口腔感觉和运动功能　目前尚无统一标准的测试方法来评价口腔功能，可参考婴幼儿口腔功能发展的正常过程及特殊口腔行为表现对儿童口腔的感觉和运动功能进行判断。

（1）进食液体食物：喂养液体时的吸吮和吞咽功能（如吸吮的力度、有无协调的吞咽，舌包裹乳头及口腔颊部、上颚和下颌的运动协调性和力量），吸吮时吸吮 - 吞咽 - 呼吸是否协调，喂养时口唇能否闭合且无食物流出。

（2）进食固体食物：进食食物时的咀嚼和吞咽功能（有无将食物团块在口中搅拌并在颊部两侧运送，有无颊部两侧的碾磨动作，或是食物滞留在口腔和舌中部的吸吮、蠕动动作，有无将食物包含在颊部两侧或口腔前较长时间，有无吐出食物或恶心表现）；是否能够通过唇舌运动清理口周残留食物；对不同味觉食物的接受度如何；对食物刺激是否敏感，是否积极寻求各种食物刺激。

5. 喂养关系与技能　喂养关系的不和谐直接影响儿童饮食行为的发展，喂养评估中不应忽视喂养关系的评估，喂养关系的评估内容主要集中在养育者对喂养的态度和技能。早产儿的家长常常在喂养中表现出更明显的焦虑、紧张等情绪，对早产儿的进食过度关心而常表现出不恰当的强迫喂养。喂养关系与技能的评估包括喂养者是否了解和能够识别儿童的饥饿 - 饱足信号，是否有意识地引导婴幼儿学习自主进食；养育者是否会采用强迫、惩罚、威胁、不恰当的奖励等方式促进儿童进食；随年龄增长，养育者能否设定进餐规则，是否随时随地迫切满足儿童的进餐需要，是否通过追喂、使用玩具等小道具辅助儿童进食；养育者与儿童间的言语、眼神、肢体交流情况，是否能为儿童提供足够且合适的食物选择。

6. 进食环境和进餐安排 环境是影响行为的重要因素,进餐环境和进餐安排也会对儿童饮食行为产生作用。儿童的进餐环境和进餐安排基本由养育者决定,对其评估也部分反映了养育者的技能,进食环境评估包括进餐地点是否固定,进餐时提供的餐具是否与婴幼儿发展年龄是否相符,座位安排和进餐人员参与情况,进餐接触的范围内是否有电视、玩具、手机、平板电脑等进餐干扰物。进食安排包括每日餐次,两餐之间的间隔时间,每餐进食时间,进餐前后是否有引起儿童情绪剧烈波动或较大强度的活动等。

7. 评价方法 通过询问获得儿童在进食过程中的表现是判断饮食行为是否存在问题的初步方法,对于疑似有问题的儿童应进行进一步的详细评估。

(1)观察法:由专业人员观察一餐完整的进餐过程,观察者可根据评价内容获得儿童进餐活动中尽可能多的信息并作出专业判断,是客观评价儿童进食技能的重要方式,但对观察者的要求较高。观察法可采用现场观看或视频观看的方式。现场观看在临床应用中存在一定局限性,一方面在医疗机构中的观察可能无法完全反映儿童日常在家庭中的进食情况,另一方面在一餐的进食活动中儿童部分进食问题可能并不能完全表现出来。家庭录制儿童进餐活动视频,由专业人员进行分析和评估,可在一定程度上弥补现场观看的不足,同时根据视频反映的实际情况给予家长干预指导,亦能更有效地改变家长的喂养行为,但视频拍摄的内容、角度和某些进餐细节的体现需要专业人员给予家长指导。

(2)量表/问卷法:使用喂养评估量表、儿童进食行为和/或父母喂养行为的筛查问卷或量表进行评估,可对饮食行为问题进行评估及分类,应注意问卷或量表的适用人群、评价内容,以及如何解读评价结果,根据评价结果指导儿童进食行为的干预。我国目前常用的饮食行为评估量表包括儿童饮食行为问题筛查评估问卷、婴幼儿喂养困难评分量表、学龄前儿童照护人喂养行为量表、学龄期儿童饮食行为量表等,使用年龄多在6月龄~7岁。国外对6月龄以下婴儿的喂养评估量表近年来已有不同的研究进展,国内可参考喂养评估的内容和婴儿发展特点、结合我国喂养者的喂养习惯和行为开展本土的喂养评估量表研究,更好地服务于婴儿的喂养评估工作。

小结:早产儿出院后营养评估建议

1. 在早产儿出院后的生长发育过程和定期随访中,必须进行全面的营养评估,包括生长监测与评价、营养素评估、进食与喂养的营养行为评估。

2. 营养评估应定期进行,根据个体的生长、神经心理发育特点选择合适的评估内容、方法及工具,为早产儿的生长发育提供更具针对性的指导方案。

(张 敏)

参考文献

1. 《中华儿科杂志》编辑委员会, 中华医学会儿科学分会儿童保健学组, 中华医学会儿科学分会新生儿学组. 早产、低出生体重儿出院后喂养建议. 中华儿科杂志, 2016, 54 (1): 6-12.

2. RAMEL S E, GRAY H L, CHRISTIANSEN E, et al. Greater early gains in fat-free mass, but not fat mass, are associated with improved neurodevelopment

at 1 year corrected age for prematurity in very low birth weight preterm infants. J. Pediatr, 2016, 173, 108-115.

3. SARA E R, JACOB H, JENNIFER S, et al. Nutrition, illness and body composition in very low birth weight preterm infants: implications for nutritional management and neuro-cognitive outcomes. Nutrients, 2020, 12 (1): 145-154.

4. LAPILLONNE A, O'CONNOR D L, WANG D, et al. Nutritional recom mendations for the late-preterm infant and the preterm infant after hospital discharge. J Pediatr, 2013, 162 (3 Suppl): S90-S100.

5. PALMER, D J. Introducing solid foods to preterm infants in developed countries. Ann Nutr Metab, 2012, 60 (S2): 31-38.

6. SUSAN B, ELIZABETH M H, JENNY B, et al. Early Introduction of Complementary Foods in Preterm Infants. JPGN, 2015, 60 (6): 811-818.

7. 中国营养学会膳食指南修订专家委员会妇幼人群指南修订专家工作组. 7 ~ 24 月龄婴幼儿喂养指南. 临床儿科杂志, 2016, 34 (5): 381-387.

8. 童梅玲. 早产儿及婴幼儿顺应喂养. 中华实用儿科临床杂志, 2017, 32 (23): 1763-1765.

9. LAURA I, ALICE P, FEDERICA C, et al. Overview of important micronutrients supplementation in preterm infants after discharge: a call for consensus. Life (Basel), 2021, 11 (4): 331-343.

10. 中华预防医学会儿童保健分会. 中国儿童维生素A、维生素 D 临床应用专家共识. 中国儿童保健杂志, 2021, 29 (1): 110-116.

11. DOMELLÖF M. Meeting the iron needs of low and very low birth weight infants. Ann Nutr Metab, 2017, 71 (S3): 16-23.

12. SABATIER M, GARCIA-RODENAS C L, DE CASTRO C A, et al. Longitudinal changes of mineral concentrations in preterm and term human milk from lactating swiss women. Nutrients, 2019, 11 (8): 1855.

13. HARRIS T, GARDNER F, PODANY A, et al. Increased early enteral zinc intake improves weight gain in hospitalised preterm infants. Acta Paediatr, 2019, 108 (11): 1978-1984.

14. KREBS N F. Update on zinc deficiency and excess in clinical pediatric practice. Ann Nutr Metab, 2013, 62 (S1): 19-29.

15. DAVID T, MAXIMO V, ZULFIQAR B, et al. Nutritional requirements and feeding recom-mendations for small for gestational age infants. J Pediatr, 2013, 162 (3 Suppl): S81-S89.

16. FENTON T R, KIM J H. A systematic review and meta-analysis to revise the Fenton growth chart for preterm infants. BMC Pediatr, 2013, 13: 59.

17. BUCK LOUIS G M, GREWAL J, ALBERT P S, et al. Racial/ethnic standards for fetal growth, the NICHD Fetal Growth Studies. Am J Obstet Gynecol, 2015, 213 (4): 449. e1-449. e41.

18. VILLAR J, PAPAGEORGHIOU A T, PANG R, et al. The likeness of fetal growth and newborn size across non-isolated populations in the INTERGROWTH-21st project: the fetal growth longitudinal study and newborn cross-section study. Lancet Diabetes Endocrinol, 2014, 2 (10): 781-792.

19. 《中华儿科杂志》编辑委员会, 中华医学会儿科学分会儿童保健学组, 中华医学会儿科学分会新生儿学组. 早产、低出生体重儿出院后喂养建议. 中华儿科杂志, 2016, 54 (1): 6-12.

20. 中华医学会儿科学分会内分泌遗传代谢学组, 中华医学会儿科学分会儿童保健学组, 《中华儿科杂志》编辑委员会. 儿童体格发育评估与管理临床实践专家共识. 中华儿科杂志, 2021, 59 (3): 169-174.

21. 常艳美, 林新祝, 张蓉, 等. 早产儿代谢性骨病临床管理专家共识 (2021 年). 中国当代儿科杂志, 2021, 23 (8): 761-772.

22. VIVIERS M, KRITZINGER A, VINCK B, et al. Preliminary psychometric performance of the Neonatal Feeding Assessment Scale. S Afr J Commun Disord, 2017, 4 (1): e1-e8.

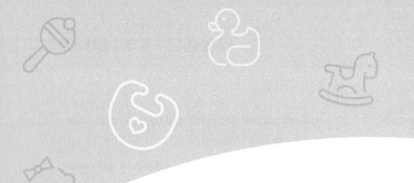

中英文名词对照索引

Z

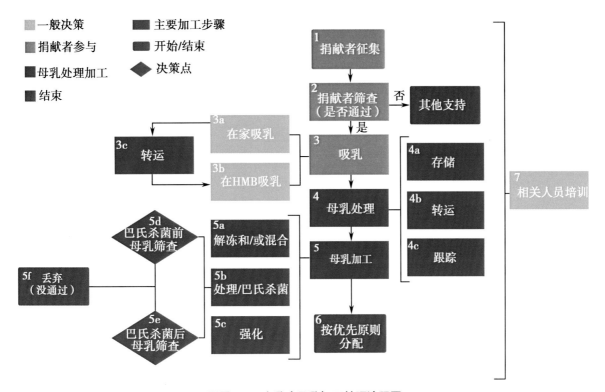

一般决策
捐献者参与
母乳处理加工
结束
主要加工步骤
开始/结束
决策点

彩图 8-2　人乳库母乳加工处理流程图

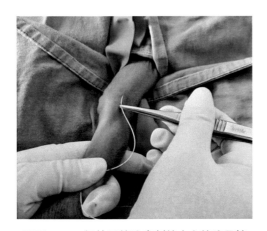

彩图 11-1　经外周静脉穿刺的中心静脉导管

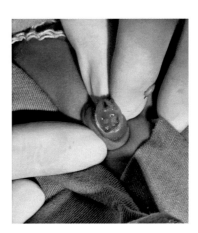

彩图 11-2　脐静脉置管

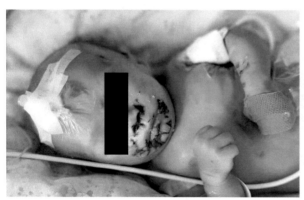
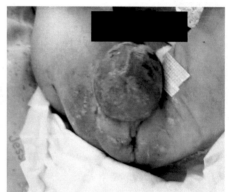

彩图 14-4　早产儿锌缺乏导致的皮炎（治疗前）

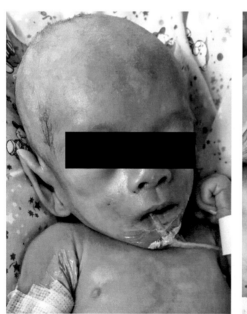
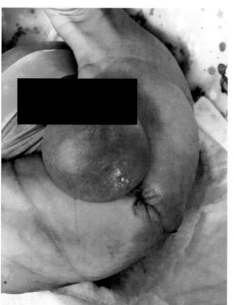

彩图 14-5　早产儿锌缺乏导致的皮炎（治疗后）